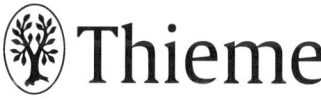

Praxiswissen Halte- und Bewegungsorgane

Herausgegeben von
Joachim Grifka

Physikalische Medizin

Jürgen Heisel

318 Abbildungen
105 Tabellen

Georg Thieme Verlag
Stuttgart · New York

Anschriften:

Prof. Dr. med. Joachim Grifka
Klinik der Universität Regensburg
Bayer. Rheuma- und Orthopädie-Zentrum
Kaiser-Karl-V.-Allee 3
93077 Bad Abbach

Prof. Dr. med. Dr. h.c. mult. Jürgen Heisel
Fachkliniken Hohenurach
Orthopädische Abteilung
Immanuel-Kant-Str. 31
72574 Bad Urach

Bibliographische Information der Deutschen Bibliothek

Die Deutsche Bibliothek verzeichnet diese Publikation in der Deutschen Nationalbibliographie; detaillierte bibliographische Daten sind im Internet über http://dnb.ddb.de abrufbar.

Aktuelle Informationen finden Sie unter
http://www.thieme.de/detailseiten/3131398817.html

Wichtiger Hinweis: Wie jede Wissenschaft ist die Medizin ständigen Entwicklungen unterworfen. Forschung und klinische Erfahrung erweitern unsere Erkenntnisse, insbesondere was Behandlung und medikamentöse Therapie anbelangt. Soweit in diesem Werk eine Dosierung oder eine Applikation erwähnt wird, darf der Leser zwar darauf vertrauen, dass Autoren, Herausgeber und Verlag große Sorgfalt darauf verwandt haben, dass diese Angabe **dem Wissensstand bei Fertigstellung des Werkes** entspricht.

Für Angaben über Dosierungsanweisungen und Applikationsformen kann vom Verlag jedoch keine Gewähr übernommen werden. **Jeder Benutzer ist angehalten**, durch sorgfältige Prüfung der Beipackzettel der verwendeten Präparate und gegebenenfalls nach Konsultation eines Spezialisten festzustellen, ob die dort gegebene Empfehlung für Dosierungen oder die Beachtung von Kontraindikationen gegenüber der Angabe in diesem Buch abweicht. Eine solche Prüfung ist besonders wichtig bei selten verwendeten Präparaten oder solchen, die neu auf den Markt gebracht worden sind. **Jede Dosierung oder Applikation erfolgt auf eigene Gefahr des Benutzers.** Autoren und Verlag appellieren an jeden Benutzer, ihm etwa auffallende Ungenauigkeiten dem Verlag mitzuteilen.

© 2005 Georg Thieme Verlag KG
Rüdigerstraße 14
D-70469 Stuttgart
Telefon: +49/(0)711/8931-0
Unsere Homepage: http://www.thieme.de

Printed in Germany

Zeichnungen: Piotr und Malgorzata Gusta, Paris
Umschlaggestaltung: Thieme Verlagsgruppe
Satz: Hagedorn Kommunikation,
D-68519 Viernheim; gesetzt auf 3B2
Druck: Druckhaus Götz,
D-71636 Ludwigsburg

ISBN 3-13-139881-7   1 2 3 4 5 6

Geschützte Warennamen (Warenzeichen) werden **nicht** besonders kenntlich gemacht. Aus dem Fehlen eines solchen Hinweises kann also nicht geschlossen werden, dass es sich um einen freien Warennamen handele.

Das Werk, einschließlich aller seiner Teile, ist urheberrechtlich geschützt. Jede Verwertung außerhalb der engen Grenzen des Urheberrechtsgesetzes ist ohne Zustimmung des Verlages unzulässig und strafbar. Das gilt insbesondere für Vervielfältigungen, Übersetzungen, Mikroverfilmungen und die Einspeicherung und Verarbeitung in elektronischen Systemen.

Vorwort

Die Medizin ist seit alters her eine empirische Wissenschaft. Diese Aussage betrifft vor allem die variationsreiche konservative Behandlungspalette der physikalischen Medizin; über die Effizienz der einzelnen Maßnahmen existieren kaum die in unserer modernen Zeit immer wieder geforderten Belege durch kontrollierte Studien. Dennoch waren und sind die Strategien der physikalischen Therapie unverzichtbarer Bestandteil des orthopädischen Fachgebietes; ihre Bedeutung geht weit über das „Wer heilt, hat Recht" hinaus.

Dieses Buch soll einen möglichst vollständigen Überblick über die gesamten konservativen Behandlungsmöglichkeiten bei Störungen und Erkrankungen der Haltungs- und Bewegungsorgane geben, wobei jeweils sowohl allgemeine Grundlagen, das technische Vorgehen als auch Indikationen und Kontraindikationen besprochen werden. Gedacht ist es als kurz gefasste Lerngrundlage und Repetitorium, als orientierende Hilfe in der täglichen Praxis bzw. als Nachschlagewerk für konservativ und operativ tätige Orthopäden und Unfallchirurgen, weiterhin für Ärzte, die die Facharztbezeichnung Physikalische und Rehabilitative Medizin oder die Zusatzbezeichnung Physikalische Therapie anstreben. Auch Physio-, Sport- und Ergotherapeuten erhalten sicherlich wertvolle praktische Unterweisungen für den Behandlungsalltag.

Bewusst verzichtet habe ich auf eine detaillierte Beschreibung der verschiedenen Krankheitsbilder der Haltungs- und Bewegungsorgane sowie die Grundlagen der klinischen Befunderhebung. Die vorliegende Monographie will und kann kein Rezeptbuch sein, sie soll auch nicht umfassende Einzelinformationen der mannigfaltigen Einzelstrategien liefern; diese sind in den jeweiligen Standardwerken und Lehrbüchern nachzulesen. Hier hilft auch das abschließend angefügte umfangreiche Literaturverzeichnis weiter.

Ich freue mich sehr darüber, dass meine beiden großen geschätzten orthopädischen Lehrer, Jürgen Krämer (früher Düsseldorf, jetzt Bochum) als mein Doktorvater sowie Heinz Mittelmeier (Homburg/Saar) als mein langjähriger klinischer Chef, großer Gönner und väterlicher Freund, für dieses Buch jeweils ein Geleitwort verfasst haben.

Bedanken möchte ich mich beim Thieme Verlag in Stuttgart für die problemlose und technisch optimale Umsetzung des Manuskriptes sowie die optimale bildgebende Ausgestaltung, bei Frau Antje-Karen Richter und Frau Mona Dittgen für die stets zielgerichtete und sachliche Lektoratsbetreuung.

Ein besonderer Dank gilt meiner Ehefrau Antje für die Nachsicht und Toleranz während vieler Wochenenden und Urlaube, was mir eine zeitgerechte Bearbeitung des sehr umfangreichen Stoffes überhaupt erst ermöglicht hat.

Bad Urach, im Herbst 2004
Prof. Dr. med. Dr. h. c. mult. Jürgen Heisel

*Gewidmet
den beiden Frauen meines Lebens:
Antje und Annemieke*

Geleitwort

Schon als mein Doktorand hat der damalige cand. med. Jürgen Heisel ausgezeichnete wissenschaftliche und schriftstellerische Fähigkeiten gezeigt. Er hat dieses Talent während seiner klinischen Tätigkeit in der Orthopädischen Universitätsklinik Homburg-Saar und jetzt in der Fachklinik Hohenurach in Bad Urach regelmäßig weiter in die Tat umgesetzt. Eine umfassende Darstellung der physikalischen Therapie in der Orthopädie unter gleichzeitiger Berücksichtigung konservativer Behandlungsmethoden und Nachbehandlung von orthopädisch-traumatologischen Operationen ist nur einem Autor möglich, der wie Prof. Dr. Heisel, die nichtoperative Orthopädie gleichermaßen beherrscht.

Im vorliegenden Buch wird man über alle konservativen Methoden und Nachbehandlungsprogramme nach orthopädisch-traumatologischen Operationen informiert. Das vorliegende Buch dient gleichzeitig als Nachschlagewerk für alle nichtoperativen orthopädischen Methoden. Begrüßenswert ist die Darstellung und Wertung aller heute üblichen Methoden aus einer Feder. Monoautorenbücher in dieser Form sind selten geworden. Neben der umfangreichen Literaturarbeit, die für ein solches Werk erforderlich ist, greift der Autor auf seine umfangreichen Erfahrungen aus der klinisch operativen Tätigkeit und aus seinem jetzigen Betätigungsfeld in den Fachkliniken für Physikalische Medizin und Medizinische Rehabilitation zurück.

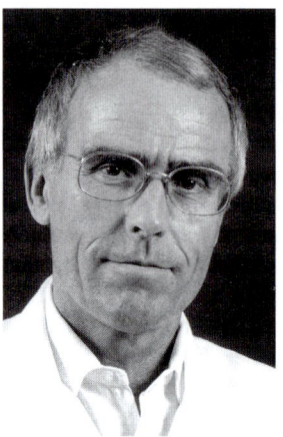

Prof. Dr. med.
Jürgen Krämer

Da in dieser Monographie Orthopäden, Unfallchirurgen, Physiotherapeuten und Allgemeinmediziner gleichermaßen angesprochen sind, wird das Buch eine weite Verbreitung erfahren. Ich wünsche dem vorliegenden Werk und dem Autor weiterhin viel Erfolg.

Prof. Dr. med. Jürgen Krämer
Ärztlicher Direktor der
Orthopädischen Universitätsklinik Bochum

Geleitwort

Dem Wunsch meines langjährigen klinischen und wissenschaftlichen Schülers Prof. Dr. med. Dr. h.c. mult. Jürgen Heisel, für sein hier vorliegendes Lehrbuch über die „Physikalische Medizin" ein Geleitwort zu verfassen, komme ich sehr gerne nach. Die Orthopädie als Lehre von der Behandlung der Erkrankungen der Haltungs- und Bewegungsorgane beinhaltet ja primär ganz überwiegend konservative Strategien; in der Regel kommen erst bei deren Fehlschlagen operative Lösungen in Betracht.

Ich habe mit meinem Schüler Jürgen Heisel nach dessen mehrjähriger unfallchirurgischer Ausbildung fast 14 Jahre an der Orthopädischen Universitätsklinik in Homburg/Saar zusammengearbeitet. Hier stand zwar die operative Therapie, vor allem die gelenkerhaltenden Behandlungsmaßnahmen und der endoprothetische Gelenkersatz im Vordergrund. Es wurde jedoch immer bestmöglich auch die konservative Therapie zum Einsatz gebracht und gepflegt. Herr Heisel konnte dabei vor allem als Oberarzt mit stellvertretender Leitung der Abteilung und Lehranstalt für Krankengymnastik und Physikalische Therapie umfangreiche Kenntnisse erwerben und auch im Rahmen seines Hochschullehrauftrages weitergeben.

Seit seinem Weggang aus Homburg und Übernahme der chefärztlichen Leitung einer der größten orthopädischen Rehabilitationskliniken in der Bundesrepublik Deutschland in Bad Urach im Jahre 1994 widmet sich Herr Heisel nun seit zehn Jahren ganz überwiegend der konservativen orthopädischen Therapie. Er ist somit sowohl mit der gesamten konservativen Palette als auch mit den unterschiedlichen operativen Behandlungsstrategien des großen orthopädischen Fachgebietes bestens vertraut.

In dem hier vorliegenden Lehrbuch werden alle wichtigen konservativen Therapiemaßnahmen und

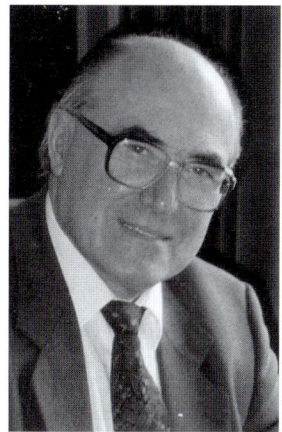

Prof. Dr. med. Dr. h.c.
Heinz Mittelmeier

auch speziellen Rehabilitationsprogramme auf orthopädischem, traumatologischem und auch rheumatologischem Gebiet bezüglich der technischen Durchführung, der Indikation und auch möglicher Probleme sowie Kontraindikationen umfassend abgehandelt. Beeindruckend ist besonders die Vollständigkeit in der Darstellung der einzelnen Verfahren mit bewusstem Verzicht auf epische Breite. Unter diesem Aspekt wird diese Monographie für ambulant und klinisch tätige Orthopäden, Unfallchirurgen, Allgemeinmediziner und auch Physiotherapeuten ein wertvoller Leitfaden sein für eine sinnvolle Verordnung und einen optimalen Einsatz der verschiedenen Behandlungsstrategien.

Prof. Dr. med. Dr. h.c. Heinz Mittelmeier
Vormals Direktor der Orthopädischen
Universitätsklinik und Poliklinik Homburg/Saar

Inhaltsverzeichnis

1 Einführung und allgemeine Grundlagen 1

2 Krankengymnastik 4

Grundlagen 4
    Wichtige Grundbegriffe 4
    Prinzipien der aktiven Bewegungstherapie ... 6
    Prinzipien der passiven Bewegungstherapie .. 6
Krankengymnastische und pflegerische Lagerungstechniken 10
Spezielle Behandlungsmethoden (Einzeltherapien) 12
    Alexander-Technik 12
    Bobath-Konzept 13
    Methode nach Brügger 16
    Stemmführung nach Brunkow 17
    Entwicklungskinesiologie nach Hanke 19
    Eutonie nach Alexander 19
    Feldenkrais-Therapie 20
    Gangschulung 20
    Hippotherapie 28
    Progressive Muskelentspannung nach Jacobson 28
    Klapp-Kriechen 29
    Funktionelle Bewegungslehre nach Klein-Vogelbach 29
    Methode nach Lehnert-Schroth 31
    Behandlungsprogramm nach McKenzie 33
    Propriozeptive neuromuskuläre Fazilitation 36
    Lösungstherapie nach Schaarschuch-Haase 37
    Vojta-Methode 38
Gruppentherapien 39
    Allgemeine Grundlagen 39
    Rückenschule 41
    Gelenkschule 42
    Endoprothesenschule 43
    Tanztherapie 44
Manuelle Medizin 44
    Grundlagen 44
    Chirotherapeutische Manipulation .. 47
    Chirotherapeutische Mobilisation und Muskelenergietechniken 49
    Maitland-Therapie 49
    Osteopathie 50
    Kraniosakrale Therapie 52
    Atlastherapie 53

Medizinische Trainingstherapie 54
    Allgemeine Grundlagen 54
    Spezielle Behandlungsstrategien ... 58
Sporttherapie 61

3 Mechanotherapie 63

CPM-Schienenbehandlung 63
Schlingentisch-Behandlung 65
Extensionsbehandlung 68

4 Balneotherapie 70

Allgemeine Grundlagen der Bewegungsbäder ... 70
Spezielle Behandlungsstrategien 71
    Einzeltherapie 71
    Aquajogging 73
    Schwimmtherapie nach McMillan 73
    Gruppentherapie 74

5 Thermotherapie 75

Grundlagen 75
Hydrotherapie 76
    Waschungen 79
    Auflagen, Wickel, Packungen 79
    Abreibung und Abklatschung 81
    Güsse 81
    Teil- und Vollbäder 82
    Luftsprudelbad 84
    Kohlensäurebad 84
Kälte- oder Kryotherapie 84
Wärmetherapie 87

6 Massage 92

Grundlagen 92
Klassische Massage 94
Manuelle Behandlung nach Cyriax 97
Traktionsmassage 99
Kombinationsmassage (nach Schoberth) ... 100
Manuelle Lymphdrainage 100
Saugglocken-Vakuummassage 103
Druckwellentherapie 104
Bindegewebsmassage 104
Segmentmassage 106
Schlüsselzonenmassage 107
Fußreflexzonenmassage 107
Akupunktmassage 110

Periostbehandlung 111
Bürstenmassage 111
Unterwasser-(druckstrahl-)Massage 112

7 Reflextherapie 114

Schröpfen 114
Außenseitermethoden im Rahmen der
Naturheilverfahren 117
    Blutegeltherapie 117
    Baunscheidt-Verfahren 118
    Kantharidenpflaster 118
    Fontanellentherapie 119
Akupunktur 119
Schädelakupressur 120
Neuraltherapie 123

8 Elektrotherapie 126

Grundlagen 126
    Stromarten 126
    Typische Reizimpulsformen 126
    Wichtige Grundbegriffe 127
    Elektrodentypen 128
    Applikationsformen 128
    Typische Wirkeffekte und Behandlungsziele .. 129
    Allgemeine Behandlungsrichtlinien 130
    Generelle Kontraindikationen 130
Therapie mit Gleichströmen 130
    Grundlagen 130
    Stabile Quergalvanisation 130
    Galvanische Exponentialstromtherapie 132
    Iontophorese 132
    Hydrogalvanische Bäder 133
Therapie mit niederfrequenten
Wechselströmen 136
    Grundlagen 136
    Faradisation 136
    Exponentialstromtherapie 137
    Diadynamische Ströme (Bernard) 139
    Schwellstromstimulation 141
    Träbert-Reizstrom 141
    TENS-Verfahren 141
    Nadelimpulsströme 143
    Stochastische Reizströme 144
    Hochvolttherapie 144
Therapie mit mittelfrequenten Strömen 145
    Grundlagen 145
    Konventioneller Interferenzstrom 145
    Stereodynamischer Interferenzstrom 147
    Wymoton-Therapie 148
Therapie mit hochfrequenten Wechselströmen .. 149
    Grundlagen 149
    Kurzwelle 151
    Dezimeterwelle 153
    Mikrowelle 154

9 Ultraschalltherapie 156

10 Magnetfeldtherapie 159

Einsatz pulsierender elektromagnetischer
Felder 159
Pulsierende Signaltherapie 159

11 Lichttherapie 161

Behandlung mit sichtbarem Licht 161
Behandlung mit Infrarotlicht 161
Behandlung mit ultravioletter Strahlung 162
Lasertherapie 163

12 Klimatherapie 164

13 Extrakorporale Stoßwellentherapie 166

14 Strahlentherapie 168

Röntgenreizbestrahlung 168
Radiosynoviorthese 168

15 Ergotherapie 170

Grundlagen 170
Einzeltherapie 171
    Gelenkschutz 171
    Spezielles Funktionstraining 172
    Selbsthilfetraining (ADL) 173
    Kompensationstraining 174
    Ergotherapie bei rheumatoider Arthritis 174
    Ergotherapie nach Gliedmaßenamputation .. 174
    Ergotherapie bei Querschnittslähmung 175
Gruppentherapie 176
Hilfsmittelversorgung 179
Schienen und Orthesen 181

16 Schuhzurichtungen/Orthopädische Schuhversorgung 183

17 Kombinierte standardisierte Nachbehandlungsprogramme für die postoperative/postakzidentelle Rehabilitation 187

Subakromiale Dekompression bei degenerativem
Impingement-Syndrom 189
Rekonstruktion der Rotatorenmanschette 189
Endoprothetischer Schultergelenksersatz 190
Beckenosteotomie, hüftgelenksnahe
Femurosteotomie 191

Endoprothetischer Hüftgelenksersatz/
Austauschoperation 191
Diagnostische und therapeutische Arthroskopie
des Kniegelenkes 193
Vordere Kreuzbandersatzplastik des
Kniegelenkes 194
Kniegelenksnahe Umstellungsosteotomie 195
Endoprothetischer Kniegelenksersatz/
Austauschoperation 196
Endoprothetischer Sprunggelenksersatz 199
Zervikale Bandscheibenoperation/zervikale
Fusion 200
Lumbale Bandscheibenoperation/lumbale
Fusion 200

Frische thorakale oder lumbale
Wirbelfraktur 203
Frische Oberschenkel- und
Unterschenkelamputation 204
Geriatrie 206

18 Literatur 208

Lehrbücher, Monographien, Standardwerke 208
Ausgewählte Originalarbeiten 212

Namens- und Sachverzeichnis 221

Verwendete Abkürzungen

A	Ampère (Stromstärke)
A.	Arteria
Abd.	Abduktion
Abk.	Abkürzung
AC-Gelenk	Akromioklavikulargelenk
Add.	Adduktion
ADL	activities of daily living
AHB	Anschlussheilbehandlung
a. p.	anterior-posterior
AP	Aufhängepunkt (z. B. bei der Schlingentisch-Behandlung)
AR	Außenrotation
ASR	Achillessehnenreflex
ASTE	Ausgangsstellung (Physiotherapie)
AVK	arterielle Verschlusskrankheit
bds.	beidseits
BGM	Bindegewebsmassage
BL	Bauchlage (Physiotherapie)
BLD	Beinlängendifferenz
BSR	Bizepssehnenreflex
BWK	Brustwirbelkörper
BWS	Brustwirbelsäule
C	Halswirbel
CP	Zerebralparese
CPM	continuous passive motion (engl.)
CT	Computertomographie
CTS	Karpaltunnelsyndrom
DD	Differenzialdiagnose
DE	Dorsalextension
DIP	distales Interphalangealgelenk (Langfingerendgelenk)
dist.	distal
DS	Druckschmerz
dyn	dynamisch
EAP	erweiterte ambulante Physiotherapie
EAR	Entartungsreaktion (Elektrotherapie)
Erkr.	Erkrankung
Erw.	Erwachsener
ESTE	Endstellung (Physiotherapie)
E-Ther.	Elektrotherapie
Ext.	Extension
Extr.	Extremität
FBA	Finger-Boden-Abstand (Maß für die lordotische Entfaltung der Lendenwirbelsäule)
FBL	funktionelle Bewegungslehre
Flex.	Flexion
Ggl.	Ganglion
Gy	Gray (Strahlendosis)
HKB	hinteres Kreuzband
HV	Heilverfahren
HWK	Halswirbelkörper
HWS	Halswirbelsäule
Hz	Hertz (Frequenz einer Schwingung)
i. a.	intraartikulär
i. c.	intrakutan
ICP	infantile Zerebralparese
ICR	Interkostalraum
i. m.	intramuskulär
Ind.	Indikation
IR	Innenrotation; Infrarot
ISG	Iliosakralgelenk, Kreuz-/Darmbeingelenk
IT-Kurve	Reizzeit-Intensitätskurve (Elektrotherapie)
i. v.	intravenös
KB	Kreuzband
KI	Kontraindikation
kons.	konservativ
L	Lendenwirbel
LA	Lebensalter
LBH-Region	Lenden-Becken-Hüft-Region
li.	links
Lig.	Ligamentum (*lat.* für Band)
Ligg.	Ligamenta (pl.) (*lat.* für Bänder)
Lj.	Lebensjahr
Lok.	Lokalisation
LWK	Lendenwirbelkörper
LWS	Lendenwirbelsäule
M.	Musculus (*lat.* für Muskel)
MCP	Metakarpo-Phalangealgelenk (Fingergrundgelenk)
m. E.	motorische Einheit
med.	medial
min.	minimal
Mm.	Musculi (pl.); (*lat.* für Muskeln)
Mon.	Monate
MRT	Magnetresonanztomographie, Kernspintomographie
MT	manuelle Therapie
MTT	medizinische Trainingstherapie
N.	Nervus (lat. für Nerv)
NMR	nuclear magnetic resonance (*engl.* für Kernspintomographie)
Nn.	Nervi (pl.); (*lat.* für Nerven)
NPP	Nucleus-pulposus-Prolaps
NSAR	nichtsteroidales Antirheumatikum
OE	obere Extremität
OP	Operation
OSG	oberes Sprunggelenk
Pa	Pascal (Druck)
pAVK	periphere arterielle Verschlusskrankheit
PDA	Periduralanästhesie
PIP	proximales Interphalangealgelenk (Langfingermittelgelenk)
PIR	postisometrische Relaxation
PMR	progressive Muskelrelaxation (nach Jacobson)
PNF	propriozeptive neuromuskuläre Fazilitation
prox.	proximal
PSR	Patellarsehnenreflex
PT	Physiotherapie

QF	Querfinger (Maß)
re.	rechts
rez.	rezidivierend
RL	Rückenlage (Physiotherapie)
RM	Rückenmark
RPR	Radiusperiostreflex
RR	arterieller Blutdruck (nach Riva-Rocchi)
s. c.	subkutan
SC-Gelenk	Sternoklavikulargelenk
SIAS	Spina iliaca anterior superior (*lat.* für vordere Beckenkammspina)
SIPS	Spina iliaca posterior superior (*lat.* für hintere Beckenkammspina)
SL	Seitlage (Physiotherapie)
SRD	sympathische Reflexdystrophie (Morbus Sudeck)
stat.	statisch
TB	Teilbelastung
Tbc	Tuberkulose
Temp.	Temperatur
TENS	transkutane elektrische Nervenstimulation
TEP	Totalendoprothese
Th	Brustwirbel
th.	thorakal
Ther.	Therapie
TLA	therapeutische Lokalanästhesie
TSR	Trizepssehnenreflex
UE	untere Extremität
ü.M.	über dem Meeresspiegel
USG	unteres Sprunggelenk
UV	Ultraviolett
UWM	Unterwassermassage
V	Volt (Stromspannung)
V.	Vena
V. a.	Verdacht auf
VB	Vollbelastung
VKB	vorderes Kreuzband
W	Watt (Kraft)
Wdhl.	Wiederholung
Wirk.	Wirkung
WK	Wirbelkörper
Wo.	Woche
WS	Wirbelsäule
YNSA	Yamamoto(s) neue Schädelakupaessur
Z. n.	Zustand nach
ZNS	Zentralnervensystem

1 Einführung und allgemeine Grundlagen

Obwohl schon die alten Griechen auf klassische konservative orthopädische Behandlungsstrategien, z. B. bei Deformitäten des Skeletts wie Wirbelsäulenverkrümmungen und Fußfehlformen, zurückgriffen, wurde der Begriff „Orthopädie" erstmals im Jahre 1741 von dem Franzosen Nicolas Andry erwähnt, als dieser die griechischen Worte „orthos" (gerade) und „paideuein" (erziehen) zum Titel seines Buches „L'Orthopédie" miteinander verband: Er bezeichnete hiermit die ärztliche Kunst, bei Kindern die Entwicklung eines körperlichen Fehlwachstums zu verhindern. Sein „Orthopädenbäumchen" (1.1), dessen gekrümmter Stamm durch Fixation an einem Stab zum senkrechten Weiterwachsen angehalten werden soll, ist zwischenzeitlich zum Symbol für die gesamte Fachrichtung geworden.

Die orthopädische Medizin verstand sich viele Jahrzehnte als weitgehend konservatives Fach der Behinderten- und Krüppelfürsorge, wobei die manuelle Redression und auch die Verwendung individuell gefertigter Schienen- und Stützapparate (1.2) wesentliche Therapieinhalte darstellten.

Die aktuelle Weiterbildungsordnung der Bundesärztekammer definiert das Fachgebiet der Orthopädie heutzutage mit der „Erforschung, Erkennung (Diagnostik), Behandlung (Therapie) und schließlich Vorbeugung (Prävention) angeborener und erworbener Formveränderungen und Funktionsstörungen, Erkrankungen, Verletzungen und auch Verletzungsfolgen der Stütz- und Bewegungsorgane (somit des gesamten Skelettsystems mit all seinen stabilisierenden und bewegenden Strukturen). Überschneidungen ergeben sich mit der **Unfallchirurgie** bei der Behandlung akuter Verletzungen der Wirbelsäule und der Extremitäten **(Traumatologie)**, mit der **Inneren Medizin** bei der Therapie von Gefäß- und hier v. a. von Venenleiden, aber auch von Erkrankungen des rheumatischen Formenkreises **(Rheumatologie)** sowie letztendlich mit der **Neurochirurgie** bei bandscheibenbedingten radikulären Störungen oder peripheren Engpasssyndromen.

Noch in den 50er- und 60er-Jahren des 20. Jahrhunderts stellte die Behandlung der kongenitalen Missbildungen sowie früh erworbener Störungen (z. B. Folgen einer infantilen Zerebralparese oder einer

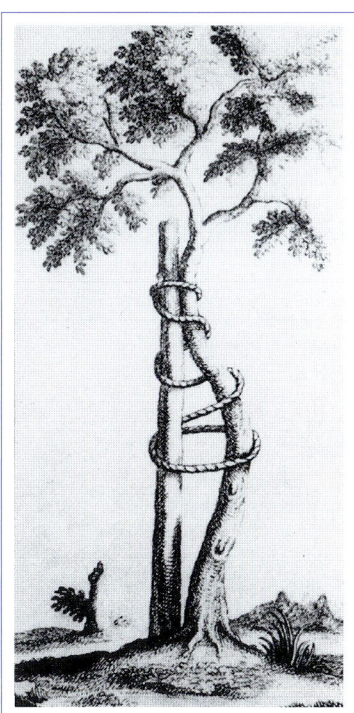

1.1 Das „Orthopädenbäumchen" (aus: N. Andry: L'Orthopédie. New York Academy of Medecine, 1741)

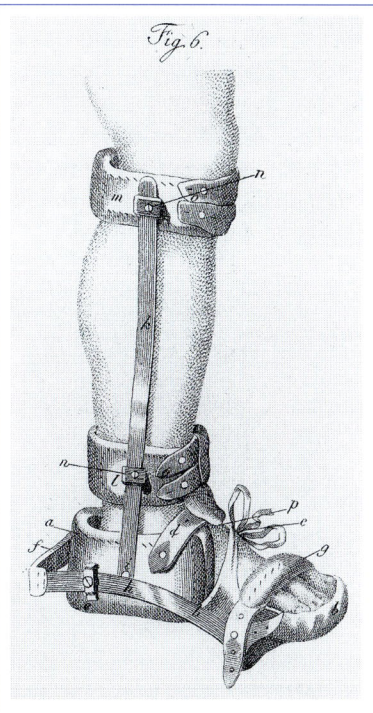

1.2 Quengelschiene zur passiven Klumpfußkorrektur (Kupferstich um 1813; im Besitz des Autors)

Poliomyelitis) einen wesentlichen Aufgabenbereich des orthopädischen Fachgebietes dar. Durch verbesserte Vorsorgemaßnahmen zur Früherkennung (v. a. der kongenitalen Hüftpfannendysplasie) ist mittlerweile eine stetige Verschiebung in der Art des Gesamtkrankengutes festzustellen: Seit den 70er- und 80er-Jahren stehen – vor allem aufgrund der höheren Lebenserwartung sowie der biotechnischen Weiterentwicklungen – mit Abstand die verschleißbedingten Störungen der Haltungs- und Bewegungsorgane im Vordergrund. So wurden z. B. im Kalenderjahr 2003 allein in Deutschland über 160 000 Hüft- und über 70 000 Kniegelenkstotalendoprothesen implantiert. Hinzu kommt – dies in erster Linie wegen der veränderten Freizeitgestaltung der Bevölkerung – die vermehrte Behandlungsbedürftigkeit sportmedizinischer Überlastungssyndrome und posttraumatischer Defektzustände. Die deutliche Zunahme der Prävalenz orthopädischer Krankheitsbilder in den letzten Jahrzehnten mit immer aufwendiger werdender Diagnostik, dem unaufhaltsamen Siegeszug der komplikationsarmen Schlüssellochmedizin (Arthro-, Thorako- und Laparoskopie), aber auch die Perfektionierung der operativen Behandlungsverfahren haben nicht unerheblich zur Kostenexplosion in unserem Gesundheitswesen beigetragen.

Andererseits stellt die Orthopädie auch heutzutage noch – betrachtet man die Vielzahl der niedergelassenen Arztkollegen (von insgesamt über 7500 Fachärzten war im Jahr 2003 die überwiegende Zahl nichtoperativ in freier Praxis tätig; 408 orthopädische Akutkliniken mit insgesamt ca. 24 000 Betten standen 346 Rehabilitationseinrichtungen mit knapp 44 000 Betten gegenüber) – ein überwiegend konservativ ausgerichtetes Fachgebiet dar, bei dem der operative Eingriff immer erst am Ende der Behandlungskette steht. Es gilt weiterhin der Leitsatz „so konservativ wie möglich, so operativ wie nötig" bzw. die Behandlungsmaxime, die bereits Paracelsus aufstellte: „Der Patient ist der Arzt, der Arzt ist sein Helfer." Das medizinische Wissen um die Ätiologie, die Pathogenese und vor allem auch die Behandlung von Krankheiten verdoppelt sich in unserer schnelllebigen Zeit etwa alle zehn Jahre. Unter diesem Aspekt wurden vor allem auf dem Gebiet der konservativen Orthopädie in den letzten Jahrzehnten, neben den „immer schon" eingesetzten klassischen Therapiemethoden, verfeinerte passive physikalische und auch aktive bewegungstherapeutische Behandlungsstrategien (weiter)entwickelt mit dem globalen Ziel, schmerzhafte Funktionsstörungen im Bereich des Haltungs- und Bewegungsapparates in eine kompensierte beschwerdefreie bzw. -arme Situation überzuführen. Der Leitsatz lautet hier: „Der Orthopäde denkt funktionell."

Ein Teil dieser konservativen, d. h. nichtoperativen Maßnahmen, wird vom Arzt selbst durchgeführt wie spezielle manuelle Redressionen, das Anlegen fixierender Verbände, chirotherapeutische Manipulationen an der Wirbelsäule und v. a. die gesamte therapeutische Lokalanästhesie (sog. Neuraltherapie). Auch die Indikationsstellung zu den einzelnen aktiven und passiven Therapiemaßnahmen ist eine ausschließlich ärztliche Aufgabe, die selbstverständlich ein umfassendes Wissen um die einzelnen Krankheitsbilder, ihre Symptome und ihre Beeinflussbarkeit durch besondere Heilmaßnahmen erfordert. Ihre Delegation an die nachgeordneten, speziell ausgebildeten ärztlichen Mitarbeiter (v. a. Physiotherapeuten) durch schriftliche Verordnung muss im Rahmen eines Rezeptes eindeutig und präzise mit genauen Angaben zum „Was, Wo, Wie und Wie oft" erfolgen. Zur Sicherung des Behandlungserfolges sind hier letztendlich die vertrauensvolle Kommunikation mit Patient und Therapeut sowie eine engmaschige klinische Befundkontrolle entscheidend.

Ein weiterer wichtiger Teilbereich der modernen konservativen Orthopädie stellt – auch und vor allem unter sozialmedizinischen Gesichtspunkten – die **Rehabilitation** im Falle krankhafter Veränderungen der Haltungs- und Bewegungsorgane dar. Hierunter ist die Summe aller medizinischen und nichtmedizinischen Bemühungen zu verstehen, um einem Erkrankten oder Verletzten wieder in sein früheres soziales Umfeld zurückzuführen, einschließlich seiner beruflichen Wiedereingliederung (T 1.1). Eine derartige, sicher komplexe Aufgabenstellung kann heutzutage nur noch in enger Teamarbeit angepackt werden, wobei der konservativ oder operativ tätige Orthopäde als Koordinator mit dem Krankengymnasten, dem Masseur, dem Ergotherapeuten, dem Orthopädiemechaniker, dem Orthopädieschuhmacher, dem Psychologen und schließlich auch dem Sozialarbeiter

---

T 1.1 Aufgaben der Rehabilitation

- fachspezifische Diagnostik
  - Aufnahmeuntersuchung
  - Sichtung der Vorbefunde
  - evtl. weiterführende Abklärung (Röntgen, Sonographie, Laborparameter u. a.)
- Erstellung eines Reha-Plans
  - Therapie
    medikamentöse Maßnahmen
    aktive Bewegungsprogramme
    passive physikalische Maßnahmen
    evtl. ergotherapeutische Mitbetreuung
    evtl. psychologische Mitbetreuung
  - Schulungsprogramme über Krankheit und Krankheitsbewältigung
  - Sozialberatung (Alltag, häusliches Umfeld, Beruf)
- ärztliche Abschlussuntersuchung
  - Veranlassung einer adäquaten Nachsorge
- abschließende sozialmedizinische Beurteilung
- stetes Bemühen um eine Qualitätssicherung
- fachspezifische (Outcome-)Forschung

Hand in Hand arbeitet. Im Hinblick auf Art und Umfang der medizinischen Leistungen werden ganz allgemein die Anschlussheilbehandlung (AHB; s. Kap. 15), das Heilverfahren (HV) sowie die Kur unterschieden (**T 1.2**).

Die WHO (Weltgesundheitsorganisation) definiert den Begriff der **Krankheit** mit „Störung der Gesundheit" und den der **Gesundheit** selbst mit dem „Zustand völligen körperlichen und seelischen Wohlbefindens". Um dies zu erreichen, ist eine sinnvolle Lebensweise das Maß aller Dinge; die variable mannigfaltige Palette der konservativen aktiven bewegungstherapeutischen und passiven physikalischen Behandlungsmaßnahmen soll im Falle einer aufscheinenden, subjektiv beeinträchtigenden Störung unterstützende Hilfe leisten.

T 1.2 Konzeptionelle Unterschiede in der Rehabilitation

	Anschlussheilbehandlung (AHB)	Heilverfahren (HV)	Kur
Definition	stationäre Nachbehandlung nach vorausgegangener Behandlung im Akuthaus (meist nach operativen Eingriffen wie TEP, Nukleotomie, SH-Osteosynthese u. a.)	stationäre Behandlung bei chronischen Krankheitsbildern (meist degenerative Aufbrauchserscheinungen)	stationäre vorbeugende Maßnahmen bei (noch) Gesunden zum Erhalt der Leistungsfähigkeit
Ort	spezialisierte Rehabilitationsklinik in der Nähe des Akuthauses	Rehabilitationseinrichtung evtl. mit ortsgebundenen Heilmitteln, weiter entfernt vom Wohnort	Kurhotel, Sanatorium mit adäquatem äußeren und landschaftlichem Ambiente; ortsgebundene Heilmittel (z. B. Therme)
Ärztliche Betreuung	wie im Akuthaus	im Haus (Aufnahme- und Abschlussuntersuchung)	nicht im Haus; kann bei Bedarf kontaktiert werden
Physiotherapie	konsequentes, regelmäßig durchgeführtes Nachbehandlungsprogramm (tgl. Krankengymnastik-Einzeltherapie oder in der Gruppe, medizinische Trainingstherapie, physikalische Therapie u. a. m.); 4–6 Maßnahmen/Tag	Bewegungstherapie überwiegend als Gruppenprogramme, physikalische Therapie, Balneotherapie; 2–4 Maßnahmen/Tag	passive Behandlungsstrategien (Hydrotherapie, physikalische Maßnahmen, Balneotherapie) stehen im Vordergrund; 1–3 Maßnahmen/Tag
Medikamentöse Maßnahmen	wie im Akuthaus	Fortführung der hausärztlich verordneten Medikation	überwiegend Naturheilstoffe
Psychotherapie	obligat bei entsprechendem Krankheitsbild	evtl. als begleitende Maßnahme (Entspannungstraining, autogenes Training, Yoga)	evtl. als Rahmenprogramm
Gesundheitsbildung	als Begleitmaßnahme (diagnosebezogen)	obligat (meist vom Kostenträger vorgeschrieben)	als Rahmenprogramm
Ernährung	wie im Akuthaus	teilweise Hotelambiente; Diäten bei Übergewicht/Stoffwechselstörungen	immer Hotelambiente; oft Außenseiterdiäten
Tagesablauf	wie im Akuthaus	gelegentliche (abendliche) Freizeitprogramme (Pflege); ADL-Programme	regelmäßige Freizeitprogramme im Vordergrund
Behandlungsdauer	3–6 Wochen (diagnosebezogen; das anstrebte Reha-Ziel wie z. B. Unabhängigkeit bei den Aktivitäten des täglichen Lebens sollte erreicht werden)	3 (–4) Wochen	3 Wochen

2 Krankengymnastik

Abkürzung: KG.
Synonyme: Bewegungstherapie, Kinesitherapie, Heilgymnastik, Übungsbehandlung, Übungstherapie.
Definition: Planmäßiges körperliches Üben von Bewegungsabläufen mit bestimmten medizinischen Zielsetzungen. Der Begriff der *Übungsbehandlung* stellt das sog. motorische Lernen heraus als Zusammenwirken kognitiver und sensomotorischer Faktoren im motorischen Lernprozess mit dem Hauptelement des Trainings als Übungswiederholung. Beim Begriff der *Krankengymnastik* steht therapeutisch eher das gestörte Bewegungsverhalten im Vordergrund.

Die Techniken der krankengymnastischen Bewegungs- oder Mobilisationstherapie – prophylaktisch oder gezielt therapeutisch eingesetzt – gehören zu den wichtigsten Behandlungskonzepten der konservativen Orthopädie bei allen akuten und chronischen Prozessen und stellen die wesentlichste Säule und einen obligat zu integrierenden und somit unverzichtbaren Bestandteil der orthopädischen Rehabilitation dar. Als vordringliche *globale Ziele* sind die Wiederherstellung bzw. der Erhalt von Funktionalität und Kraftentfaltung der Haltungs- und Bewegungsorgane anzusehen.

„Viele Wege führen nach Rom" – dieser oft verwendete Sinnspruch mag auch für die strategische Auswahl der infrage kommenden funktionellen physiotherapeutischen Behandlungsmethoden gelten: Selbstverständlich spielen Art und auch Ausmaß der individuellen Störung für den einzuschlagenden therapeutischen Weg die wesentlichste Rolle; für den Behandlungserfolg bedeutsam ist außerdem die besondere Ausbildung und Erfahrung des Krankengymnasten. Therapieplan und -ablauf sind zwischen Arzt und Physiotherapeuten jeweils vorab individuell exakt abzustimmen, eine regelmäßige engmaschige Rückkopplung zum direkten Meinungsaustausch sowie zur Kombination und evtl. auch zur Modifikation der Behandlungsstrategien sind vor allem in der frühen Rehabilitationsphase unerlässlich.

Grundlagen

Auf die unabdingbaren **anatomischen** Grundkenntnisse der Haltungs- und Bewegungsorgane sowie das Wissen um die **physiologischen** Strukturen und Abläufe muss an dieser Stelle nicht eingegangen werden.

Wichtige Grundbegriffe

Motorik: Bewusstes, psychophysisch gewolltes Hervorbringen von Bewegungen mit dem Ziel einer zweckbestimmten Handlung oder der Fortbewegung.

Kriterien eines normalen Bewegungsablaufes: Bewegungsrhythmus, Bewegungsabfolge (Geschwindigkeit und Präzision), Bewegungsumfang (Ausmaß), aufgewendete Kraft bei der Bewegungsausübung. Eine *aktive* Bewegung ist das Ergebnis einer willkürlichen muskulären Kontraktion, eine *passive* Bewegung entsteht durch die Einwirkung äußerer Kräfte (z. B. therapeutische manuelle Unterstützung, Gravitation).
Bewegungsausmaß: Spielraum zwischen maximaler Verkürzung eines Muskels bei aktiver Kontraktion und seiner maximalen Dehnung bei passiver Einwirkung äußerer Kräfte.

Muskelfaser: Kontraktiles Grundelement des quergestreiften Muskelgewebes; differenziert werden *tonische* Muskelfasern für die Haltefunktion sowie *phasische* Muskelfasern für die Bewegungsfunktion (T 2.1).
Agonist: Muskel mit definierter Funktion.
Antagonist: Muskulärer Gegenspieler des Agonisten, der eine bestimmte Bewegung bremst (kontrolliert).
Synergist: Spezieller Muskel, der eine bestimmte Bewegung unterstützt.
Kokontraktion: Gleichzeitige Kontraktion verschiedener Muskeln.
Kontraktur: Unwillkürliche Dauerverkürzung bestimmter Muskel(gruppen), teilweise voll rückbildungsfähig, teilweise persistierend; es resultiert eine anhaltende Zwangsstellung der benachbarten Gelenke.

Ursachen: Knöchern, myogen, desmogen, tendogen, ischämisch, neurogen, dermatogen oder kongenital (dann meist systemisch), Inaktivität.
Motorische Einheit: Funktionelle Einheit zur Durchführung einer bestimmten Bewegung; bestehend aus einer motorischen Vorderhornzelle des Rückenmarks, ihrem langen Fortsatz (sog. efferente Nervenfaser) und sämtlichen von ihr versorgten Muskelfasern.

T 2.1 Typen von Muskelfasern und ihre physiologische Bedeutung (meist als Mischformen sog. roter und weißer Fasern vorkommend)

Fasertyp	Physikalische Besonderheiten	Physiologische Besonderheiten	Aufgaben im Organismus	Problem bei mangelndem Einsatz
Typ I (ST-Fasern) rot	tonisch (langsam zuckend)	wenig ermüdbar; überwiegend aerober Energiestoffwechsel (viele Mitochondrien)	Haltefunktion (Statik, Stützmotorik)	Tendenz zur Verkürzung
Typ II (FT-Fasern) weiß	phasisch (schnell zuckend)	schnell ermüdbar; überwiegend anaerober Stoffwechsel (wenig Mitochondrien)	Fortbewegung, Zielmotorik	Tendenz zur Abschwächung

Kleine motorische Einheiten arbeiten mit nur geringer Kraft, aber hoher Präzision (nur 5–10 Muskelfibrillen), große motorische Einheiten arbeiten mit hoher Kraft (z. B. Halteleistung; 4000–5000 Muskelfibrillen).
Funktionsstörung: Beeinträchtigung des (physiologischen) motorischen Bewegungsablaufes.
Mögliche Ursachen: Muskuläre Atrophie, Kontraktur, Lähmung, arterielle Durchblutungsstörung (T 2.2).
Koordination: Geordnetes Zusammenspiel unterschiedlicher Bewegungsfunktionen im Interesse eines harmonischen Gesamtablaufes (Agonist/Antagonist, ausgerichtet an den von außen einwirkenden Kräften, ökonomisch).
Haltungsfehler: *Synonym:* Fehlhaltung, Posturalhaltung.
Aktiv voll ausgleichbare sog. sekundäre Abweichung der Wirbelsäule aus der Normalhaltung (Kyphose der BWS, Lordose der LWS, lotgerechter Aufbau der Gesamtwirbelsäule ohne skoliotische Komponente) mit resultierendem längeren Abweichen der Wirbelbogengelenke aus ihrer Mittelstellung.
Entstehung meist während des Wachstums. Verantwortlich sein kann einerseits eine schlechte Gewohnheitshaltung, aber auch eine angeborene oder erworbene Schwäche der Stützgewebe und/oder der Rücken-(streck-)muskulatur.
Anatomisch unterschieden werden ein *totalrunder*, ein *hohlrunder* sowie ein *Flachrücken*. Es fehlen die bei einer primären Störung nachweisbaren Veränderungen der Wirbelkörper oder auch der Weichteile (fixierter Haltungsschaden). *Klinisch* finden sich muskuläre Dysbalancen mit Verkürzungstendenz posturaler Muskelgruppen (M. erector trunci, M. iliopsoas, M. pectoralis major) sowie eine reaktive Abschwächung der entsprechenden Antagonisten (Bauch- und Gesäßmuskulatur, interskapuläre Muskeln).
Haltungsschaden: Im Gegensatz zum Haltungsfehler aktiv nicht mehr ausgleichbare, d. h. fixierte sekundäre Abweichung der Wirbelsäule aus ihrer Normalhaltung, evtl. mit strukturellen Veränderungen der Wirbelkörper und muskulären Kontrakturen als Folge einer verspätet einsetzenden oder unzureichenden Korrektur einer zunächst kompensierbaren Fehlhaltung. Typische Spätfolge ist die Begünstigung der Entstehung einer Spondylarthrose im Bereich der Hyperlordose.

T 2.2 Ursachen für Funktionsbehinderungen am Bewegungsapparat

Art der Störung	Pathophysiologie	Ursache
Muskelatrophie	mangelnde Spannungsentwicklung eines Muskels mit Massenverlust	periphere oder zentrale Lähmung, Inaktivität und Immobilisation, traumatische Schädigung
muskuläre Kontraktur	Muskelverkürzung mit eingeschränkter Dehnbarkeit; der passive Bewegungsspielraum des Gelenkes kann nicht ausgenutzt werden, der Antagonist ist meist überdehnt; nachfolgende Statikstörung	entzündliche oder traumatische Schädigung, lange Schonung oder Immobilisation, periphere oder zentrale Lähmung
Gelenkkontraktur	passive Bewegungseinschränkung eines Gelenkes; der volle Bewegungsspielraum kann nicht ausgeschöpft werden, das Gelenk lässt sich nicht in seine Neutralposition bringen	primär fast immer weichteilbedingt (myogen, fibrös, neurogen, dermatogen, tendogen, ischämisch, kapsulär); seltener knöcherne Anschlagsperre (kongenital oder posttraumatisch)
Lähmung	aufgehobene aktive Beweglichkeit	zentrale Störung, periphere Denervierung
arterielle Durchblutungsstörung	mangelnde Energieversorgung der kontraktilen Elemente mit nachfolgender Beeinträchtigung der Leistung	pAVK, Morbus Sudeck

Vorkommen bei kongenitalen Störungen der Skelettentwicklung (z. B. bei Segmentationsstörungen; ◉ **2.28**), erworbenen Erkrankungen (z. B. Folge einer Wirbelfraktur), Lebens- und Sportgewohnheiten (z. B. überwiegend sitzende berufliche Tätigkeit, Bewegungsmangel, ungünstiger Leistungssport u. a. m.).
Klinik: Anfängliche Beschwerdefreiheit; später belastungsabhängige, meist pseudoradikuläre Kreuzschmerzen.
Haltungsstörung: Allgemeiner Begriff für Fehlhaltung des Rumpfes aufgrund einer verminderten Leistungsfähigkeit der Rücken- und Rumpfmuskulatur; wird dem Formfehler der Wirbelsäule mit strukturellen Veränderungen gegenübergestellt.
Haltungsverfall: In erster Linie mit zunehmendem Lebensalter auftretender körperlicher Prozess (z. B. im Gefolge einer Osteoporose), der von einem zunächst noch ausgleichbaren Haltungsfehler (S. 5) zu einem dann teilweise erheblichen fixierten Haltungsschaden führt.
Koordinationsstörung: Räumliche und zeitliche Beeinträchtigung einer Bewegungsabfolge (z. B. Tremor, Ataxie, Ballismus, Adiadochokinese u. a.).
Muskuläre Leistungsfähigkeit: Globale Arbeitsleistung eines einzelnen Muskels oder einer Muskelgruppe; abhängig von den trainierbaren Faktoren Kraft, Volumen, Ausdauer, Kontraktionsschnelligkeit und Koordination (**T 2.3**); die Kraftentfaltung eines Muskels ist am größten, wenn er voll gedehnt ist.
Ausweichmuster: Weniger effektiver Bewegungsablauf im Vergleich zur physiologischen Normalität; erfüllen zeitweilig einen nützlichen Zweck (z. B. reduzierte Belastung einer traumatisch geschädigten unteren Extremität durch ein sog. Schmerzhinken); bei wiederholtem Gebrauch (v. a. bei neurologisch bedingten Störungen) u. U. schwer zu korrigieren.
Führungswiderstand: Therapeutisch eingesetzter manueller Widerstand zur Verbesserung des Wirkungsgrades eines Muskeltrainings; hierbei soll die automatische Bewegungsrichtung möglichst genau vorgegeben werden.
Fazilitation: Begünstigung bzw. Erleichterung (der Durchführung) einer Bewegung oder einer muskulären Tonussteigerung.
Stretchreflex: Auftreten einer (vermehrten) Spannung in einem gedehnten Muskel.

Prinzipien der aktiven Bewegungstherapie

- Bevorzugte Behandlung wichtiger motorischer Funktionen,
- adäquate Beanspruchung des neuromuskulären Systems; im Falle einer muskulären Unausgeglichenheit wird meist auf nicht gewünschte Ausgleichsbewegungen statt auf normale Muster zurückgegriffen,
- Ausschöpfen des maximal möglichen Bewegungsumfanges, kein ausschließliches Üben in der mittleren Bewegungsamplitude (rhythmisches Schwingen, Nachfedern an der aktuellen Bewegungsgrenze),
- Beachten des korrekten physiologischen Bewegungsrhythmus (keine zu langsame oder zu schnelle Aktionsfolge),
- Verbesserung der Koordination und Bewegungsharmonisierung durch häufige Wiederholungen einer Übung,
- Vermeidung des Aufscheinens einer Ermüdung durch alternierende Anspannung/Entspannung von Agonisten und Antagonisten oder durch rhythmisch pendelnde Bewegungsmuster.

Prinzipien der passiven Bewegungstherapie

- Einfaches passives Durchbewegen der betroffenen Gelenke, wenn aktive Bewegungen (aufgrund einer Lähmung oder einer eingeschränkten Mitarbeit des Patienten) nicht möglich sind,
- Kontraktion des Antagonisten mit gleichzeitiger passiver Dehnung des Agonisten,
- forciertes manuelles (Nach-)Dehnen eines kontrakten Muskels zur Verbesserung der Bewegungsamplitude des betroffenen Gelenkes; gleichzeitig liefert eine vorausgegangene Dehnung eines geschwächten Muskels über den sog. myostatischen Reflex einen kräftigeren Anreiz zur muskulären Kontraktion,

T 2.3 Wichtige Faktoren für die muskuläre Leistungsfähigkeit

Faktor	Krankengymnastische Maßnahmen zur Optimierung
Kraft	Üben gegen einen starken Widerstand, geringe Anzahl an Repetitionen
Volumen	Zunahme an Muskelmasse (Hypertrophie) durch Krafttraining
Ausdauer	entscheidend ist die Anzahl der Wiederholungen der jeweiligen Übung, nicht die Höhe des Widerstandes; es resultiert eine metabolische Anpassung durch verbesserte Kapillarisierung der Muskulatur, eine Ökonomisierung der Herzarbeit sowie des muskulären Sauerstoffbedarfes; Übungen v. a. bei Gelenkaffektionen geeignet
Schnelligkeit	kombiniertes Training von Kraft und Koordination
Koordination	spezielles Training des Zusammenspiels von Agonisten und Antagonisten

- die **Distraktion** eines Gelenkes fazilitiert die passive Beweglichkeit, die **Kompression** die aktive Bewegung,
- spezielle Lagerungstechniken (S. 10).

Primäre Ziele einer krankengymnastischen Behandlung eines funktionsbeeinträchtigten Gelenkes sind:
- Prävention eines muskulären Defizites durch gezielte aktive Übungen (T 2.4),
- Schmerzlinderung durch Entlastung des Gelenkes (z. B. Traktionen), funktionsgerechte, kontrakturvorbeugende Lagerung (Kap. 2.2), Schlingentisch-Anwendung (Kap. 3.2), Einsatz von Gehhilfen bei Affektionen im Bereich der unteren Extremitäten,
- Verbesserung der Gelenkfunktion durch vorsichtige, schrittweise gesteigerte manuelle Dehnung einer geschrumpften und damit kontrakten Gelenkkapsel, evtl. mit zusätzlicher Wärmeapplikation, Quermassage, postisometrischer Relaxation (◉ 2.1 bis ◉ 2.4),
- Detonisierung hypertoner Muskelgruppen in der Umgebung des betroffenen Gelenkes durch vorsichtige Lockerungs- und Dehnungsübungen,
- Kräftigung der gelenkumspannenden und -stabilisierenden Muskulatur sowie die Korrektur von Fehlstellungen, z. B. durch gezielte aktive Spannungsübungen (Haltetherapie), PNF-Pattern, Einsatz von Therabändern (◉ 2.5 und ◉ 2.6) oder Expandern bzw. kontinuierlich mit Hilfe von Manschettengewichten u. a.,
- Verbesserung der Gelenkbeweglichkeit durch möglichst schmerzfreies passives Durchbewegen, aber auch durch widerlagernde Mobilisation im Rahmen der funktionellen Bewegungslehre (FBL; Kap. 2.3.12), durch rhythmische Bewegungsübungen u. a.,
- Erlernen spezieller Ersatzfunktionen (kompensatorische Bewegungsmuster),

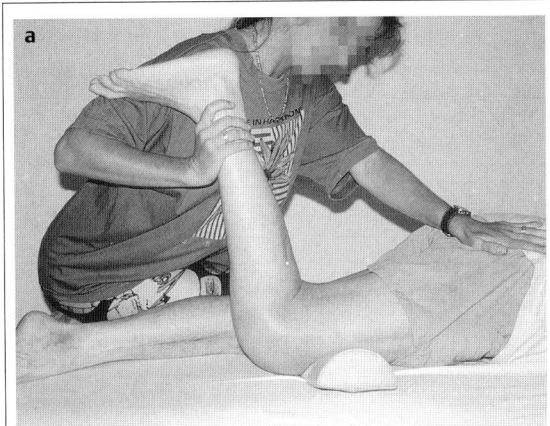

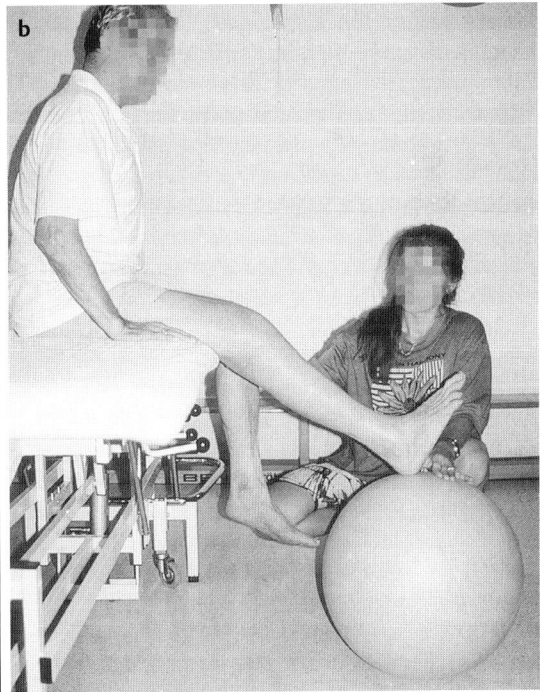

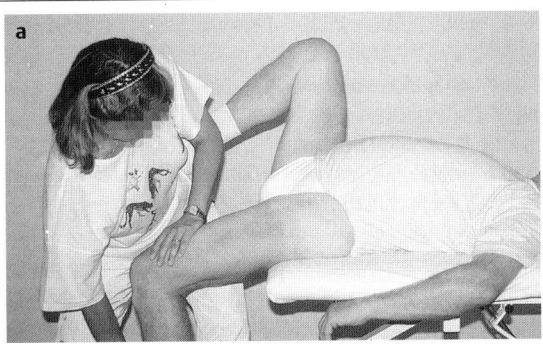

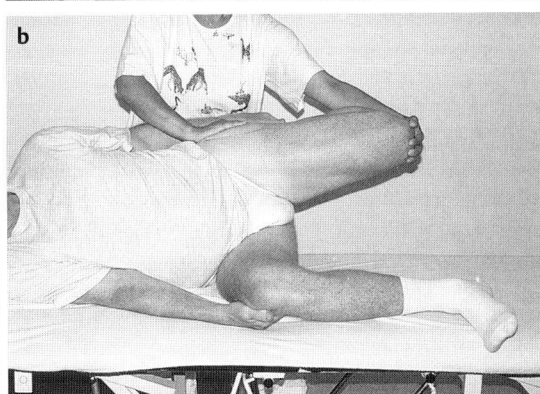

◉ **2.1 a,b** Krankengymnastische Mobilisation des linken Hüftgelenkes zur Verbesserung der Extension in der frühen Phase nach Implantation einer TEP: **a** in Rückenlage, **b** in Rechtsseitlage (widerlagernde Mobilisation)

◉ **2.2 a,b** Krankengymnastische Mobilisation des rechten Kniegelenkes: **a** in Bauchlage (Verbesserung der Flexion nach Implantation einer Knie-TEP), **b** im Sitzen unter Einsatz eines Pezzi-Balles (Verbesserung der Extension nach Implantation einer Knie-TEP)

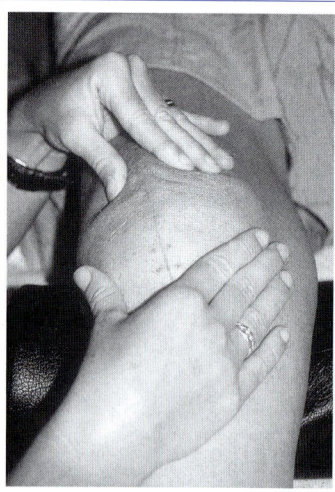

👁 2.3 Krankengymnastische manuelle Mobilisation der rechten Kniescheibe (Frühbehandlung nach Implantation einer Knie-TEP)

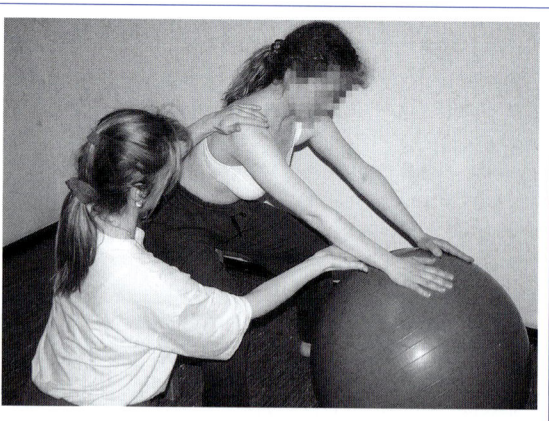

👁 2.4 Krankengymnastische Mobilisation des rechten Schultergelenkes unter Einsatz eines Pezzi-Balles (Verbesserung der Anteversion)

T 2.4 Muskelgruppen für einheitliche Dehnungsprogramme

Anatomische Region	Art der Dehnung*	Physiologische Besonderheiten	Beteiligte Muskeln
Schultergürtel	p, st		M. levator scapulae M. trapezius Mm. rhomboidei
hinterer Oberarm	p, st		M. triceps brachii
Brustkorb	a, st	bei bilateraler Verkürzung anteflektierte Oberkörperhaltung	M. pectorialis major
seitlicher Rumpf	p, st.		M. quadratus lumborum M. tensor fasciae latae M. obliquus externus abdominis M. obliquus internus abdominis
vordere Hüfte	p, st	tonisch; Tendenz zur Verkürzung	M. iliopsoas (M. psoas major, M. iliacus)
hintere Hüfte	p, st		M. gluteus maximus M. gluteus medius M. gluteus minimus M. tensor fasciae latae M. piriformis Mm. gemelli M. obturatorius M. quadratus femoris
innere Hüfte	p, st	überwiegend tonisch; Tendenz zur Verkürzung	M. pectineus Mm. abductor brevis, magnus et longus M. gracilis
vorderer Oberschenkel	p, st	Hohlkreuz als Ausweichbewegung vermeiden	M. rectus femoris Mm. vastus medialis, intermedius et lateralis
hinterer Oberschenkel	p, st	tonisch; Tendenz zur Verkürzung	ischiocrurale Muskulatur: M. biceps femoris M. semimembranosus M. semitendinosus
hinterer Unterschenkel	p, st		M. triceps surae M. gastrocnemius M. soleus

*a = aktiv, p = passiv, st = statisch

Grundlagen

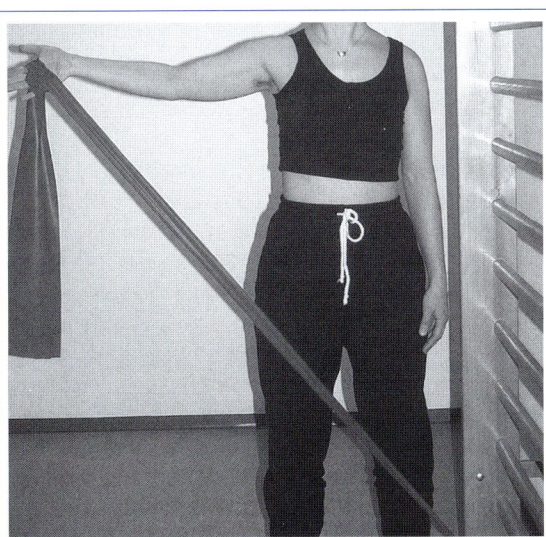

2.5 Funktionelles Training der rechten Schulter im Stehen an einer Sprossenwand unter Einsatz eines Therabandes

- Verbesserung der Knorpelernährung, z. B. durch intermittierende manuelle Traktionen, sachtes Trampolinspringen (2.7), Spazierengehen,
- Verbesserung motorischer Funktionen wie Kraft, Ökonomie, Ausdauer, Koordination und Geschicklichkeit, z. B. durch Übungen auf labilem Untergrund wie einem Schaukelbrett (2.8 und 2.9), Trampolin o. Ä.,
- Verbesserung des Gangbildes durch Korrektur von Ausgleichsbewegungen, Ganganalyse, evtl. auch durch Einsatz adäquater Hilfsmittel.

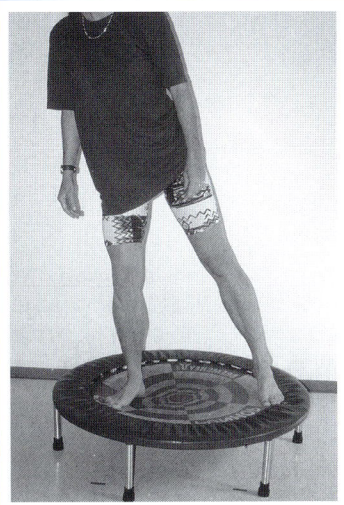

2.7 Krankengymnastisches Koordinationstraining für die unteren Extremitäten auf einem Minitrampolin

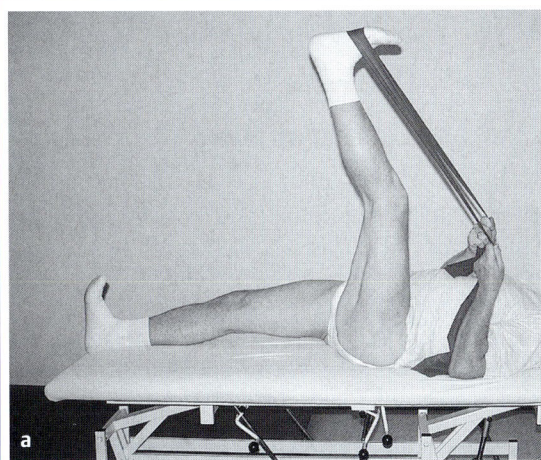

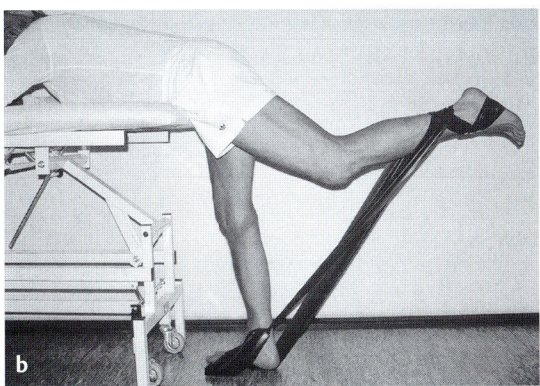

2.6a,b Eigenständige Mobilisation des Hüftgelenkes unter Einsatz eines Therabandes: **a** in Rückenlage (Verbesserung der Hüftflexion), **b** im Bauchstand auf einer Behandlungsliege (Verbesserung der Hüftextension, Kräftigung des M. gluteus maximus)

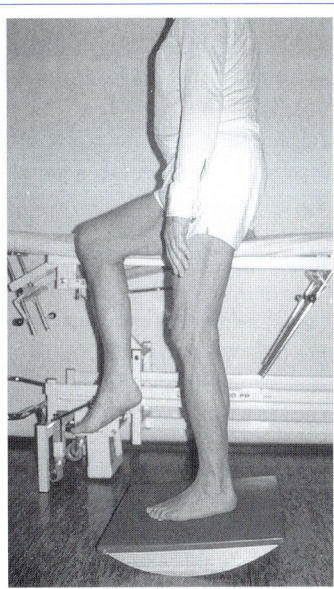

2.8 Koordinationstraining für die unteren Extremitäten auf instabiler Unterlage (Schaukelbrett), z. B. in der frühen Phase nach Implantation einer Hüft-TEP

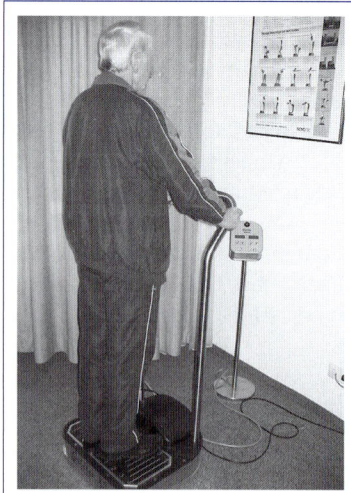

▶ 2.9 Propriozeptionsschulung der unteren Extremitäten auf instabiler Unterlage (Galileo)

zustandes dann vor allem *aktive* isotonische (dynamische) Bewegungen, auch gegen manuellen Widerstand (statische oder isometrische Übungsteile), sowie eine Kräftigung der antagonistischen Muskulatur.

Im Rahmen der **Einzelbehandlung** (S. 12 ff) ist ein individuelles Üben optimal praktikabel, auch die jeweilige Schmerzgrenze des Patienten kann dann besser berücksichtigt werden. Bei bereits erreichter guter Funktionalität und Rückgang des subjektiven Beschwerdebildes kommen dann zur gezielten Verbesserung von Kraft, Ausdauer und Koordination auch unterschiedliche **Gruppentherapien** (S. 39 ff) zur Anwendung.

Dosierung/Behandlungsdauer: Immer abhängig vom Schweregrad der betroffenen (Funktions-)Störung sowie von der individuellen aktuellen Krankheitsaktivität. In aller Regel beim prophylaktischen Einsatz 1-mal/Woche 30–45 Minuten; unter therapeutischen und rehabilitativen Aspekten 3-mal/Woche 20–30 Minuten, in Einzelfällen auch bis zu 2- bis 3-mal täglich.

Kontraindikationen: Bei sachgerechter Anwendung prinzipiell keine; allerdings sind eine Überlastungssituation am Halte- und Bewegungsapparat sowie eine kardiopulmonale Dekompensation zu vermeiden.

Im **akuten Stadium** mit entsprechendem subjektiven Beschwerdebild kommen in erster Linie *assistive* Übungen unter Abnahme der Eigenschwere in Frage, **im späteren Verlauf** bei Rückgang des Gelenkreiz-

Krankengymnastische und pflegerische Lagerungstechniken

Definition: Prophylaktische, schädigungsbezogene oder pflege- bzw. therapieorientierte Positionierung des gesamten Körpers oder eines speziellen Rumpf- oder Extremitätenbereichs.

Ziele:
- *Prophylaxe* von Druckstellen/Dekubitalulzera bei längerfristig immobilisierten Patienten; Kontrakturprophylaxe (teil-)immobilisierter Gelenke,
- *Schmerzlinderung* durch muskuläre Detonisierung, psychovegetative Entspannung, Verbesserung der Gewebetrophik, Weichteildehnung, periphere Entstauung, Förderung des Sekretabflusses
- Erleichterung *pflegerischer* Maßnahmen (Körperhygiene, Betten, Wundversorgung u. a. m.),
- unterstützende *Behandlung* peripherer Umlaufstörungen (Stauungsödeme), auch von Weichteilkontrakturen (v. a. in der frühen Phase nach erfolgter operativer Intervention).

Gebräuchliche Hilfsmittel: Spezialbetten mit besonderen Matratzen, zusätzlicher Einsatz besonderer Unterlagen oder Bettauflagen (z. B. Lammfell, Schaumgummi o. Ä.), Schaumstoffschienen (z. B. sog. Schweizer Schiene für die unteren Extremitäten), Spezialkissen oder Schaumstoffteile in Keil-, Plateau-, Triangel- oder Würfelform, Sandsäckchen zur Stabilisierung (z. B. zur Luxationsprophylaxe einer Hüft-TEP), Bettkasten (Spitzfußprophylaxe), sog. „Bahnhof" (Verhinderung lokalen Druckes auf die Fußregion durch die Bettdecke).

Standardisierte Ganzkörperlagerungen: Rückenlage, Bauchlage, Halbseitenlage, Seitlage jeweils zur Minderung der Muskelaktivität und zur allgemeinen Entspannung; intermittierender Wechsel bei Querschnitts- oder hinfälligen Patienten zur Dekubitusprophylaxe.

Besondere Lagerungstechniken und ihre Indikationen:
- *Kontrakturprophylaxe:* Im Falle temporärer partieller oder totaler Immobilisation (auch postoperativ), bei Querschnittslähmung.
  Lagerung der betroffenen Extremität(en) in funktioneller Gebrauchsstellung (meist sog. Mittelstellung; **T** 2.5); Lagerung der Wirbelsäule (HWS, BWS, LWS) achsgerecht mit Unterstützung der physiologischen lordotischen und kyphotischen Schwingungen. Zu beachten ist die Bewahrung der Dehnfähigkeit der Weichteile, der Gelenkkapseln, Sehnen und Bänder sowie der möglichst optimalen Gelenkmobilität (regelmäßiges passives Durchbewegen der betroffenen Gelenke!).
- *Luxationsprophylaxe:* In erster Linie während der ersten Tage (bei deutlicher Instabilität evtl. auch über 8–12 Wochen) nach Implantation einer Hüftendoprothese.

T 2.5 Funktionsgerechte Lagerung der einzelnen Körpergelenke im Falle einer Binnenaffektion zur Vermeidung einer Kontraktur

Betroffenes Gelenk	Funktionsgerechte Lagerung
Schultergelenk	leichte Abduktion von 20–30° leichte Anteversion von 10–20° Rotationsmittelstellung
Ellenbogengelenk	Flexionsstellung von 90–100° leichte Pronationsstellung
Handgelenk	leichte Dorsalextension von 10° Mittelstellung bzgl. Abduktion/Adduktion
Langfingergelenke	leichte Flexionsstellung (sog. Greifbereitschaftsstellung)
Daumengelenke	leichte Opponensstellung
Hüftgelenk	leichte Abduktion von 5° leichte Flexion von 5° Rotationsmittelstellung (evtl. häufigere Bauchlage)
Kniegelenk	leichte Flexionsstellung von 5° (keine Knierolle!)
oberes Sprunggelenk	Mittelstellung (0°)
Fuß-/Zehengelenke	unbelastete Mittelstellung

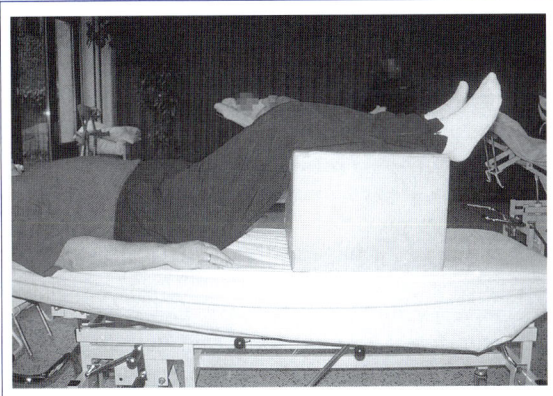

2.10 Stufenlagerung auf der Behandlungsliege (Entlastungshaltung der LWS)

Lagerung des betroffenen Beines in leichter Abduktion im Hüftgelenk (Triangelkissen zwischen den Beinen oder Verwendung einer Schweizer Schiene) und Nullrotation bis leichter Innenrotation.

- *Schmerzlinderung/Entlastung/Entspannung:* Zum Beispiel in der frühen postoperativen Phase, bei Schüben einer Erkrankung des rheumatischen Formenkreises, bei akuten radikulären Lendenwirbelsäulensyndromen, im Falle frischer Frakturen (Schenkelhals, Femur, Tibia), bei bakterieller Gelenkinfektion (v. a. Hüfte, Knie), bei akut exazerbierter Osteomyelitis (v. a. Femur, Tibia). Möglichst Beachtung der physiologischen Norm- bzw. Gebrauchsstellung des betroffenen Gelenkes, um einer Kontraktur vorzubeugen und die spätere Remobilisierung nicht zu beeinträchtigen. Entlastung des schmerzauslösenden Körperbereichs, Entspannung der lokalen muskulären Aktivität (z. B. Stufenbettlagerung, Schmerzlagerung; 👁 2.10).
- *Periphere Entstauung/Ödemprophylaxe:* Einseitig bei Ödemen in der frühen postoperativen Phase (z. B. nach endoprothetischem Ersatz des Hüft- oder Kniegelenkes); *beidseitig* bei initialer kardialer Dekompensation (Knöchelödem, prätibiale Ödeme). Hochlagerung der betroffenen Extremität zur Unterstützung bzw. Erleichterung des venösen Blut- und des Lymphrückstromes.
- *Weichteildehnung:* Zur Verbesserung der Gelenkartikulation und zur Erleichterung der krankengymnastischen Mobilisation bzw. zur Erhaltung eines bereits erzielten Behandlungsergebnisses; z. B. nach funktionsverbessernden Gelenkoperationen (Arthrolysen, Rekonstruktionen des Kapselbandapparates, Sehnenverlängerungen u. a. m.), nach achskorrigierenden Eingriffen (z. B. hüft- bzw. kniegelenksnahe Osteotomien), nach Narkosemobilisationen (sog. „brisement forcé"; v. a. des Kniegelenkes), nach längerer Immobilisation (krankheitsbedingte Bettruhe, fraktur- bzw. instabilitätsbedingt).
- *Dekubitusprophylaxe:* Spezialpolsterung besonders druckgefährdeter Körperbezirke mit knöchernen Vorsprüngen und schlechter muskulärer oder Weichteildeckung (T 2.6) zur Entlastung; Wechselbelastung durch häufigeres Umlagern; regelmäßige visuelle Kontrolle der belasteten Hautareale zur

möglichst frühzeitigen Erfassung aufscheinender trophischer Störungen.
Vor allem bei Beeinträchtigungen der peripheren Sensorik, bei peripheren Paresen, bei spastischer Zerebralparese, Querschnittslähmung; bei jedweder Art von Immobilisation, meist postoperativ (v. a. bei älteren Menschen mit bereits vorliegender pAVK).

- *Förderung des Sekretabflusses:* Tieflagerung einer Extremität, z. B. bei postoperativen Seromen oder Hämatomen und noch einliegender Wunddrainage; Oberkörperhochlagerung bei asthmoiden Zustandsbildern.

T 2.6 Dekubitus- und Kontrakturprophylaxe

Dekubitusgefährdete Körperregionen

Streckseite der Ellenbogen
Schulterblatt
Kreuz- und Steißbeinbereich
Trochanter major
Außenknöchel
Ferse dorsal

Kontrakturgefährdete Gelenke	Drohender Funktionsverlust
Ellenbogengelenke	→ Streckdefizit
Kniegelenke	→ Streckdefizit
obere Sprunggelenke	→ Spitzfußstellung

Spezielle Behandlungsmethoden (Einzeltherapien)

Abkürzung: KG-ET.
Bei der **krankengymnastischen Einzelbehandlung** werden Intensität sowie Dosierung der einzelnen Übungsteile von der aktuellen Krankheitsaktivität, aber auch vom Ausmaß der gegebenen Funktionsbeeinträchtigung des betroffenen Gelenkes bestimmt. Weiterhin bedeutungsvoll, v. a. bei neurologischer Begleitsymptomatik, ist die quantitative Erfassung der muskulären Kraftentfaltung (global für Muskelgruppen als auch detailliert für einzelne Muskeln; T 2.7). Im Rahmen einer Behandlungseinheit sollten eine weitgehende Schmerzfreiheit, aber auch ausreichende Erholungspausen gewährleistet sein. Eine möglichst kontinuierliche tägliche Behandlung, evtl. auch in zusätzlicher Eigenregie durch den Patienten selbst, ist erstrebenswert.
Grundtechniken der Bewegungstherapie: T 2.8.
Mit Ausnahme des Treppensteigens sowie des Arbeitens gegen erheblichen mechanischen Widerstand wird eine Leistungsanforderung von 25 W/min im Allgemeinen nicht überschritten.

Alexander-Technik

Inaugurator: Frederick Matthias *Alexander* (1869–1955); australischer Schauspieler und Rezitator, der ein Selbsterfahrungskonzept zusammenstellte.

Definition: Verbesserung von Alltagsbewegungen durch Bewusstmachung und gezielte Unterbindung unökonomischer Bewegungsabläufe (kein naturwissenschaftlich-theoretisches Konzept!).
Technik/Ausführung: Zusammenhang zwischen der Stellung des Kopfes gegenüber dem Rumpf sowie der Funktionstüchtigkeit der inneren Organe bezüglich Atmung, Verdauung, Durchblutung und Bewegung. So erhöht z. B. eine verspannte Nackenmuskulatur den Tonus der Rumpfmuskeln und führt außerdem zu einer verschlechterten Sensorik und Koordination; das bewusste gezielte Lösen der Muskelspannung mit Ausrichtung des Kopfes nach vorne oben sowie Längen und Weiten der Rückenweichteile soll schädigenden Verhaltensmustern entgegenwirken.

T 2.7 Quantifizierung der muskulären Kraftentfaltung (Muskelfunktionstests)

Grad	Ausmaß	Prozentualer Anteil der Muskelkraft zur Normalkraft	Typische Klinik
5	normal	100	volles Bewegungsausmaß gegen starken Widerstand
4	gut	75	volles Bewegungsausmaß gegen leichten Widerstand
3	schwach	50	volles Bewegungsausmaß gegen die Schwerkraft
2	sehr schwach	25	volles Bewegungsausmaß ohne Einwirkung der Schwerkraft
1	Spur	10	sicht- bzw. tastbare muskuläre Aktivität, Bewegungsausmaß jedoch nicht vollständig
0	Null	0	komplette Lähmung, keine muskuläre Kontraktion möglich

T 2.8 Grundtechniken der krankengymnastischen Bewegungstherapie

Art der Technik	Klinik und typische Indikationen
passive Bewegung	fehlende muskuläre Eigenaktivität (keine oder nur minimale muskuläre Aktivität möglich, z. B. im Falle einer Lähmung); manuell oder apparativ (z. B. CPM-Schiene) durchgeführt zum Erhalt der Gelenkmobilität und Dehnfähigkeit der gelenkumspannenden Weichteile
assistierte Bewegung	aktive Bewegungen nur möglich nach erfolgter Entlastung der Extremität von der Eigenschwere; manuell oder apparativ (z. B. im Schlingentisch) durchgeführt, auch unter Ausnutzung der Auftriebswirkung im Wasser
normaktive Bewegung	muskulär eigenständige aktive Bewegungen gegen die Eigenschwere therapeutenunabhängig möglich, maximale muskuläre Kraftentfaltung jedoch (noch) beeinträchtigt (vorzeitige Ermüdung)
resistive Bewegung	aktive Bewegung gegen (therapeutisch) vorgegeben Widerstand, auch an Geräten möglich (zur gezielten muskulären Kräftigung und Verbesserung der Ausdauerleistung)

Wiederholte Durchführung alltäglicher Bewegungsabläufe (Aufstehen, Gehen, Hinsetzen, Bücken, Schreiben u. a. m.). Bewusstes Wahrnehmen von Gelenkstellungen, Bewegungsabläufen und Körperpositionen (evtl. Selbstbetrachtung im Spiegel), auch bildliche Imaginationen im Sinne eines mentalen Trainings; Bewusstmachung schlechter Gewohnheiten im Hinblick auf das Atem- und Bewegungsverhalten; Bewegungs-, Dehnungs- und Geschicklichkeitsübungen.
Ziele: Optimale Funktionstüchtigkeit des Körpers, Ermöglichung schmerzfreier ökonomischer und koordinierter Bewegungsabläufe, Entspannung mit innerer Ausgeglichenheit.
Indikationen: Chronische Schmerzbilder, v. a. bei Affektionen der Hals- und Lendenwirbelsäule mit begleitenden muskulären Dysfunktionen.
Atemfunktionsstörungen, Depressionen, Migräne u. a.

Kontraindikationen: Keine.

Bobath-Konzept

Inauguratoren: Ehepaar Dr. Karel *Bobath* (1906–1991), Neurologe und Psychiater; geb. in Berlin, später beruflich tätig in London, sowie seine Ehefrau Dr. h. c. Berta *Bobath* (1907–1991), geb. in Berlin, Physiotherapeutin.

Definition: Ganzheitliche physiotherapeutische Behandlungsmethode bei erworbenen, zentral bedingten Bewegungsstörungen mit Paresen (muskuläre Dyskoordination infolge Dysbalance zwischen Tonus der Agonisten und Antagonisten).
Technik/Ausführung: Sehr individuell geprägte Einzelstrategien, um einen normalen, therapeutisch regulierten Muskeltonus zu erreichen; langsame schrittweise Rücknahme der therapeutischen Führung und Unterstützung im weiteren Behandlungsverlauf.

Allgemeine Ziele:
- Hemmung abnormer Haltungs- und Bewegungsmuster,
- Abbau pathologischer Stell- und Gleichgewichtsreaktionen,
- gleichzeitige zerebrale Bahnung physiologischer Bewegungsabläufe.

Behandlungskonzept für Kinder

Pathophysiologische Grundlagen: *Zerebrale Bewegungsstörungen* gehen immer mit einem abnormen Haltetonus einher: *Hypertonus* (Spastizität, Rigidität oder intermittierend auftretende Spasmen wie z. B. bei der dystonen Athetose) oder *Hypotonus* mit Beeinträchtigung einer koordiniert ablaufenden Bewegung.

Spastizität ist die Zunahme statischer und der Verlust dynamischer Elemente der Bewegung; ausgelöst wird sie durch die Verminderung inhibitorischer nervaler Aktionen (Enthemmung abnormer Muster früherer Entwicklungsstufen) mit nachfolgenden abnormen Haltungsreflexmechanismen mit übertriebener statischer Funktion auf Kosten der dynamischen Haltungskontrolle. Typisch ist ein erhöhter Widerstand bei der Bewegung gegen das spastische Muster bzw. eine übermäßige Hilfe bei Bewegungen in Richtung des spastischen Musters. Spastik ist kein konstantes Phänomen, sie nimmt bei körperlicher Anstrengung, bei Aufregung und mentaler Überforderung sowie bei Angstzuständen zu.

Des Weiteren besteht eine *gestörte reziproke Innervation* (gesteigerte Kokontraktion mit Anspannung des Agonisten und des Antagonisten) oder eine *reziproke tonische Hemmung* (im Falle einer Agonistenanspannung erschlafft der Antagonist vollständig); hieraus resultiert eine mangelhafte proximale Stabilität, bei der keine oder nur stark eingeschränkte selektive Bewegungen stattfinden können. Außerdem bestehen abnorme Haltungs- und Bewegungsmuster als Folge der Enthemmung untergeordneter tonischer Reaktionen (die Willkürbewegung ist durch assoziierte Bewegungen beeinträchtigt).

Behandlungsprinzipien: Unterschieden werden drei Behandlungstechniken:
- *Stimulation:* Vorbereitung und Einleitung gezielter Bewegungen durch hemmende (inhibitorische) und aktivierende (fazilitierende) Stimulation.
- *Inhibition:* Partielle Hemmung des muskulären Tonus sowie pathologischer Bewegungsmuster, um für dann gezielt durchgeführte aktive Bewegungen eine günstigere Ausgangsposition zu schaffen; therapeutische abnehmende Hilfe.
- *Fazilitation:* Anbahnung physiologischer Bewegungsmuster, basierend auf einer vorausgehenden exakten individuellen Bewegungsanalyse (allerdings soviel aktive Kontrolle, wie eben möglich).

Schlüsselpunkte sind Zonen des menschlichen Körpers mit höherer Dichte an Propriozeptoren, von denen therapeutisch der Haltetonus der Muskulatur beeinflusst und physiologische Bewegungsmuster angebahnt werden können (T 2.9), was auch die nötige Stabilität für eine unabhängige Mobilität an anderer Stelle vermittelt. Jede Änderung eines Schlüsselpunktes bewirkt auch eine Änderung der Gesamthaltung.

Das immer wiederkehrende Üben spezieller Funktionsabläufe (auch wichtiger ADL) hemmt die Institutionalisierung falscher und bahnt physiologische Bewegungsmuster; eine Anleitung der Eltern ist wichtig, damit das gesamte Behandlungsprogramm auch zu Hause durchgeführt werden kann.

Ziele: Erreichen einer bestmöglichen Bewegungsqualität durch
- Kontrolle über die spastischen Muster (Reduktion der Spastik, indem man ihren Mustern entgegenarbeitet),
- Bahnung und Einführung statisch-kinetisch normaler Haltungsreflexmechanismen, die dann eine willkürlich-funktionelle Aktivität zulassen,
- Kräftigung gelähmter Muskeln,
- Steigerung des sensorischen Inputs, auch durch vermehrte optische Kontrolle.

Indikationen:
- (Frühkindlich) erworbene zerebrale Läsionen mit schlaffer oder spinaler Parese sowie Athetose und Ataxie,
- zerebrale Reifungsstörungen mit Beeinträchtigung der sensomotorischen Entwicklung,
- Kinder mit genetisch bedingter Behinderung.

Behandlungskonzept für Erwachsene

Pathophysiologische Grundlagen: Typische Folgen einer *Hemiplegie* sind die Lähmung einer Körperseite mit kontralateraler muskulärer Tonussteigerung (T 2.10), was unkoordinierte Bewegungsabläufe (ohne Rotation) mit sich bringt. Das Bewegungsgefühl, die Körper- und Raumorientierung gehen verloren mit Beeinträchtigung der Gleichgewichtsempfindung; es resultieren Handlungs- und Planungsstörungen (Dyspraxie bis hin zur Apraxie) sowie eine Beeinträchtigung der Oberflächen- und Tiefensensibilität. Spätfolge ist ein sog. Neglect (Vernachlässigung einer Körperseite, Nicht-Wahrnehmen der Ereignisse auf der betroffenen Seite).

Weitere mögliche Störungen: Visusbeeinträchtigung (Hemianopsie), Sprach- und Sprechstörungen (Aphasie, Dysarthrie), Beeinträchtigung der Blasen- und Mastdarmfunktion, psychische Beeinträchtigung.

Behandlungsprinzipien:
- *Herabsetzung des Muskeltonus und Regulation des posturalen Sets:* Aktivierung präsynaptisch hemmender Mechanismen durch Vermittlung peripherer Informationen (Berührung, Bewegung, Approximation), Optimierung des Alignments der proximalen Extremitätengelenke, Fazilitation physiologischer Bewegungsabläufe (T 2.11).
- *Vermittlung von Kompensationsmechanismen:* Einleitung selektiver Bewegungen immer auf der nichtplegischen Seite, um eine reziproke Innervation für beide Körperhälften zu erzielen. Hierdurch Begünstigung des Auftretens assoziierter Reaktio-

---

T 2.9 Anatomische Schlüsselpunkte (nach Bobath)

proximal	Schulter, Sternum, Becken
zentral	Th7/Th8
distal	Hand, Fuß

Je proximaler der Schlüsselpunkt liegt, desto stärker die hemmende Wirkung und desto mehr Führung erfolgt für die Bahnung einer physiologischen Bewegung (nur wenig Eigenkontrolle und Aktivität des Patienten erforderlich); je distaler die Position des stimulierten Schlüsselpunktes, desto geringer fällt die hemmende Wirkung aus.

T 2.10 Hemiplegie und Muskeltonus

schlaff	völlig fehlender Tonus auf der plegischen Seite (evtl. in den ersten 48 Stunden nach Insult), was mehr therapeutische Unterstützung erfordert
hypoton	Innervation und Tonus auf der plegischen Seite vorhanden; daher zügig in den Stand mobilisieren, da hierbei die Wahrnehmung und die Haltungskontrolle am größten sind
hyperton	Tonussteigerung auf der plegischen Seite, Muster unauffällig
spastisch	Tonussteigerung auf der plegischen Seite, Musterabweichung

nen, aber auch Beeinträchtigung der Bewegungen auf der nichtplegischen Seite.
- *Beachtung des Gelenkalignments:* Während der Haltung oder Bewegung stehen alle Gelenkanteile in einer exakten Ausrichtung zueinander, was dann erst einen sog. „flüssigen" muskulären Tonus ermöglicht.
- *Lösungstechniken (Querdehnung):* Inhibitorische muskuläre Mobilisationstechniken im Sinne eines „Re-Alignments" von Muskelfasern, z. B. durch Fazilitation der rotatorischen Bewegung.
- *Führen von Bewegungen:* Nur der Patient hat Kontakt mit Gegenständen, die er selbst hält und führt, wobei der Therapeut die entsprechenden Schlüsselpunkte nur so stark wie nötig unterstützt.
- *Verminderung der assoziierten Reaktionen*, die zu einer Manifestation des spezifischen Massenmusters führen durch gezielte Modulation der spastischen Bewegungen in physiologische Funktionsabläufe; *cave:* Überforderung.
- *Carry over:* Übertragen der in der Therapie erarbeiteten Bewegungsabfolgen in den Alltag.

Es werden unterschiedliche Behandlungsschwerpunkte in der Früh- und Spätphase der Störung gesetzt (T 2.12).

Ziele:
- Korrektur der zentralen Dysregulation von Muskeltonus und Bewegungsabläufen durch aktive Änderung typisch pathologischer Bewegungsmuster (Erlernen und Fühlen selektiver Bewegungen; Bahnung physiologischer Bewegungsmuster),
- Verbesserung der Haltungskontrolle,
- Lernen des Umganges mit der Spastizität.

Indikationen: Folgezustände eines Schädel-Hirn-Traumas, einer Hirnblutung, eines O_2-Mangelzustandes mit schlaffer oder spastischer Hemiparese (Läsion des ersten motorischen Neurons).

Kontraindikationen: Keine bekannt.

T 2.11 Behandlungsprinzipien nach Bobath zur Tonusregulation der Muskulatur

Tonussituation	Behandlungsprinzip	Technisches Vorgehen
Hypotonie	Stimulation und Fazilitation	Aufbauen der Aktivität auf der betroffenen Seite durch Arbeiten mit nur kleinen Unterstützungsflächen; eine große Unterstützungsfläche vermittelt eine Bewegungserleichterung (positive Auswirkung auf den Muskeltonus hyperaktiver Körperabschnitte)
Hypertonie	Inhibition und Fazilitation	gezielter Abbau des Muskeltonus, um die darunter evtl. vorhandenen selektiven Bewegungen zu ermöglichen (Arbeiten mit großer Unterstützungsfläche, um nur wenig Aktivität gegen die Schwerkraft zu fördern)

T 2.12 Phasenabhängige Behandlungsschwerpunkte im Rahmen der Bobath-Therapie der hemiplegischen Störung

Phase	Therapieziele	Therapeutische Maßnahmen
Frühphase (noch keine Kompensationen entstanden)	Reorganisation des ZNS (solange die assoziierten Reaktionen noch nicht manifest sind)	häufigerer (2-stündiger) Lagerungswechsel (Nestlagerung auf dem Rücken: 25 %; SL auf der betroffenen Seite: 50 %; SL auf der nichtbetroffenen Seite: 25 %)
	frühzeitiges Erreichen des Standes	ständiges Jonglieren mit der Schwerkraft bzw. der Unterstützungsfläche zum optimalen Tonusaufbau; evtl. Einsatz von Schienen
	Spitzfußprophylaxe	
Spätphase (Etablierung von Kompensationen)	Beeinflussung der Hypertonie (Rumpfrotation)	Tonusregulierung an den Extremitäten durch Rumpfaktivität
	Beeinflussung der Armaktivitäten	Arm/Hand zunächst als Punctum fixum, Rumpf als Punctum mobile (z. B. Sitz vor der Bank) Standübungen mit Kokontraktionen im Hüft-Becken-Bereich; später Üben selektiver Bewegungen (Primärprobleme) sowie Erarbeiten der Sekundärprobleme (z. B. verkürzte Muskulatur)
	Trainieren der ADL (früher Beginn, bereits wenn Patient ansprechbar ist!)	Vermittlung der Bewegungserfahrung durch Führen der Bewegung; ASTE v. a. im Sitz (RL ungünstig)
	Adäquate Hilfsmittelsorgung	

Methode nach Brügger

Inaugurator: Dr. Alois *Brügger* (1920–2001), Schweizer Neurologe und Psychiater; geb. in Graubünden, beruflich tätig in Zürich.

Definition: Erfassung einer übergeordneten Störung (sog. zentral ausgelöste Schutzreaktion) durch funktionelle Analyse mit anschließender schrittweiser Beseitigung der Störquelle durch unterschiedliche physiotherapeutische Strategien.

Grundlagen: Die Methode geht von der Vorstellung aus, dass die meisten Erkrankungen der Haltungs- und Bewegungsorgane primär nicht auf strukturelle Veränderungen zurückzuführen sind, sondern auf zentralnervös organisierten Schutzmechanismen des Gehirns beruhen. Durch Fehl- oder Überbeanspruchung von Halte-, Stütz- und Bewegungselementen werden nozirezeptive Afferenzmeldungen (Input) gestartet, was dann zu veränderten Bewegungsabläufen (sog. pathoneurophysiologisch veränderten Bewegungsprogrammen) Anlass gibt. Es resultiert eine reflektorische Tonuserhöhung des arthromuskulären Systems, die – nach entsprechender Summation – als „schmerzhaftes Warnsignal" interpretiert wird.

Im Falle chronischer Fehlbelastungen kommt es zu Funktionsstörungen des Bewegungsapparates, die dann auch strukturelle Veränderungen nach sich ziehen können (sog. NSB: nozizeptiver somatomotorischer Blockierungseffekt, der die betroffenen Strukturen vor einer weiteren Belastung schützt).

Technik/Ausführung: Zunächst erfolgt die diagnostische Erfassung klinischer Fehlhaltungen, muskulärer Dysfunktionen, lokaler Schmerzpunkte und funktioneller Irritationen (Blockierungen) im Störungsgebiet (T 2.13); anschließend Aufstellung einer Arbeitshypothese (Ergebnis aller Bestandteile der Befunderhebung) mit regelmäßiger Überprüfung (und evtl. Modifikation) im Verlauf der Behandlung; funktionsorientierte oder globale therapeutische Anwendung unterschiedlicher physikalischer, krankengymnastischer und evtl. manueller Techniken (T 2.14).

Wichtig erscheint in diesem Zusammenhang der Hinweis auf die Empfehlung von J. *Krämer*, den bedeutsamen Aspekt der therapeutischen Entlordosierung der unteren Rumpfwirbelsäule mit in ein krankengymnastisches Behandlungskonzept einzubinden.

Eine klinische Befundkontrolle wird 3–6 Monate nach Behandlungsabschluss empfohlen.

Globale Haltungskorrektur der Wirbelsäule über das *Zahnradmodell* (nach Brügger; 2.11):
1. Zahnrad: Lordosierung der gesamten LWS (durch Beckenkippung nach ventral),
2. Zahnrad: gleichzeitige Lordosierung der unteren BWS (durch kyphosemindernde Thoraxaufrichtung),
3. Zahnrad: extendierende Nacken- und Halsaufrichtung.

T 2.13 Klinische Befunderhebung nach Brügger zur Erfassung und Bewertung der Krankheitsursachen

Anamnese	Analyse des individuellen Alltagsverhaltens: • Funktionsquantitäten (Stehen, Gehen, Sitzen, Liegen) • Funktionsqualitäten (monoton, statisch, dynamisch) • Funktionsüberwiegen (Prioritäten des Bewegungsablaufes) • Funktionsbeeinträchtigung (subjektive Beeinträchtigung)
Inspektion	Visuelle Erfassung möglicher Störfaktoren: • transitorisch (z. B. ungünstige Sitzmöbel, schlecht sitzende Kleidung) • persistierend (z. B. Beinachsenfehler, Beinverkürzung, Narben) • infrastrukturell (z. B. Ödeme, arterielle oder venöse Durchblutungsstörungen)
Palpation	Manuelle Erfassung möglicher Störfaktoren: • oberflächlich (z. B. Schwellungen, lokale Schmerz- oder Triggerpunkte) • tiefer gelegen (z. B. muskuläre Tonuserhöhung, Muskelhärten)
Funktion	Erfassung des habituellen Bewegungsverhaltens: • Abweichen der Haltung und Bewegung von der physiologischen Norm • Ausmaß der Belastungshaltung Überprüfung der Möglichkeiten der individuellen Kompensation durch das posturale und lokomotorische System: • Ausmaß der Korrektur der Belastungshaltung durch den Patienten • Ausmaß des verbleibendes Defizits der Belastungshaltung
Funktionstests	Vor allem aus der manuellen Medizin mit unterschiedlichen ASTE: insbesondere im Sitzen, Stehen oder während der Bewegung, nur selten aus der Rückenlage (in Abhängigkeit vom klinischen Befund). *Typische Beispiele:* Rotation/Inklination der HWS, Th5-Wippen (manipulativ ausgelöster Bewegungsablauf, der zeigt, welche Funktionen aus der Be- in die Entlastungshaltung gestört, vermindert oder gar nicht möglich sind), Skapularotation, Beckenrotation, Hüft- und ISG-Funktion.

Spezielle Behandlungsmethoden (Einzeltherapien)

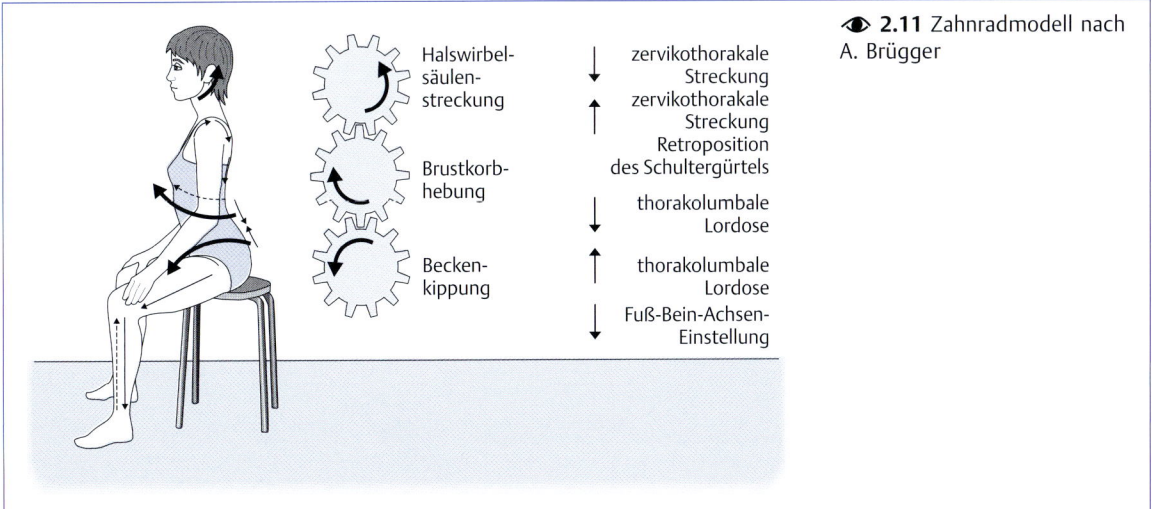

◉ 2.11 Zahnradmodell nach A. Brügger

Ziele: Erkennen und Beseitigen vorhandener peripherer Störfaktoren, nachfolgende Korrektur der Fehlhaltung und Verbesserung der einzelnen Bewegungsmuster bzw. Erarbeitung spezieller Kompensationsprogramme, abschließende Stabilisation durch konsequent fortgeführtes eigenständiges Übungsgramm (funktionelles Körpertraining).

Indikationen:
- Haltungsschwäche/Haltungsfehler der Rumpfwirbelsäule,
- belastungsbedingte unspezifische Rückenschmerzen,
- funktionelle Störungen (im Sinne der manuellen Medizin).

▼ 2.14 Therapieansätze nach Brügger

- **Funktionsorientierte Techniken** (Reduktion der lokalen Störfaktoren mit Verbesserung der motorischen Zielprogramme):
  - Quermassagen, evtl. mit heißer Rolle
  - funktionelle Schüttelungen
  - muskuläre Anspannungsübungen mit dem Theraband (Wechsel von konzentrischen und exzentrischen Kontraktionen)
  - agistisch-exzentrische Kontraktionsmaßnahmen (AEK)
  - lokale Wärmetherapie (z. B. Wärmepflaster, Heißwasserprogramm)
- **Globale Techniken** (Wiedererlangung der Physiologie bzgl. der Vertikalisation und der bipedalen Fortbewegung):
  - bewegungsablauforientierte Maßnahmen (Trainieren sehr langsamer und damit mental besser erfassbarer Funktionsabläufe)
  - programmorientierte Maßnahmen (Trainieren aus der Belastungshaltung heraus in die korrekte aufrechte Körperhaltung; Trainieren von Kompensationsbewegungen)
  - automatisierungsorientierte Maßnahmen (Training der ADL, Body-Walking mit therapeutischem Armpendel)

Stemmführung nach Brunkow

Inaugurator: Roswitha *Brunkow*; deutsche Krankengymnastin. Eigenerfahrung nach einem Unfall, vorübergehend an den Rollstuhl gefesselt: Beim Stemmen mit den Armen beobachtete sie Auswirkungen auf die Aufrichtung des Rumpfes.

Abkürzung: SF.

Definition: Sonderform der propriozeptiven neuromuskulären Fazilitation (PNF; S. 36 ff). Krankengymnastisches Behandlungskonzept, bei dem durch eine gedachte oder tatsächlich ausgeführte Stemm- oder Schubbewegung der Hände und/oder Füße eine Muskelanspannung aufgebaut wird (Aktivierung eines Reflexmechanismus mit Streckeigenschaften der oberen und unteren Extremitäten), die sich dann bis in den Rumpf fortsetzt (◉ 2.12); aus einer aktiven isometrischen muskulären Anspannung resultiert eine gleichzeitige und auch gleich starke Willküraktivierung seines Antagonisten, was Muskeldysbalancen reduzieren oder gar beseitigen hilft.

Technik/Ausführung: Zunächst erfolgt das Einstellen der vier Extremitäten in bestimmte (Ausgangs-)Haltungen mit spezieller Hand- und Fußposition; es schließt sich ein muskulärer Spannungsaufbau an durch gezieltes, individuell dosiertes „Einstemmen" der Hände (in den Handgelenken) und der Füße (in den oberen Sprunggelenken) jeweils nach dorsal; dabei werden die Ellenbogen- und Kniegelenke in geringer Flexionsstellung gehalten, was das gedachte Stemmen erleichtert (◉ 2.13). Hierdurch werden die großen Körpergelenke stabilisiert (starker Einstrom propriozeptiver Impulse von peripher; sog. Kokontraktion); die weitergeleitete Muskelspannung bewirkt eine unwillkürliche Rumpfaufrichtung, was dann zu einer Entlastung schmerzhafter Extremitätengelenke führt und zur Tonusregulierung der Rumpfmuskulatur

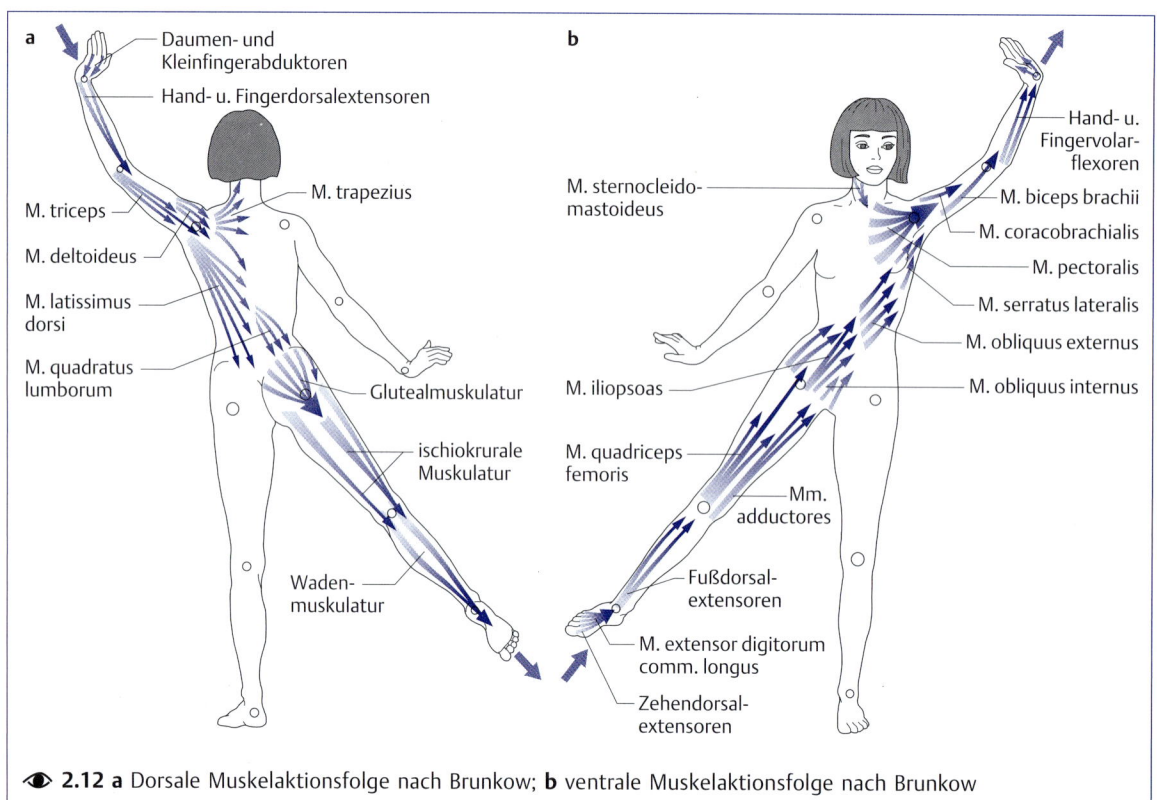

2.12 **a** Dorsale Muskelaktionsfolge nach Brunkow; **b** ventrale Muskelaktionsfolge nach Brunkow

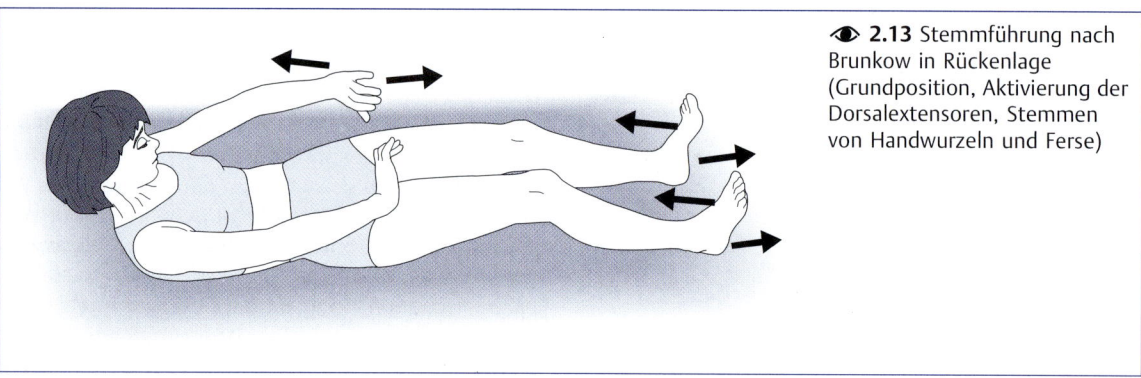

2.13 Stemmführung nach Brunkow in Rückenlage (Grundposition, Aktivierung der Dorsalextensoren, Stemmen von Handwurzeln und Ferse)

beiträgt. Die antagonistischen Strecker werden gehemmt und inaktiv, wenn es in einem Gelenk durch Fazilitation zum funktionellen Überwiegen der Beugemuskulatur kommt.

Funktioniert die Streckreaktion und wird eine symmetrische Körperhaltung beibehalten, kann die Stemmführung reduziert werden.

Ausgangsstellungen: Rückenlage, Bauchlage, Vierfüßlerstand, Sitz am Tisch, Schneidersitz, Langsitz. Einsatz unterschiedlicher *Grifftechniken* (T 2.15), auch Fazilitation.

Ziele: Auf längere Sicht Korrektur fehlerhafter Bewegungsabläufe (über die Stabilisierung der Haltung) und Aufbau physiologischer muskulärer Automatismen (ohne Ausweichbewegungen).

Indikationen:
- Haltungsschwäche/Haltungsfehler der *Rumpfwirbelsäule* aufgrund degenerativer oder posttraumatischer Störungen, im Falle einer Osteoporose mit muskulären Defiziten, nach operativen Eingriffen im Bereich der Wirbelsäule (Bandscheibenoperation, Fusion o. Ä.),
- degenerative *Gelenkerkrankungen*, nach operativen Gelenkeingriffen mit Beeinträchtigung der muskulären Führung,
- Nachbehandlung belastungsstabiler Frakturen,
- periphere Paresen, multiple Sklerose.

Spezielle Behandlungsmethoden (Einzeltherapien) 19

T 2.15 Therapeutische Grifftechniken (sog. manuelle Hilfen) bei der Brunkow-Stemmführung zur Stimulation der Oberflächen- und Tiefensensibilität

Grifftechnik	Ausführung
Hautwischen	jeweils nach proximal; kurz und weich mit den Fingern in hohem Tempo bzw. lang und weich mit der gesamten Handfläche in langsamem Tempo
tiefes Streichen	tiefes und langsames Eindringen der Finger- und Daumenkuppen in den therapierten Muskel
weiches großflächiges Streichen	mit der flachen Hand nach distal (v. a. über den Flexoren und Adduktoren der oberen und unteren Extremitäten)
manuelle Hand- und Fußentfaltung	Druckausübung mit dem Daumen des Therapeuten auf die Hohlhand bzw. auf die seitlichen Zehenballen des Patienten bei gleichzeitiger Dorsalextension des Hand- bzw. des oberen Sprunggelenkes
Druck-Stauch-Impulse	bei eingestemmter Hand bzw. eingestemmtem Fuß jeweils in Richtung des Hand- bzw. des oberen Sprunggelenkes

T 2.16 Physiotherapie nach Hanke: Verbesserung der proximalen Basis zu Behandlungsbeginn

Klinische Hauptsymptomatik (Schmerz, Funktionsdefizit)	Entsprechende proximale Basis
Handgelenk, Hand	Ellenbogen, Schulter
Ellenbogen	Schulter, Brustwirbelsäule
Schulter	Brustwirbelsäule
Rumpfwirbelsäule	Schulter, Hüfte
Hüfte	Lendenwirbelsäule
Knie	Hüfte
Sprunggelenke, Fuß	Knie

Kontraindikationen:
- (Dekompensierte) arterielle Hypertonie (Schwindel, Benommenheit, Kaltschweißigkeit),
- dekompensierte Herzinsuffizienz, Herzvitien,
- Lungenemphysem mit Rechtsherzbelastung, schwere akute und chronische Bronchitiden,
- Epilepsie,
- nicht übungsstabile bzw. nicht belastbare Frakturen.

Entwicklungskinesiologie nach Hanke

Inaugurator: Peter *Hanke* (geb. 1937 in Berlin); deutscher Krankengymnast, leitende Lehrkraft an der Uni-Klinik Köln.

Definition: Physiotherapeutisches Verfahren auf neurophysiologischer Grundlage zur Reaktivierung angeborener (genetisch verankerter) motorischer Basismuster (z. B. Kriechmuster, Drehmuster).
Technik/Ausführung: Befunderhebung von proximal nach distal mit Erfassung der klinischen „Symptomträger" (z. B. Schmerz, Funktionsstörung); anschließende „Verbesserung" der proximalen Basis (T 2.16). Programmierung einer Fortbewegung aus einer Startposition heraus bei erhaltenem Bewegungsgefühl (Bildung distaler „Stützpunkte" mit resultierender Funktionsumkehr in der Muskulatur).

Ausgangsstellung: BL, RL, SL, Sitz auf dem Tilt table (mit der Möglichkeit einer Schwerpunktverlagerung). Auslösen von Muskeldehnungsimpulsen durch manuellen flächigen weichen Führungskontakt, evtl. Einsatz sog. therapeutischer Aktionsverstärker wie Lagerungswürfel, Widerstandsgeber u. a., resultierende Längenänderung der stimulierten Muskelregion.

Das Behandlungsmuster berücksichtigt wichtige *Kriterien*: Weitgehende Schmerzfreiheit für den Patienten, optimales Erreichen des gestörten Körperbezirkes, Wahl der optimalen Behandlungsmuster für die jeweils fehlgesteuerte Motorik u. a.
Ziele: Zentrale Umprogrammierung pathogener Belastungssituationen (Veränderung muskulärer Fehlfunktionen), evtl. auch durch Einsatz spezieller Bahnungshilfen. Reduktion der subjektiven Beschwerden, Verbesserung der Gelenkfunktionalität über ökonomische muskuläre Zentrierung (Abnahme gelenkblockierender Afferenzen). Korrektur muskulärer Dysbalancen, exzentrische Dehnung verkürzter Weichteilstrukturen, Koordinations- und Innervationsschulung, Verbesserung der Sensomotorik.
Indikationen:
- Sämtliche Arten neurologisch bedingter Bewegungs- und Koordinationsstörungen im Kindes-, Jugend- und Erwachsenenalter,
- Thorakolumbalskoliose,
- Koxarthrose, Gonarthrose.

Kontraindikationen: Keine.

Eutonie nach Alexander

Inaugurator: *G. Alexander.*

Definition: Selbsterfahrung und auch Therapieform zur Vermeidung einseitiger Bewegungsmuster und Erlangung einer ausgewogenen Körperspannung (Erler-

nen einer natürlichen Balance durch Schulung der Selbstwahrnehmung, z. B. der Oberflächen- und Tiefensensibilität).
Technik/Ausführung: Aktive Übungen in Einzel- oder Gruppenbehandlungen, Bewusstseins- und Konzentrationsübungen (mit oder ohne Gerät; z. B. Erfühlen einzelner Objekte mit geschlossenen Augen), Haltungs- und Dehnungsübungen, Greif- und Knetübungen mit verform- oder verschiebbaren Gegenständen, Vibrations- und Druckübungen, bewusst durchgeführte Atemtechniken.

Kontakttechnik durch den Therapeuten: Handauflegen (Zentrierung oder Ableitung) im Bereich der Head-Zonen, der Bindegewebszonen (S. 104 ff) oder der chinesischen Akupunkturpunkte.
Ziele: Bewusste Beeinflussung des Körpertonus, des vegetativen und auch des motorischen Nervensystems, Lösen psychischer Anspannung und physischer Verspannungen, Verbesserung des subjektiven Allgemeinbefindens.
Indikationen:
- Schmerzzustände bei degenerativen Gelenk- und Wirbelsäulenaffektionen,
- motorische Störungen bei Poliomyelitis,
- motorische Defizite bei Para- und Tetraplegien,
- Folgezustände nach infantiler Zerebralparese,
- Phantomschmerzen (nach Gliedmaßenamputationen),
- Atemwegserkrankungen (z. B. Asthma bronchiale),
- gynäkologische Erkrankungen,
- neurologische Erkrankungen.

Kontraindikationen: Schwere psychische Störungen mit Verlust der Ich-Grenze.

Feldenkrais-Therapie

Inaugurator: Moshe *Feldenkrais* (1904–1984), russischer Physiker, Studium in Paris, wanderte nach Israel aus. Eigenerfahrung aufgrund eigener Kniegelenksbeschwerden mit Erkennung von Zusammenhängen zwischen der Bewegungsmechanik, der Neurophysiologie und der Psychologie (Body and Mature Behaviour, 1949).

Definition: Keine an starren Zielen festgemachte Therapie mit Unterscheidung gesund/krank, sondern Lernmethode zur Entwicklung und Verbesserung individueller Potenziale (unabhängig von Alter und Krankheit).
Technik/Ausführung: Zunächst Bewusstmachung einer Bewegung, so wie wir sie über unsere sensomotorische Rückkopplung erfahren (sog. Erkennen der individuellen Abfolge und der Kraftentfaltung verschiedener Bewegungsabläufe), dann experimentelles Modifizieren der jeweiligen Bewegungsabläufe auf unterschiedliche Art und Weise.

Gruppenarbeit mit verbaler Angabe von Bewegungssequenzen (Bewusstheit durch Bewegung).

Nonverbale *Einzelarbeit*, bei der die Bewegungen durch den Therapeuten am Körper mit den Händen hervorgerufen werden.
Ziele: Durchbrechen stereotyper Bewegungsmuster durch spielerische, zwangfreie und schmerzlose Schaffung von Bewegungsalternativen, was zu einer veränderten Körper- und Umwelterfahrung führt.
Indikationen: Allgemein alle degenerativen Veränderungen des Bewegungsapparates mit Beeinträchtigung der Gelenkfunktionalität, auch neurologische Krankheitsbilder wie die Encephalomyelitis disseminata, die Zerebralparese sowie Apoplexiefolgen.
Kontraindikationen: Keine (da keine Therapie im eigentlichen Sinne!).

Gangschulung

Abkürzung: GS, Gsch.
Definition: Schulung und Training des physiologischen Gangablaufes auf unterschiedlichem Untergrund, evtl. unter Einsatz spezieller Gehhilfen (anfänglich unter therapeutischer Aufsicht).

Voraussetzungen für das Gehen unter Entlastung oder Teilbelastung sind eine Kompensation durch eine ausreichende Stützaktivität des Schultergürtels und der Arme, eine Mindestkoordinationsfähigkeit (Körpergefühl) sowie ein Mindestausmaß an motorischer Kraftentfaltung.
Grundlagen:
- *Belastungsformen:* Vollbelastung (VB) ohne Unterstützung, Vollbelastung mit Gehhilfen, Teilbelastung (TB) mit 10–40 kg, jeweils in Abhängigkeit vom Krankheitsbild sowie von der Phase der Rehabilitation; das Ausmaß der aktuellen axialen Teilbelastung einer Extremität wird mit einer Personenwaage bestimmt (der Patient führt eine teilweise Gewichtsverlagerung durch, bis der gewünschte Wert erreicht ist).
- *Ganganalyse:* Fußstellung (sog. funktionelle Fußlängsachse als virtuelle Achse, die vom lateralen Kalkaneus zum Großzehengrundgelenk verläuft), Fußbelastung, Abrollbewegung, Schrittlänge (Entfernung der Kontaktstellen mit Fersenkontakt des vorderen Beines einerseits und Vorfußbelastung des hinteren Beines andererseits; i. A. 60–90 cm entsprechend 2,5–4 Fußlängen), Schrittrhythmus (Standbein-/Spielbeinphase 60:40), Spurbreite (abhängig vom Hüftgelenksabstand; bei normaler Spur braucht das Gewicht von Rumpf und Kopf nicht auf dem Standbein nach seitlich verschoben zu werden; je breiter, desto unökonomischer), Gangtempo (physiologisch etwa 110–120 Schritte/min), Rumpfhaltung, Oberkörperhaltung mit reaktivem Armschwung (sog. Armpendel), Trendelen-

2.17 Gehhilfen und ihre Indikationen

Art der Gehhilfe	Voraussetzungen zum Einsatz	Typische Indikationen
Handstock (mit oder ohne anatomischem Griff)	volles Gleichgewicht, volle Koordination, sicherer Stand und Gang, nahezu volle Belastbarkeit des Beines	arthrotischer oder arthritischer Binnenreizzustand der unteren Extremitäten
Unterarmgehstütze (UAG, Kirschner-Stöcke; mit oder anatomischem Handgriff; evtl. zusätzlicher rutschfester Puffer; Einsatz ein- oder doppelseitig; ◆ 2.14a)	Belastbarkeit der Handgelenke und Hände, ausreichende muskuläre Kraftentfaltung, ausreichendes Gleichgewicht und Koordinationsvermögen, Balancefähigkeit, ausreichende Fähigkeit der Rumpfaufrichtung	(Teil-)Entlastung der unteren Extremität(en) im 3- oder 4-Punkte-Gang postoperativ, bei schmerzhaften Gelenkaffektionen, bei Lähmungen, nach Oberschenkel- oder Unterschenkelamputation
Gehstütze mit Unterarmauflage und Handgriff (◆ 2.14b)	ausreichende Belastbarkeit des Ellenbogen- und Schultergelenkes, ausreichende muskuläre Kraftentfaltung, ausreichendes Gleichgewicht und Koordinationsvermögen, Balancefähigkeit, ausreichende Fähigkeit der Rumpfaufrichtung	(Teil-)Entlastung der unteren Extremität(en) im 3- oder 4-Punkte-Gang bei eingeschränkter Belastbarkeit der Handgelenke und Hände (v. a. im Falle einer rheumatoiden Arthritis)
Achselkrücke	ausreichende muskuläre Kraftentfaltung, ausreichendes Gleichgewicht und Koordinationsvermögen, Balancefähigkeit	eingeschränkte aktive Stützfähigkeit der oberen Extremitäten, z. B. bei nicht ausreichender Armkraft oder im Falle gleichzeitiger homolateraler Arm- und Beinfraktur
4-Punkt-Gehstütze (Tetrapode, evtl. anatomische Handgriffe, ein- oder doppelseitiger Einsatz; ◆ 2.14c)	ausreichende muskuläre Kraftentfaltung zum Stützen, Stehen und Gehen, ausreichendes Gleichgewicht und Koordinationsvermögen	v. a. bei zentralen Störungen (ICP, Gangataxie, Schwankschwindel) entzündliche Gelenkaffektionen der unteren Extremitäten mit Gelenkinstabilität (z. B. im Falle einer rheumatoiden Arthritis)
Deltarad (mit 3 Rädern und Handbremsen ohne Sitzmöglichkeit; wendiger aber instabiler als ein Rollator)	selbstständiges Stehen mit voller axialer Belastbarkeit der Beine muss möglich sein, sicheres Gleichgewichtsempfinden	leichte Gangunsicherheiten (v. a. ältere Patienten, denen ein Handstock keine ausreichende Stabilität bietet)
Rollator (Gehgestell mit Rädern und Handbremsen, Sitzmöglichkeit und Korb zum Transportieren von Gegenständen; ◆ 2.14c)	Teilbelastbarkeit einer Extremität im 3-Punkte-Gang, ausreichende Kraftentfaltung zum Stützen, Stehen und Gehen; auch bei eingeschränktem Gleichgewichtsempfinden und beeinträchtigter Koordination	Gangunsicherheit mit Sturzneigung (geriatrische Patienten, ICP), wenn Einsatz von UAGs (noch) nicht möglich
Gehbock (starres oder reziprok bewegliches Gehgestell)	ausreichende Kraftentfaltung zum Stützen, Stehen und Gehen, ausreichende Belastbarkeit der Handgelenke und Hände, ausreichende Koordination	erhebliche Beeinträchtigung der axialen Belastbarkeit eines Beines (Totalentlastung mit unbelastetem Sohlenkontakt möglich)
Gehwagen mit Unterarmauflage	ausreichende Kraftentfaltung der Oberarme, zumindest teilweiser Erhalt der Beinkoordination, teilweise Belastbarkeit der Beine	erhebliche (postoperative) Beeinträchtigung der muskulären Kraft mit beeinträchtigter Koordination
Achselgehwagen (◆ 2.14e)	ausreichende axiale Belastbarkeit des Schultergelenkes; zumindest teilweiser Erhalt der Beinkoordination, teilweise Belastbarkeit der Beine	zur (postoperativen) Frühmobilisation bei Beeinträchtigung der Belastbarkeit der Wirbelsäule und der unteren Extremitäten
Gehbarren	ausreichende Kraftentfaltung zum Stützen und Stehen, ausreichende Belastbarkeit der Handgelenke und Hände	erheblich eingeschränkte Mobilität und beeinträchtigtes Koordinationsvermögen; zum Training des Aufstehens und Hinsetzens sowie des Standes in der Frühphase der Rehabilitation; PNF-Gangschulung
Via Mobilis (Gurtaufhängung des gesamten Körpers am Deckengerät; ◆ 2.18)	Vertikalisierung möglich	aufgehobene Koordination und Belastbarkeit der unteren Extremitäten (z. B. im Falle einer inkompletten Paraplegie)

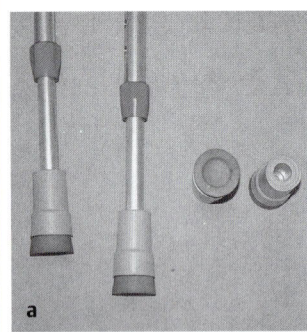

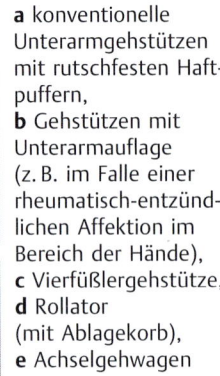

◉ 2.14a–e
Unterschiedliche Gehhilfen:
a konventionelle Unterarmgehstützen mit rutschfesten Haftpuffern,
b Gehstützen mit Unterarmauflage (z. B. im Falle einer rheumatisch-entzündlichen Affektion im Bereich der Hände),
c Vierfüßlergehstütze,
d Rollator (mit Ablagekorb),
e Achselgehwagen

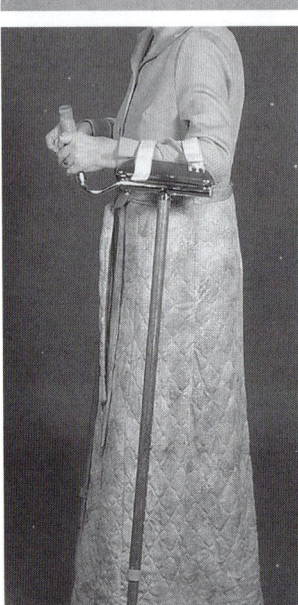

burg- oder Duchenne-Zeichen (Brustwirbelsäulenachse aus der Körperlängsachse abweichend).
Eine unterschiedliche Schrittlänge (*Hinken*) kann verursacht sein durch Schmerzen, eine Beinlängendifferenz, eine gestörte Funktion des Hüft-, Knie- und/oder Sprunggelenkes oder eine Parese. Verkürzt ist immer der Schritt des gesunden Beines, da das erkrankte Bein nicht normal eingesetzt bzw. belastet werden kann und seine Standphase somit zeitlich reduziert wird.

- *Eingesetzte Hilfsmittel* (sog. Gehhilfen): ⊤ 2.17.
- *Stützhöhe der Handgriffe:* Beim aufrechten Stehen mit entspanntem Schultergürtel und leicht flektiertem Ellenbogen (Gehstützen in Vorfußhöhe auf dem Boden aufgesetzt) sollten die Griffe sich auf Höhe der Handgelenke befinden.
- *Ausmaß der axialen Belastung* der unteren Extremität bei Einsatz unterschiedlicher Gehhilfen: ⊤ 2.18.

⊤ 2.18 Axiale Belastung der unteren Extremität bei Einsatz unterschiedlicher Gehhilfen

Verwendete Gehhilfen	Axiale Beinbelastung
2 Unterarmgehstützen (3-Punkte-Gang)	20–30 kg
2 Unterarmgehstützen (4-Punkte Gang)	50–60 % des Körpergewichtes
1 Unterarmgehstütze (kontralateral)	75 % des Körpergewichtes
2 Handstöcke	70–80 % des Körpergewichtes
1 Handstock (kontralateral)	80 % des Körpergewichtes
Rollator	80–90 % des Körpergewichtes

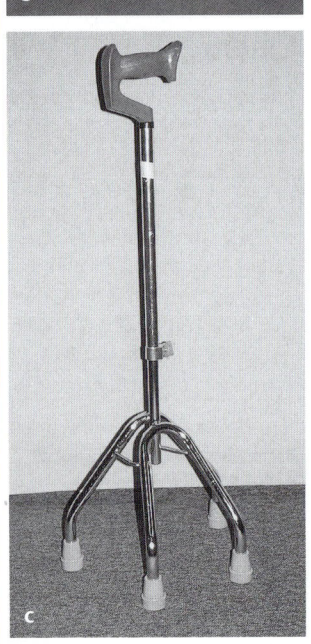

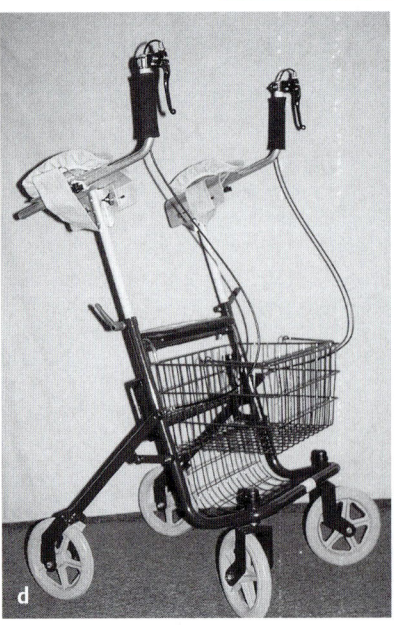

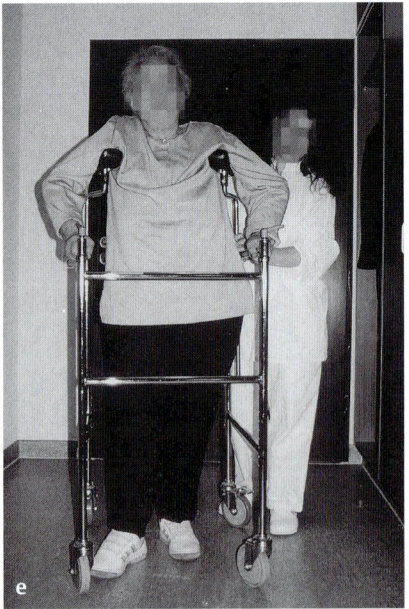

Spezielle Behandlungsmethoden (Einzeltherapien)

Technik/Ausführung: Beginn zunächst mit dem Üben des Aufstehens aus sitzender (oder liegender) Körperhaltung sowie des Hinsetzens (sog. Transfer); das Tragen stabilen festen Schuhwerkes ist unerlässlich! Im Allgemeinen wird eine optische Kontrolle, z. B. durch einen großen Standspiegel empfohlen.

Gangformen:
- *Durchschwunggang:* Das betroffene Bein wird nicht einmal mit seinem Eigengewicht belastet, sondern ohne jeden Bodenkontakt im Zuge des gleichzeitigen bilateralen Aufsetzens der beiden Gehhilfen in der Luft vor- und zurückgeführt (z. B. im Falle einer Gliedmaßenamputation).
- *3-Punkte-Gang* (2.15): Beim Gehen *ohne Belastung* wird das betroffene Bein vorne nur mit Bodenkontakt zwischen beide Gehstützen aufgesetzt und während des gesamten Stützvorgangs (beide Gehstützen gleichzeitig) nach vorne geführt; im Falle einer erlaubten Teilbelastung wird auf das zusammen mit beiden Gehstützen vorgesetzte Bein das erlaubte Gewicht gegeben.
- *4-Punkte-Gang* (2.16): Die Gehstützen werden diagonal nacheinander (rechtes Bein, linke Gehstütze, linkes Bein, rechte Gehstütze) jeweils zeitversetzt auf dem Boden aufgesetzt; hierbei erfolgt eine axiale Beinbelastung mit mehr als dem halben Körpergewicht.
- *2-Punkte-Gang:* Die Gehstützen werden diagonal nacheinander (rechtes Bein, linke Gehstütze – linkes Bein, rechte Gehstütze) jeweils zeitgleich auf dem Boden aufgesetzt; als funktionellere Gangform im Vergleich zum 4-Punkte-Gang erfolgt ebenfalls eine axiale Beinbelastung mit mehr als dem halben Körpergewicht.
- *Gehen mit einer Unterarmgehstütze* (2.17): Die Gehstütze wird auf der nicht betroffenen gesunden Seite eingesetzt und zeitgleich mit dem betroffenen, zu schonenden Bein zum Bodenkontakt ge-

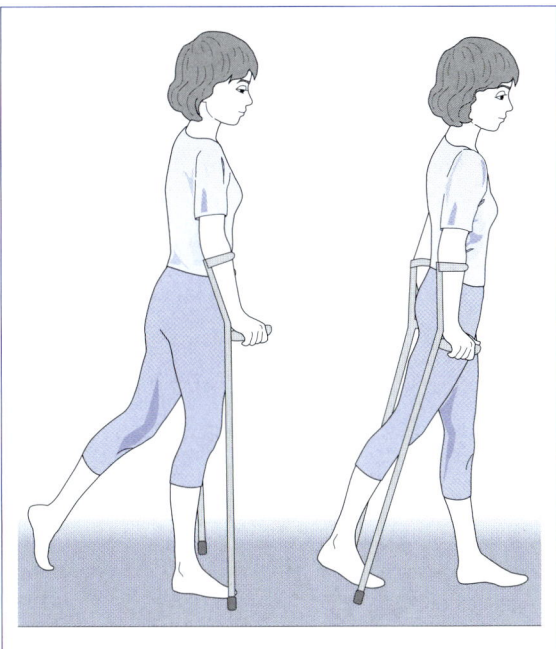

2.15 3-Punkte-Gang an zwei Unterarmgehstützen

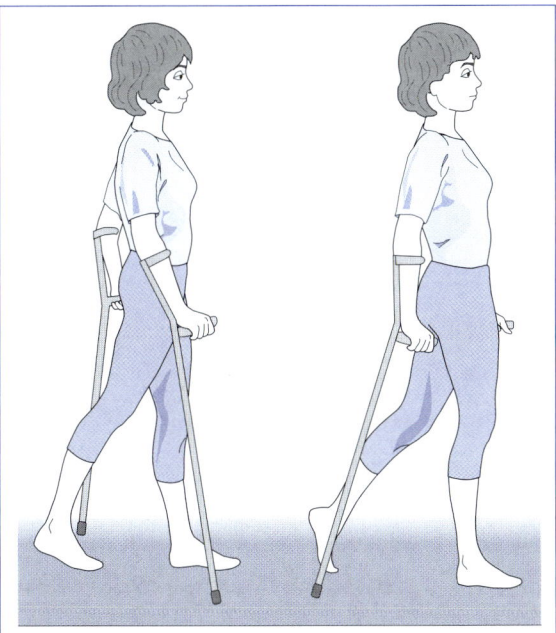

2.16 4- bzw. 2-Punkte-Gang an zwei Unterarmgehstützen

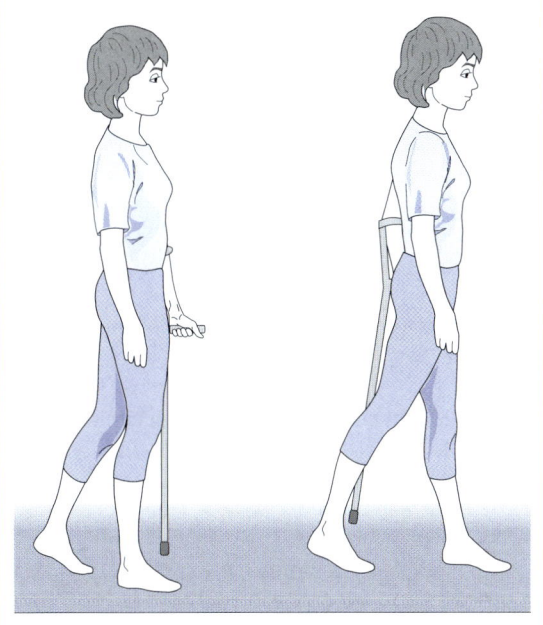

2.17 Teilentlastung des rechten Beines bei Einsatz einer kontralateralen Unterarmgehstützen links

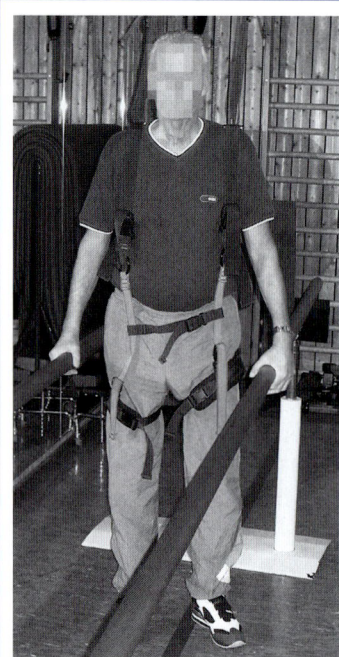

👁 **2.18** Initiales Gangtraining im „Via Mobilis" bei erheblicher bilateraler Beeinträchtigung der unteren Extremitäten (inkomplette Paraplegie)

bracht; weitgehende axiale Vollbelastung. Ausweichbewegungen im Rumpf vermeiden!
- *Durchschwunggang bei Lähmungen:* Beide Gehstützen werden gleichzeitig nach vorne gebracht, anschließend beide Beine unter völliger Gewichtsabnahme nach vorne durchgeschwungen (z. B. bei tief sitzender Paraplegie). Im Falle einer erheblichen Beeinträchtigung kann als erste Maßnahme im Via Mobilis (👁 **2.18**) geübt werden; hier ist der Patient durch eine spezielle Rumpfaufhängung (an der Decke) stabilisiert.

Sinnvolle schrittweise **axiale Aufbelastung** der unteren Extremität bei unterschiedlichen Affektionen: **T 2.19**.

Treppensteigen mit Gehstützen (3-Punkte-Gang): Nach dem Motto: Gesund geht's aufwärts, krank abwärts!
- *Hinauf:* Eine Hand fasst das Treppengeländer, die kontralaterale Hand stützt sich auf eine Gehstütze und umfasst die 2. Gehstütze; das nicht betroffene, voll belastbare Bein wir dann auf die nächst höhere Treppenstufe aufgesetzt, anschließend werden Stütze und betroffenes Bein gleichzeitig auf die entsprechende Stufe nachgezogen (👁 **2.19**).
- *Hinab:* Eine Hand fasst das Treppengeländer, die kontralaterale Hand stützt sich auf eine Gehstütze und umfasst die 2. Gehstütze; das zu entlastende

T 2.19 Richtlinien für die Entlastung bzw. Aufbelastung der betroffenen unteren Extremität in der Rehabilitation von Erkrankungen des Hüft- und Kniegelenkes

Erkrankung/Versorgung	Völlige Entlastung (nur Abrollen des betroffenen Beines)	Teilbelastung mit 20 kp (3-Punkte-Gang) an zwei Unterarmgehstützen	Weitgehende Vollbelastung (4-Punkte-Gang) an zwei Unterarmgehstützen	Vollbelastung an einer kontralateralen Gehstütze	Völlig unterstützungsfreies Gehen
Hüftgelenk					
Azetabulumfrakturen					
• konservative Behandlung	ab 2.–3. Tag	ab 6. Woche	ab 10. Woche	ab 12. Woche	ab 16. Woche
• operative Behandlung	ab 1.–3. Tag	ab 2.–4. Woche	ab 6.–8. Woche	ab 10.–12. Woche	ab 14. Woche
Beckenosteotomien, Pfannendachplastiken (Chiari, Tönnis)	ab 1.–3. Tag		ab 4.–6. Woche	ab 8.–10. Woche	ab 12. Woche	ab 16. Woche

Spezielle Behandlungsmethoden (Einzeltherapien)

T 2.19 (Fortsetzung)

Erkrankung/Versorgung	Völlige Entlastung (nur Abrollen des betroffenen Beines)	Teilbelastung mit 20 kp (3-Punkte-Gang) an zwei Unterarmgehstützen	Weitgehende Vollbelastung (4-Punkte-Gang) an zwei Unterarmgehstützen	Vollbelastung an einer kontralateralen Gehstütze	Völlig unterstützungsfreies Gehen
mediale Schenkelhalsfrakturen					
■ konservative Behandlung (Typ Garden I)	■ ab 2.–3. Tag	■ ab 3. Woche	■ ab 6. Woche	■ ab 8. Woche	■ ab 10.–12. Woche
■ Osteosynthese mit kanülierten Schrauben	■ ab 1.–2. Tag	■ ab 1. Woche	■ ab 4.–6. Woche	■ ab 6.–8. Woche	■ ab 8.–10. Woche
■ Osteosynthese mit DHS	■ ab 1.–2. Tag	■ ab 1. Woche	■ ab 2. Woche	■ ab 6. Woche	■ ab 8.–10. Woche
■ endoprothetische Versorgung	■ ab 1. Tag	■ ab 1. Woche	■ ab 2. Woche	■ ab 4. Woche	■ ab 6.–8. Woche
laterale Schenkelhalsfrakturen					
■ Osteosynthese mit 120°-Winkelplatte	■ ab 1.–2. Tag	■ ab 1. Woche	■ ab 3.–4. Woche	■ ab 6.–8. Woche	■ ab 10.–12. Woche
■ Osteosynthese mit DHS	■ ab 1.–2. Tag	■ ab 1. Woche	■ ab 2. Woche	■ ab 6. Woche	■ ab 8.–10. Woche
■ Osteosynthese mit Gamma-Nagel	■ ab 1.–2. Tag	■ ab 1. Woche	■ ab 2. Woche	■ ab 6. Woche	■ ab 8.–10. Woche
stabile pertrochantäre Oberschenkelfrakturen					
■ Osteosynthese mit DHS	■ ab 1.–2. Tag	■ ab 1.–2. Woche	■ ab 2.–4. Woche	■ ab 6.–8. Woche	■ ab 10.–12. Woche
■ Osteosynthese mit Gamma-Nagel bzw. PNF-Nagel	■ ab 1.–2 Tag	■ ab 1. Woche	■ ab 2. Woche	■ ab 6. Woche	■ ab 8.–10. Woche
instabile pertrochantäre Oberschenkelfrakturen					
■ Osteosynthese mit Gamma-Nagel bzw. PNF-Nagel, evtl. Osteoporose	■ ab 1.–2. Tag	■ ab 2. Woche	■ ab 4.–6. Woche	■ ab 8.–10. Woche	■ ab 10.–12. Woche
subtrochantäre Oberschenkelfrakturen					
■ Osteosynthese mit 95°-Winkelplatte	■ ab 1.–2. Tag	■ ab 2. Woche	■ ab 6.–8. Woche	■ ab 8.–10. Woche	■ ab 12. Woche
■ Osteosynthese mit Gamma-Nagel bzw. PNF-Nagel	■ ab 1.–2. Tag	■ ab 1. Woche	■ ab 2. Woche	■ ab 6. Woche	■ ab 8.–10. Woche
hüftgelenksnahe Oberschenkelosteotomien	■ ab 1.–2. Tag	■ ab 1.–2. Tag	■ ab 6.–8. Woche	■ ab 8.–10. Woche	■ ab 12. Woche
avaskuläre Hüftkopfnekrose					
■ nach operierter Ausräumung und subchondraler Spongiosaplastik	1.–2. Tag	■ ab 2. Woche	■ ab 10.–12. Woche	■ ab 12.–14. Woche	■ ab 16. Woche
Hüftendoprothese					
■ Schenkelhalsprothese	■ ab 1.–2. Tag	■ ab 2. Woche	■ ab 5.–6. Woche	■ ab 8.–10. Woche	■ ab 10.–12. Woche
■ zementierte Vollprothese	■ ab 1.–2. Tag	■ ab 1. Woche	■ ab 2. Woche	■ ab 6. Woche	■ ab 7.–8. Woche
■ Hybridprothese	■ ab 1.–2. Tag	■ ab 1. Woche	■ ab 2. Woche	■ ab 6. Woche	■ ab 7.–8. Woche
■ zementfreie Vollprothese	■ ab 1.–2. Tag	■ ab 1. Woche	■ ab 2. Woche	■ ab 6.–8. Woche	■ ab 8.–10. Woche

T 2.19 (Fortsetzung) ▶

T 2.19 (Fortsetzung)

Erkrankung/Versorgung	Völlige Entlastung (nur Abrollen des betroffenen Beines)	Teilbelastung mit 20 kp (3-Punkte-Gang) an zwei Unterarmgehstützen	Weitgehende Vollbelastung (4-Punkte-Gang) an zwei Unterarmgehstützen	Vollbelastung an einer kontralateralen Gehstütze	Völlig unterstützungsfreies Gehen
■ TEP-Wechsel					
– ohne Besonderheiten	■ ab 1.–2. Tag	■ ab 1. Woche	■ ab 6. Woche	■ ab 10.–12. Woche	■ ab 10.–12. Woche
– aufwendige Rekonstruktion des Pfannenlagers	■ ab 1.–3. Tag	■ ab 2.–3. Woche	■ ab 8.–10. Woche	■ ab 12. Woche	■ ab 14.–16. Woche
– Deckelung der Femurschaftkortikalis	■ ab 1.–3. Tag	■ ab 2.–3. Woche	■ ab 8.–10. Woche	■ ab 12. Woche	■ ab 14.–16. Woche
Kniegelenk					
suprakondyläre Oberschenkelfrakturen					
■ Plattenosteosynthese	■ ab 1.–2. Tag	■ ab 2.–3. Woche	■ ab 6. Woche	■ ab 8.–10. Woche	■ ab 10.–12. Woche
■ dynamische Versorgung	■ ab 1.–2. Tag	■ ab 2. Woche	■ ab 6. Woche	■ ab 8.–10. Woche	■ ab 10.–12. Woche
Schienbeinkopffrakturen					
■ konservative Behandlung	■ ab 1.–2. Tag	■ ab 2.–4. Woche	■ ab 12. Woche	■ ab 14.–16. Woche	■ ab 16. Woche
■ Schraubenosteosynthese	■ ab 1.–2. Tag	■ ab 2.–4. Woche	■ ab 10. Woche	■ ab 12. Woche	■ ab 14. Woche
■ Plattenosteosynthese	■ ab 1.–2. Tag	■ ab 2. Woche	■ ab 8.–10 Woche	■ ab 10.–12. Woche	■ ab 12.–14. Woche
Knorpelplastik (Femurrolle, Schienbeinkopf, Patella)					
■ Abrasion	■ ab 1.–2. Tag	■ ab 1. Woche	■ ab 6.–8. Woche	■ ab 10. Woche	■ ab 10.–12. Woche
■ Herdanbohrung, Mikrofracturing	■ ab 1.–2. Tag	■ ab 2. Woche	■ ab 8.–10. Woche	■ ab 12. Woche	■ ab 12.–14. Woche
■ Mosaikplastik	■ ab 1.–2. Tag	■ ab 2. Woche	■ ab 8.–10. Woche	■ ab 12. Woche	■ ab 12.–14. Woche
■ Chondrozytentransplantation	■ ab 1.–2. Tag	■ ab 2. Woche	■ ab 12 Woche	■ ab 14. Woche	■ ab 14.–16. Woche
Kreuzbandverletzungen					
■ konservative Behandlung	■ ab 1.–2. Tag	■ ab 2. Woche	■ ab 6.–8. Woche	■ ab 8.–10. Woche	■ ab 12. Woche
■ frische operative Rekonstruktion	■ ab 1.–2. Tag	■ ab 2. Woche	■ ab 6. Woche	■ ab 8.–10. Woche	■ ab 12. Woche
■ plastischer Ersatz	■ ab 1.–2. Tag	■ ab 2. Woche	■ ab 6. Woche	■ ab 8.–10. Woche	■ ab 12. Woche
kniegelenksnahe Korrekturosteotomien					
■ suprakondylär	■ ab 1.–2. Tag	■ ab 2. Woche	■ ab 6.–8. Woche	■ ab 8.–10. Woche	■ ab 12. Woche
■ infrakondylär					
– additiv	■ ab 1.–2. Tag	■ ab 2. Woche	■ ab 8.–10. Woche	■ ab 12. Woche	■ ab 16. Woche
– subtraktiv	■ ab 1.–2. Tag	■ ab 2. Woche	■ ab 6.–8. Woche	■ ab 8.–10. Woche	■ ab 12. Woche
Knieendoprothese					
■ mediale Schlittenprothese	■ ab 1.–2. Tag	■ ab 1. Woche	■ ab 2. Woche	■ ab 4. Woche	■ ab 6. Woche
■ achsfreier Oberflächenersatz					
– zementfrei	■ ab 1.–2. Tag	■ ab 1. Woche	■ ab 2.–4. Woche	■ ab 6. Woche	■ ab 8. Woche
– zementiert	■ ab 1.–2. Tag	■ ab 1. Woche	■ ab 2. Woche	■ ab 4.–6. Woche	■ ab 6.–8. Woche
■ achsgeführte Alloplastik	■ ab 1.–2. Tag	■ ab 1. Woche	■ ab 2. Woche	■ ab 4.–6. Woche	■ ab 6.–8. Woche
■ TEP-Wechsel	■ ab 1.–3. Tag	■ ab 1.–2. Woche	■ ab 4.–6. Woche	■ ab 6.–8. Woche	■ ab 8.–12. Woche

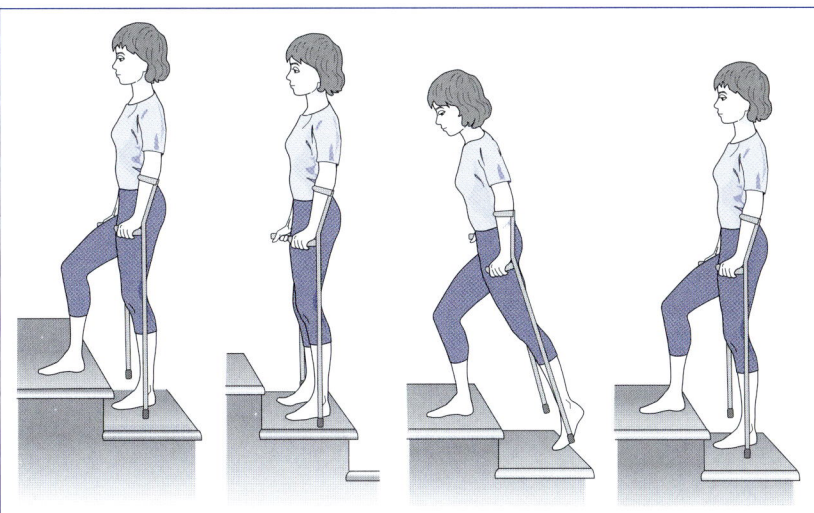

◉ **2.19** Treppaufwärtsgehen unter Einsatz zweier Unterarmgehstützen: Das nicht betroffene Bein wird immer vorgesetzt

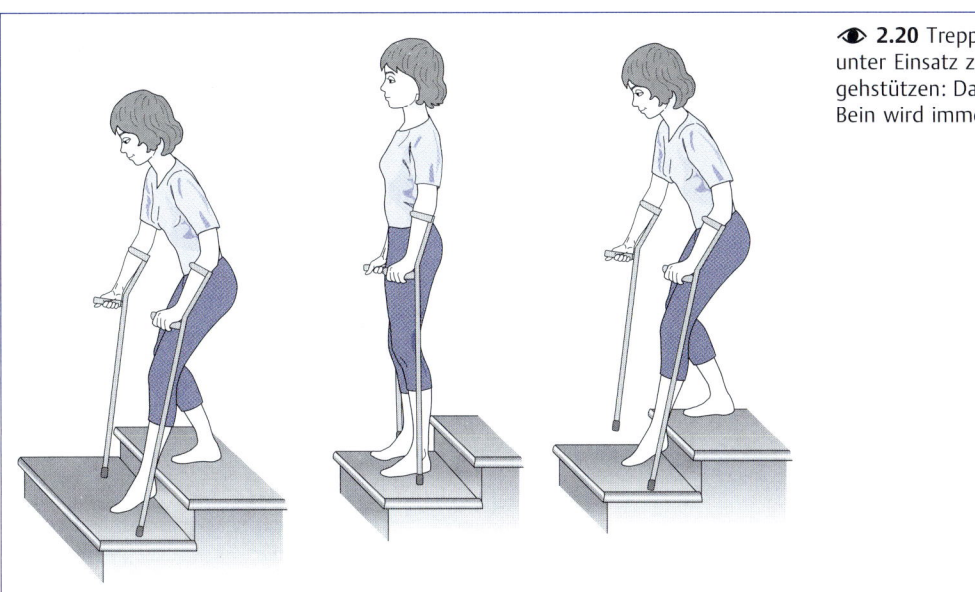

◉ **2.20** Treppabwärtsgehen unter Einsatz zweier Unterarmgehstützen: Das zu entlastende Bein wird immer vorgesetzt

Bein und die Gehstütze werden zuerst auf die nächst tiefere Treppenstufe aufgesetzt, anschließend wird das nicht betroffene, voll belastbare Bein auf die gleiche Stufe nachgezogen (◉ **2.20**).

Gangparcours: Unterschiedliche, jeweils exakt definierte Länge (z. B. zum Austesten der zeitlichen Belastbarkeit im Falle einer Spinalkanalstenose mit Claudicatio intermittens); unterschiedliche Bodenbeschaffenheit (z. B. eben und glatt, uneben und holprig, weich und hart, bergan und bergab, mit Treppenstufen) zum speziellen Gangtraining in Alltagssituationen (◉ **2.21**).

Ziele:
- Erarbeiten eines adäquaten normalen (physiologischen) Gangmusters: sicher, rhythmisch, ablaufharmonisch, haltungsstabil, ausdauernd,
- Schulung und Verbesserung der Koordination, evtl. unter Ausnutzung von Gehhilfen,
- Erhalt der Eigenständigkeit und Unabhängigkeit innerhalb der häuslichen Umgebung,
- Minimierung bzw. Beseitigung einer Fehlbelastung der Wirbelsäule oder der Gelenke der unteren Extremität,
- Abbau pathologischer Bewegungsmuster,
- Verbesserung der subjektiven Wahrnehmung der komplexen Bewegungsabläufe,
- Erkennen und Beseitigen von Stolperfallen.

Dosierung/Behandlungsdauer: 1- bis 3-mal tgl. für 10–30 Minuten in Abhängigkeit von der Ausgangssituation und der körperlichen Belastbarkeit des Patienten.

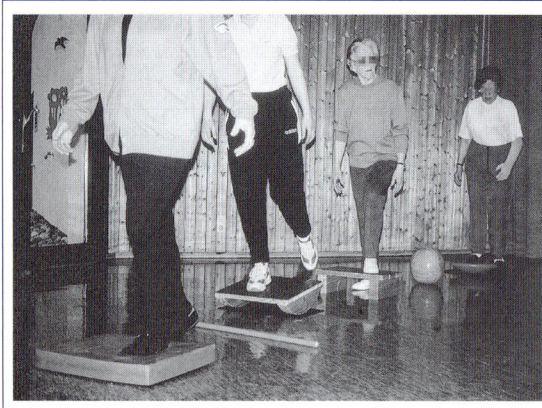

2.21 Krankengymnastisches Gruppentraining im Gangparcours zur Koordinationsschulung (z. B. nach endoprothetischem Hüft- oder Kniegelenksersatz)

Indikationen:
- Kurz zurückliegende Operationen im Bereich der unteren Extremität (z. B. hüft- oder kniegelenksnahe Umstellungsosteotomie, Osteosynthese des Schenkelhalses, des Femurs oder der Tibia, TEP des Hüft- oder Kniegelenkes u. a. m.),
- nach längerer Bettlägerigkeit (Immobilisation) mit Kraft- und Koordinationsverlust (v. a. geriatrische Patienten),
- Prothesengebrauchsschulung nach Ober- bzw. Unterschenkelamputation,
- neurologische Störung der Gangabwicklung.

Kontraindikationen: Hilfloser, nicht belastbarer, bettlägeriger Patient ohne Compliance.

Hippotherapie

Definition: Therapeutisches Reiten; spezielle Heilpädagogik und Physiotherapie mit dem Pferd als „lebendes Übungsgerät".
Technik/Ausführung: Der behandelte aufsitzende Patient reagiert auf die dreidimensionalen Schwingungen des Pferderückens in der Gangart Schritt mit Rotation, Lateralflexion sowie Anteklination/Reklination im Becken (Funktionsabläufe, die auch sonst beim normalen Gangakt auftreten).

Auch das (heilpädagogische) Voltigieren wird zur Hippotherapie gerechnet.
Ziele: Normalisierung des Muskeltonus, Förderung der Kopf- und Rumpfkontrolle, Verbesserung der Gleichgewichtsempfindung, Schulung des Bewegungsgefühls.
Indikationen:
- Zerebral bedingte Bewegungsstörungen (Ataxie, Athetose, Hemiplegie),
- Spina-bifida-Syndrom,
- Encephalitis disseminata (außerhalb eines akuten Schubes),
- Torticollis spasticus,
- Haltungsschäden, auch Thorakolumbalskoliosen (nur Grad 1 und 2),
- chronische Wirbelsäulensyndrome,
- Dysmelien.

Kontraindikationen:
- Zerebrales Anfallsleiden,
- kardiopulmonale Dekompensation,
- akuter Schub einer Encephalitis disseminata,
- ausgeprägte Spastik mit der Unmöglichkeit des Einnehmens des Spreizsitzes,
- fehlende Kopfkontrolle,
- entzündliche Gelenk- oder Knochenerkrankungen,
- schwere Thorakolumbalskoliose (ab Grad 3),
- (frischer) Zustand nach Bandscheibenoperation,
- nicht übungsstabile Frakturen/Osteosynthesen,
- frische thromboembolische Komplikationen,
- Pferdehaarallergie.

Progressive Muskelentspannung nach Jacobson

Inaugurator: Edmund *Jacobson* (1885–1976), US-amerikanischer Physiologe (Erstbeschreibung 1929; Method of Diminishing Tension).

Abkürzung: PMR.
Synonym: Tiefenmuskelentspannungstraining (TE, TME).
Definition: Gezielte Muskelentspannung nach zunächst erfolgter Anspannung.
Grundlagen: Gedanklicher Ausgangspunkt für die Behandlung ist die Annahme, dass der Zustand der Ruhe und Entspannung zu einer deutlichen Reduktion des neuromuskulären Tonus führt; umgekehrt führt die Verminderung einer muskulären Verspannung auch zu einer Herabsetzung der Aktivität im ZNS (sog. Reziprozitätsprämisse). Zentralnervöse mentale Prozesse einerseits und periphere muskuläre Veränderungen (quergestreifte und autonom innervierte Muskulatur) andererseits beeinflussen sich wechselseitig.

Der Patient soll bewusst wahrnehmen, welche seiner Muskeln verspannt, also kontrahiert sind, um dann auch zu wissen, wo sie sich entspannen sollen.

Behandlungsmöglichkeiten: Arm- und Beinübungen, Übungen im Rumpfbereich, Nackenübungen, Übungen der Augenregion, Visualisationsübungen, Übungen der Sprechwerkzeuge.
Technik/Ausführung: Bequeme sitzende Körperhaltung, Tragen bequemer Kleidung, Augen möglichst geschlossen; die Arme liegen neben dem Körper. Beginnen des Spannungsaufbaus mit zunächst ge-

ringer Intensität an kleinen Muskelgruppen; allmähliche Steigerung bis zur Spannung des ganzen Körpers mit dann maximaler Intensität, wobei keinerlei Schmerzen entstehen oder vorbestehende Beschwerden verstärkt werden dürfen. Halten der muskulären Kontraktion über etwa 1–2 Minuten; nach jedem Spannungsaufbau erfolgt dann eine generelle optimale Entspannung, Entspannungshaltung dann über etwa 3–4 Minuten beibehalten. Andererseits ist ein Spannungsaufbau der Muskulatur auch für nur etwa 5 Sekunden möglich, hierbei den Atem möglichst nicht anhalten. Spannungslösung dann nach 5–8 Sekunden, nachfolgende Pause von ca. 30 Sekunden.

Auch im Rahmen einer *Gruppentherapie* möglich.

Ziele:
- Vermittlung der Fähigkeit, Spannungszustände im Nerv-Muskel-System zu erkennen und auch zu beeinflussen,
- Erreichen eines muskulären Normotonus, Verbesserung der muskulären Koordination und Durchblutung,
- Verbesserung der Körperwahrnehmung, (psychische) Entspannung.

Behandlungsdauer/Dosierung: Etwa 30 Minuten; entscheidend ist nicht die einzelne Übung, sondern das langfristige, möglichst tägliche Üben.

Indikationen:
- Hyper- und Hypotonus der Muskulatur (v. a. im Schulter-/Nackenbereich sowie im Bereich des Rumpfes),
- allgemeine Nervosität und vegetative Übererregbarkeit,
- Migräne, Spannungskopfschmerz,
- funktionelle arterielle Durchblutungsstörungen, essentielle Hypertonie,
- psychische Alterationen, Angststörungen, Schlafstörungen,

Kontraindikationen: Bei sachgemäßer Ausführung keine.

Klapp-Kriechen

Inaugurator: Dr. Rudolf *Klapp* (1873–1949); deutscher Chirurg und Orthopäde aus Marburg und Berlin.

Definition: Spezielle aktive Kraft-/Widerstandsübungen zur Aufschulung der Rumpfmuskulatur und Mobilisierung der Wirbelsäule (v. a. im Falle einer fixierten Skoliose).

Technik/Ausführung: Ausgangsstellung ist der Vierfüßlerstand (auf Händen und Knien); aus dieser Körperhaltung erfolgen ein tiefer Vierfüßlergang, ein Rutschen und Tiefkriechen (mit Strecken der Arme und Beine im Sinne eines Durchziehens), Horizontalkriechen, Kniegänge u. a.

Ziele: Verbesserung der Mobilität und Reduktion der Rigidität einer Wirbelsäulenfehlhaltung.

Indikationen:
- Fixierte oder teilfixierte Skoliosen im Kindes-, Jugend- und Adoleszentenalter,
- teilfixierte Hyperkyphose der BWS (M. Scheuermann) im Adoleszentenalter.

Kontraindikationen: Keine.

Funktionelle Bewegungslehre nach Klein-Vogelbach

Inaugurator: Dr. med. h. c. Susanne *Klein-Vogelbach* (1909–1996), Schweizer Schauspielerin, später Physiotherapeutin (rhythmische Sportgymnastik).

Abkürzung: FBL.

Definition: Besondere Form der Bewegungstherapie zur Verbesserung oder Beseitigung bestehender artikulärer oder vertebragener Beschwerdebilder und Funktionsstörungen zur Optimierung der alltäglichen Abläufe.

Grundlagen: Für den Menschen wird ein „idealer Körperbau" für Statik und Konstitution (einander entsprechende Längen von Extremitäten und Rumpf; 👁 2.22) postuliert mit optimaler Gewichtsverteilung und ökonomischen Bewegungsabläufen; Abweichungen von diesem Ideal führen zu veränderten Bewegungsabläufen und bringen möglicherweise (fehlbelastungsbedingte) Beschwerdebilder mit sich.

Mit Erstellung eines systematischen Befundes (sog. „*funktioneller Status*") werden die jeweiligen funktionellen Abweichungen der einzelnen Gelenke und auch das aktuelle Beschwerdebild detailliert und standardisiert erfasst (T 2.20).

Technik/Ausführung: Zunächst erfolgt die klinische Überprüfung auf lokale muskuläre oder weichteilbedingte Irritationen, Dysbalancen, Bewegungsstörungen und/oder artikuläre Fehlbelastungen; Vermittlung dieser Störungen zur körperlichen Selbstkontrolle durch den Patienten. Anschließend Anwendung gezielter physiotherapeutischer Maßnahmen und Motivation des Patienten zur aktiven Mitarbeit; Ballgymnastik mit Übungen zur Gleichgewichts- und Koordinationsschulung.

Die Behandlungsstrategien bestehen aus *drei Einzelteilelementen*: mobilisierende Massage, widerlagernde Mobilisation sowie hubfreie bzw. hubarme Mobilisation:

- Im Falle einer *mobilisierenden (Wirbelsäulen-)Massage* befindet der Patient sich meist in der Seitlage: am zu bewegenden Wirbelsäulenabschnitt gibt der Therapeut einen intermittierenden Druck nach vor-

ne, bis der Patient die Bewegung dann aktiv ausführt (← 2.23). Hierdurch erfolgt eine Förderung der taktil-kinästhetischen Wahrnehmung.
- Bei der *widerlagernden Mobilisation* im Bereich der Extremitäten aus der Seitlage oder dem Sitz werden zwei gedachte anatomische Punkte des Körpers einander angenähert; beide Gelenkpartner bewegen sich gleichzeitig gegenläufig (← 2.24). Der Patient lernt, seine Bewegungstoleranzen ohne Ausweichbewegungen im Sinne weiterlaufender Bewegungen auszuschöpfen.
- Für die *hubfreie* bzw. *hubarme Mobilisation* wird für jede einzelne Bewegung eine ASTE (Ausgangsstellung) definiert, in die soviel Körpergewicht wie eben möglich „abgelegt" wird (Hubarmut). Die therapeutisch unterstützte Behandlungsmaßnahme (mit dann nur geringer Schwerkrafteinwirkung) wird solange fortgesetzt, bis der Patient in der Lage ist, sie alleine selbstständig auszuführen. Bei allen Übungsteilen soll der Patient mit Hilfe provozierter Gleichgewichtsreaktionen versuchen, die gewünschten Bewegungsabläufe zu ökonomisieren. Die Gewichte der Körperabschnitte Kopf, Brustkorb und Becken werden dabei auf horizontalen Ebenen um die vertikale Achse bewegt. ASTE: v. a. Rückenlage, Vierfüßlerstand, seltener im Sitz oder Stand.

Letztendlich zählt auch die *Bewegungserziehung* zum Standardprogramm: repetitive Ausführung spezieller therapeutischer Übungen, Ballübungen zum Training

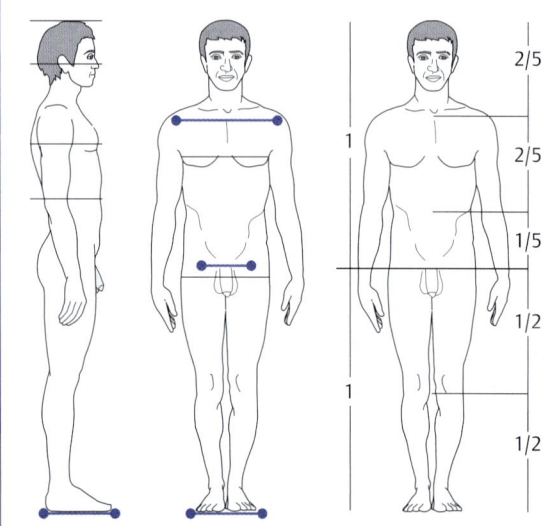

← 2.22 Schematische Darstellung des „idealen Körperbaues" (Breite und Tiefe) nach Klein-Vogelbach

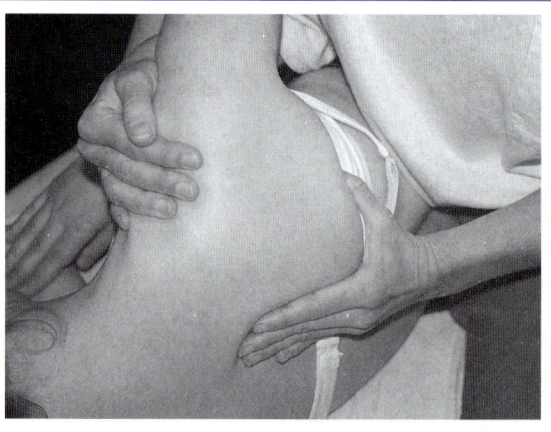

← 2.23 Mobilisierende Massage des rechten Schulterblattes in Linksseitlage

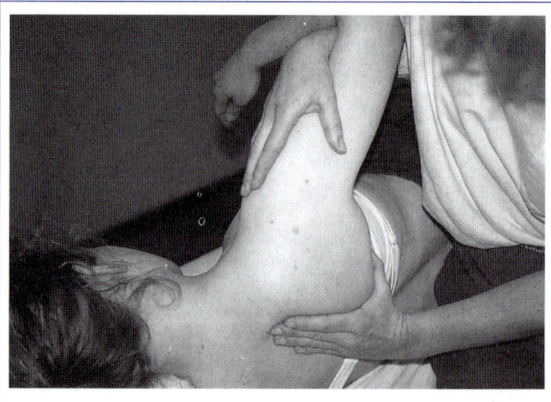

← 2.24 Krankengymnastische widerlagernde Mobilisation der rechten Schulter in Linksseitlage

T 2.20 Erhebung des funktionellen Status nach Klein-Vogelbach (Überprüfung der Abweichungen von Körperhaltung und Bewegungsverhalten des Patienten in Verbindung mit seinem Beschwerdebild)

Kondition	Einfluss von Ernährungszustand, Trainingszustand, Begleiterkrankungen, Motivation auf das Bewegungsverhalten
Konstitution	Einfluss der individuellen Körperproportionen auf das Bewegungsverhalten
Funktion	Einfluss der individuellen Gelenkbeweglichkeit (Hypo-, Hypermobilität) auf das Bewegungsverhalten
Statik	Einfluss der Körperhaltung auf die passiven und aktiven Strukturen der Haltungs- und Bewegungsorgane
Belastendes Bewegungsverhalten	Wie führt der Patient globale und komplexe Bewegungsabläufe aus (z. B. Hinsetzen, Aufstehen aus dem Sitzen, Einbeinstand, Bücken, Einnehmen des Hocksitzes u. a. m.)
Gangbild	Wie ist der Gangablauf (flott und sicher? Verkürzungs-, Insuffizienz- oder Schonhinken? Zehen- und Fersengang möglich?)

von Gleichgewichtsreaktionen, Training gangtypischer Bewegungsabläufe.
Ziele: Schmerzfreiheit, Ökonomisierung der täglichen Bewegungsabläufe.
Indikationen:
- Bewegungseinschränkung und/oder belastungsabhängige Beschwerden der Wirbelsäule und der (großen) Körpergelenke, v. a. in der postoperativen Phase,
- Erkrankungen des rheumatischen Formenkreises unter Mitbeteiligung der Wirbelsäule und der (großen) Körpergelenke,
- Haltungsschwäche/Haltungsfehler,
- Störungen der Gangabwicklung,
- neurologische Störungen mit entsprechenden Funktionseinschränkungen.

Kontraindikationen:
- Hochentzündliche lokale Krankheitsprozesse,
- nicht übungsstabile Frakturen.

Methode nach Lehnert-Schroth

Inauguratoren: Begründet von Katharina *Schroth* (1896–1985), diplomierte Gymnastiklehrerin ohne medizinische Ausbildung, selbst unter einer Thorakolumbalskoliose leidend; sie verwendete überwiegend Beobachtungen an sich selbst. Weiterentwicklung durch ihre Tochter Christa *Lehnert-Schroth* (geb. 1924 in Dresden) im eigenen Sanatorium in Sobernheim/Pfalz sowie durch ihren Enkel Dr. med. Hans-Rudolf *Weiß* (geb. 1958) aus Sobernheim/Pfalz.

Definition: Kombiniertes dreidimensionales krankengymnastisches Übungsprogramm zur auf der Beckenpositionierung aufgebauten vertikalisierenden Stellungskorrektur der drei gegeneinander lateralisiert und fehlrotiert stehenden Wirbelsäulenabschnitte (Schultergürtel/Rippenkorb/Beckengürtel) im Falle einer (progredienten) Thorakolumbalskoliose (2.25 und 2.26).
Grundlagen: Ausgehend von der Wirbelsäulenanatomie wird der Rumpf in drei (bis vier) verschiedene, physiologischerweise rechteckige Blöcke eingeteilt (kranial, thorakal, lumbal), die im Falle einer Skoliose trapez- bis keilförmig imponieren (T 2.21; 2.27). Diese Blöcke sind im Falle einer Skoliose gegeneinander so verschoben, dass das Gesamtlot der Wirbel-

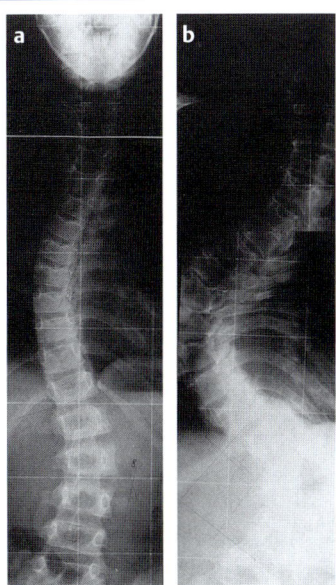

2.25a,b Röntgenfallbeispiel (a.p.-Strahlengang) einer progredienten idiopathischen Thorakolumbalskoliose in der Adoleszentenzeit: **a** Ausgangssituation, **b** hochgradige Zunahme der thorakalen und lumbalen Fehlkrümmung innerhalb von sechs Jahren

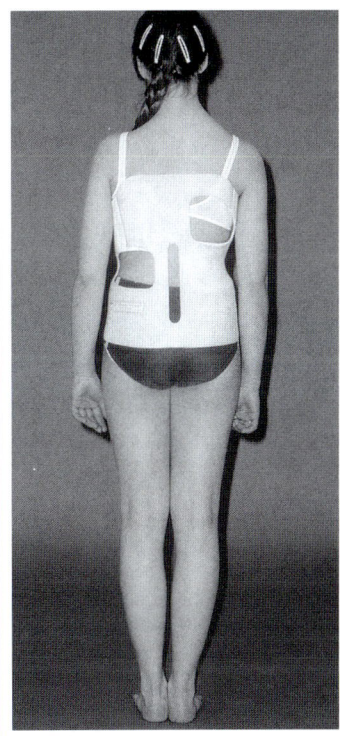

2.26 Individuell gefertigte Kunststoffothese mit eingearbeiteten Druckpelotten zur konservativen (wachstumslenkenden) Therapie im Falle einer progredienten idiopathischen Thorakolumbalskoliose in der Adoleszentenzeit

T 2.21 Pathologische Keile der Rumpfwirbelsäule im Falle einer Thorakolumbalskoliose (nach K. Schroth)

Sagittalebene	Hals-Schulter-Keil Brust-Rippen-Keil Lenden-Becken-Keil
Frontalebene	Hals-Schulter-Keil lateraler Brust-Rippen-Keil lateraler Lenden-Becken-Keil

säule gewahrt bleibt; hinzu tritt eine axiale Rotation der Wirbelkörper (sog. Torsion) mit Ausbildung eines Rippenbuckels und/oder Lendenwulstes (◉ 2.28 uns ◉ 2.29); resultierende Beeinträchtigung der thorakalen Atembewegungen und Reduktion des Atemvolumens.

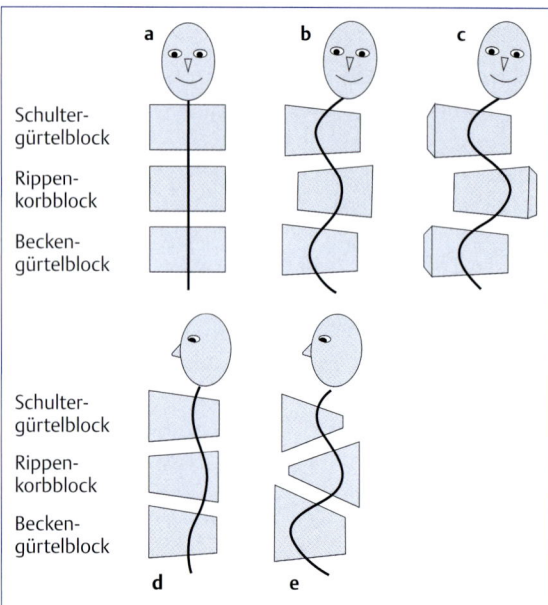

◉ 2.27a–e Blöcke der Rumpfwirbelsäule nach K. Schroth. *Frontale Ebene:* **a** Normalbefund, **b** leichte (noch kompensierte) Skoliose, **c** schwere (bereits dekompensierte) Skoliose. *Seitliche Ebene:* **d** Normalbefund, **e** Hyperkyphose

Technik/Ausführung: Geübt wird immer mit phasischer und tonischer Muskulatur in maximaler Korrekturstellung mit Haltephasen (aktive Extension, Deflexion zur Verminderung der lateral-flexorischen Abweichungen, Derotation, Stabilisation durch isometrisches Halten der Korrektur, Fazilitation unter Ausnutzen propriozeptiver und auch enterozeptiver Reize; PNF); hierbei Kombination konsequent und regelmäßig durchgeführter unterschiedlicher aktiver Einzelstrategien:

- passive Hang- und aktive Bewegungsübungen an der Sprossenwand unter Schwerkraftextension der Wirbelsäule (Pendeln der Beine, Radfahrbewegungen, Spreizhang u.a.),
- Mobilisations- und Dehnungsübungen der konkaven Schwingungsseiten der Wirbelsäule (z.B. am Boden aus dem Vierfüßlerstand; mit Stuhl und Tisch u.a.), evtl. mit manuellem Gegendruck durch den Therapeuten; möglicher Einsatz von Hilfsmitteln wie Theraband oder Stab,
- sog. Formungsübungen im Sinne der „Dreh-Winkel-Atmung" (verstärkte Atemexkursionen aus der eingenommenen Korrekturstellung heraus zur konkavseitigen verkürzten Thoraxpartie; ◉ 2.30) aus dem Sitz, der Seitlage bzw. dem Überhang,
- gezielte muskuläre Kräftigung der Rückenstrecker im konvexen Bereich der Wirbelsäulenfehlkrümmung durch isometrische Übungen.

Ziele:
- Haltungserziehung in einzelnen Lernschritten (evtl. unter Spiegeleinsatz)

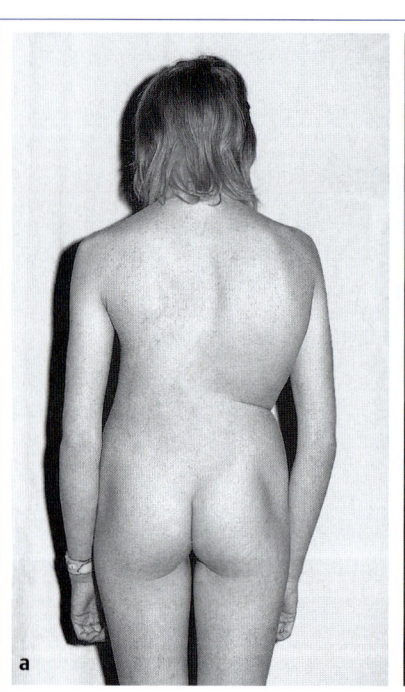 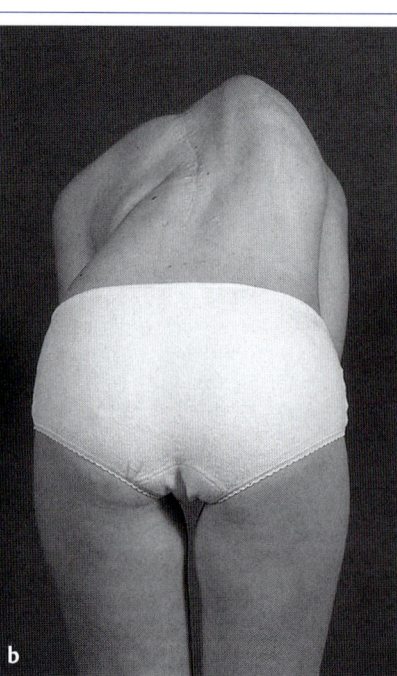

◉ 2.28a,b Haltungsfehler bei Thorakolumbalskoliose: **a** fixierte S-förmige Verkrümmung von BWS und LWS mit Verkürzung des Rumpfes; **b** der rechtsseitige Rippenbuckel tritt vor allem bei der Anteklinationshaltung des Rumpfes zu Tage

Spezielle Behandlungsmethoden (Einzeltherapien)

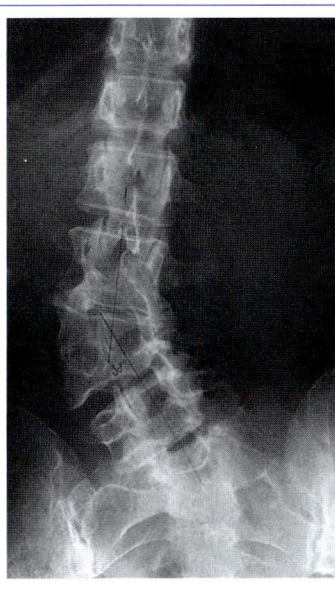

◉ 2.29 Knöchern fixierte rechtskonvexe Lumbalskoliose (nicht progredient!) bei Segmentationsstörung mit Keilwirbelbildung L4 im a.-p.-Röntgenbild der LWS; eine wachstumslenkende krankengymnastische Übungsbehandlung oder gar eine orthetische Versorgung ist nicht erforderlich!

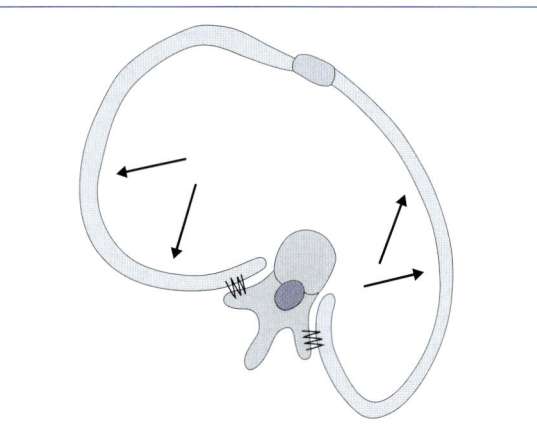

◉ 2.30 Torsionskorrigierendes Atemmuster nach K. Schroth bei Thorakalskoliose: Die *Pfeile* zeigen die Richtung der Drehwinkelatmung an (Thoraxquerschnitt, schematische Darstellung)

- vertikalisierende Haltungs- und Stellungskorrektur einer (progredienten) thorakolumbalen Adoleszenten-Skoliose durch mechanische Gegendrehung der verschobenen Wirbelsäulenabschnitte (gezieltes isometrisches Anspannen)
- Steigerung des Atemvolumens und damit Verbesserung der kardiopulmonalen Ausdauer.

Indikationen:
- Vor allem progrediente Thorakolumbalskoliosen im Kindes-, Jugend- und Adoleszentenalter,
- (vertebragene Fehlhaltung).

Behandlungsprogramm nach McKenzie

Inaugurator: Robin *McKenzie* (geb. 1931 in Auckland); neuseeländischer Physiotherapeut mit Wirkungsstätte in Wellington.

Definition: Spezielles Untersuchungs- und Behandlungsprogramm für Patienten mit Rückenbeschwerden, v. a. im LWS-Bereich.
Grundlagen: Differenziert werden *unterschiedliche klinische Syndrome*, die zu Schmerzbildern und Funktionseinschränkungen der Rumpfwirbelsäule Anlass geben können:
- *Haltungssyndrom:* Mechanische Deformation, z. B. Überdehnung von Weichteilstrukturen des Halteapparates nach längerer (einseitiger) Belastung mit dann typischen intermittierend auftretenden, positionsabhängigen Schmerzbildern.
- *Dysfunktionssyndrom:* Bewegungsdefizit aufgrund adaptiv verkürzter Weichteilstrukturen mit hierdurch verursachten Beschwerdebildern (typische Zunahme am Ende einer normalen Bewegung).
- *Derangement-Syndrom:* Akut auftretendes oder chronisches Beschwerdebild, hervorgerufen durch Verlagerung von Bandscheibenanteilen (Nucleus pulposus im Sinne einer mechanischen intradiskalen Massenverschiebung) oder einer veränderten Position von Gelenkstrukturen (z. B. veränderte Stellung der Gelenkflächen der Wirbelbogengelenke mit typischem Facettenschmerz; ⊤ 2.22); resultierende klinische (teilweise akute) Fehlhaltung der Rumpfwirbelsäule mit Abweichung von der physiologischen Bewegungsbahn (z. B. im Sinne eines prognostisch ungünstigeren homolateralen oder eines kontralateralen Lumbalshifts (◉ 2.31 und ◉ 2.32).

Einteilung: Typen 1–7 (⊤ 2.23).

Zentralisationsphänomen: Verlagerung primär ausstrahlender Schmerzen von der Peripherie zur Mittellinie der Wirbelsäule, z. B. im Zuge der repetitiven Ausführung bestimmter Bewegungsabläufe oder beim Einnehmen bestimmter Körperpositionen (als Hinweis auf positives Ansprechen der Behandlungsstrategie im Falle eines Derangement-Syndroms; ◉ 2.33).

Prädisponierende Faktoren: Ungünstige (einseitige) Sitzhaltung mit Verminderung oder Verstärkung der physiologischen Krümmungsprofile der Rumpfwirbelsäule, Verlust der Dorsalextension des Rumpfes durch adaptive Verkürzung der Bauch-, Rücken- und

T 2.22 Klinische Hauptkriterien beim Derangement-Syndrom (nach McKenzie)

Anatomische Lokalisation	Verschlechterung des klinischen Beschwerdebildes	Verbesserung des klinischen Beschwerdebildes
posteriores Derangement	beim Bücken, beim Sitzen beim Aufstehen aus dem Sitzen beim Gehen und Stehen (im Falle eines Lumbalshiftes)	beim Gehen, beim Liegen
anteriores Derangement	beim Gehen und Stehen	beim Sitzen, bei Rumpfflexion

T 2.23 Einteilung der Derangement-Syndrome (nach McKenzie)

Typ 1	zentraler oder symmetrischer Schmerz in Höhe L4/L5; nur selten Gesäß- und/oder Oberschenkelschmerz; keine Wirbelsäulenfehlhaltung
Typ 2	zentraler oder symmetrischer Schmerz in Höhe L4/L5; ohne/mit Gesäß- und/oder Oberschenkelschmerz; lumbale Kyphosierung
Typ 3	unilateraler oder asymmetrischer Schmerz in Höhe L4/L5; ohne/mit Gesäß- und/oder Oberschenkelschmerz; keine Wirbelsäulenfehlhaltung
Typ 4	unilateraler oder asymmetrischer Schmerz in Höhe L4/L5; ohne/mit Gesäß- und/oder Oberschenkelschmerz; lumbale Skoliosierung
Typ 5	unilateraler oder asymmetrischer Schmerz in Höhe L4/L5; ohne/mit Gesäß- und/oder Oberschenkelschmerz; mit Beinschmerz bis unter das Knie ausstrahlend; keine Wirbelsäulenfehlhaltung
Typ 6	unilateraler oder asymmetrischer Schmerz in Höhe L4/L5; ohne/mit Gesäß- und/oder Oberschenkelschmerz; mit Beinschmerz bis unter das Knie ausstrahlend; lumbale Skoliosierung
Typ 7	symmetrischer oder asymmetrischer Schmerz in Höhe L4/L5; ohne/mit Gesäß- und/oder Oberschenkelschmerz; akzentuierte lumbale Skoliosierung

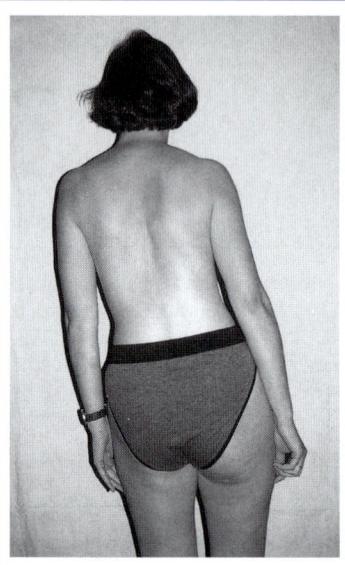

2.31 Thorakalshift nach links (so genannte Ischiasskoliose) bei lumbaler radikulärer Irritation

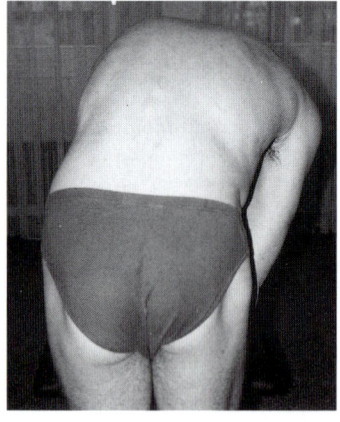

2.32 Lumbalshift nach rechts im Zuge der Rumpfanteklination bei lumbaler Nervenwurzelkompression

Hüftmuskulatur, vermehrte (einseitige) Anteklinationshaltung und -bewegung des Rückens im Alltags- und Berufsleben.

Technik/Ausführung: *Einzelübungen* in unterschiedlicher ASTE (Sitz, BL, BL in Extension): Extension im Liegen (evtl. mit Gurt), Extension im Stehen, Halten der Extension, Flexion im Liegen, Flexion im Stehen u. a., manuell-therapeutische oder selbstständige Korrektur der lumbalen Skoliosierung (sog. Reduktion und Erhaltung des Derangements und damit des klinischen Beschwerdebildes), evtl. Erhalten der Lordose über 24 Stunden (Lendenrolle im Sitzen, Nackenrolle beim Schlaf), manuelle Extensions- bzw. Rotationsmobilisation (auch Manipulation) in Extension, Kontrolle der Sitzhaltung.

Notfallprogramm für die Eigenbehandlung bei akut einsetzenden heftigen Beschwerdebildern: sofortiges Einnehmen der Bauchlage mit mehrmaliger Durchführung LWS-hyperlordosierender Übungen (etwa alle 2 Stunden 8- bis 10-mal; **2.34** und **2.35**), evtl. die Hüften vom Schmerz „wegbewegen"; Vermeidung einer Rumpfanteflexion, korrekte Sitzposition (evtl. mit Lendenrolle) beachten.

Spezielle Behandlungsmethoden (Einzeltherapien) **35**

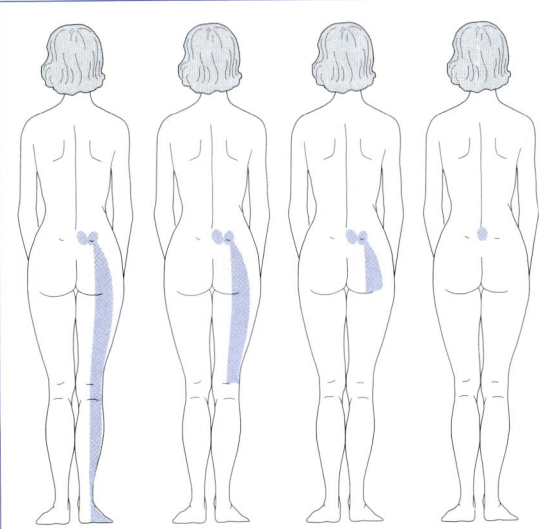

👁 **2.33** Zentralisationsphänomen: Typische klinische Rückbildung eines radikulären Schmerzbildes bei Lumboischialgie im Zuge der Physiotherapie nach McKenzie (schematische Darstellung)

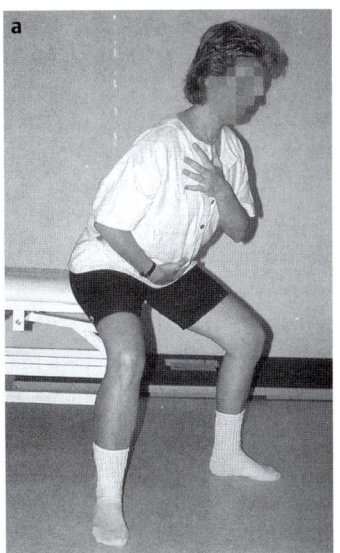

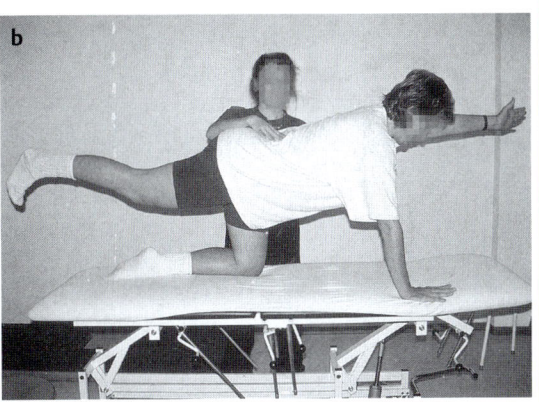

👁 **2.35a,b** Krankengymnastische Übungen nach McKenzie: **a** im Stehen, **b** im Hand-/Kniestütz

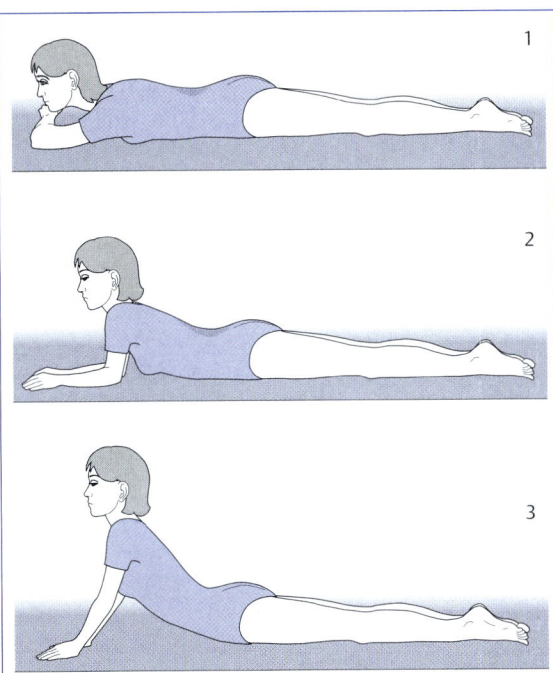

👁 **2.34** Notfallübungen 1–3 nach McKenzie in Bauchlage bei akut einsetzenden heftigen Rückenbeschwerden

Ziele: Linderung des subjektiven Beschwerdebildes, Wiederherstellung der Wirbelsäulenfunktionalität, Lernanleitung zur Eigenhilfe (Erarbeiten eines gezielten Übungsprogramms für Patienten mit chronischen Rückenschmerzen, auch im Sinne der Prävention).

Indikationen:
- Akute, subakute und chronische Kreuzschmerzen mit pseudoradikulären Schmerzbildern,
- radikuläre Lumbovertebralsyndrome (Ischialgien) bei Bandscheibenprotrusion oder -prolaps ohne zwingende Operationsindikation.

Kontraindikationen:
- Hyperakute Lumbago (Nukleusprotrusion/-prolaps mit erheblichen neurologischen Defiziten = Operationsindikation),
- S4-Symtomatik,
- letztes Trimenon einer Schwangerschaft,
- Neurosen, Psychosen,
- frische Wirbelfraktur, ausgeprägte Wirbelsäulenosteoporose,
- Wirbelsäulentumor, -metastase.

Propriozeptive neuromuskuläre Fazilitation

Inauguratoren: Dr. H. *Kabat*; US-amerikanischer Neurophysiologe (1952); Maggie *Knott*; US-amerikanische Physiotherapeutin.

Abkürzung: PNF.

Definition: Krankengymnastische Ganzkörperbehandlung im Sinne spezieller neuromuskulärer Förderungstechniken mit individueller eigen- oder fremdreflektorischer Beeinflussung des Erregungsniveaus der spinalen Motoneurone (Erhöhung des zentralen Erregungsausmaßes), was eine größere Muskelanspannung und willkürliche Kontraktionskraft bestimmter Muskelgruppen ermöglicht.

Technik/Ausführung: Die Bewegung beginnt zunächst rein passiv, geht dann über zum aktiven-passiven Führungswiderstand bis hin zum maximalen Widerstand des Therapeuten gegen die auszuführende Bewegung. Nach der Kontraktion des Antagonisten zeigt der Agonist eine erhöhte Erregbarkeit (sukzessive Induktion durch dynamische Umkehr).

Durch Zusammenwirkung synergistischer Muskelgruppen wird in komplexen Bewegungsmustern (sog. „pattern") geübt, die sich an menschlichen Körperdiagonalen orientieren und auf dreidimensionalen, teilweise spiralförmigen Bewegungsbahnen (Flexion/Extension, Abduktion/Adduktion, ARo/IRo) beruhen (uni- oder bilateral, bei Letzteren symmetrisch, asymmetrisch oder reziprok; 👁 2.36).

Unterschiedliche Ausgangsstellungen und hierzu gehörende Artikulationsmuster bedingen spezielle Kombinationsmuster primär aktivierter und gleichzeitig automatisch mit innervierter, funktionell zugehöriger (und evtl. schwächerer) Muskelgruppen (*Irradiati-

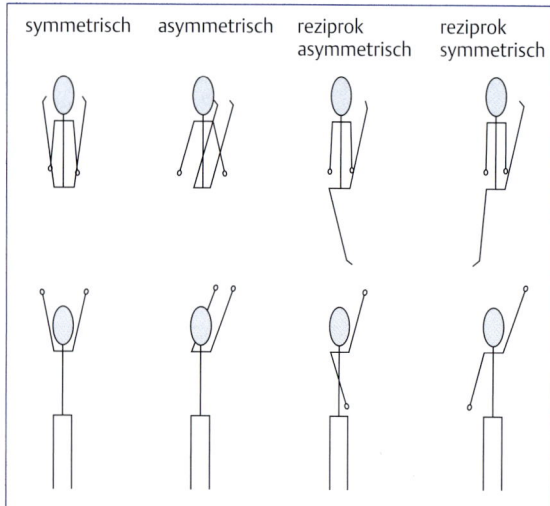

👁 **2.36** Unterschiedliche bilaterale Bewegungsdiagonalen bei der PNF (schematische Darstellung)

on*; sog. Überfließen der Innervation innerhalb einer Muskelkette = „overflow"). Ausnutzung spezieller taktil-mechanischer, visueller und akustischer exterozeptiver Stimuli (verbaler Reiz durch den Kommandoton des Krankengymnasten) zur therapierelevanten Aktivierung der Willkürmotorik (sog. Bewegungsbahnung durch Summation enterozeptiver Reize; *Fazilitation*) durch den vom Behandler vorgegebenen Führungswiderstand sowie die erfolgte *Traktion* (Zug) und auch die *Approximation* (Stauchung, Druck) der betroffenen Gelenke (sog. propriozeptiver Reiz). Die Traktion als passive Verlängerung einer Extremität oder des Rumpfes führt über die Entlastung der Gelenkrezeptoren zu einer Tonusminderung der das Gelenk bewegenden Muskulatur, die dynamische Beweglichkeit wird fazilitiert. Bei der langsam progressiv durchgeführten Approximation kommt es zu einer Druckbelastung der Mechanorezeptoren der Haut und Gelenke sowie zu Dehnungsreizen der Muskelspindeln, was den Tonus speziell der Haltemuskulatur fördert (bessere Gewichtsübernahme durch die Anti-Schwerkraft-Muskeln und damit Fazilitation der Stabilität).

Spezielle Einzeltechniken: 🔻 2.24.

PNF-Mattentraining: Spezielle Übungen aus der Rückenlage bis hin zum Stand durch Kombination verschiedener Pattern.

PNF-Gangschulung: Fazilitation der Standbeinfunktion durch gezielte Approximation, Fazilitation der Spielbeinfunktion durch optimierte Widerstände jeweils mit dem Ziel der Erleichterung der gangtypischen muskulären Synergismen.

Ziele:
- Verbesserung der neuromuskulären Leistungsfähigkeit,
- Bahnung und Koordinierung physiologischer Bewegungsabläufe,
- Abbau bzw. Eliminierung pathologischer Bewegungsmuster,
- Normalisierung des Muskeltonus,
- Steigerung der primär beeinträchtigten muskulären Dehnbarkeit, Kraftentfaltung und Ausdauer.

Indikationen:
- Posttraumatische und/oder postoperative muskuläre Dysfunktionen und Defizite,
- degenerative, auch rheumatische Gelenk- und Wirbelsäulenerkrankungen mit Innervationsstörungen,
- Zustand nach alloarthoplastischem Gelenkersatz (v. a. Hüfte bzw. Knie),
- periphere Nervenläsionen (z. B. N. radialis, N. peroneus),
- Erkrankungen im Rückenmarksbereich mit begleitenden Teilparesen,
- zentral bedingte neurologische Krankheitsbilder mit muskulären Tonus- und Koordinationsstörungen (Ataxie, Zerebralparese, multiple Sklerose, Para- und Tetraplegien).

2.24 Einzeltechniken der PNF

Bezeichnung	Technische Ausführung	Spezielles Behandlungsziel
Rhythmic initiation	rhythmische Bewegung über den gesamten möglichen Funktionsausschlag (ohne Stretch!); steht meist am Beginn der Behandlung	Bewusstmachung und Einüben eines Bewegungsablaufes; Vergrößerung des Bewegungsumfanges
Dynamic reversal	kontinuierliche Bewegung abwechselnd des Agonisten und des Antagonisten gegen Widerstand ohne zwischenzeitliche Entspannung (Initialstretch möglich)	Verbesserung der Kraftentfaltung, des Bewegungsausmaßes sowie der Koordination; Verbesserung der Entspannungsfähigkeit
Stabilizing reversal	stabilisierende antagonistische Technik in verschiedenen Körperstellungen, bei der minimale dynamische Aktivitäten zugelassen sind	Verbesserung der Stabilität und Koordination der Gelenkführung; Steigerung der muskulären Kraftentfaltung
Hold-relax	statische Kontraktion des (verkürzten) Antagonisten mit dann anschließender Entspannung und nachfolgender aktiver und/oder passiver Erweiterung des Bewegungsspieles (postisometrische Relaxation)	Vergrößerung des Bewegungsspieles bei (schmerzhaftem) Funktionsdefizit; Minimierung des subjektiven Beschwerdebildes
Contract-relax	dynamische Kontraktion des Antagonisten mit dann anschließender Entspannung und nachfolgender aktiver und/oder passiver Erweiterung des Bewegungsspieles (postisometrische Relaxation)	Vergrößerung des Bewegungsspieles bei (schmerzhaftem) Funktionsdefizit; Minderung des Muskeltonus (z. B. im Falle einer Spastik)
Combination of isotonics	Anspannen der Agonisten kombiniert mit dynamisch-konzentrischer, dynamisch-exzentrischer sowie statischer Muskelarbeit	Verbesserung der muskulären Kraftentfaltung sowie der koordinativen Fähigkeiten
Initial and restretch	repetitives Stretching der vorgedehnten oder kontrahierten Muskulatur (fazilitierender Effekt)	Bewegungsstarter; Verbesserung der muskulären Kraftentfaltung
Repeated contraction	wiederholtes Stretching der Muskulatur auf ihrem gesamten Bewegungsweg mit anschließender dynamischer Weiterbewegung	Verbesserung der muskulären Kraftentfaltung und Kraftausdauer; Verbesserung des Bewegungsspieles
Timing for emphasis	gezielte Behandlung einer Muskelgruppe, wobei die kräftigen Anteile zur Irradation genutzt werden	Verbesserung der (lokalen) Kraftentfaltung und muskulären Ausdauerleistung, Verbesserung des Bewegungsspieles, Lösung muskulärer Kontrakturen
Rhythmic stabilization	rein statische muskuläre Kontraktionen im Wechsel zwischen Agonist und Antagonist ohne zwischenzeitliche Entspannung	Verbesserung und Optimierung der muskulären Kraftentfaltung, Verbesserung der koordinativen Leistungsfähigkeit und Gelenkstabilität; verbesserte Entspannung

Kontraindikationen:
- Fieberhafte Allgemeininfekte,
- nicht übungsstabile Frakturen,
- schwere kardiopulmonale Dekompensation, Z. n. Herzinfarkt,
- Malignome (mit metastatischer Absiedlung).

Lösungstherapie nach Schaarschuch-Haase

Inauguratoren: Alice *Schaarschuch* (Lösungs- und Atemtherapie); Weiterentwicklung zur Lösungstherapie durch Hedi *Haase*.

Definition: Vermittlung von Selbsterfahrungen mit Bewusstmachung des eigenen Körpers durch Tastarbeit mit hieraus resultierenden manuellen Behandlungstechniken.

Technik/Ausführung: Der Patient erhält zunächst vom Therapeuten den Auftrag, verschiedene äußere Gegebenheiten seines eigenen Körpers durch *gezieltes Ertasten* wahrzunehmen (ASTE z. B. in Rückenlage auf einer Therapiebank): Spannungszustand der Muskulatur, Hauttemperatur, Atembewegungen, Auflagefläche des Rückens auf einer Unterlage, Abstände von der Unterlage; auch Wahrnehmung von „Körperräumen" (Nasen-Rachen-Bereich, Brustkorb u. a.).

Dann erfolgen unterschiedliche *Behandlungsmaßnahmen* wie Anhebeproben (z. B. des Armes oder des Beines von der Unterlage) mit Beachten der jeweiligen muskulären Spannung; Dehnlagen (z. B. des Armes) sowie Packgriffe durch den Therapeuten (z. B. großflächiges Abheben einer Hautfalte mit beiden Händen). Beobachten und Erfassung der eigenen Atemexkursionen und des Atemrhythmus.

Ziele: Verbesserung der individuellen Körperwahrnehmung, physiologischer („gelöster") Muskeltonus, Schmerzreduktion bzw. -freiheit, ökonomischer Bewegungsablauf, regelrechte Atembewegungen des Thorax, Optimierung der peripheren Durchblutung, psychische Ausgeglichenheit und subjektives Wohlbefinden; auch Akzeptanz eines anatomisch veränderten Körpers (z. B. bei Gliedmaßenverlust, nach Ablatio mammae u. a.).

Indikationen:
- Lokale Schmerzen,
- Funktionsstörungen peripherer Gelenke,
- hypertone Muskulatur,
- psychosomatische Affektionen, Konzentrationsstörungen,
- Atemwegserkrankungen,
- Obstipation,
- M. Parkinson, multiple Sklerose,
- funktionelle arterielle Durchblutungsstörungen.

Kontraindikationen: Dekompensierte Psychosen.

Vojta-Methode

Inaugurator: Dr. Vaclav *Vojta* (geb. 1917); tschechischer Kinderneurologe aus Prag, später München.

Synonym: Reflexlokomotion nach Vojta.

Definition: Neurokinesiologisch ausgerichtetes krankengymnastisches Behandlungskonzept zur Aktivierung (Bahnung) bzw. Reaktivierung angeborener physiologischer Haltungs- und Bewegungsmuster, die aufgrund zentralnervöser Schädigungen (frühkindliche Hirnschädigung, Traumata) nicht mehr verfügbar sind.

Grundlagen: Prinzip der *Reflexfortbewegung*, bei dem sich durch gleichzeitigen Druck (Reizsummation) auf bestimmte Körperpunkte (insgesamt 20 sog. *Auslösezonen*, die in Haupt- und Nebenzonen unterteilt werden) reflektorische Bewegungsabläufe (*Reflexkriechen*, *Reflexumdrehen*) initiieren lassen, die im Rahmen der physiologischen motorischen Entwicklung erst in einem späteren Stadium auftreten. Diese Techniken helfen, pathologische Haltungs- und Bewegungsmuster zu korrigieren und zur Verbesserung der Körperhaltung, der Aufrichtung und der Gleichgewichtsregulation beizutragen.

Die *Hauptzonen* liegen an den Extremitäten (Periostreize), die *Nebenzonen* am Rumpf (Muskelreize)

(2.37). In aller Regel löst die manuelle Reizung einer einzigen Zone das gesamte Reflexmuster aus; häufige begleitende vegetative Reaktionen (Hautrötung, Schweißbildung). Die einzelnen Gelenkreaktionen, aus denen sich die reflektorisch ausgelöste Bewegung zusammensetzt, werden als *Zugrichtung* bezeichnet.

Technik/Ausführung: Vorraussetzung für die Anwendbarkeit dieser Methode ist eine neuronale Verbindung zwischen ZNS und Körperperipherie.

Exakt eingestellte definierte Körperausgangsstellung mit Schwerpunktverschiebung (das Gewicht des Rumpfes wird auf die Extremitäten verlagert) und damit Vordehnung der Muskulatur (evtl. zusätzlicher Dehnungsreiz oder unterstützende Unterlagerung durch den Therapeuten). Es folgen überwiegend isometrische Übungsprogramme: Aufsuchen der optimalen Auslösungszone für die gewünschte Bewegungsreaktion; durch den propriozeptiven Reiz einer oder aber auch mehrerer Punkte wird die gewünschte (definierte) Endstellung eingenommen.

Beginn mit den leichtesten Übungen (z. B. Reflexumdrehen) mit dann schrittweiser Steigerung.

Ziele:
- Bahnung physiologischer Bewegungsabläufe, bevor sie durch pathologische Ersatzmuster eingeschränkt oder ganz blockiert sind (Vermeidung einer spastischen Entwicklung),
- Umbahnung bereits angelegter pathologischer Bewegungsmuster (Einbettung von Muskeln mit pathologischem Ersatzmuster in eine physiologische Bewegungskette),
- längerfristig Erreichen einer normotonen Muskelspannung, abgestufter Muskelfunktionen sowie einer verbesserten Koordination der Bewegungsabläufe,
- globale Verbesserung der Körperhaltung (Schwerpunktverlagerung, Gleichgewichtssteuerung),
- Innervationsschulung bei peripheren Paresen, Einbeziehen geschwächter Muskelgruppen in ein komplexes Bewegungsmuster,
- Stabilisation der proximalen Körpergelenke (z. B. der Hüften bei Dysplasie, der Schulter nach Luxation u. Ä.),
- Stabilisation der Rumpfwirbelsäule (z. B. bei Haltungsschwäche, Thorakolumbalskoliosen u. a.),
- Mobilisation der Rippengelenke (z. B. bei Spondylitis ankylosans),
- Verbesserung vegetativer Funktionen und der Atmung.

Dosierung: Möglichst regelmäßig (d. h. täglich), auch im Heimtraining durch die therapeutisch angeleiteten Eltern.

Indikationen:
- Neurologische Erkrankungen wie Folgen eines Schädel-Hirn-Traumas, Rückenmarksverletzungen,

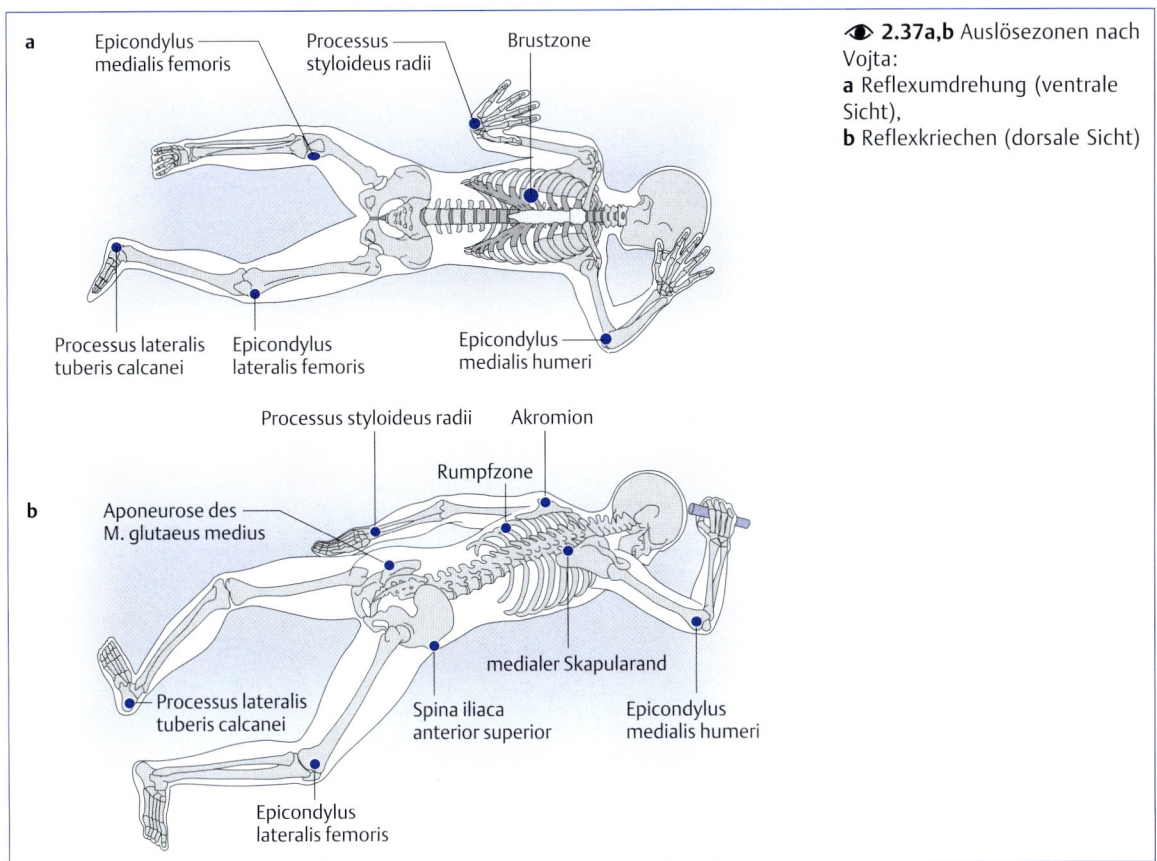

▶ **2.37a,b** Auslösezonen nach Vojta:
a Reflexumdrehung (ventrale Sicht),
b Reflexkriechen (dorsale Sicht)

Läsionen von Hirnnerven, periphere Nervenläsionen, Poliomyelitisfolgen,
- neuromuskuläre Funktionsstörungen in Zusammenhang mit Erkrankungen der Haltungs- und Bewegungsorgane (infantile Zerebralparese, Spina bifida, Plexusparesen, konnataler Schiefhals, Klumpfuß, multiple Sklerose),
- Prävention von Haltungsstörungen und -asymmetrien sowohl im Säuglings-, Kindes- (ab dem 4. Lebensjahr) als auch im Erwachsenenalter.

Gruppentherapien

Abkürzung: KG-GT.

Allgemeine Grundlagen

Im Rahmen einer krankengymnastischen Gruppentherapie kommen im Prinzip ähnliche oder gleichartige Bewegungs- und Übungsabläufe zur Durchführung wie bei einer Einzelbehandlung (S. 12 ff). Als deutlich weniger personalaufwendige und daher auch kostengünstigere Behandlungsstrategie steht sie meist am Ende einer Rehabilitationsmaßnahme (3.–4. Behandlungswoche), wenn die Funktionalität des zu behandelnden Körperabschnittes (Wirbelsäule, Extremitätengelenke) durch individuelle Strategien bereits wieder weitgehend hergestellt ist und das weitere krankengymnastische Vorgehen mehr auf die muskuläre Stabilisierung und das (Wieder-)Erlangen koordinativer Fähigkeiten abzielt. Darüber hinaus sollen in dieser Phase auch anregende psychologische Effekte einer Partnerbehandlung die Motivation des Patienten fördern (z. B. im Hinblick auf die Stimulation des Ehrgeizes durch Konkurrenzdenken bzgl. des erreichten funktionellen Ergebnisses).

Zur bestmöglichen Effizienz sollte vor allem auf eine **sinnvolle Zusammenstellung der Behandlungsgruppe** geachtet werden, wobei einerseits die betroffenen Körperregionen sowie andererseits die aktuell gegebene Belastbarkeit mit in etwa einheitlichem Schwierigkeitsgrad der einzelnen Übungen berücksichtigt werden sollten (▼ **2.25**, ▶ **2.38**). Aufgrund der meist deutlichen interindividuellen Unterschiede

T 2.25 Sinnvolle krankengymnastische Gruppenbehandlungen

Gruppe	Besonderheiten bei der Gruppenzusammensetzung
Hüftgruppe leicht	frisch operierte Patienten (Zustand nach TEP, intertrochanterer Osteotomie, Osteosynthese einer hüftgelenksnahen Fraktur u. a.) bei noch nicht gegebener voller Belastbarkeit des betroffenen Beines
Hüftgruppe schwer	Koxarthrose mit noch guter Restfunktion des Hüftgelenkes; nach erfolgten operativen Eingriffen (TEP, Osteosynthese) mit voller axialer Belastbarkeit des betroffenen Beines
Kniegruppe leicht	frisch operierte Patienten (Zustand nach TEP, kniegelenksnaher Umstellungsosteotomie, Osteosynthese einer Schienbeinkopffraktur, u. a.) bei noch nicht gegebener voller Belastbarkeit des betroffenen Beines
Kniegruppe schwer	Gonarthrose mit noch guter Restfunktion des Kniegelenkes; nach erfolgten operativen Eingriffen (TEP, Osteosynthese) mit voller axialer Belastbarkeit des betroffenen Beines
Wirbelsäulengruppe leicht	frisch operierte Patienten (lumbale Nukleotomie, lumbale Fusion, u. a.) mit noch bestehendem Restschmerzbild und eingeschränkter Wirbelsäulenfunktion
Wirbelsäulengruppe schwer	chronische degenerative Rumpfwirbelsäulensyndrome ohne aktuelles radikuläres Schmerzbild; nach erfolgten operativen Eingriffen (v. a. lumbaler Nukleotomie) mit weitgehender Schmerzfreiheit und bereits guter Funktionalität
Osteoporosegruppe	Patienten mit osteoporotischer Affektion der Rumpfwirbelsäule (keine frischen Frakturen!) und eingeschränkter (axialer) Belastbarkeit
Geriatriegruppe	multimorbide Patienten mit evtl. leichten Einschränkungen der kardiopulmonalen Belastbarkeit, allerdings noch guter Gelenk- und ausreichender Wirbelsäulenbeweglichkeit; keine schwerwiegenden kognitiven Defizite
Hantelgruppe (Übungstherapie überwiegend im Sitzen mit Gewichten von 0,5–2,5 kp)	ältere multimorbide Patienten mit beeinträchtigter Geh- und Stehleistung, guter Funktionalität der Gelenke der oberen Extremitäten; keine wesentliche Einschränkung der kardiopulmonalen Leistungsfähigkeit
Hockergruppe (Übungstherapie ausschließlich im Sitzen)	ältere multimorbide Patienten mit beeinträchtigter Geh- und Stehleistung, evtl. eingeschränkter kardiopulmonaler Leistungsfähigkeit, jedoch noch guter Funktionalität der Gelenke der oberen Extremitäten; bestehende kognitive Defizite

ist die Zusammenstellung einer „Schultergruppe" in aller Regel nur wenig praktikabel. Außerdem sollten die einzelnen Gruppen zwecks besserer Betreuung durch den Therapeuten übersichtlich klein sein (maximal 10–12 Teilnehmer).

Viele dieser Gruppenprogramme werden in das Gesamtkonzept der **Rückenschule** (Krämer 1997; S. 41), **Gelenkschule** (S. 42) oder der **Endoprothesenschule** (Jerosch u. Heisel 1996; S. 43), fest integriert, wobei diese dann auch durch gut verständliche theoretische Informationen (Was ist erlaubt? Was ist verboten?), z.B. im Rahmen eines Seminars, ergänzt werden.

Allgemeine Ziele/Übungsbeispiele: Spielerische Bewegungsabläufe mit speziellen Hilfsmitteln (Ball, Theraband, Stäben, Hanteln u.a.) zur Koordinations- und Geschicklichkeitsschulung, Standübungen auf instabiler Unterlage zur Schulung (verloren gegangener) propriozeptiver Fähigkeiten (● 2.39), spielerisches Verlängern der Standbeinphase nach erfolgten operativen (v. a. gelenkersetzenden) Eingriffen im Bereich der unteren Extremitäten, muskulär stabilisierende Übungen im Sitz, in Rückenlage oder im Vierfüßlerstand im Falle von Wirbelsäulenaffektionen u.a.m.

Behandlungsdauer/Dosierung: Während der Phase der frühen (stationären) Rehabilitation 3- bis 5-mal/Woche über 30–45 Minuten; zu späteren Zeitpunkten im Rahmen der ambulanten therapeutischen Nachsorge einmal/Woche 45–60 Minuten.

Kontraindikationen:
- Erhebliches subjektives Beschwerdebild (keine „Gruppenfähigkeit" gegeben),
- dekompensierte Herz-Kreislauf-Situation,
- lokale oder generelle entzündliche Reaktionen,
- eingeschränkte Motivation.

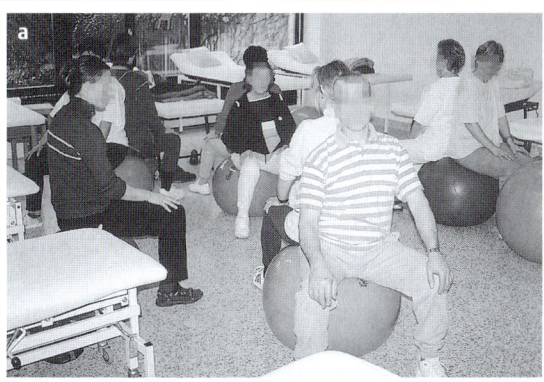

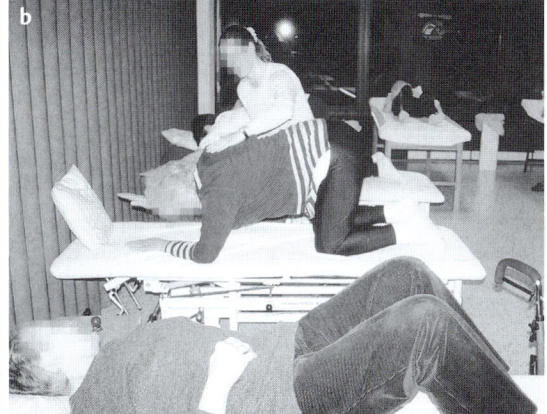

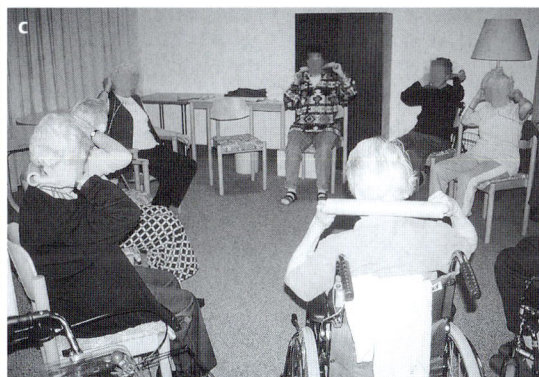

◉ **2.38a–c** Möglichkeiten eines differenzierten krankengymnastischen Gruppentrainings: **a** Rückenschule für belastbare Patienten (Sitz auf instabiler Unterlage), **b** Rückenschule für weniger belastbare Patienten (Bauch- bzw. Rückenlage auf einer Behandlungsliege), **c** Seniorengruppe im Rahmen der geriatrischen Rehabilitation für körperlich wenig belastbare Patienten

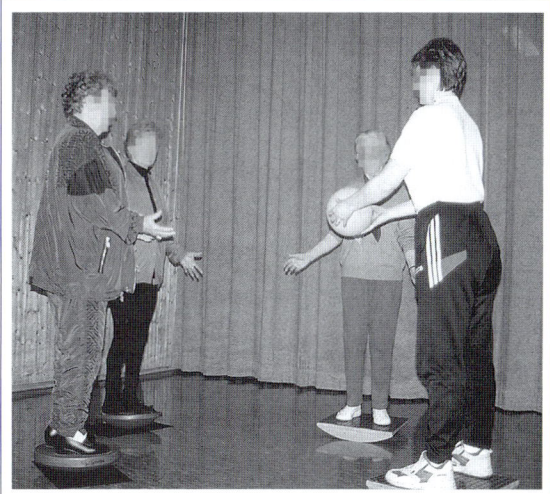

◉ **2.39** Krankengymnastisches Gruppentraining im Stand auf instabiler Unterlage (gleichzeitiges Zuwerfen eines Balles) zur Koordinationsschulung (z. B. in der Spätphase der Rehabilitation nach hüft- bzw. knieendoprothetischem Ersatz)

Rückenschule

Inaugurator: Prof. Dr. Jürgen *Krämer* (geb. 1939); bekannter deutscher Orthopäde mit Schwerpunkt „Wirbelsäulenerkrankungen"; früher Düsseldorf, heute Bochum. Doktorvater des Autors.

Definition: Präventive Gruppenbehandlung von Patienten mit chronischen, eher leichteren Rückenbeschwerden ohne Möglichkeiten einer Diagnostik und einer gezielten, individuell strukturierten Therapie.

Inhalte: Im Gegensatz zu einer reinen Gymnastikstunde auch gezielte Weitergabe *theoretischer Informationen* über Anatomie, Physiologie und Pathologie der Wirbelsäule sowie der Bewegungssegmente; Vermittlung von Kenntnissen zur Prävention überlastungs- und/oder fehlbelastungsbedingter Beschwerdebilder der Wirbelsäule.

Beginn der *praktischen Unterrichtseinheit* meist mit kurzem 5- bis 10-minütigem *Aufwärmprogramm*; anschließend *Demonstration* und *aktives Üben* einer korrekten aufrechten Körperhaltung im täglichen Leben im Zuge des Ausübens der ADL, Erarbeiten einer ökonomischen Sitzposition, Trainieren des Hebens und Tragens größerer Lastgewichte; gezielte Aufschulung und Kräftigung der Bauch- und Rückenstreckmuskulatur, Erlernen angepasster Dehnungslagerungen, Durchführung von Entspannungsübungen.

Beratung über wirbelsäulengerechte Sportarten, spezielle Hilfsmittel (z. B. Sitzkeil, Lordosekissen, besondere Sitzmöbel, Stehpult), u. a. m.

Rückenschulregeln: ▼ **2.26**.

> **2.26 Zehn Regeln der Rückenschule (nach Krämer 1997)**
> - Du sollst dich bewegen!
> - Halte deinen Rücken gerade!
> - Gehe beim Bücken in die Hocke!
> - Hebe keine schweren Gegenstände!
> - Verteile Lasten und halte sie beim Tragen möglichst dicht am Körper!
> - Halte beim Sitzen den Rücken gerade und stütze deinen Oberkörper ab!
> - Stehe nicht mit geraden Beinen!
> - Ziehe beim Liegen die Beine an!
> - Treibe regelmäßig Sport. Günstig sind: Schwimmen, Fahrrad fahren, Joggen!
> - Trainiere tägliche deine Rückenmuskulatur!

Anbietende Stellen: Orthopädische Rehabilitationskliniken während stationärer Heilverfahren oder einer AHB, Volkshochschulen (evtl. in Zusammenarbeit mit gesetzlichen Krankenkassen), in speziellen orthopädischen Arztpraxen; in der letzten Zeit auch vermehrt in Kindergärten und Schulen.

Ziele: Erlernen von Verhaltensweisen zur konsequenten Verbesserung der Körperhaltung (Haltungsschulung) und ökonomischen Wirbelsäulenbelastung zur gezielten Vermeidung des Auftretens (muskulär bedingter) Rückenschmerzen.

Dauer: Kurse mit 10 Einzelterminen über jeweils 60–90 Minuten (da aufeinander aufbauend, regelmäßige Teilnahme erforderlich).
Tägliche Wiederholung der erlernten Übungen unter häuslichen Bedingungen.

Indikationen:
- Chronische Rückenschmerzen bei zugrunde liegender Wirbelsäulenfehlhaltung (muskuläre Dekompensation),
- (beruflich bedingte) einseitige (monotone), die Wirbelsäule fehlbeanspruchende Körperhaltung, körperliche Schwerarbeit,
- chronische psychische Belastungssituationen.

Kontraindikationen:
- Akute Schmerzbilder,
- radikuläre Beschwerdebilder bei gesichertem lumbalen Bandscheibenvorfall,
- kürzlich zurückliegender operativer Eingriff,
- dekompensierte Herz-Kreislauf-Situation.

Gelenkschule

Inaugurator: Prof. Dr. Joachim *Grifka* (geb. 1958); deutscher Orthopäde, früher Bochum, heute Regensburg.

Definition: Präventive Gruppenbehandlung von Patienten mit eher leichteren degenerativen Veränderungen vor allem der großen Körpergelenke (Hüfte, Knie) und gelegentlichen bis häufigeren (belastungsabhängigen) Beschwerdebildern ohne Möglichkeiten einer Diagnostik und einer gezielten, individuell strukturierten Therapie.

Inhalte: Im Gegensatz zu einer reinen Gymnastikstunde auch gezielte Weitergabe *theoretischer Informationen* über den anatomischen Aufbau, die Physiologie und Pathologie der Körpergelenke sowie der sie stabilisierenden und bewegenden Strukturen. Vermittlung von Kenntnissen zur Prävention überlastungs- und/oder fehlbelastungsbedingter Beschwerdebilder (*Faktoren:* Übergewicht, Achsfehler, Instabilität, posttraumatische Fehlstellung u. a.).

Beginn der *praktischen Unterrichtseinheit* meist mit kurzem 5- bis 10-minütigem *Aufwärmprogramm*; anschließend *Demonstration* und *aktives Üben* einer korrekten Belastungs- und Bewegungsökonomie der Gelenke im täglichen Leben, insbesondere im Zuge des Ausübens der ADL, Erarbeiten kompensatorischer Bewegungsabläufe, des gelenkschonenden Bewegens größerer Lastgewichte, der gezielten Aufschulung und Kräftigung der gelenkumspannenden Muskulatur (z. B. durch isometrische, auch durch repetitive Übungen; medizinische Trainingstherapie [S. 54 ff]), Erlernen angepasster Dehnungslagerungen, Durchführung von Entspannungsübungen.

Beratung über gelenkgerechte Sportarten bzw. gelenkschonende modifizierte Bewegungsabläufe, spezielle Hilfsmittel (z. B. Greifhilfen, Gelenkschutz im Haushalt [S. 171 f]), besondere Schuhzurichtungen (Pufferabsätze, Außen- bzw. Innenranderhöhung u. a. [S. 184 f]); gelenkstabilisierende Orthesen (S. 176 f) u. a. m.

Anbietende Stellen: Orthopädische Rehabilitationskliniken während stationärer Heilverfahren oder einer AHB; Volkshochschulen (evtl. in Zusammenarbeit mit gesetzlichen Krankenkassen), in speziellen orthopädischen Arztpraxen.

Ziele: Erlernen von Verhaltensweisen zur Verbesserung der Belastungs- und Bewegungsökonomie der großen Körpergelenke v. a. im Bereich der unteren Extremitäten zur Vermeidung einer vorzeitigen Entwicklung bzw. einer raschen Progredienz bereits vorliegender degenerativer Aufbrauchserscheinungen, Kräftigung der gelenkstabilisierenden Muskulatur, Optimierung der Gangabwicklung.

Dauer: Kurse mit 10 Einzelterminen über jeweils 60–90 Minuten (da aufeinander aufbauend, regelmäßige Teilnahme erforderlich).
Tägliche Wiederholung der erlernten Übungen unter häuslichen Bedingungen.

Indikationen:
- Initiale und leichtere Gon- und Koxarthrose (Stadium I–II),
- (beruflich bedingte) einseitige (monotone) Beanspruchungen der großen Körpergelenke der unteren Extremität.

Kontraindikationen:
- Akute Schmerzbilder,
- aktivierter Gelenkbinnenreizzustand,
- kürzlich zurückliegender operativer Eingriff (Gelenktoilette, Umstellungsosteotomie u. a.),
- dekompensierte Herz-Kreislauf-Situation.

Endoprothesenschule

Inauguratoren: Prof. Dr. Dr. h. c. mult. Jörg *Jerosch* (geb. 1958), deutscher Orthopäde, früher Düsseldorf und Münster, heute Neuss; Prof. Dr. Dr. h. c. mult. Jürgen *Heisel* (geb. 1953), deutscher Orthopäde, Rheumatologe und Rehabilitationsmediziner, früher Homburg/Saar, heute Bad Urach.

Definition: Aufklärende und präventive Gruppenbehandlung von Patienten mit bevorstehendem oder erst kürzlich erfolgtem künstlichen Gelenkersatz, v. a. im Bereich der Hüfte und des Knies ohne Möglichkeiten einer Diagnostik und einer gezielten, individuell strukturierten Therapie.

Inhalte: Im Gegensatz zu einer reinen Gymnastikstunde auch gezielte Weitergabe *theoretischer Informationen* über den mechanischen Aufbau und die Biomaterialien des Kunstgelenkes mit der möglichen Problematik einer Fehl- und Überlastung und damit Begünstigung eines vorzeitigen Implantatversagens. Vermittlung der Bedeutung einer kräftigen gelenkumspannenden Muskulatur, eines normalen Körpergewichtes, eines möglichst regelmäßigen aber gleichmäßigen Bewegungstrainings.

Beginn der *praktischen Unterrichtseinheit* meist mit kurzem 5- bis 10-minütigem *Aufwärmprogramm*; anschließend *Demonstration* und *aktives Üben* einer korrekten Belastungs- und Bewegungsökonomie des betroffenen Gelenkes im täglichen Leben, insbesondere im Zuge des Ausübens der ADL, Erarbeiten kompensatorischer Bewegungsabläufe, des gelenkschonenden Bewegens größerer Lastgewichte, der gezielten Aufschulung und Kräftigung der gelenkumspannenden Muskulatur (z. B. durch isometrische, auch durch repetitive Übungen; medizinische Trainingstherapie [S. 54 ff]), Erlernen angepasster Dehnungslagerungen, Durchführung von Entspannungsübungen.

Beratung über behindertengerechte Sportarten bzw. implantatschonende modifizierte Bewegungsabläufe, spezielle Hilfsmittel (z. B. Greifhilfen, Gelenkschutz im Haushalt [S. 171 f]), besondere Schuhzurichtungen (Pufferabsätze, Außen- bzw. Innenranderhöhung u. a.), gelenkstabilisierende Orthesen (S. 176 f) u. a. m.

Endoprothesenschulregeln: T 2.27.

Anbietende Stellen: Orthopädische Rehabilitationskliniken im Zuge der AHB, auch während eines Heilverfahrens, ambulant in Volkshochschulen (evtl. in Zusammenarbeit mit gesetzlichen Krankenkassen).

T 2.27 Zehn Regeln der Endoprothesenschule (Jerosch u. Heisel 1996) (nach Implantation eines künstlichen Hüft- oder Kniegelenkes)

- Eine Endoprothese kann das natürliche Gelenk nie voll ersetzen!
- Schon einige Wochen nach der Operation sind alle normalen Bewegungsabläufe wieder möglich – lediglich extreme Gelenkstellungen sind zu meiden!
- In sitzender Körperhaltung sollen die Kniegelenke nie höher stehen als die Hüften (Gefahr der Luxation einer Hüft-TEP)!
- Das operierte Bein sollte im täglichen Leben möglichst gleichmäßig belastet werden; Bewegungsabläufe mit kinetischen Kraftspitzen (plötzlich von außen einwirkende oder auch maximale Belastungen) sind auszuschließen!
- Das Tragen von Lastgewichten, die mehr als 20 % des eigenen Körpergewichtes betragen, sollte vermieden werden!
- Der Endoprothesenträger muss bei veränderten äußeren Gegebenheiten mit erhöhter Sturzgefahr (z. B. nassem Bodenbelag, Schnee, Glatteis) besondere Vorsicht an den Tag legen!
- Die Endoprothese muss stets vor der gefürchteten Komplikation einer eitrigen Entzündung geschützt werden! Daher ist im Falle einer fieberhaften bakteriellen Infektion, bei zahnärztlichen oder urologischen Behandlungen immer ein besonderer prophylaktischer Antibiotikaschutz erforderlich!
- Im Falle unklarer, insbesondere zunehmender Schmerzbilder im Bereich des Kunstgelenkes, vor allem unter körperlicher Belastung, sollte unverzüglich der betreuende Arzt konsultiert werden!
- Auch wenn keine wesentlichen Beschwerdebilder bestehen, sollte das künstliche Gelenk regelmäßig in etwa jährlichen Abständen ärztlicherseits klinisch und röntgenologisch kontrolliert werden!
- Der (sorgfältig ausgefüllte) Endoprothesenpass sollte immer bei sich getragen werden!

Ziele: Erlernen von Verhaltensweisen zur Verbesserung der Belastungs- und Bewegungsökonomie des alloplastisch ersetzten Gelenkes mit Vermeidung implantatschädigender Bewegungsabläufe (mit hohen kinetischen Kraftspitzen), Verbesserung der Gangabwicklung möglichst ohne unterstützende Gehhilfen, Kräftigung der gelenkstabilisierenden Muskulatur.

Dauer: Kurse mit 5–10 Einzelterminen über jeweils 60–90 Minuten (da aufeinander aufbauend, regelmäßige Teilnahme erforderlich).

Evtl. unter häuslichen Bedingungen (tägliche) Fortführung der erlernten aktiven Behandlungsstrategien.

Indikationen:
- Zustand nach alloplastischem Ersatz des Hüft- oder Kniegelenkes (etwa ab der 3.–4. postoperativen Woche möglich),
- geplanter künstlicher Gelenkersatz von Hüfte und Knie (als vorbereitende Maßnahme).

Kontraindikationen:
- Akute Schmerzbilder, Gelenkbinnenreizzustand,
- noch deutliche funktionelle Beeinträchtigung,
- erheblich instabiles Gelenk,
- gelockertes Gelenkimplantat (Indikation zur operativen Revision),
- infiziertes Kunstgelenk (Indikation zur operativen Revision),
- dekompensierte Herz-Kreislauf-Situation.

Tanztherapie

Definition: Bewegungstherapeutische ganzheitliche Methode, die den Tanz und die körperliche Bewegung allgemein nutzt, um die psychophysische (Re)Integration des betroffenen Patienten zu fördern.

Effekte/Ausführung: Stimulation der Atmung, Regulation der Muskelspannung, Förderung bzw. Verbesserung von Muskelkraft und Ausdauer, Muskelelastizität, Koordination und Beweglichkeit.

Neben einfachen Tänzen (mit und ohne Musik) werden auch gezielte Übungen durchgeführt, um den eigenen Körper besser wahrnehmen zu können; integrierte Entspannungsangebote; zusätzlicher spielerischer Einsatz von Luftballons, Tüchern u. a. möglich.

Ein angemessener Wechsel von Aktivität und Erholung ist zu beachten.

Durchführung sowohl in der Rehabilitationsklinik als auch in ambulanten Gruppen möglich.

Ziele:
- (Wieder)Gewinn von Kontrolle über die eigenen Bewegungen,
- Ausgleich bestehender Mängel an körperlicher Fitness,
- Spaß und Bewegungsfreude, Gruppenerlebnis.

Indikationen: Fibromyalgiesyndrom und ähnliche psychosomatische Störungen.

Kontraindikationen:
- Nicht belastungsstabile Situation der unteren Extremitäten oder der Wirbelsäule,
- mangelnde Compliance.

Sonderform Musiktherapie: Hier steht mehr der entspannende Effekt der Musik, weniger der bewegungstherapeutische Aspekt im Mittelpunkt. Unter diesem Gesichtspunkt sind in dieser Gruppenbehandlung überwiegend mobilitätsbeeinträchtigte Patienten (z. B. im Rahmen der geriatrischen Rehabilitation) eingebunden.

Manuelle Medizin

Abkürzung: MM.
Synonyme: Chirotherapie, orthopädische manuelle Therapie (OMT).

Der Terminus manuelle Medizin umfasst als Oberbegriff alle mit den Händen des Arztes und/oder des Therapeuten durchgeführten Maßnahmen zur Diagnostik und Behandlung reversibler Funktionsstörungen der Bewegungsorgane Wirbelsäule und Extremitäten. Der medizinische Einsatz dieses anerkannten Verfahrens erfordert eine umfassende theoretische und praktische Ausbildung; von der Bundesärztekammer wird seit Jahren im Rahmen der beruflichen Weiterbildungsordnung bei Nachweis einer entsprechenden fachlichen Qualifikation die ärztliche Zusatzbezeichnung **Chirotherapie** gewährt.

Grundlagen

Im Sprachgebrauch der manuellen Medizin werden sowohl für die Diagnostik als auch für die Therapie zum eindeutigen Verständnis eine Reihe wichtiger Grundbegriffe mit präzisen Inhalten verwendet, die jedem Arzt und jedem Therapeuten geläufig sein sollten.

Wichtige Grundbegriffe aus der Diagnostik

Gelenkspiel (Joint play): Ausmaß des lediglich passiv durchführbaren Bewegungsspiels zweier Gelenkpartner im Sinne einer translatorischen Verschiebung der beiden Gelenkflächen gegeneinander oder im Sinne einer (axialen) Traktion.

Anguläre Gelenkbewegung: Jedwedes (aktives und passives) Bewegungsspiel eines Gelenkes um eine Achse (innerhalb oder außerhalb des Körpers): Flexion/Extension, Abduktion/Adduktion, Innenrotation/Außenrotation.

Unterschieden werden das *Rollen* (stetige Verlagerung der Bewegungsachse mit konsekutiver Veränderung der Kontaktfläche der beiden Gelenkpartner), das *Gleiten* (achsfreie Bewegung, bei der die Kontaktfläche eines Gelenkpartners an derselben Stelle verbleibt; d.h. ein Gelenkflächenbereich kommt im Zuge der Bewegung ständig mit einem neuen Abschnitt des andern Gelenkpartners in Kontakt) sowie das *Rollgleiten* (Kombination aus Rollen und Gleiten).

Translation: Passive Verschiebung zweier Gelenkpartner gegeneinander in einer Ebene parallel zu einer Achse, wobei eine gradlinige Bewegung beschrieben wird mit konstant bleibender Winkelstellung.

T 2.28 Arten von Translationsbewegungen

Stufe	Bewegungsart	Effekt	Klinische Anwendung
I	Traktion	Aufhebung der artikulären Kohäsionskräfte sowie der muskulären Kompressionskräfte (sog. Lösen)	Gleittests, Gleitmobilisation
II	Traktion und Gleiten	Straffung der gelenkumspannenden Weichteile	Schmerzbehandlung
III	Traktion und Gleiten	Dehnung der gelenkumspannenden Weichteile	Gelenkmobilisation

Differenziert werden die *Traktion* (rechtwinklige Translation im Verhältnis zur Behandlungsebene mit Separation der beiden Gelenkpartner) und das *Gleiten* (parallele Translation im Verhältnis zur Behandlungsebene mit paralleler Verschiebung der beiden Gelenkpartner gegeneinander; T 2.29).

(Bewegungs-)Endgefühl (Anschlaggefühl): Sensible Empfindung des Untersuchers bei Erhebung des Gelenkspiels im Endbereich der passiven Funktionsprüfung („vom ersten zum letzten Stopp").

Palpiert werden kann ein unterschiedlicher Anschlag: Physiologisch sind – in Abhängigkeit von der Gelenkanatomie – Qualitäten wie *weich-elastisch* (Begrenzung durch die Muskulatur), *fest-elastisch* (Begrenzung durch Bänder und/oder die Gelenkkapsel) sowie *hart-elastisch* (Begrenzung durch den Knochen). Pathologisch sind *hart* (Hinweis auf Abwehrspannung, Funktionsstörung) sowie *sehr weich* (Hinweis auf übersteigerte Dehnbarkeit, Bandlaxizität).

Kapselzeichen: Im Fall einer degenerativen oder entzündlichen Gelenkaffektion bestehendes bestimmtes Verteilungsmuster funktioneller Einschränkungen. Es wird geprüft mit angenäherter gelenkumspannender Muskulatur, um Kontrakturen auszuschließen; für jedes Gelenk spezifisch!

Painful arc: Schmerzempfindung in einem begrenztem Bereich der gesamten Bewegungsamplitude als Hinweis auf eine Einklemmung sensibler Weichteilgewebe (Impingement-Symptomatik).

Provokationstest: Anspannen gelenkumspannender Weichteile (v. a. eines bestimmten Muskels) aus einer Vordehnung heraus; bei hierdurch ausgelösten Schmerzen Hinweis auf muskuläre Ursache.

Blockierung: Im Gegensatz zur Kontraktur (S. 4) reversible und nur endphasige Beeinträchtigung im Bewegungsablauf eines Gelenkes (v. a. der translatorischen Gleitfähigkeit; Joint play [S. 44]) in einer oder in mehreren Bewegungsrichtungen.

Irritationspunkt: Segmentaler Hypertonus der tiefen kurzen Rückenmuskulatur bzw. der segmental zuzuordnenden muskulären Insertionen an der Linea nuchae oder im Glutealbereich.
Ursache: vermehrte Nozizeptionsaktivität.

Hypermobilität: Im Vergleich zur physiologischen Norm übersteigerte individuelle Beweglichkeit eines oder mehrerer Gelenke (T 2.29).
Ursachen: Training (Übung), kongenitale Kapsel-/Bandlaxizität (dann meist generalisiert).

Hypomobilität: Im Vergleich zur physiologischen Norm beeinträchtigte individuelle Beweglichkeit eines oder mehrerer Gelenke (T 2.29).
Ursachen: funktionelle Störung (Blockierung), normaler Alterungsprozess, strukturelle Störung (dann nicht reversibel).

Instabilität: Nicht reversible, pathologisch übersteigerte Gelenkbeweglichkeit.
Ursachen: Insuffizienz der knöchernen, muskulären, ligamentären und/oder kapsulären Gelenkführung.

Nullstellung: Definierte Gelenkstellung, aus der die Funktionsmessung nach der Neutral-Null-Methode heraus erfolgt (Angabe in Winkelgraden).

Ruhestellung (Maximal loose-packed Position): Gelenkstellung mit maximal entspannter Gelenkkapsel und Muskulatur; hierbei haben die jeweiligen knöchernen Gelenkpartner den geringstmöglichen Kontakt. Optimale Stellung zur Durchführung funktioneller Tests.

Aktuelle Ruhestellung: An die pathologische Situation (z. B. Funktionsstörung) angepasste Ruhestellung; Ausgangsstellung für Tests und (Schmerz-)Behandlung.

Verriegelungsstellung (Close-packed Position): Gelenkstellung mit maximaler Straffung der Kapsel und der umgebenden Weichteile; hierbei haben die knöchernen Gelenkpartner den größtmöglichen Kontakt. Sie stellt benachbarte Gelenke des zu untersuchenden Gelenkes ruhig.

T 2.29 Klassifizierung des Ausmaßes von Hypomobilität und Hypermobilität im Sinne der manuellen Medizin

Grad	Klinische Symptomatik
0 Hypomobilität	Ankylose, keine Beweglichkeit gegeben
1	stark eingeschränkte Beweglichkeit
2	leicht eingeschränkte Beweglichkeit
3 Normalfunktion	normale Beweglichkeit
4 Hypermobilität	leichte Überbeweglichkeit, keine Beschwerden
5	deutliche Hypermobilität, subjektive Beschwerden
6	völlige Instabilität des Gelenkes

Radikuläres Syndrom: Klinisches Schmerzbild, hervorgerufen durch mechanische oder entzündliche Beeinträchtigung einer Nervenwurzel mit anatomisch typischer segmentaler Ausbreitung (evtl. mit Reflexdifferenzen und sensiblen und/oder motorischen Ausfällen).

Pseudoradikuläres Syndrom: Von der Wirbelsäule ausgehendes klinisches Beschwerdebild mit typischer peripherer Schmerzausstrahlung, die sich jedoch nicht an die anatomisch vorgegebenen Segmente hält.

Ursächlich ist nicht eine Nervenwurzelreizung (radikuläres Syndrom), sondern eine Reizung der Nozizeptoren der Gelenkkapsel der sog. kleinen Wirbelgelenke, der Kostotransversal- oder Kostovertebralgelenke, des vertebragenen Bandapparates, der Dornfortsätze u. a.

Klinische Symptomatik: segmentale reversible Funktionsstörung (Blockierung [S. 45]), typischer Irritationspunkt (S. 45), schmerzhafte nichtsegmentale myotendinotische Fehlreaktionen, nichtsegmentale periphere Schmerzsensationen; keine motorischen Ausfälle, keine Reflexstörungen.

Wichtige Grundbegriffe aus der Therapie

Behandlungsebene: Gedachte Tangentialebene, die die Verbindungslinie zweier Gelenkpartner und deren Rotationsachse bei einer Bewegung senkrecht schneidet; sie liegt immer auf dem konkaven Gelenkpartner. Wird bei der Untersuchung oder Behandlung der konkave Gelenkpartner fixiert, so bleibt die Behandlungsebene räumlich konstant; wird der konvexe Gelenkpartner fixiert, so wandert die Behandlungsebene mit der Einstellung des konkaven Gelenkpartners. Traktionen und Kompressionen zwischen den beiden Gelenkpartners finden senkrecht zur Behandlungsebene statt, translatorische gleitende Bewegungsabläufe parallel zu ihr.

Probebehandlung: Maßnahme zur Überprüfung der Arbeitsdiagnose anhand der subjektiven Reaktion auf die erste Behandlung. Im Falle einer Hypomobilität erfolgen i. A. zunächst Weichteiltechniken (S. 49) oder auch leicht dosierte Mobilisationen (S. 49), im Falle einer Hypermobilität Traktionen zur Schmerzlinderung und auch vorsichtigen Stabilisation sowie ebenfalls Weichteiltechniken.

Probezug (diagnostische Probemobilisation): Vor einer definitiven Manipulation (S. 47) in der gleichen Bewegungsrichtung über den vorgesehenen Mobilisationsweg hinaus langsam und nur mit geringer Kraft durchgeführte Bewegung des zu behandelnden Wirbelsäulenabschnittes; dient zur Überprüfung einer möglichen subjektiven Beschwerdeerleichterung, aber auch zum Ausschluss einer bisher nicht evidenten Kontraindikation zu einer Manipulation.

Konvex-Konkav-Regel: Jede beobachtete anguläre Bewegung ist verbunden mit einer Roll-Gleit-Bewegung zwischen den beiden Gelenkpartnern (**2.40**). Im Falle einer eingeschränkten Gelenkfunktion wird die Behandlungsrichtung zur Mobilisation/Manipulation aus der anatomischen Form der Gelenke hergeleitet: Ist der distale Gelenkpartner *konkav* (z. B. Fingergelenke), so sind Funktionsrichtung und Gleitrichtung gleichsinnig (Drehpunkt proximal der Gleitebene). Ist der distale Gelenkpartner jedoch *konvex* (z. B. Schulterhauptgelenk), so sind Funktionsrichtung und Gleitrichtung gegensinnig (Drehpunkt distal der Gleitebene).

Inauguratoren: Freddy *Kaltenborn*, manueller Mediziner aus Norwegen (Schüler von J. *Cyriax* [S. 97]) in Zusammenarbeit mit Olaf *Evjenth*.

Lösen: Verminderung der Kohäsionskräfte zwischen den Gelenkflächen und der durch die Muskulatur entstehenden Kompressionskräfte durch den Therapeuten, z. B. im Zuge einer Mobilisationsbehandlung.

Straffen: Therapeutische Anspannung der gelenkumgebenden Weichteile, z. B. im Zuge einer Traktionsbehandlung.

Dehnen: Maximale kollagene Belastung des Bindegewebes (bis zur Dehngrenze), z. B. bei immobilisationsbedingter Kapselschrumpfung.

Manipulation: Nur durch den Arzt (nicht den Physiotherapeuten!) vorzunehmende manuelle Behandlung (Impulsgabe [S. 48]) eines anatomisch eng begrenzten Wirbelsäulenabschnittes oder des Kreuz-/Darmbeingelenkes im Falle einer reversiblen Funktionsstörung (Blockierung [S. 45]) mit optimalem Tiefenkontakt aus einer unproblematischen Ausgangsstellung heraus.

Mobilisation: Sowohl vom Arzt als auch vom Physiotherapeuten vorzunehmende manuelle Behandlung im Sinne einer repetitiven, weichen, langsam durchgeführten Weichteildehnung im freien Weg bis zum

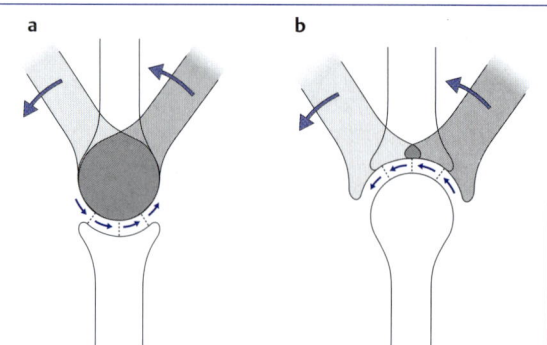

2.40a,b Schematische Darstellung der Konvex-Konkav-Regel nach Kaltenborn/Evjenth: **a** *konvexer* Gelenkpartner: anguläre Bewegungsrichtung und entgegengesetzte Gleitrichtung; **b** *konkaver* Gelenkpartner: anguläre Bewegungsrichtung und Gleitrichtung sind identisch

Anschlag der Blockierung (S. 45); mögliche vorbereitende Behandlungsmaßnahme vor einer Manipulation (s. u.).
Postisometrische Relaxation (Muskelenergietechnik): Neuromuskuläre manuelle Technik zur Behandlung reversibler funktioneller Gelenkstörungen mit begleitendem muskulären Hypertonus: leichte willkürliche isometrische Muskelanspannung oder aktives Stretching, dann im Zuge der willkürlichen Entspannung passive Muskel-(nach-)dehnung durch den Therapeuten.
Vorspannung: Vom Arzt im Zuge einer Manipulation (s. u.) in Richtung des geplanten Impulses (S. 48) passiv langsam durchgeführte Vordehnung der betroffenen periartikulären Weichteile.
Manipulationsimpuls: Zeitlich sehr kurzer, sehr schnell und mit möglichst geringem Kraftaufwand durchgeführter Anstoß auf einen Wirbel oder einen peripheren Gelenkpartner in eine oder in mehrere Bewegungsrichtungen (Distraktion, Lateralflexion, Rotation) zu Beginn einer Manipulation (s. u.).

Typische klinische Symptomatik für spezielle Strukturstörungen

Kapsuläre Irritation: Eine Annäherung der gelenkumspannenden Muskulatur führt nicht zu einer Verbesserung des Bewegungsspieles; nach isometrischer muskulärer Anspannung keine Erweiterung des Bewegungsspieles, fest-elastisches Endgefühl, aktive und passive Bewegungen sind in die gleiche Richtung schmerzhaft.
Muskuläre Irritation: Positive Widerstandstests in mittlerer Annäherung, positive Provokationstests in maximaler Dehnung; Weiterbewegung nach isometrischer muskulärer Anspannung möglich, distales Weiterbewegen des Gelenkes bei proximal angenähertem Muskel möglich (zweigelenkig arbeitender Muskel), weich-elastisches Endgefühl, aktive und passive Bewegungen sind in entgegengesetzter Richtung schmerzhaft.
Artikuläre Irritation: Eine veränderte Muskelspannung sowie die einer isometrischen Muskelanspannung folgende Entspannung haben keinen wesentlichen Einfluss auf die Bewegungsamplitude des betroffenen Gelenkes; hart-elastisches Endgefühl, aktive und passive Bewegungen sind in die gleiche Richtung schmerzhaft bzw. eingeschränkt.
Nervale Irritation: Im Falle einer Dehnung des Nerven kommt es zu einem plötzlich einschießenden Spontanschmerz; evtl. Druckdolenz im anatomischen Verlauf des Nerven (sog. Ringing-Bell-Phänomen); Verringerung der Bewegungsamplitude des betroffenen Gelenkes im Falle einer klinischen Vorspannung des Nerven.

Grundlagen der Behandlung

Grifftechniken: Niemals für den Patienten schmerzhaft, daher möglichst flächiges Auflegen der ganzen Hand (Daumenballen): *fixierende Hand* um den zu fixierenden Gelenkpartner gelegt (evtl. mit Fixationshilfen, auch Einsatz spezieller Gurte denkbar), *mobilisierende Hand* um den zu mobilisierenden Gelenkpartner. Beide Hände sollten so dicht wie eben möglich am behandelten Gelenk liegen.
Behandlungsrichtung: Translatorische Mobilisationen erfolgen entweder rechtwinklig zur Behandlungsebene (sog. Traktion) oder parallel dazu (sog. Gleiten).
Maßnahmen zur Schmerzbehandlung: Abgezielt wird auf eine Minderung der nozizeptiven Aktivität (schmerzfreie Lagerung, Traktionen) sowie eine Aktivierung von Mechanorezeptoren zur Schmerzhemmung auf spinaler und subkortikaler Ebene (Gelenkbewegungen im schmerzfreien Bereich, Oszillationen im Sinne kleiner schneller translatorischer Bewegungen, Weichteiltechniken) und auch eine Senkung der sympathischen Reflexaktivität mit Reduktion der Abwehrspannung; zusätzlich unterstützende lokale physikalische Maßnahmen (Elektrotherapie [S. 126 ff], Wärmeapplikation [S. 87 ff]). Im Falle chronischer Schmerzen sind intensive Querfriktionen (S. 94 ff) sinnvoll.
Funktionelle Maßnahmen: Isometrische, isotonische und auch isokinetische Muskelkontraktionen (konzentrisch, exzentrisch), Längs- und Querdehnung von Muskulatur, Sehnen- und Bandstrukturen und anguläre Bewegungen (v. a. bei Sehnenansatzproblemen), Mobilisationen (S. 49) von Gelenkstörungen durch dreidimensionale Traktionen oder translatorisches Gleiten, Manipulationen (s. u.).
Maßnahmen zur Entspannung (kontraktiler Elemente): Intermittierende Traktionen, Oszillationen, Weichteiltechniken im schmerzfreien Bereich, Dämpfung des Sympathikus.
Maßnahmen zur Stabilisierung (im Falle einer Hypermobilität): Fazilitation der gelenkumspannenden Muskulatur, isometrische Anspannungsübungen (zunächst nur mit sehr kleinem Hebel, großer Unterstützungsfläche und stabiler Unterlage!); anfänglich überwiegend statische Übungen, dann dynamische (Medizinische Trainingstherapie; S. 54 ff).

Chirotherapeutische Manipulation

Abkürzung: Chir. Man.
Synonym: Chiropraxis; *umgangssprachlich:* „Rucken".
Definition: s. o.
Technik/Anwendung: Zunächst sind die *obligatorischen Sicherheitstests* sorgfältig durchzuführen:
- Es muss ein aktuelles Röntgenbild der behandelten Region vorliegen und ärztlicherseits eingesehen werden,

- Durchführung von Stabilitätstests, Ausschluss einer generellen Hypermobilität,
- A.-vertebralis-Test (bei beabsichtigter Manipulation im Bereich der HWS),
- Ausschluss neurologischer Defizite durch Prüfung der Sensibilität, der motorischen Kraftentfaltung sowie der (segmentalen) Eigenreflexe,
- Probebehandlung mit zunächst nur durchgeführter Mobilisation, sog. Probezug (S. 46).

Stabile entspannte Haltung bzw. Lagerung des Patienten (sitzend bzw. auf einer Chirotherapieliege in Rücken-, Bauch- oder Seitlage). Anschließend wird das funktionsgestörte Gelenk bis zum maximal möglichen Bewegungsausschlag in die eingeschränkte Bewegungsrichtung eingestellt (sog. Vorspannung). Danach erfolgt in Traktionsrichtung, nachdem eine diagnostische Probemobilisation versucht wurde, ein kurzer, schneller Impuls mit kleinstem Bewegungsweg und möglichst geringer Kraft (sog. Hochgeschwindigkeitsimpuls; 2.41). Im Falle akuter Beschwerden sollte nur in die Richtung der nachlassenden Nozireaktion (freie Richtung) gearbeitet werden (Distraktion). Eine Behandlung in die eingeschränkte Gleitrichtung ist prinzipiell ebenfalls möglich, das Durchbrechen der funktionellen Barriere jedoch komplikationsträchtiger (Vielzahl unterschiedlicher Handgriffe!). Oft ist eine akustisches Phänomen (sog. „Knacken") zu vernehmen. Nach der Manipulation wird die Funktionalität des behandelten Gelenkes erneut unter manuellen Gesichtspunkten überprüft.

Zu starke Rotationseinstellungen, vor allem aber lange rotatorische Wege im Zuge der Manipulation sind obsolet!

Wichtig: Chirotherapeutische Behandlungsmaßnahmen dürfen nur vom (speziell ausgebildeten) Arzt selbst, nicht jedoch vom Physiotherapeuten vorgenommen werden.

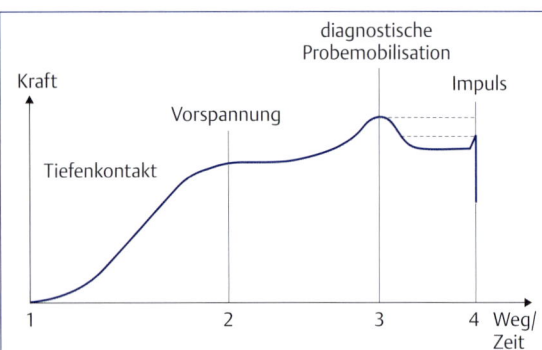

2.41 *Kraft-Weg-Zeit-Diagramm* einer chirotherapeutischen Manipulation: 1. Aufnahme des sog. tiefen Komas, 2. Aufnahme des Vorspannung in die beabsichtigte Manipulationsrichtung, 3. diagnostische Probemobilisation, 4. manipulativer Impuls (Hochgeschwindigkeitsminimalimpuls)

Ziele: Diagnostik (Erfassung) und Behandlung artikulärer Dysfunktionen (v. a. im Sinne der Hypomobilität) in erster Linie im Bereich der Wirbelsäule und der Kreuz-/Darmbeingelenke mit gleichzeitig bestehenden (lokalen oder pseudoradikulären) Beschwerdebildern und/oder Weichteilaffektionen; Erhalt und Wiederherstellung einer normalen Gelenkfunktion und allen damit strukturell verbundenen Geweben.

Indikationen: Prinzipiell jede reversible hypomobile Funktionseinschränkung am Bewegungsapparat (vorzugsweise pseudoradikuläre Beschwerdebilder im Bereich der HWS, BWS, der Kostotransversal- und Kostovertebralgelenke, der LWS sowie der ISG). Sie sind meist Folge degenerativer Veränderungen oder einer statischen bzw. muskulären Fehlbelastung.

Komplikationen:
- Dissektionen der A. vertebralis (mit <0,01 % extrem selten bei Beachtung der Richtlinien),
- Begünstigung radikulärer Syndrome (s. o.),
- echte traumatische Schädigungen (z. B. Rippenfrakturen bei Osteoporose).

Es besteht bzgl. dieser Risiken eine ärztliche Aufklärungspflicht!

Kontraindikationen:
- Generelle Hypermobilität (oder gar Instabilität) der behandelten Gelenke,
- fortgeschrittene rheumatische Destruktionen (v. a. der Kopfgelenke der oberen HWS), basiläre Impression,
- Durchblutungsstörungen der A. vertebralis (HWS),
- lokal entzündliche Prozesse im Bereich der Wirbelsäule (z. B. Spondylitis, Spondylodiszitis, Diszitis), aber auch aktivierte Arthrosen,
- lokal destruierende Prozesse im Bereich der Wirbelsäule (z. B. Tumor, metastatische Absiedlung),
- frisches Distorsionstrauma der HWS (v. a. Schweregrad II–III),
- frisches knöchernes Trauma im Bereich der Wirbelsäule (z. B. Wirbelfraktur),
- ausgeprägte Osteoporose der Wirbelsäule,
- schwere degenerative Veränderungen der Wirbelsäule (z. B. knöchern fixierte Fehlhaltung, hochgradige ankylosierende Spondylose),
- Z. n. durchgeführter interkorporaler Spondylodese mit Palacos- oder Sulfix-Plombe (HWS),
- klinische Zeichen einer zentralen neurologischen Störung (z. B. Rückenmarkszeichen, Hyperreflexie, Spastik u. a.),
- klinische Zeichen einer peripheren Nervenschädigung (z. B. Reflexausfälle oder ausgeprägte radikuläre Ausfälle bei zervikalem oder lumbalem Bandscheibenvorfall).

Im Falle einer lege artis durchgeführten chirotherapeutischen Manipulation ist die einwirkende Kraft des Impulses nicht einmal andeutungsweise in der Lage, einen Bandscheibenprolaps zu initiieren (allenfalls Gelegenheitsursache bei vorbestehender stummer kompensierter Klinik!),

- häufige Entzündungen im HNO-Bereich bei Kindern (z. B. Grisel-Syndrom),
- systemische Antikoagulation (Aspirin, Heparin, Cumarinderivate),
- psychosomatische Überlagerung mit fehlender Compliance (relative Kontraindikation).

Chirotherapeutische Mobilisation und Muskelenergietechniken

Im Gegensatz zur chirotherapeutischen Technik der Manipulation (S. 47 f) werden diese Behandlungsstrategien ganz überwiegend vom Physiotherapeuten durchgeführt. Auf dem ärztlichen Rezept wird in aller Regel eine krankengymnastische Einzelbehandlung eines Wirbelsäulenabschnittes (v. a. der HWS), aber auch eines Gelenkes mit manueller Therapie verordnet.

Mobilisation

Technik: Anders als bei der Manipulation (S. 47 f) wird hier nicht mit einem schnellen Impuls (S. 47) gearbeitet. Anwendung langsam stetig wiederholter Schübe und Züge sofort in die behinderte Bewegungsrichtung des betroffenen Gelenkes bis hin zur Spannungsgrenze, ohne diese zu durchbrechen. Bei Auftreten einer Verstärkung der Nozireaktion wird in die für die Manipulation freigegebene Richtung therapiert.
Indikationen:
- Reversible hypomobile Funktionsstörungen von Extremitätengelenken mit schmerzhaften muskulären Begleitreaktionen,
- Ansatztendopathien (z. B. M. levator scapulae, Epikondylitis, Patella, Trochanter major, Iliosakralbänder u. a.),
- reversible hypomobile Funktionsstörungen kleiner Wirbelgelenke (v. a. der HWS), die nach einem Manipulationsversuch fortbestehen,
- als vorbereitende oder einleitende Behandlungsmaßnahme einer Manipulation.

Postisometrische Relaxation (sog. Muskelenergietechnik)

Technik: Der Therapeut führt eine langsame Bewegung des betroffenen funktionsgestörten Gelenkes (HWS, LWS, ISG etc.) in die (reversibel) blockierte Bewegungsrichtung durch, bis er ein hartes, evtl. auch als schmerzhaft angegebenes Endgefühl (S. 45) verspürt. Anschließend soll der Patient die im Zuge der Funktionsstörung mit irritierte und hyperton angespannte Muskulatur deutlich submaximal isometrisch anspannen und diese Spannung über 3–5 Sekunden anhalten. Im Weiteren führt der Therapeut im Zuge der dann bewusst eingeleiteten muskulären Erschlaffung eine vorsichtige passive Längs- und/oder Querdehnung der Muskulatur durch. Dieser Behandlungsablauf wird mehrere Male hintereinander wiederholt; evtl. zusätzlicher lokaler Einsatz von Wärme (heiße Rolle [S. 76 f]) oder von Ultraschall (S. 156 ff).
Indikationen:
- Reversible hypomobile Funktionsstörungen im Bereich der HWS, der Rippengelenke, auch der Extremitätengelenke,
- als vorbereitende Maßnahme für eine chirotherapeutische Manipulation (S. 47 f).

Maitland-Therapie

Inaugurator: Geoffrey D. *Maitland* (geb. 1924 in Adelaide, Australien); Physiotherapeut, ab 1952 Lehrer an der Physiotherapieschule der Universität von Adelaide.

Definition: Manualtherapeutisch ausgerichtetes diagnostisches und therapeutisches Konzept zur Behandlung von Funktionsstörungen der Stütz- und Bewegungsorgane; hierbei wird die Funktionalität der einzelnen Gelenke in Bewegungsabschnitte bzw. -grade eingeteilt. Erfasst wird v. a. die genaue klinische Ausprägung der Symptome während einer Anwendung einer speziellen Behandlungstechnik.
Grundbegriffe:
- *End-of-range-Problem:* Bewegung über die Schmerzgrenze hinaus möglich (Grad-IV-Behandlung möglich).
- *Through-range-Problem:* kontinuierliches Ansteigen des Widerstandes mit zunehmendem Bewegungsausmaß (Grad-III-Behandlung, Bewegungen mit großer Amplitude).
- *SIN-Problem* (Severity, Irritability, Nature). *Severity:* Bereits kleine Aktivitäten verursachen starke Schmerzen, die nach Beendigung des Bewegungsablaufes aber wieder sofort nachlassen. *Irritability:* Bereits kleine Aktivitäten lösen lang anhaltende Schmerzen aus. *Nature:* Zusätzliche Faktoren (z. B. gering belastbare Hautareale bei Diabetes, eingeschränkte Knochenstabilität bei Osteoporose; u. a.) beeinflussen die Dosierung der Behandlung.
- *Momentary-pain-Problem:* Auftreten von Schmerzen nur in Extremsituationen, z. B. Restbeschwerden nach Sportverletzungen.

Technik/Ausführung: Der Behandlungsablauf erfolgt in drei definierten Einzelabschnitten:
- *Untersuchung* (sog. *Present pain*): Zunächst exakte Schilderung der individuellen Funktionsstörung durch den Patienten selbst, anschließend objektive

Erfassung der lokalen Funktionalität durch Tastbewegungen mit dem Versuch des Reproduzierens des subjektiven Beschwerdebildes; geplantes „Stressen" einzelner Gewebestrukturen durch differenzierende Tests.
- *Behandlung:* Symptomorientiert an den betroffenen Strukturen (z. B. Gelenkkapsel, Ligamente, gelenkumspannende Muskulatur u. a.) durch *manuelle Techniken*, wobei die jeweiligen Gelenkpartner gegeneinander verschoben werden (individuell unterschiedlicher Bewegungsausschlag; **T 2.30**). Zusätzliche Durchführung gleichmäßiger oder stakkatoartig erfolgender *Oszillationen* (passive Bewegungen innerhalb der Mobilisation) mit unterschiedlichen Amplituden (am Ende der Bewegung eher klein!) und Geschwindigkeit: langsam (1–2 Bewegungen/Sekunde) oder schnell (2–3 Bewegungen/Sekunde).
- *Beurteilung (Befundaufnahme):* (Permanente) analytische Bewertung der erfolgten manuellen Maßnahme zu unterschiedlichen Zeitpunkten der Behandlung bzgl. ihrer Effizienz.

Ziele: Subjektive Beschwerdereduktion bzw. -freiheit, Wiederherstellung einer ungestörten (Gelenk-)Funktion, muskuläre Stabilisierung.
Indikationen: (Reversible) Funktionsstörungen von Extremitäten- und Wirbelsäulengelenken, reaktive muskuläre Fehlfunktionen, Insertionstendopathien u. Ä.
Kontraindikationen:
- Lokale entzündliche Prozesse (rheumatoide Arthritis, aktivierte Spondylarthritis, Osteomyelitis u. a.),
- Kompressionssyndrome im Bereich der Wirbelsäule (Bandscheibenprolaps, Spinalkanalstenose),
- erhebliche Osteoporose, v. a. bei frischer Fraktur,
- maligner Tumor, Metastase,
- unklares (psychosomatisch überlagertes) Beschwerdebild.

T 2.30 Bewegungsgrade der Gelenke nach Maitland (1994, 1996)

Grad	Anatomischer Bewegungsausschlag
I	kleine Amplitude zu Beginn der Bewegung; kein wesentlicher Widerstand, d. h. die umgebenden Gelenkstrukturen werden (noch nicht) gedehnt
II	großer Bewegungsumfang im Bereich der mittleren (ungestörten) Gelenkbeweglichkeit; kein wesentlicher Widerstand
III	Bewegung mit großer Amplitude, der bis an das Bewegungsende des jeweiligen Gelenkes reicht mit dann einsetzendem Widerstand
IV	kleine Restamplitude am Ende einer Gelenkbewegung

Osteopathie

Inaugurator: Dr. Andrew Taylor *Still* (1828–1927); US-amerikanischer Arzt aus Missouri (Erstbeschreibung 1874). Wegbereiter in Europa: John Martin *Littlejohn* (1865–1947) aus Großbritannien, der 1917 die Britische Schule für Osteopathie gründete.

Definition: Sanfte manuelle Methode zur Diagnostik und auch zur Therapie von Bewegungseinschränkungen und funktionellen Störungen bindegewebiger Gleitflächen, auch von (lokalen oder multilokulären) geweblichen Spannungsveränderungen.
Grundlagen: Die Methode formuliert vier Grundsätze, auf denen ihre Behandlungsphilosophie aufbaut:
- Der menschliche Körper stellt eine optimal harmonisch-adaptierte ganzheitliche Einheit aus Masse, Geist und Seele dar.
- Der Körper besteht aus Gewebestrukturen, deren Form und Funktion einander bedingen; beide sind über Bewegungen miteinander verbunden.
- Die Funktionalität des „Gesamtsystems menschlicher Körper" wird durch selbstregulierende Mechanismen (Selbstheilungskräfte) im Gleichgewicht gehalten; hierzu zählen ein funktionierender Stoffwechsel (Atmung, Verdauung), eine ausreichende Durchblutung sowie die neuroendokrinologisch gesteuerte Innervation.
- Die osteopathische Behandlungsmethode stellt eine Synthese aus diesen Prinzipien dar (Aktivierung der Selbstheilungskräfte).

Als *osteopathische Läsionen* definiert werden Bewegungseinschränkungen bindegewebiger Gleitflächen sowie auch erhöhte Gewebespannungen, die durch lokalen peripheren Druck auf Nerven und Gefäße zu einer Beeinträchtigung der Homöostase führen können. Von außen einwirkende *Stressoren* (z. B. Traumata) können die physiologische Adaptationsfähigkeit beeinträchtigen (sog. *primäre* Läsion); als *sekundäre* oder *kompensatorische* Läsionen werden die reaktiv einsetzenden Mechanismen wie Muskelanspannung, vermehrte Faszienspannung, lokale Tonuserhöhung des Bindegewebes u. a. bezeichnet; diese resultieren in funktionellen Beeinträchtigungen von Gelenken (sog. kompensatorische Bewegungseinschränkung).
Technik/Ausführung: Es handelt sich hierbei nicht um eine Behandlung einzelner Symptome, sondern um eine komplexe Behandlung des gesamten Körpers, bei der auch körpereigene Kräfte wie Anspannung, Entspannung, Atmung, Lagerung u. a. m. eingesetzt werden. Gleichzeitige passive Mobilisierungstechniken durch den Therapeuten (z. B. manuelle myofasziale Lösung), auch durch Impulstechniken an der Grenze der individuellen Bewegungseinschränkung (bei der *direkten Technik* in die Richtung der Funktionsstörung, bei der *indirekten* Technik in die entgegengesetzte Richtung).

Diagnostik: Klinische Befundung durch Palpation und Überprüfung von Dysfunktionen in verschiedenen Körperschnittebenen (T 2.31) mit unterschiedlicher Druckausübung der Hand:
- *muskuloskeletales* bzw. *parietales* System: Knochen, Muskulatur mit ihren bindegewebigen Hüllen, Gelenke, Bänder und Sehnen,
- *viszerales* System: innere Organe mit ihren bindegewebigen Hüllen sowie dem dazugehörigen Gefäß- und Nervensystem,
- *kraniales* bzw. *kraniosakrales* System: Schädel, Kreuzbein, zentrales und peripheres Nervensystem mit Gehirn, Rückenmark und Liquor cerebrospinalis.

Therapieplan: Eventuell anfängliche Behandlung der kompensatorischen (sekundären) Störungen (Abbau von Barrièren), dann erst der primären Einschränkung; mehrmalige Wiederholungen der Einzelstrategien, bis die Funktion wiederhergestellt und die Entspannung der Gewebestruktur eingetreten ist (T 2.32).

Überwiegender Einsatz von Muskeldehntechniken (*Muscle Energy Techniques*), aber auch sanfte Manipulationen mit Minimalimpuls (*High Velocity low Amplitude Thrust*) und manuelle Mobilisationen (*Myofascial Release Techniques*). Bei der sog. *Counterstrain-Methode* wird der zu behandelnde Körperteil in eine entspannte Position gebracht, anschließend wird der zugehörige Druckpunkt in dieser Position etwa 90 Sekunden gehalten, bis dann wieder die Normalposition eingenommen wird.

Nach der Behandlung sollte der Körper für einige Tage (in Einzelfällen auch für 2–3 Wochen) in Ruhe gelassen werden, um die „einsetzenden Eigenregulationskräfte nicht zu stören".

Ziele: Wiederherstellung der normalen geweblichen Mobilität und Spannung (Homöostase im Sinne selbstregulierender Mechanismen), Optimierung der Gewebeinnervation und -durchblutung zur Stimulation der natürlichen körperlichen Regenerations- und Reparationsprozesse.

Indikationen: Funktionelle Störungen im Sinne der manuellen Medizin wie z.B.:
- akute (auch traumatische) oder chronisch rezidivierende HWS-Funktionsstörungen,
- akute oder chronisch rezidivierende Funktionsstörungen der LBH-Region.

Kontraindikationen:
- Zunahme der Beschwerden unter der Behandlung
- fieberhafte Allgemeinerkrankungen
- tumoröse Erkrankungen
- frische knöcherne Verletzungen.

T 2.31 Diagnostische Ebenen in der Osteopathie

Ebene	Anatomisches Korrelat	Technik	Kriterien
muskuloskeletal	Gelenkmobilität	passive Bewegungen mit Palpation der Muskulatur	Dehnbarkeit Muskel(an)spannung
	Muskellänge	passive Dehnung	Dehnbarkeit
	Muskelkraft	isometrische Anspannung isotonische Anspannung	Kraftentwicklung Koordination
viszeral	Mobilität	passive Dehnung der Bindegewebsaufhängung der Organe	Dehnbarkeit
	Motilität	Auslösung der Eigenrhythmik der Organe	Amplitude
		passives Folgen der Eigenrhythmik der Organe	Amplitude, Symmetrie
	Spannungszustand	Kompressionen	Verformbarkeit
kranial	suturale Mobilität	Auslösen der Eigenrhythmik der Schädelknochen	Amplitude
		passives Folgen der Eigenrhythmik der Schädelknochen	Amplitude, Symmetrie
	intraossäre Mobilität	passives Folgen der Spannung	Bewegungsausmaß
	Länge der meningealen Membran	passive Dehnung	Dehnbarkeit
	Spannung der meningealen Membran (Sinus)	Kompression	Verformbarkeit

T 2.32 Ebenenbezogene therapeutische Ansätze in der Osteopathie

Ebene	Anatomisches Korrelat	Technik	Kriterium
muskuloskeletal	Gelenkmobilität	Mobilisationen mit kurzem und mit langem Hebel	Verbesserung der Beweglichkeit
		Entspannung durch Positionierung	Verbesserung der Dehnbarkeit
		Muskelenergietechniken	
	Muskellänge	passive und aktive Dehnung	Zunahme der Dehnbarkeit
viszeral	Mobilität	passive Dehnung der Bindegewebsaufhängung der Organe	Zunahme der Dehnbarkeit
	Motilität	Auslösen der Eigenrhythmik der Organe	Amplitude
		passives Folgen der Eigenrhythmik der Organe	Amplitude, Symmetrie
	Spannungszustand Abflussstimulation	Kompressionen mit Vibrationen	Zunahme der Verformbarkeit
kranial	suturale Mobilität	Auslösen der Eigenrhythmik der Schädelknochen	Zunahme der Amplitude und der Symmetrie
		passives Folgen der Eigenrhythmik der Schädelknochen	
		Kompressionen und Dekompressionen der Suturen	
		„Flüssigkeitstechniken" (Ruhepunkt-Technik, V-Spreizen)	
	intraossäre Mobilität	passives Folgen der intraossären Spannung	Zunahme der Verformbarkeit
	Länge der meningealen Membrane	passive Dehnung	Zunahme der Dehnbarkeit
	Spannung der meningealen Membrane	Kompression	Zunahme der Verformbarkeit

Kraniosakrale Therapie

Inaugurator: Dr. John *Upledger*, US-amerikanischer Osteopath (in den 70er-Jahren des 20. Jahrhunderts).

Definition: Spezielle sanfte, manuelle, nichtinvasive Technik als Sonderform der Osteopathie (S. 50) mit Erfassung und Behandlung struktureller peripherer bindegewebiger und neuronaler Ungleichgewichte.

Grundlagen: Dem theoretischen Konzept liegen mehrere Postulierungen zugrunde:

- Peripheres Bindegewebe umschließt alle Organe des menschlichen Körpers.
- Die äußeren Hüllen des Gehirns und des Rückenmarkes stellen den zentralen Teil dieses Bindegewebes dar.
- Es besteht eine spezifische strukturelle Beziehung zwischen diesen peripheren und zentralen bindegewebigen Strukturen.
- Die manuelle Behandlung der Bindegewebsstrukturen und auch der Hirn- und Rückenmarkshäute übt einen Einfluss auf das Nervensystem aus.
- Innerhalb der peripheren und der zentralen Bindegewebsstrukturen findet eine sog. „kraniosakrale Bewegung" statt.

Eine Spannungszunahme im peripheren Bindegewebe zieht einen ähnliche Effekt auch in den zentralen Hirnhäuten nach sich. Somit bewirkt eine manuelle Behandlung der peripheren Strukturen über den Einfluss auf die zentralen Gewebeanteile auch eine Verbesserung der Funktion des zentralen Nervensystems (sog. allgemeine Projektion). Die Berührung peripherer Körperareale bringt eine sog. *„kraniosakrale Bewegung"* mit sich, die palpatorisch als „qualitative Verbesserung einer Bewegung" festgestellt werden kann (unabhängig von Herzschlag und Atmung).

Technik/Ausführung: Das sog. *10-Schritte-Programm* zielt auf eine rhythmische kraniosakrale Bewegung ab, die durch Druckschwankungen innerhalb des Liquor cerebrospinalis ausgelöst werden soll. Über leichte manuelle Zug- und Druckkräfte wird an die behandelte Gewebestruktur ein Impuls weitergegeben, wobei vom Therapeuten eine sog. *„Entwirrbewegung"* wahrgenommen wird; dieses Symptom wird unterstützt und resultiert in einer vermehrten Gewebespannung.

Untersuchungs- und Behandlungsaufbau erfolgen von peripher nach zentral; die Körperareale mit der höchsten Gewebespannung werden zuerst behandelt:

Milde Kompression der *Körperquerstrukturen* mit horizontalem Verlauf (Zungenbein, Thoraxapertur, Diaphragma, Beckenboden), leichte Traktion der *Köperlängsstrukturen* (Extremitäten), leichte Kompression des *kraniozervikalen Überganges*, der *Rückenmarkshäute* und des *Beckens*, evtl. mit leichter Traktion, spezifische Mobilisation der *Schädelbasis*, Traktionstechniken für die *knöchernen Anteile des Gesichtsschädels*, Körperquerstrukturtechnik für die *Weichteile des Gesichtes*, Kompression und Distraktion der *Kiefergelenke*, Körperquerstrukturtechnik für die *Mundöffnung* und die *Augen*.

Im Falle der *patientenindividuellen Behandlung* werden die ausgeprägtesten Gewebespannungen mit Ausübung eines Zuges auf die umgebenden Strukturen (Folge einer unzureichenden Verarbeitung physischer und psychischer Traumata) erfasst und vordringlich therapiert; typischerweise besteht hier primär eine erfassbare Abnahme der „Qualität der kraniosakralen Bewegung" mit „lokaler Zunahme des Energieniveaus".

Abschließende Überprüfung des Behandlungserfolges durch Palpation der kraniosakralen Bewegung des gesamten Körpers (10-Punkte-Programm).

Ziele: Optimierung der Funktionalität des Nervensystems mit Spannungsausgleich innerhalb des Bindegewebes und der Hirn- und Rückenmarkshäute, Schmerzreduktion bzw. Schmerzfreiheit.

Indikationen: Alle klinischen Symptome und Störungen, bei denen eine zentrale neuronale Dysfunktion im Vordergrund steht wie z. B.:
- chronische Schmerzbilder, auch Somatisierungs- bzw. Schmerzverarbeitungsstörungen (Fibromyalgie, myofasziales Schmerzsyndrom u. a.)
- hyperkinetisches Syndrome
- Zerebralparese.

Kontraindikationen: Bei sachgerechter Anwendung keine.

Atlastherapie

Inaugurator: Dr. Albert *Arlen* (1925–1992); französischer Manualmediziner aus Munster/Elsass. Er stellte seine Behandlungsmethoden erstmals 1981 auf dem FIMM-Kongress der Öffentlichkeit vor; ärztliche Schulungen in Seminaren seit 1983.
Seit 1993 werden die Grundlagen und Techniken dieser Methode durch die ÄGAMK (Ärztegesellschaft für Atlastherapie und Manuelle Kinderbehandlung) vermittelt; es besteht ein Kooperationsvertrag mit der DGMM (Deutsche Gesellschaft für Manuelle Medizin).

Synonym: Metamer-Therapie.
Definition: Unspezifische Technik aus der manuellen Medizin an der oberen Halswirbelsäule (sog. „Einfingertechnik" am Atlasquerfortsatz).
Technik/Ausführung: Orientierung an der (Rotations-)Stellung des Atlas; der Behandler steht hinter dem sitzenden Patienten. Die Mittelfingerkuppe des Therapeuten liegt (auf der Beschwerdeseite) am Querfortsatz von C1, die andere Hand befindet sich als Haltehand an der kontralateralen Wange. Aus einer geringen, aber gehaltenen und nach innen gerichteten Vorspannung heraus wird ein schneller (0,05–0,1 Sekunden) und kräftiger Impuls auf den Atlasquerfortsatz ausgeübt.
Cave: Ein zu lange anhaltender Druck kann zu einer Beschwerdeverstärkung führen!
Effekt: Allgemeine Entspannung (Detonisierung).
Ziele: Lösen funktioneller Störungen der oberen Halswirbelsäule mit Wiederherstellung einer ungestörten schmerzfreien Beweglichkeit.
Indikationen:
- Funktionsstörungen der oberen Halswirbelsäule (C1 und C2),
- neurologische Erkrankungen (z. B. Gleichgewichtsstörungen bei der MS).

Kontraindikationen: Keine (da technisch einfach durchzuführen).

Medizinische Trainingstherapie

Abkürzung: MTT.
Synonyme: Gerätegestützte Physiotherapie, muskuläres Aufbautraining.

Allgemeine Grundlagen

Definition: Die medizinische Trainingstherapie (MTT) stellt einen Sammelbegriff für ein physiotherapeutisches Behandlungskonzept im Rahmen der manuellen Medizin dar, das vor allem in der mittleren und späten Phase der Rehabilitation orthopädischer Krankheitsbilder zum Einsatz kommt. Sie beinhaltet ausschließlich aktive Übungen, die über die Bewegungsbahn, den Widerstand und auch die Repetition selektiv modifiziert werden. Der jeweilige Widerstand richtet sich immer nach den individuellen Gegebenheiten des betroffenen Patienten. Ein effektives Ausdauertraining besteht im Allgemeinen aus 15 bis 20 Wiederholungen des Bewegungsablaufes im Atemrhythmus des Patienten.

Als wichtiges *Prinzip* der Medizinischen Trainingstherapie gilt die Beachtung der wechselweisen Beanspruchung unterschiedlicher Muskelgruppen. Ein reduziertes Gewicht ist hierbei wichtiger als ein spezielles Training der Kraftausdauer, insbesondere auch, weil hiermit eine höhere Anzahl an Einzelwiederholungen erfolgen kann, als dies bei größeren Gewichten möglich wäre. Die jeweiligen Übungen sollten immer möglichst langsam und ohne Schwung („Anlauf"), darüber hinaus auch ohne Ausweichbewegungen durchgeführt werden.

Allgemeine Ziele:
- Erreichen von Schmerzfreiheit unter Belastung,
- bestmögliche Wiederherstellung der Körper- und Gelenkbeweglichkeit,
- bestmögliche Wiederherstellung der wichtigen muskulären Funktionen wie Kraft, Ausdauer und Koordination (sowohl Automobilisation wie Autostabilisation),
- Trainieren und Wiedererlernen alltags- und sportspezifischer Bewegungsmuster (Koordination),
- Prävention erneuter Verletzungen.

Ist es dem Patienten möglich, ein spezielles Gewicht repetitiv 10-mal zu bewegen und spürt er beim 10. Mal eine gewisse muskuläre Belastung, so beansprucht er sich in einem Kraft-Leistungs-Bereich von etwa 60–70%. Kann der Patient die Übungen 25-mal hintereinander ausführen, bevor er eine muskuläre Kraftanstrengung verspürt, liegt der Kraft-Leistungs-Bereich bei ca. 40%. Zu Beginn der medizinischen Trainingstherapie nach endoprothetischem Gelenkersatz sind Kraft-Leistungs-Bereiche von 20–30% sinnvoll, was in etwa 30 bis allenfalls 40 wiederholten Übungen mit niedrigen Gewichten entspricht, ohne dass dabei eine nennenswerte muskuläre Ermüdung auftritt.

Ein *Präventionstraining* liegt dem gegenüber bei etwa 60–70% muskulärer Kraftanstrengung, wobei die einzelnen Übungen regelmäßig zumindest 1- bis 2-mal pro Woche, möglichst jedoch täglich durchgeführt werden sollten. Die ideale Dosis hängt hier sehr vom Einzelfall ab und ist immer eng dem jeweiligen Heilungsverlauf anzupassen.

Indikationen: Die Indikation zur Durchführung von Behandlungsmaßnahmen aus der medizinischen Trainingstherapie erstreckt sich auf alle konservativ oder operativ versorgten Verletzungen der Haltungs- und Bewegungsorgane, auf rekonstruktive Eingriffe (z. B. der Rotatorenmanschette der Schulter, auch auf hüft- bzw. kniegelenksnahe Umstellungsosteotomien), des Weiteren auch auf die Rehabilitation nach endoprothetischem Gelenkersatz (v. a. des Hüft- und Kniegelenkes, aber auch des Schulter- und des Sprunggelenkes) oder nach operativen Eingriffen im Bereich der Wirbelsäule (z. B. lumbale Bandscheibenoperation, zervikale oder lumbale Fusion u. a.).

Bei den einzelnen Übungen sollte unbedingt auf einen langsamen Beginn mit möglichst exakter Ausführung des Bewegungsablaufes mit gleichmäßiger Geschwindigkeit und endgradiger Ausführung geachtet werden; dies betrifft sowohl die konzentrischen als auch die später durchzuführenden exzentrischen Bewegungsmuster. Sowohl Patient als auch Therapeut sollten stets kontrollieren, dass tatsächlich auch nur der jeweils betroffene Muskel gezielt trainiert wird. Ausweichbewegungen, die dann meistens eine Belastung der Wirbelsäule mit sich bringen, sollten unterbleiben. Ursache für solche technischen Fehler ist meistens ein zu großes Übungsgewicht. Wichtig erscheint der Hinweis auf die konsequente Beibehaltung einer gleichmäßigen Atmung, eine Pressatmung (Luftanhalten während der einzelnen Kraftleistungen) ist unbedingt zu vermeiden. Unter diesem Gesichtspunkt ist bei körperlicher Anstrengung die Ausatmung zu empfehlen, das Einatmen im Zuge der Entlastung.

Kontraindikationen: Kontraindiziert ist die medizinische Trainingstherapie lediglich dann, wenn sich jegliche Physiotherapie aufgrund einer entzündlichen Störung (lokaler Prozess, systemische virale oder bakterielle Infektionen) oder internistischer Probleme (dekompensierte Herzinsuffizienz, medikamentös nicht ausreichend eingestellte Hypertonie u. a. m.) verbietet.

Technik/Ausführung: Voraussetzung zur Durchführung der medizinischen Trainingstherapie ist die auf der ärztlichen Diagnose aufbauende Funktionsuntersuchung durch den Therapeuten. Hieraus ergeben sich, den Gesetzen der manuellen Medizin folgend, die Behandlungsprinzipien einer *Mobilisation* bei Hypomobilität sowie einer *Stabilisation* bei Hypermobilität. Zu beachten ist hier zwingend, dass zunächst das betroffene Gelenk und erst dann die Muskulatur behandelt wird. Verkürzte Muskelgruppen müssen zu Beginn gedehnt, erst anschließend sollten ihre geschwächten Anteile gekräftigt werden. Nicht übersehen werden darf, dass paretische Muskulatur nicht in Dehnstellung gebracht wird. Außerdem müssen die Behandlungsstrategien der medizinischen Trainingstherapie immer weitgehend schmerzfrei sein. Toleriert werden lediglich anfängliche leichte muskuläre Beschwerden aufgrund der Belastung bzw. einer erfolgten Dehnung bei bereits eingetretener muskulärer Verkürzung.

Sinnvollerweise beginnt die Behandlungseinheit mit einer kurzen *Aufwärmphase*, vor allem im Hinblick auf eine Aktivierung des Herz-Kreislauf-Systems. Dies gelingt z. B. durch eine 5- bis 10-minütige unterschwellige, jedoch gleichmäßige Bewegungsbelastung (z. B. lockeres Gehen auf dem Laufband, Ergometertraining), um Herzfrequenz und Blutdruck an ihren Arbeitsbereich „heranzuführen". Erstrebenswert ist hier ein Pulswert von etwa 100–110 Schlägen/Minute. An diese Aufwärmphase soll sich ein *kurzes Stretchingprogramm* der später zu trainierenden Muskelgruppen anschließen.

Auch im Rahmen eines Rehabilitationstrainings sollte, wie es auch im Breitensport üblich ist, die körperliche Aktivität nicht plötzlich abgebrochen werden. Dem Körper sollte vielmehr Zeit gelassen werden, sich wieder langsam zu erholen. In diesem Zusammenhang sind aktive Maßnahmen wie z. B. ein lockeres Auslaufen bzw. muskelentspannende Dehnungsübungen, aber auch passive Therapieeinheiten sinnvoll.

Bei der **apparativen technischen Ausstattung** sind für ein optimales Patiententraining *Geräte* wie Rollenzüge (👁 **2.42** bis 👁 **2.45**), Schrägbretter (👁 **2.46**), Schenkeltrainer (👁 **2.47**), Trainingstische, eine Mobilisationsbank und Hanteln etc. erforderlich (👁 **2.48**). Trainiert wird aus Bauchlage, Rückenlage, Seitlage sowie im Sitz und Stand (👁 **2.49**).

Ziele: Über die **Einzelbehandlung** erlernt der Patient zunächst einfache selektive Funktionsabläufe, um diese dann zu komplexen Bewegungsmustern zusammenzusetzen. Er verbleibt so lange in physiotherapeutischer Einzelbetreuung, bis er sich koordinativ weitgehend selbstständig kontrollieren kann. Wichtig für den Erfolg der medizinischen Trainingstherapie ist das anschließende **Gruppentraining**, das möglichst täglich, zumindest aber 3-mal wöchentlich jeweils über 30–60 Minuten und insgesamt über mehrere Monate stattfinden sollte, um neu erlernte Bewegungsmuster bestmöglichst zu automatisieren. Hier fördert ein dem Patienten ständig neu angepasstes Trainingsprogramm sicherlich deutlich die Motivation.

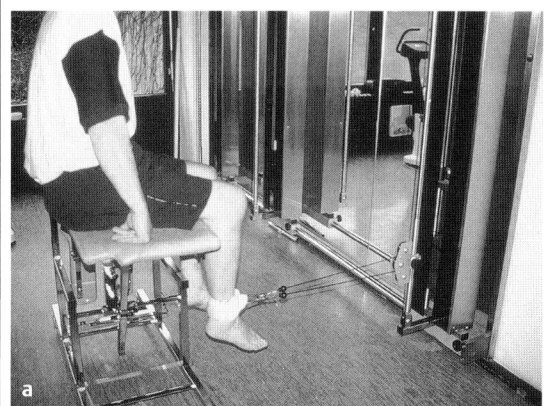
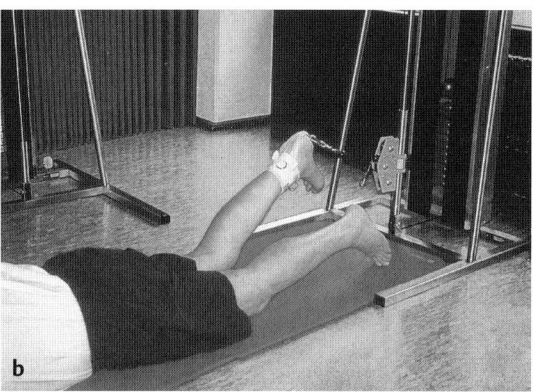

👁 **2.42a,b** Typische repetitive Übungen aus der medizinischen Trainingstherapie unter Einsatz von Rollenzügen zur Verbesserung der Kniefunktionalität (Spiegeleinsatz): **a** sitzende Körperhaltung (Kniebeuger), **b** Bauchlage (Kniebeuger)

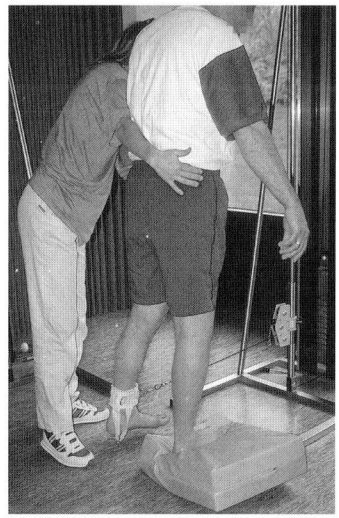

👁 **2.43** Koordinationsschulung in stehender Körperhaltung auf instabiler Unterlage im Rahmen der medizinischen Trainingstherapie (Rollenzugeinsatz)

2 Krankengymnastik

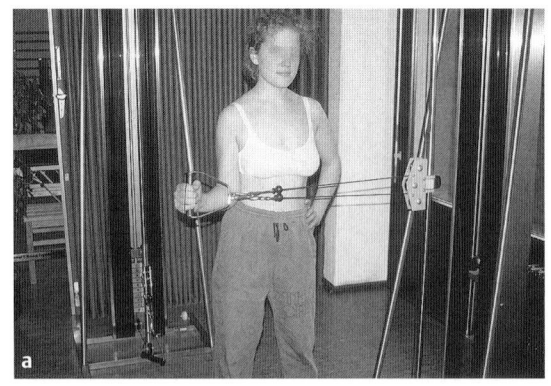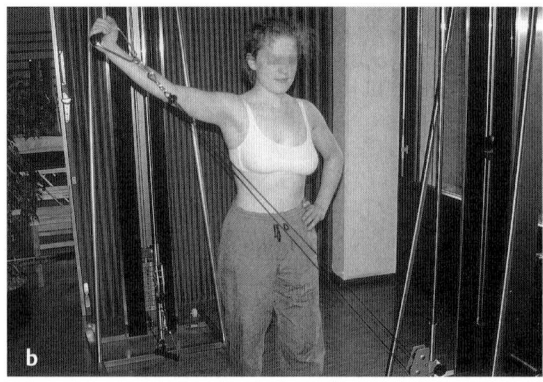

2.44a,b Typische repetitive Übungen im Stehen aus der medizinischen Trainingstherapie unter Einsatz von Rollenzügen zur Verbesserung der Schulterfunktionalität (Spiegeleinsatz): **a** Außenrotation des anliegenden Armes, **b** Abduktion (jeweils im Schulterhauptgelenk)

Als Steigerung der medizinischen Trainingstherapie bleibt für das Spätstadium der Rehabilitation nach Abklingen jeglicher Gelenkbinnenreizzustände das *isokinetische Training* zu erwähnen. Vordringliches Behandlungsziel im Falle eine Hüftgelenksproblematik ist dabei die Kräftigung der gelenkumspannenden Muskulatur, aber auch die des M. quadriceps femoris sowie die der Kniebeugergruppe.

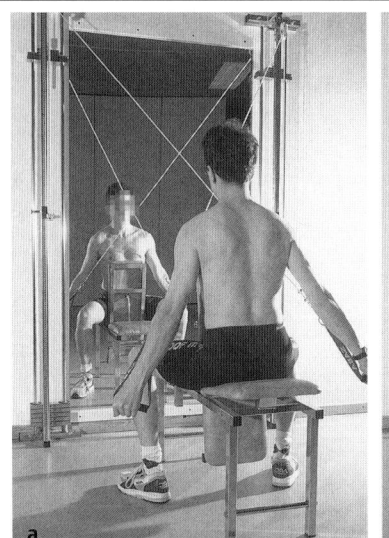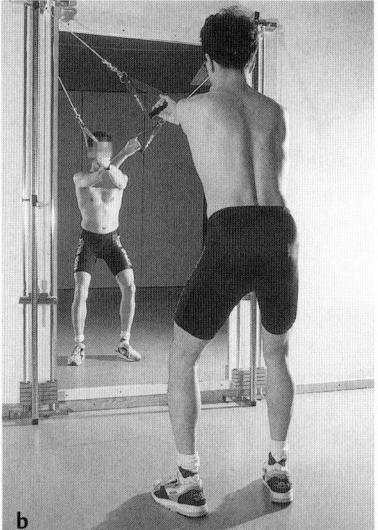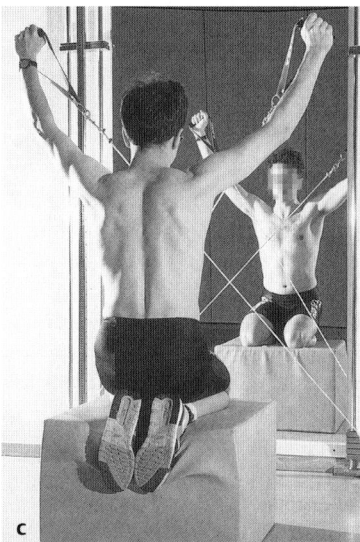

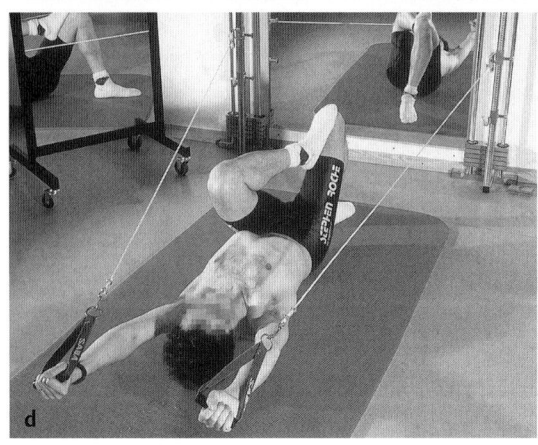

2.45a–d Typische repetitive Übungen aus der medizinischen Trainingstherapie zur Aufschulung der Bauch- und Rückenmuskulatur unter Einsatz von Rollenzügen (Spiegelkontrolle): **a** sitzende Körperhaltung (stabile Unterlage), **b** stehende Körperhaltung, **c** kniende Körperhaltung (instabile Unterlage), **d** liegende Körperhaltung

Medizinische Trainingstherapie

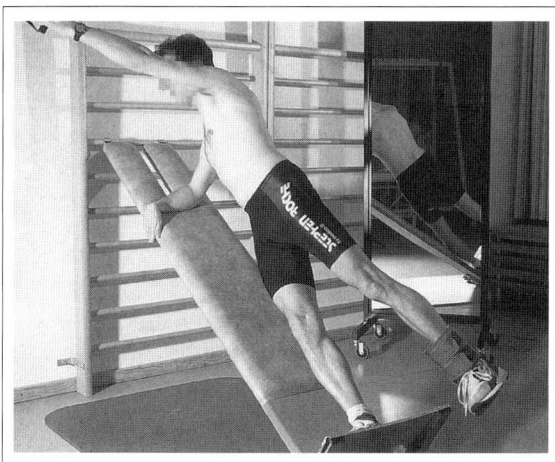

◉ **2.46** Üben der Hüftabduktion links in Rechtsseitlage auf dem Schrägbrett

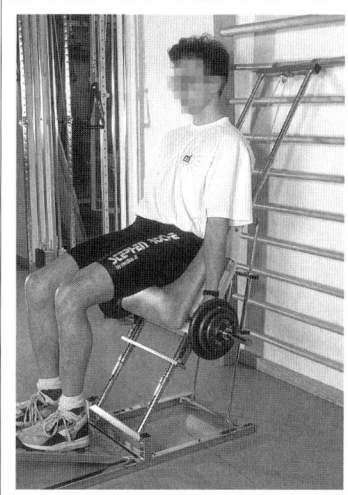

◉ **2.47** Kreuzstemme in sitzender Körperhaltung im Rahmen der medizinischen Trainingstherapie

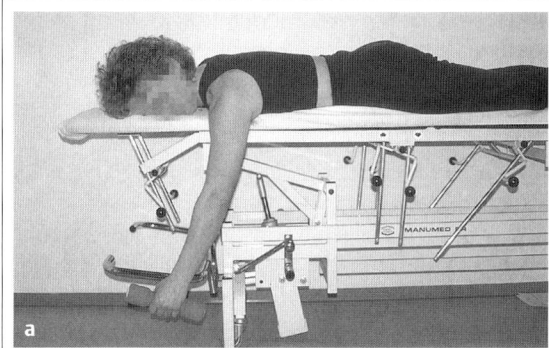

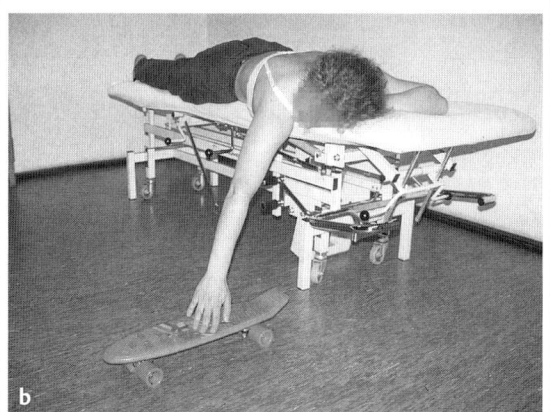

◉ **2.48a,b** Typische repetitive Übungen aus der medizinischen Trainingstherapie zur Verbesserung der Schulterfunktionalität (jeweils in Bauchlage): **a** Hanteltraining mit dosierbaren Gewichten (Extension), **b** Abduktionstraining unter Einsatz eines Skateboards

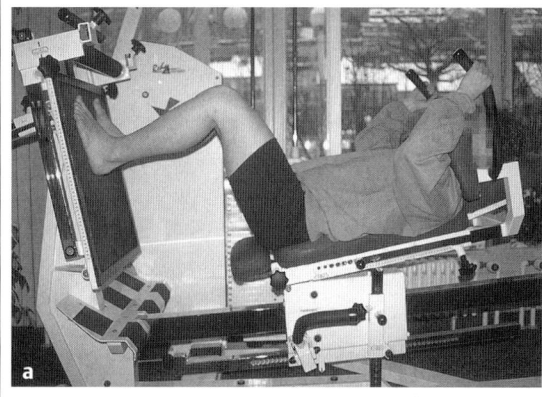

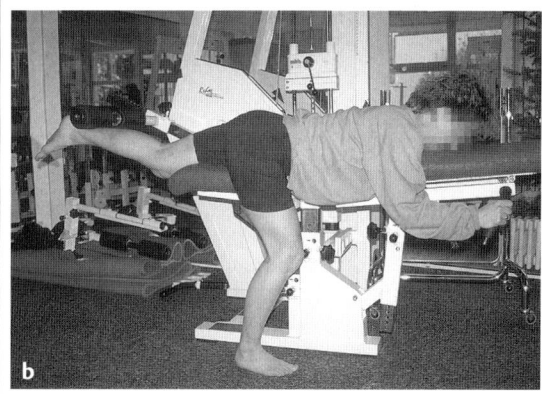

◉ **2.49** Medizinische Trainingstherapie zur Kräftigung der Muskulatur der unteren Extremitäten: **a** Rückenlage – Beinstemme (Hüftbeuger, Kniestrecker), **b** Bauchlage (Hüftstrecker, Kniebeuger)

Die Besonderheit dieses technisch aufwendigen und kostenintensiven Trainingsprogramms liegt darin, dass hier die individuellen Kraftvorgaben des Patienten den jeweiligen Übungswiderstand determinieren, der dann computergesteuert apparativ vorgegeben wird (z. B. am CYBEX-Gerät).

Spezielle Behandlungsstrategien

Im Falle eines konsequent und regelmäßig durchgeführten Trainingsprogramms (3- bis 5-mal/Woche) ist im Allgemeinen eine beschleunigte Belastungsanpassung zu erwarten; unregelmäßige Zeitintervalle, v. a. wenn diese mehr als 5 Tage betragen, sind weniger effizient und einem postoperativen Rehabilitationserfolg eher abträglich. Werden mehr als eine Behandlungseinheit/Tag durchgeführt (in der Regel nur bei Leistungssportlern sinnvoll), sollte zur bestmöglichen muskulären Regeneration ein Intervall von mindestens 6–8 Stunden eingehalten werden.

Beim *Aufbautraining der MTT* werden vier unterschiedliche Belastungsphasen unterschieden (T 2.33), die sich nach der Art der Verletzung, der Art der durchgeführten Behandlung (konservativ, operative Versorgung), dem aktuellen Heilverlauf (T 2.34) sowie den individuellen körperlichen Gegebenheiten (kardiopulmonale Belastbarkeit, Lebensalter, Kondition u. a.) ausrichten, wobei vor allem in der Phase der frühen postoperativen Rehabilitation engmaschige ärztliche Kontrollen des Therapieverlaufs erfolgen sollten.

Die muskuläre Belastungsintensität der medizinischen Trainingstherapie entspricht der Anzahl an Wiederholungen der jeweiligen Übungs(-teile) (T 2.35).

Frühfunktionelle Therapie (1. Phase): Beinhaltet zunächst ein *allgemeines Training* der kardiopulmonalen Leistungsfähigkeit (Ausdauer) als Voraussetzung für weitere, dann körperlich belastendere Übungsteile. Weiterhin sind isometrische sowie dosierte dynamische Trainingseinheiten sinnvoll.

Trainingsdosierung: 20–60 Minuten; möglichst täglich.

2. Phase: Gezielte *Stabilisierung der Muskulatur* (Verbesserung von Kraft und Ausdauer; Beginn mit koordinativen Übungen) steht im Vordergrund. Neben isometrischem und isotonischem Muskeltraining kommt teilweise auch das isokinetische Krafttraining (z. B. am CYBEX) in Frage (● 2.50).

Trainingsdosierung: 45–90 Minuten; 1- bis 2-mal täglich.

3. Phase: *Funktionelles Aufbautraining der Muskulatur* (bis zur uneingeschränkten Funktionsfähigkeit); setzt eine freie Beweglichkeit des betroffenen Gelenkes voraus. Zu diesem Zeitpunkt werden auch Übungen zur Optimierung der Reaktionsschnelligkeit (evtl. mit dem Therapeuten zusammen oder in Gruppen), zur Verbesserung der Koordination (z. B. auf instabiler

T 2.33 Phasen des Aufbautrainings im Rahmen der MTT (allgemein)

1. Phase	allgemeine Mobilisation, Gelenkmobilisation	sog. frühfunktionelle Therapie
2. Phase	Stabilisation	funktionelle Therapie
3. Phase	funktionelles Muskelaufbautraining bei gegebener uneingeschränkter Gelenkbeweglichkeit	
4. Phase	Muskelbelastungstraining bei gegebener uneingeschränkter Belastungsfähigkeit	

T 2.34 Phasen des Aufbautrainings im Rahmen der MTT bei speziellen Indikationen (Auswahl)

Diagnose	1. Phase	2. Phase	3. Phase	4. Phase
	(Woche nach Verletzung bzw. Operation)			
Schulter-TEP	1.–2.	2.–4.	4.–6.	ab 7.
Rotatorenmanschettenrekonstruktion	1.–3.	3.–6.	6.–8.	ab 9.
subakromiale Dekompression	1.	2.–3.	4.–5.	ab 6.
Hüft-TEP	1.–2.	2.–4.	4.–6.	ab 7.
hüftgelenksnahe Umstellungsosteotomie	1.–3.	3.–6.	7.–12.	ab 13.
Knie-TEP	1.–3.	4.–6.	7.–8.	ab 9.
kniegelenksnahe Umstellungsosteotomie	1.–3.	3.–6.	7.–12.	ab 13.
Meniskusoperation	1.–2.	3.–4.	5.–6.	ab 7.
Kreuzbandrekonstruktion	1.–4.	5.–8.	9.–12.	13.–16.
Innenbandverletzung des Kniegelenkes	1.–3.	4.–6.	ab 6.	ab 8.
Sprunggelenksfraktur	1.–2.	3.–5.	ab 6.	ab 8.
Bandverletzung OSG	1.	ab 2.	ab 3.	ab 6.
Achillessehnenruptur	1.–3.	4.–6.	ab 7.	ab 12.

Unterlage wie einem Trampolin oder einem Kippbrett) und auch zur Steigerung der Ausdauerleistung durchgeführt. Sämtliche Formen der muskulären Beanspruchung, Komplextraining sowie intensives Intervalltraining werden jetzt schrittweise in den Behandlungsplan integriert.

Trainingsdosierung: 60–90 Minuten; 1- bis 2-mal täglich.

4. Phase: Diese Phase des *muskulären Belastungstrainings* gehört nicht mehr zum engeren Rehabilitationsprogramm, sondern dient im Wesentlichen (leistungs-)sportlichen Motiven. Hier wird eine uneingeschränkte körperliche Belastbarkeit vorausgesetzt. Spezielle Ziele sind die Optimierung der Reaktionsschnelligkeit sowie der Kraft- und Schnelligkeitsausdauer. Unter diesem Aspekt kommen neben individuellen gerätegestützten Kraftprogrammen vor allem sportartspezifische Trainingsformen zur Durchführung. Die Pulsfrequenz (pro Minute) ist ein Indikator für die jeweilige individuelle Trainingsintensität (T 2.36).

Trainingsdosierung: 60–90 Minuten; 1- bis 3-mal täglich (je nach Leistungsstufe).

Statisches Krafttraining

Technik: *Isometrische* Übungen, bei denen die Länge und die Lage des behandelten Muskels konstant bleibt und gegen einen vorgegebenen fixierten Widerstand gearbeitet wird (Halte- bzw. Widerstandsarbeit) (T 2.37).

Vorteil: Gute Dosierbarkeit.

Indikationen: Vor allem in der frühen postoperativen Rehabilitation zur Atrophieprophylaxe mit dann selektivem Training der überwiegend phasischen Muskelgruppen ohne Effekt auf die Schnellkraft.

Dynamisches Krafttraining

Technik: Unter Beibehaltung der muskulären Spannung erfolgt eine Längenänderung (Verkürzung, Verlängerung) der kontraktilen Muskelelemente bei gleichbleibendem vorgegebenem Widerstand, z. B. durch ein Gewicht (*isotonisch*) (T 2.38).
- *Konzentrische Kontraktion:* Anspannung/Verkürzung (z. B. Stemmen einer Hantel),
- *exzentrische Kontraktion:* Anspannung/Verlängerung (z. B. Herablassen einer Hantel),
- *auxotonische Kontraktion:* kombinierte Spannungs- und Längenänderung.

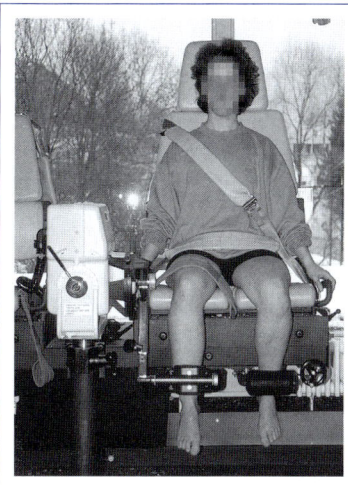

2.50 Isometrisches Training des M. quadriceps femoris am Cybex

T 2.35 Beurteilung der Belastungsintensität von Übungen der MTT innerhalb der orthopädischen Rehabilitation (nach Rühl 1992)

Muskuläre Belastungsintensität (Angabe in % der maximalen Kraftentfaltung)	Anzahl an Wiederholungen der jeweiligen Übung
50–55	19–24
55–60	15–18
60–65	11–14
65–70	9–10
75–80	7–8
80–85	5–6
85–90	3–4
90–95	2 (–3)
95–100	1

T 2.36 Muskuläres Kraft- und Konditionstraining innerhalb der MTT (Leistungssport) (nach Rühl 1992)

Trainingsintensität	Muskuläre Kraftentfaltung (% der Maximalkraft)	Ausdauerleistung (% der besten Laufleistung)	Pulsfrequenz (pro Minute)
gering	30–50	30–50	130
leicht	50–70	50–60	140
mittel	70–80	60–75	150
submaximal	80–90	75–90	165
maximal	90–100	90–100	180

T 2.37 Statisches Training innerhalb der MTT (orthopädische Rehabilitation)

Behandlungsziel	Belastung des trainierten Muskels (% der Maximalkraft)	Dauer der Einzelübung (Sekunden)
Zunahme des Muskelquerschnitts ■ Phase 1 (Muskelaufbau) ■ Atrophieprophylaxe	80–90	5–10
Verbesserung der Kraftausdauer	30–50	30–120
Verbesserung der intramuskulären Koordination	80–100	3–5

T 2.38 Dynamisches Krafttraining innerhalb der MTT (orthopädische Rehabilitation)

Behandlungsziel	Belastung des trainierten Muskels (% der Maximalkraft)	Anzahl der Wiederholungen
konzentrisch (dynamisch-schnell)		
Verbesserung der Maximalkraft ■ Muskelmasse ■ intramuskuläre Koordination	60–90 80–100	5–15 1–5
Verbesserung der Kraftausdauer	40–50	20–40
Verbesserung der Schnelligkeit	30–60	10–20
exzentrisch (dynamisch bremsend)		
Verbesserung der Maximalkraft (intramuskuläre Koordination)	90–100	1–5
Verbesserung der Schnellkraft	50–90	5–15

Hilfsmittel: Fausthantel (im Gewicht nicht veränderbar), Kurz- oder Langhantel (im Gewicht durch aufsteckbare Scheiben variierbar), Expander, Rollenzüge, spezielle Kraftmaschinen für alle Muskelgruppen mit vorgegebener Bewegungsrichtung (gewichts- und damit belastungsvariabel).
Indikationen: Als komplexe physiologische Bewegungsform mit variablen Belastungsparametern v. a. in der 2. Phase des postoperativen Rehabilitationsprogramms (s. o.).

Isokinetisches Krafttraining

Technik: Sonderform der dynamischen Trainingsmethode mit vorgegebener Winkelgeschwindigkeit. Der apparative Widerstand wird durch die individuelle momentane Kraftanstrengung des behandelten Patienten selbst erzeugt und über den Dynamometer der Kraftmaschine analog mit gleicher Stärke beantwortet, was eine sehr exakte Trainingsdosierung erlaubt. Das *dynamische Ramping* mit der Möglichkeit der Anpassung der vom Gerät vorgegebenen Winkelgeschwindigkeit an die Anfangsgeschwindigkeit, mit der der Patient sein Übungsprogramm beginnt, erlaubt eine schonende Adaptation an die avisierte Trainingsbelastung.

Niedrige Geschwindigkeiten beinhalten eine hohe Kraftleistung mit dann allerdings hoher Gelenkbelastung; je kleiner das gewählte Bewegungsausmaß ist, desto niedriger wird auch die Geschwindigkeit sein. Hohe Winkelgeschwindigkeiten stellen ein gutes Training der intra- und intermuskulären Koordination und auch der Ausdauer dar. Gerade für den Muskelaufbau bietet diese Trainingsform die beste Effizienz.
Indikation: Einsatz während der 3. Phase der orthopädischen Rehabilitation (s. o.); zuvor intensives Aufwärm- und Dehnungsprogramm erforderlich zur Vermeidung von Verletzungen und Überlastungsschäden.

Beweglichkeitstraining (Flexibilität)

Die Übungen der MTT zur Verbesserung der aktiven und passiven Gelenkbeweglichkeit sind wenig energiefordernd und werden daher in aller Regel an den Anfang des Programms nach erfolgter Aufwärmphase bzw. an das Ende einer Behandlungseinheit platziert, um die durch Kraftübungen ermüdete Muskulatur wieder auf eine normale Länge zu bringen. Im Wesentlichen handelt es sich hierbei um unterschiedliche Dehnformen der betroffenen Muskelgruppen:
Dynamisch: Wippen, Federn, Schwingen mit oftmalig wiederholter, jewels nur kurzer Anspannung; aufgrund ruckartiger Impulsgebung weniger sinnvoll.

Passiv-statisch (Stretching): Nach Einnehmen einer entsprechenden Dehnstellung (für jede Muskelgruppe unterschiedlich) wird aus dieser Position nur leicht und langsam nachgedehnt (zunehmender Widerstand als Dehngefühl zu verspüren); hierbei gleichmäßige Atmung beibehalten; sehr effektiv.

Anspannung/Entspannung/Dehnung (sog. postisometrische Methode): Nach Einnehmen der Dehnstellung erfolgt die Anspannung des Antagonisten, was dann die Dehnung weiter verstärkt (Halten für 10–25 Sekunden, dann wieder entspannen).

Ausdauertraining

Der Energiebedarf sollte so dosiert werden, dass immer im aeroben Bereich gearbeitet wird (Laktatkonzentration: 3–4 mmol/l); alternativ kann auch die Atemfrequenz zur Trainingssteuerung herangezogen werden (z. B. im Rahmen der Rehabilitation).

Beim *Laufen* (z. B. auf dem Laufband) sollte die Herzfrequenz Werte von 200 – Lebensalter, bei *Geräteübungen* von 180 – Lebensalter, beim *Schwimmen* von 170 – Lebensalter nicht übersteigen.

Sporttherapie

Auch der therapeutische Sport mit regelmäßigem Training ist wesentlicher integrativer Bestandteil eines konservativen Rehabilitationsprogramms bei krankhaften Affektionen im Bereich der Haltungs- und Bewegungsorgane. Er steht meist erst am Ende des funktionellen Trainings, wobei hier, neben dem Erhalt einer beschwerdefreien (Rest-)Gelenkfunktion sowie der muskulären Kraftentfaltung v. a. auf die Verbesserung der koordinativen Leistungsfähigkeit (Schulung einer möglichst optimalen Körperbeherrschung) abgezielt wird; evtl. bestehende Behinderungen werden so leichter überwunden (Bedeutungsreduktion). Ein weiterer erwünschter Effekt ist die Ökonomisierung der Herz-Kreislauf-Arbeit. Auch der psychologische Einfluss durch das Gruppenerlebnis sowie die Bewusstmachung der individuellen Belastbarkeit darf nicht unterschätzt werden (T 2.39), wobei die einzelnen Gruppen im Hinblick auf die führende Hauptdiagnose der Teilnehmer und auch deren aktuelle Belastbarkeit sinnvoll zusammengestellt sein müssen.

Bei Vorliegen degenerativer Gelenkveränderungen (T 2.40), aber auch nach erfolgtem endoprothetischen Gelenkersatz (T 2.41 und T 2.42) sollte der Sporttherapeut dem betroffenen Patienten die einzelnen Bewegungsprogramme individuell und detailliert vorgeben, evtl. mit Anpassung bzw. Modifikation gewisser Sportarten an bereits bestehende Behinderungen (unterschiedliche Belastungsstufen). So sind z. B. in der frühen postoperativen Phase nach *künstlichem Hüftgelenksersatz* Bewegungsausschläge mit Flexion des betroffenen Gelenkes über 80–90°, eine Adduktion über die Mittellinie sowie Rotationsbewegungen zu meiden. Nach Implantation einer *Knieallarthroplastik* erscheinen Bewegungsabläufe, die eine Rotation des betroffenen Gelenkes in der Standbeinphase beinhalten, auch eine übermäßige Beugung des Kniegelenkes (z. B. im Hocksitz) ungünstig. Im Falle einer *klinisch kompensierten Arthrose* sollten sportliche Belastungen mit hohen kinetischen (dynamischen) Kraftspitzen unbedingt vermieden werden; in erster Linie sollten

---

T 2.39 Ziele der Sporttherapie

- Orthopädische Gesichtspunkte
  - Aufschulung bestimmter Muskelgruppen mit Verbesserung ihrer Kraftentfaltung
  - Erhalt bzw. Verbesserung der Funktionalität von Gelenken und Wirbelsäule
  - Verbesserung der koordinativen Leistungsfähigkeit (Verbesserung der Körperbeherrschung)
- Internistische Gesichtspunkte
  - Verbesserung der Ausdauerleistung (Herz-Kreislauf-System)
  - Beschleunigte und flexiblere Stoffwechselreaktionen
- Psychologische Gesichtspunkte
  - Bewusstmachung der individuellen Belastbarkeit
  - Überwindung einer bestehenden Behinderung (Bedeutungsreduktion)
  - Gruppenerlebnis

T 2.40 Spezielle sinnvolle Sportarten bei krankhaften Affektionen im Bereich der Haltungs- und Bewegungsorgane (Beispiele)

- Gelenkaffektionen der oberen Extremitäten
  - Schwimmen (v. a. Freistil, Brust, Rücken)
  - Rudern (Trockengerät)
  - Expanderübungen
  - evtl. Ballspiele
- Affektionen im Bereich der Wirbelsäule
  - Rückenschwimmen
  - Gymnastik
  - Jogging, Walking (mit stoßdämpfendem Spezialschuhwerk)
- Gelenkaffektionen der unteren Extremitäten
  - Schwimmen (v. a. Freistil, Rücken)
  - Radfahren (Hometrainer, ebenerdig auf der Straße)
  - Jogging, Walking (mit stoßdämpfendem Spezialschuhwerk)
  - Rudern (Trockengerät)
  - Gymnastik
  - Skilanglauf (kein Skating)
  - evtl. Ballspiele

T 2.41 Sport nach alloplastischem Schultergelenksersatz

- Empfohlene Sportarten
  - Kegeln, Bowling
  - Schwimmen
  - Gymnastik
  - Jogging, Walking
  - Leichtathletik: Laufsportarten
  - Reiten
- Tolerierte Sportarten (evtl. mit Regelmodifikation)
  - Golf
  - Tischtennis
  - Langlaufski
  - Curling
- Bedenkliche Sportarten
  - Leichtathletik: Wurf-, Stoß- und Sprungdisziplinen
  - Tennis, Badminton, Squash
  - Mannschaftsballsportarten (v. a. Hand-, Basket-, Faust-, Volleyball)
  - Kraft- und Kampfsportarten (v. a. mit direktem Körperkontakt wie Boxen, Ringen, Judo, auch Gewichtheben u. a.)
  - Fechten
  - (Geräte-)Turnen
  - Alpinski, Rodeln, Eishockey, Eisstockschießen
  - Bogenschießen
  - Rudern, Kanusport, Segeln, Wasserski

T 2.42 Sport nach alloplastischem Hüft- und Kniegelenksersatz

- Empfohlene Sportarten
  - Schwimmen (kein Brustbeinschlag)
  - Wassergymnastik
  - Fahrradfahren
  - Golf
  - Bogenschießen
  - Gymnastik
  - Walking
- Tolerierte Sportarten (evtl. mit Regelmodifikation)
  - Jogging
  - Tennis, Tischtennis
  - Langlaufski, Eisstockschießen
  - Kegeln, Bowling
  - Rudern, Kanusport
  - Leichtathletik: Wurf- und Stoßdisziplinen
  - Segeln
  - Reiten
- Bedenkliche Sportarten
  - Badminton, Squash
  - Mannschaftsballsportarten (v. a. Fußball, Hockey, aber auch Hand-, Basket-, Faust- und Volleyball)
  - Leichtathletik: Lauf- und Sprungdisziplinen
  - Kraft- und Kampfsportarten (v. a. mit direktem Körperkontakt wie Boxen, Ringen, Judo, auch Gewichtheben u. a.)
  - Fechten
  - Alpinski, Curling, Eishockey, Rodeln, Bobsport
  - Bergsteigen
  - Wasserski
  - (Geräte-)Turnen

hier gleichmäßige Bewegungsabläufe in das Übungsprogramm integriert werden, die die muskulären Schutzmechanismen des betroffenen Gelenkes nicht überfordern, sodass bereits knorpelgeschädigte Gelenkbereiche nicht über Gebühr strapaziert werden. Unter diesem Gesichtspunkt sind hier vor allem Kampf- und teilweise auch Ballsportarten, die nicht selten einen unkontrollierbaren direkten Körperkontakt mit sich bringen, im Rahmen des Rehabilitationsprogramms eher weniger gut geeignet. Wichtig ist der Hinweis, dass die sportliche Betätigung für den Patienten zu keinem Zeitpunkt Schmerzen auslösen darf.

3 Mechanotherapie

Bei der Mechanotherapie handelt es sich um funktionelle, rein passive Behandlungsstrategien unter Verwendung speziell entwickelter (mechanisch wirkender) Geräte, deren Einsatz weitgehend therapeutenunabhängig erfolgt. Sie stellen wichtige zusätzliche ergänzende Maßnahmen in der kostenaufwendigen und personalintensiven orthopädischen Rehabilitation dar.

Zu dieser Behandlungsform werden im Rahmen der Massagetherapie (Kap. 6) im weitesten Sinne auch der Einsatz spezieller Massagestühle bzw. -liegen (👁 3.1), des Lymphomaten (Lymphdrainage; Kap. 6), aber auch die Unterwasser(druckstrahl)massage (Kap. 6) gerechnet. Weitere wichtige Einzelstrategien zur Unterstützung der krankengymnastisch-funktionellen Behandlung sind die Anwendung von Bewegungsschienen (sog. continuous passive motion, CPM), der Einsatz des Motomeds, aber auch des Schlingentisches mit seinen verschiedenen Modifikationen sowie unterschiedlicher Extensionsgeräte.

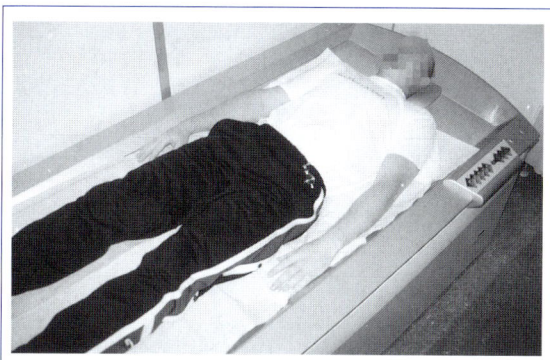

👁 3.1 Rückenmassage auf handelsüblicher, elektrisch betriebener Massageliege (sog. Hydrojet)

CPM-Schienenbehandlung

Abkürzung: CPM (continuous passive motion).
Definition: Die auf Salter* (1989) zurückgehende kontinuierliche passive Bewegungstherapie großer Körpergelenke hat seit vielen Jahren einen bedeutenden Stellenwert vor allem in der frühen Phase der postoperativen orthopädischen Rehabilitation, gerade nach erfolgten rekonstruktiven oder endoprothetischen Eingriffen, aber auch nach Gelenkmobilisationen in Narkose.
Ziele:
- Schrittweise Verbesserung des maximalen Bewegungsausschlages des betroffenen Gelenkes,
- Verbesserung des lokalen Gewebestoffwechsels,
- Verhinderung von Verklebungen der einzelnen periartikulären Gewebeschichten,
- Vorbeugung einer schonungsbedingten Atrophie der gelenkumspannenden Muskulatur,
- Beschleunigung der Resorption von Hämatomen und intraartikulären Ergüssen,
- schrittweiser Rückgang periartikulärer Reizzustände,
- zusätzliche Thromboembolieprophylaxe.

Vorgehen: Zunächst erfolgt die klinische Bestimmung des maximal möglichen, weitgehend schmerzfreien subjektiven Bewegungsausmaßes des betroffenen Gelenkes; anschließend Lagerung der zu behandelnden (oberen/unteren) Extremität auf der mit einem Elektromotor betriebenen Übungsschiene (auf die jeweilige Patientengröße individuell einzustellen) in bequemer Körperhaltung (obere Extremität: auf einem Stuhl sitzender Patient; untere Extremität: auf dem Rücken auf einer breiten Liege ruhender Patient; 👁 3.2). Vorgabe der gewünschten Bewegungsausschläge (z. B. für das Kniegelenk: 0-0-90°) an der Bewegungsschiene. Diese führt dann (bei möglicher Kontaktunterbrechung durch den Patienten) langsame gleichmäßige passive Bewegungen im vorgegebenen Umfang durch. Für das Schultergelenk stehen Schienen mit mehreren Motoren zur Verfügung, die im Zuge der Behandlung auch dreidimensionale Bewegungsausschläge erlauben (👁 3.3).

Bestehen noch deutliche operationsbedingte Schmerzen, ist eine kurzfristige analgetische Abdeckung des Patienten (über den noch liegenden Periduralkatheter bzw. oral mit Tramadol-Tropfen o. Ä.) sinnvoll.

---
* Robert (Bob) B. *Salter*, zeitgenössischer kanadischer Orthopäde aus Toronto.

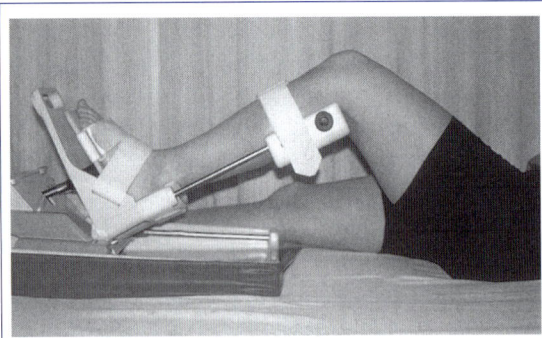

3.2 CPM-Schiene zur gleichzeitigen Mobilisation des linken Hüft- und Kniegelenkes

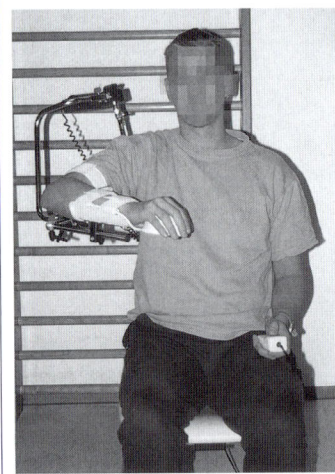

3.3 CPM-Schiene zur Mobilisation der rechten Schulter

Vorteile:
- Jederzeit, auch mehrmals am Tage einschließlich der Feiertage und Wochenenden weitgehend eigenständig durchführbar (wenig personalintensive Bewegungstherapie),
- gut dosierbar,
- weitgehende Schmerzfreiheit bei der Behandlung.

Dosierung: In den ersten postoperativen Tagen 2- bis 4-mal tgl., ab der 1.–2. Woche nach dem Eingriff 1- bis 2-mal tgl.

Behandlungsdauer: Anfänglich 10–15 Minuten, dann 20 (–30) Minuten.

Indikationen: *Allgemein* vor allem zur schrittweise gesteigerten postoperativen Mobilisationstherapie, hier in erster Linie in der frühen Phase der Rehabilitation.

Spezielle Anwendung:
- Schultergelenk:
  - nach Narkosemobilisation/bei Schulter(teil)steife,
  - nach subakromialer Dekompression,
  - nach operativer Rekonstruktion der Rotatorenmanschette,
  - nach konservativ oder operativ behandelter Humeruskopffraktur,
  - nach Implantation einer Schulter-TEP.
- Ellenbogengelenk:
  - nach offener oder arthroskopischer Synovektomie,
  - nach Osteosynthese einer perkondylären Humerusfraktur oder Olekranonfraktur,
  - nach Implantation einer Ellenbogen-TEP.
- Hüftgelenk:
  - nach konservativ oder operativ behandelter Schenkelhals- oder pertrochantärer Femurfraktur,
  - nach Beckenosteotomie/nach hüftgelenksnaher Femurosteotomie,
  - nach Implantation einer Hüft-TEP.
- Kniegelenk:
  - nach Narkosemobilisation,
  - nach offener oder arthroskopischer Synovektomie,
  - nach offener oder arthroskopischer Knorpelsanierung,
  - nach kniegelenksnaher Umstellungsosteotomie,
  - nach Osteosynthese einer kniegelenksnahen Fraktur (suprakondylär, Schienbeinkopf, Patella),
  - nach operativ versorgter Ruptur der Quadrizepssehne bzw. des Lig. patellae,
  - nach Kreuzbandersatzplastik,
  - nach Implantation einer Knie-TEP.
- Oberes Sprunggelenk:
  - nach offener oder arthroskopischer Synovektomie,
  - nach Osteosynthese einer Knöchelfraktur,
  - im Zuge der konservativen Behandlung einer Kalkaneus- oder Talusfraktur,
  - nach längerer Immobilisation (z. B. nach Bandnaht oder plastischer Bandrekonstruktion),
  - nach Implantation einer Sprunggelenks-TEP.

Kontraindikationen:
- Instabile Gelenksituation mit der Notwendigkeit einer konsequenten Immobilisation,
- hochakute lokale Infektion,
- fehlende Compliance des Patienten.

Motomed-Behandlung: Die Motomed-Behandlung stellt bei Erreichen eines Mindestbewegungsausmaßes des betroffenen Gelenkes eine Erweiterung der CPM-Strategie dar mit dann schrittweisem Übergang zur medizinischen Trainingstherapie (z. B. im Sinne der Fahrradergometerbehandlung). Auch diese Behandlungsmaßnahme kann durch den Patienten im Wesentlichen in Eigenregie durchgeführt werden.

Technik: Durchführung repetitiver teilaktiver Übungen (25–50 W) an speziellen Kurbelgeräten (obere Extremität; ◉ 3.4) bzw. an Standgeräten mit niedrigem Sattel und Pedalbedienung (untere Extremität; ◉ 3.5).

Erforderliches *Bewegungsspiel* des betroffenen Gelenkes: **T 3.1**.

Dosierung/Behandlungsdauer: Etwa ab der 3.–4. postoperativen Woche 1- bis 2-mal tgl. für 10–20 Minuten.

Differentialindikation: CPM-Schiene – Motomed – Fahrradergometer (◉ 3.6): **T 3.2**.

T 3.1 Erforderliches Bewegungsspiel des betroffenen Gelenkes bei Einsatz des Motomeds

Gelenk	Bewegungsfunktion	Notwendiger Bewegungsumfang
Schultergelenk	Retroversion/Anteversion	0 – 0 – 90°
Hüftgelenk	Extension/Flexion	0 – 10 – 70°
Kniegelenk	Extension/Flexion	0 – 10 – 80°

T 3.2 Passive/aktive Mobilisationstherapie nach Implantation einer Hüft- bzw. Knieendoprothese

Art der Maßnahme	Hüft-TEP	Knie-TEP
CPM-Schiene	ab dem 1. postoperativem Tag, solange Hüftbeugung <90°	ab dem 1. postoperativen Tag, solange Kniebeugung <90°
Motomed	ab der 2. postoperativen Woche, wenn Hüftbeugung >70°	ab der 3. postoperativen Woche, wenn Kniebeugung zumindest 70°
Ergometer	ab der 3. postoperativen Woche, wenn Hüftbeugung zumindest 90°	ab der 4. postoperativen Woche, wenn Kniebeugung zumindest 90°

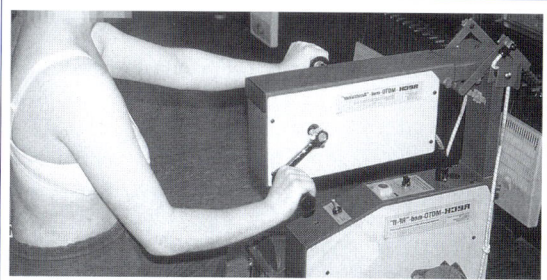

◉ **3.4** Kurbel-Motomed zur Mobilisation der Schulter- und Ellenbogengelenke

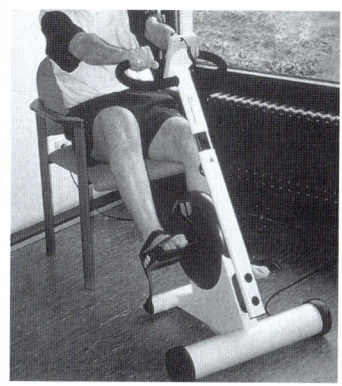

◉ **3.5** Sitz-Motomed zur Mobilisation von Hüft- und Kniegelenken

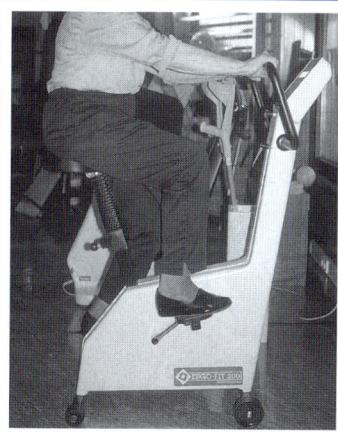

◉ **3.6** Ergometer-Behandlung zur Mobilisation der Hüft- und Kniegelenke und zum dosierten Krafttraining

Schlingentisch-Behandlung

Definition: Funktionelle apparative Behandlung eines bewegungsbeeinträchtigten Gelenkes oder eines Wirbelsäulenabschnittes unter Aufhebung der Eigenschwere (Gefühl der Schwerelosigkeit des gesamten Körpers oder einzelner Körperteile) mit speziellen höhenverstellbaren Seilzügen und Schlingen.

Gerätetypen: Käfig, Stand- bzw. Beckentyp, Deckenschlingengerät (Wirbelsäule, Hüft- und Kniegelenk), „Helparm" für das Schulter- und Ellenbogengelenk.

Zubehör: 16 Seilzüge (komplettes Set), 11 Schlingen (je eine für den Kopf, den Brustkorb, das Becken, die vier Extremitäten sowie für beide Füße und beide Hände), Expander (für Traktionen und Muskeltraining), Traktionsmanschetten (für Hand und Fuß), Gewichte, Fixations- und Traktionsgurte, Umlenkrollen, Unterlagerungskissen (Wirbelsäule).

Grundlagen: Je nach Lage der Aufhängepunkte kann die Durchführung muskulär gesteuerter Bewegungen erleichtert oder erschwert bzw. Zug oder Druck auf ein spezielles Gelenk gegeben werden; die Muskulatur kann gedehnt oder gekräftigt werden.

Beim Arbeiten in einer horizontalen Ebene können unter axialer Aufhängung Bewegungsabläufe selektiv trainiert und Ausweichbewegungen verhindert werden. Die Hand des Therapeuten ist zur Stabilisierung der behandelten Körperregion nicht erforderlich und somit für andere Aktivitäten frei. Der für die muskuläre Kräftigung erforderliche Kraftaufwand wird von den Seilzügen, Gewichten und Expandern übernommen.

Wirkungsweise/Anwendung: Zunächst Lagerung der betroffenen Körperabschnitte in Entlastung (deutliche Schmerzlinderung, allgemeine muskuläre und auch psychische Entspannung).

- *Teilaufhängung* von Extremitäten (Arm oder Bein in Rücken-, Seit- oder Bauchlage) bzw. von Wirbelsäulenabschnitten (Kopf/HWS, BWS, Becken/Bein) oder *Ganzaufhängung* (ganzer Körper ohne Fixpunkt).
- *Einpunktaufhängung* (mobil): Alle Schlingenzüge führen konvergierend zu einer Öse, die sich lotgerecht über dem gewählten Drehpunkt des Gelenkes befindet (axiale Aufhängung; 👁 **3.7a** und 👁 **3.8**); hierdurch ist eine aktive hubfreie Bewegung beiderseits des Aufhängepunktes gleichweit durchführbar.

Im Falle einer Kaudalverschiebung des Aufhängepunktes (AP) wird ein Zug auf das behandelte Gelenk ausgeübt, die Bewegungen in Abduktion und Adduktion werden erschwert, diejenigen in Mittelstellung erleichtert. Aus einer Kranialverschiebung des AP resultiert eine Druckwirkung auf das behandelte Gelenk, die Bewegungen in Abduktion und Adduktion werden erleichtert, die Bewegung zurück in die Mittelstellung erschwert (*cave:* arthritische Reizzustände, radikuläre Wirbelsäulensyndrome!*). Eine laterale AP-Verschiebung erleichtert die Abduktion und erschwert die Adduktion, bei einer Medialverschiebung ist es umgekehrt.

Vorteile: Ermöglichung einer Gelenkbewegung bei reduzierter Muskelkraft.

Einsatz v.a. zur muskulären Kräftigung (Pendeln, Halten, Führungs- oder Haltewiderstand), auch im Falle einer peripheren Lähmung, zur Mobilisation von Kontrakturen (lang anhaltende Dekontraktionstechniken im Sinne einer Antagonistenermüdung oder reziproke Hemmung durch konzentrische, exzentrische oder statische Muskelarbeit, passive Muskellängs- oder -querdehnung), im Falle einer Wirbelsäuleninstabilität u.a.

- *Zweipunktaufhängung* (neutral bzw. stabil): Alle Schlingenzüge sind lotgerecht in einer eigenen Öse fixiert, d.h. jede Schlinge besitzt ihren eigenen Aufhängepunkt (👁 **3.7b**). Die aktiven Bewegungs-

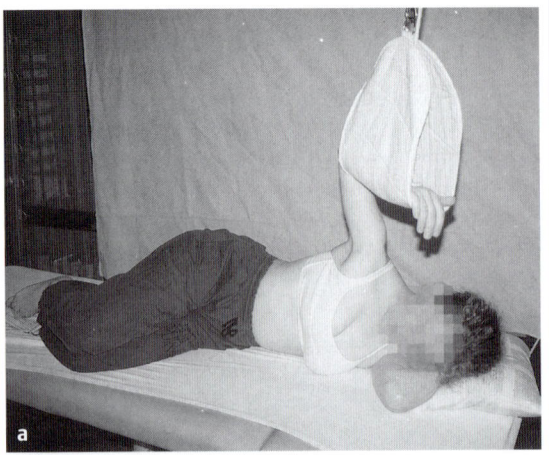
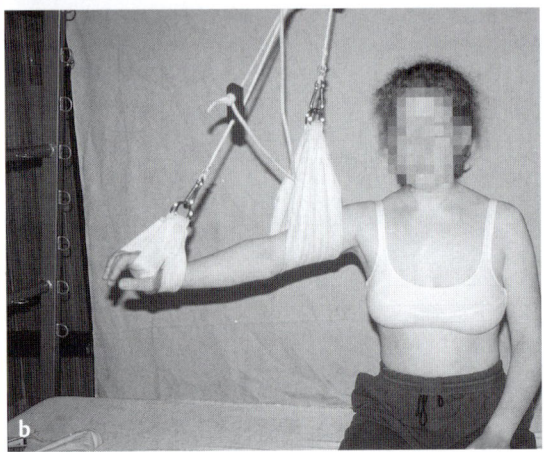

👁 **3.7a,b** Schlingentisch-Aufhängung der rechten Schulter: **a** *1-Punkt-Aufhängung* in Linksseitlagerung, **b** *2-Punkt-Aufhängung* im Sitzen

übungen erfolgen hier in mehreren Gelenken, wobei die jeweilige Bewegungsamplitude (Mobilität) zugunsten einer größeren Stabilität des aufgehängten Körperteiles verringert wird. Auf Gelenke und Wirbelsäule werden weder Druck noch Zug ausgeübt.

Einsatz v.a. zur stabilen Traktion von Körpergelenken und der Wirbelsäule, zur Schmerzlinderung sowie entlastenden Lagerung und Entspannung (z.B. im Falle einer rheumatoiden Arthritis oder einer aktivierten Arthrose, auch bei radikulären Wirbelsäulensyndromen), zum Halten der Endstellung (statische Muskelarbeit), zum Bewegen in die Endstellung eines Pendelausschlages (dynamisch konzentrische Muskelarbeit).

- *Mehrpunktaufhängung:* Kombination einer axialen und einer neutralen Aufhängung mit der Möglichkeit horizontaler Bewegungsabläufe ohne Druck auf das behandelte Gelenk; hierfür ist als spezielles Zusatzgerät ein sog. Dekompressionsstab erforderlich (👁 **3.9**).

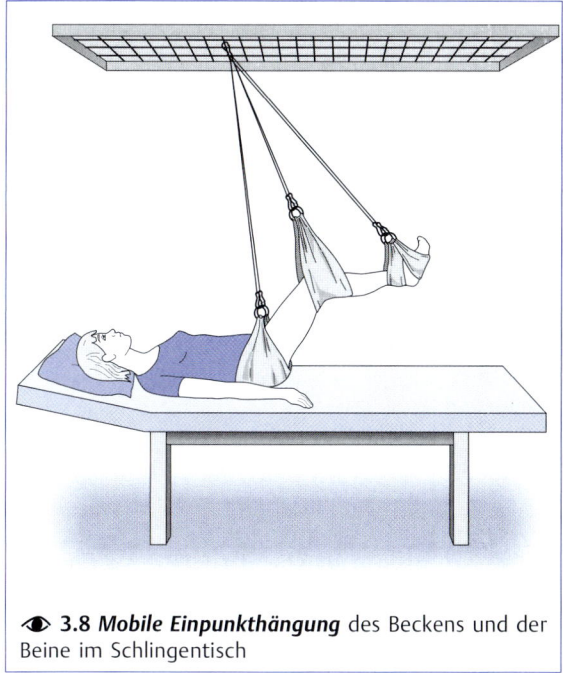

◉ **3.8 Mobile Einpunkthängung** des Beckens und der Beine im Schlingentisch

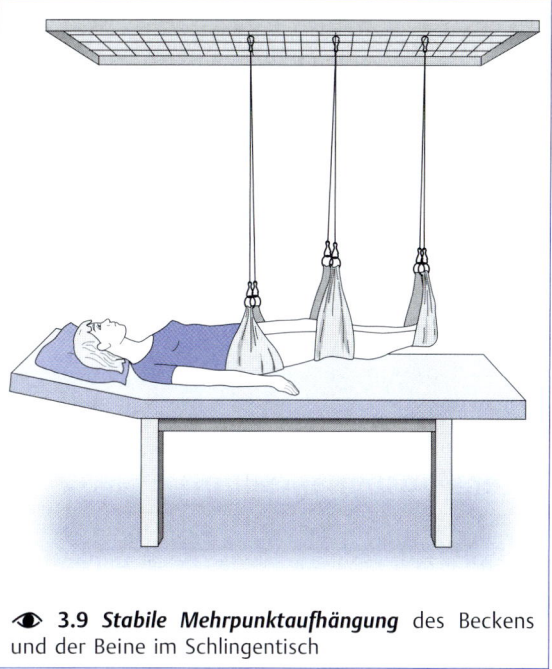

◉ **3.9 Stabile Mehrpunktaufhängung** des Beckens und der Beine im Schlingentisch

- *Ganzaufhängung*: Der gesamte Körper wird aufgehängt, sodass kein Fixpunkt mehr vorhanden ist. Bei der *stabilen* Form befindet sich über jeder Schlinge der zugehörige AP mit dem Vorteil der individuellen Applikation im Sinne einer schmerzfreien Therapieposition (Erleichterung der Gesamtkörperentspannung). Bei der *instabilen* Form werden alle Schlingen in einem drehbaren AP zusammengefasst (sehr effektiv für die Stabilisation des ganzen Körpers; ermöglicht eine mobile, individuell ausgerichtete Lagerung).

Bei dieser Behandlungsform ist auch ein eigenständiges aktives Üben ohne direkten Therapeutenkontakt denkbar; zusätzliche Maßnahmen wie gleichzeitig applizierte Elektro- oder Wärmetherapie sind ebenfalls möglich.

Ziele:
- Entlastungslagerung (teil)kontrakter Gelenke,
- Erleichterung der Durchführung schmerzfreier Gelenkbewegungen bei muskulärer Schwäche/Atrophie (axiale Einpunkt- und Mehrpunktaufhängung),
- Mobilisation (teil-)kontrakter Gelenke in axialer Aufhängung,
- Trainingstherapie mit Expandern und Gewichten zur muskulären Kräftigung,
- Traktion von Gelenken mit Gewichten und Expandern,
- gezielte Extension der Rumpfwirbelsäule,
- Stretching der Muskulatur,
- Kräftigung gelähmter Muskeln (bis Stadium 2) in axialer Aufhängung,
- Gelenkfixation zur Verhinderung von Ausweichbewegungen,
- gezieltes Koordinationstraining der Muskulatur in axialer Aufhängung,
- Stabilisierung großer Körpergelenke und von Wirbelsäulenabschnitten,
- Gesamtkörperentspannung in stabiler Mehrpunktaufhängung.

Indikationen:

Allgemein:
- (schmerzhafte) Bewegungseinschränkung,
- Beeinträchtigung der Koordination von Bewegungsabläufen,
- Schwächung oder (Teil-)Lähmung der gelenkumspannenden Muskulatur.

Speziell:
- Schultergelenk:
  - schmerzhafte Schulter-(teil-)steife,
  - subakromiales Impingement,
  - operativ versorgte Rotatorenmanschette,
  - konservativ oder operativ behandelte Humeruskopffraktur,
  - Rehabilitation nach Implantation einer Schulter-TEP.
- Wirbelsäule:
  - chronisches Rumpfwirbelsäulenschmerzsyndrom, Ischialgie,
  - Rehabilitation nach lumbaler Bandscheibenoperation,
  - Rehabilitation nach thorakaler oder lumbaler Fusion.

- Hüftgelenk:
  - Pericoxalgie,
  - konservativ oder operativ behandelte Schenkelhals- oder pertrochantere Femurfraktur,
  - erfolgte Beckenosteotomie, hüftgelenksnahe Femurosteotomie,
  - Rehabilitation nach Implantation einer Hüftgelenks-TEP.
- Kniegelenk:
  - nach offener oder arthroskopischer Synovektomie (v. a. bei Erkrankungen aus dem rheumatischen Formenkreis),
  - nach operativ versorgter Ruptur der Quadrizepssehne bzw. des Lig. patellae,
  - nach Kreuzbandersatzplastik,
  - nach Osteosynthese kniegelenksnaher Frakturen (suprakonkonylär, Schienbeinkopf),
  - nach konservativ oder operativ behandelter Patellafraktur,
  - Rehabilitation nach Implantation einer Kniegelenks-TEP.

Kontraindikationen:
- Großflächige Hautverletzungen, Ekzeme oder Verbrennungen,
- Kreislaufinsuffizienz und Schwindel (bei Ganzaufhängung),
- fehlende Compliance.

Extensionsbehandlung

Geschichtliches: Die medizinische Anwendung von Zugkräften wurde schon im Altertum beschrieben, z. B. in Griechenland zur Behandlung von Wirbelsäulenerkrankungen von *Hippokrates* (460–370 v. Chr.), später dann in der arabischen Medizin von *Avicenna* (ca. 980–1037), in der Neuzeit vom französischen Kriegschirurgen Ambroise Paré (1510–1590).

Abkürzung: Ext.
Synonym: Traktionsbehandlung (trahere, tractum – lat. für ziehen).
Definition: Gezielte, zeitlich begrenzte, kontinuierlich applizierte apparative axiale Streckung der Wirbelsäule oder eines großen Körpergelenkes v. a. der unteren Extremität (in erster Linie der Hüfte) in Längsrichtung aus einer ruhenden entlasteten Mittelstellung heraus.

Wirkungsweise: Temporäre mechanische Entlastung des Gelenkknorpels (Hüfte, Knie) bzw. der Bandscheibenstrukturen (HWS, BWS, LWS), damit Erleichterung der lokalen Stoffwechselsituation des bradytrophen Gewebes (Diffusion). Verbesserung der lokalen Trophik und der Reparaturprozesse. Dosierte Dehnung der (teilweise verkürzten) gelenkumspannenden Muskulatur; Erweiterung der Foramina intervertebralia mit Reduktion des Druckes auf die hier austretenden Nervenwurzeln.

Vorgehen: Möglichst körperlich und psychisch entspannte Atmosphäre.
- *HWS:* Vorzugsweise im Sitzen (Glisson*-Schlinge; ◉ 3.10), aber auch im Liegen denkbar. *Extensionsgewicht:* 4–10 kp; Dauerzug über etwa 10–15 Minuten unter Beibehaltung einer leichten Lordosehaltung.

- *BWS/LWS:* In sog. Stufenbettlagerung mit aufgehobener Lendenlordose und Beugestellung der Hüft- und Kniegelenke von jeweils 90° auf einer speziellen Extensionsliege mit angelegtem Beckengurt (◉ 3.11); Zug in horizontaler oder auch in vertikaler Richtung mit *Extensionsgewicht* von etwa 15–25 kp. Bei Einsatz eines sog. *Perl-Gerätes* sind Extensionsgewichte zwischen 20–50 kp möglich.
  Neigt sich der Patient in seiner Schonhaltung zur schmerzhaften Seite, so sollte die Behandlung abgebrochen werden (Verstärkung des Druckes der Bandscheibenprotrusion bzw. des Bandscheibenprolapses auf die Nervenwurzel).
  Auch sog. *inverse vertikale Extension* an speziellen Standgeräten möglich. Hier ist der Patient mit speziellen Fußmanschetten bzw. gut gepolsterten Schuhen an einem Stahlrohrrahmen mit höhenverstellbarem Rollenzug mit den Füßen nach oben und dem Kopf nach unten aufgehängt. Ein freies Hängen

◉ **3.10 a,b** Konstante vertikale Traktion der Halswirbelsäule in der Glisson-Schlinge: **a** Ansicht von vorne, **b** Ansicht von der Seite

---

* Francis *Glisson* (1597–1677); englischer Arzt aus London.

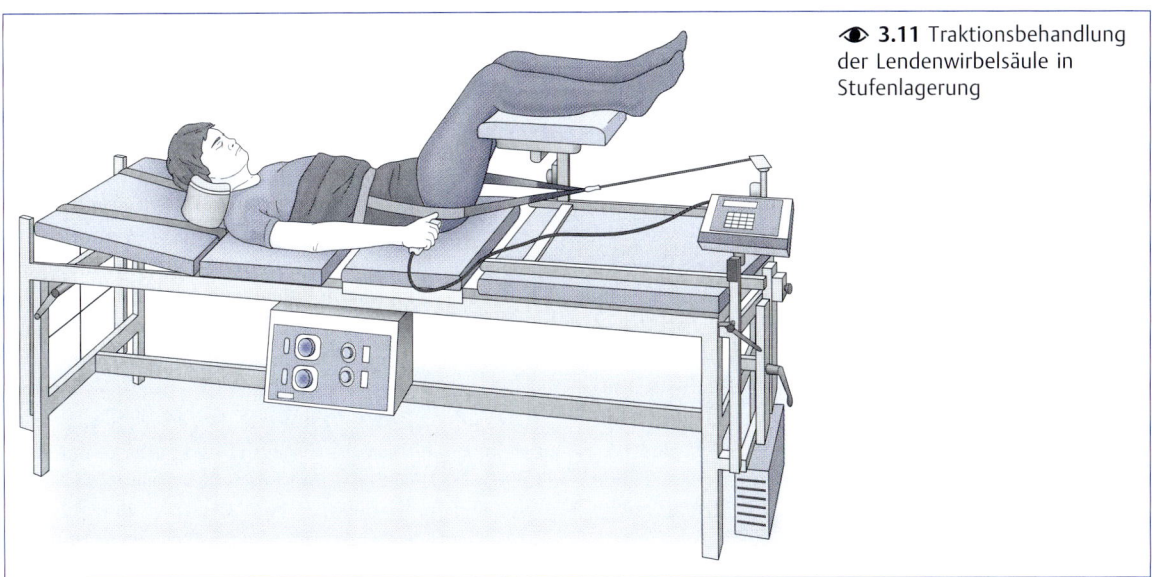

▸ 3.11 Traktionsbehandlung der Lendenwirbelsäule in Stufenlagerung

ist hier jedoch eher abträglich, da die Lendenwirbelsäule dann in eine verstärkte Lordosehaltung übergehen würde (dabei mögliche Verstärkung einer radikulären Irritation!). Unter diesem Aspekt ist eine gleichzeitige bilaterale Hüftüberbeugung bei Mattenkontakt beider Schulterpartien und der oberen Rumpfanteile des Patienten anzustreben, alternativ eine Traktion in abgeschwächter Form auf einer schiefen Ebene.

Während der Extension ist im Falle einer begleitenden schmerzhaften muskulären Fehlfunktion eine Hochfrequenztherapie (Kap. 8), auch eine lokale Thermotherapie (z. B. mit heißer Rolle; Kap. 5) sinnvoll. Bei Durchführung einer Traktion im warmen Wasser im Rahmen der Balneotherapie ist auch eine gleichzeitige Unterwasserdruckstrahlmassage (Kap. 6) möglich.

- *Hüftgelenk:* Rückenlage des Patienten, Gelenkmittelstellung mit leichter Beugung, Abduktion und Außenrotation. Durchführung rhythmischer, leicht vibrierender Streckungen (sog. Gamaschenextension; Gurt um den Rumpf des Therapeuten; ▸ 3.12). *Extensionsgewicht:* 10–15 kp, kurzfristig bis zu 25 kp; Einzelbehandlung etwa 10 Minuten mit intermittierenden Traktionen von jeweils 10 Sekunden (etwa 3/Minute).
- *Kniegelenk:* Ähnliches Vorgehen wie beim Hüftgelenk; auch in sitzender Position des Patienten als Pendelgymnastik mit angelegtem Bleischuh möglich.

Indikationen:
- *HWS:* chronische Zervikobrachialgien, zervikaler Bandscheibenvorfall (mit radikulärer Irritation) ohne zwingende Operationsindikation.
- *BWS/LWS:* chronische Lumboischialgien mit radikulären Irritation noch ohne schwerwiegende sensomotorische Defizite, rezidivierende Funktionsstörungen der Kostotransversal- und Kostovertebralgelenke, Skoliosen und Kyphosen.
- *Hüftgelenk:* leichte bis mittelschwere Koxarthrosen mit rezidivierenden (Peri-)Koxalgien.
- *Kniegelenk:* leichte bis mittelschwere Gonarthrosen, Meniskopathien.

Kontraindikationen:
- Fehlende Compliance des Patienten,
- frische Verletzungen,
- fortgeschrittene Einsteifungen (hochgradige Spondylosen, Spondylarthrosen und Unkovertebralarthrosen),
- ausgeprägte Hypermobilität,
- absolute Operationsindikation,
- lokale Entzündung (Koxitis, Spondylitis, Spondylodiszitis).

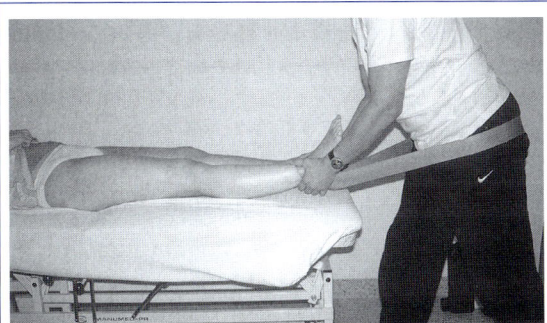

▸ 3.12 Krankengymnastische Extensionsbehandlung der rechten Hüfte (liegender Patient, gestrecktes Bein) unter Einsatz eines Beckengurtes

4 Balneotherapie

Der Begriff der *Balneo-* oder auch *Bädertherapie* (balneum: lat. für Bad) bedeutet ursprünglich im engeren Sinne die therapeutische Nutzung des natürlich (ortsgebunden) vorkommenden Heilmittels Wasser, z. B. in Form spezieller Thermen mit darin gelösten Wirkstoffen, im weitesten Sinne auch von Heilgasen und Peloiden im Sinne einer unspezifischen Reiz- und Reaktionstherapie mit adaptationsinduzierenden Eigenschaften. Hinzu kommen besondere klimatische Effekte sowie auch eine psychosomatische Einflussnahme durch den Ortswechsel, wobei der betroffene Patient vorübergehend von seinem familiären und beruflichen Umfeld separiert wird (Klimatherapie; Kap. 12.).

Heilwasser wird definiert durch zumindest 1 g/l gelöste feste Mineralien mit einem Anteil einzelner Ionen von mehr als 20 mval/l wie z. B. Fe, Ar, J, S u. a. m. Die perkutane Penetration und Resorption sowie die inhalative Absorption dieser Substanzen sind allerdings nur sehr gering; Schwefelwasserstoff geht etwa 10-mal, ätherische Öle strömen sogar 100-mal leichter als Wasser durch die Haut hindurch. Jod, Salizylsäure, Sulfat-, Chlorid- und Eisenionen dringen demgegenüber deutlich schlechter in den Körper ein. Bedeutungsvoll ist hier vor allem die Beeinflussung vegetativer Funktionen durch das Medium der Therme. Als gelöste und therapeutisch eingesetzte *Heilgase* sind CO_2 (Kap. 5) und Radon (Rn) zu nennen.

Bei Erkrankungen des rheumatischen Formenkreises, besonders in ihrem Frühstadium, aber auch bei degenerativen Aufbraucherscheinungen der Haltungs- und Bewegungsorgane haben sich in erster Linie Sole-, Schwefel-, Peloid- (S. 89) und radioaktive Bäder (z. B. Radon bei Spondylitis ankylosans) bewährt.

Bei den hydrogalvanischen Bädern (Zweizellenbad [S. 133 f], Vierzellenbad [S. 133 f], Stangerbad [S. 134]) steht weniger der therapeutische Einsatz des Wassers selbst als vielmehr die elektrische Stromwirkung im Vordergrund, weswegen diese Behandlungsstrategien auch an anderer Stelle besprochen werden (Kap. 8). Stellt das therapeutisch eingesetzte Wasser lediglich das Trägermedium für die Anwendung von Kälte oder Wärme dar, so spricht man von einer Thermotherapie (Kap. 5) im Rahmen der Hydrotherapie; die Besprechung der einzelnen Formen einer sog. Bäderbehandlung erfolgt im entsprechenden Kapitel.

In aller Regel wird die Balneotherapie aber mit anderen physikalischen und vor allem krankengymnastischen Behandlungsstrategien kombiniert, wobei Letztere bzgl. ihrer therapeutischen Effizienz sogar im Vordergrund stehen.

Allgemeine Grundlagen der Bewegungsbäder

Die physiotherapeutische Bewegungsbehandlung im Wasser ist aufgrund mannigfaltiger Vorteile als einer der wesentlichen Eckpfeiler v. a. der postoperativen Nachbehandlung und Rehabilitation anzusehen.

Wirksame Faktoren: Gleichmäßige Kompression des Gefäßsystems (durch den sog. hydrostatischen Druck, Wirkung des ruhenden Wassers) mit konsekutiver Volumenmehrbelastung des Herzens (venöse Blutverschiebung nach zentral) und Blutdruckerhöhung, Steigerung der peripheren Durchblutung, Steigerung der Vitalkapazität; muskulär detonisierende Wirkung mit Abbau von Kontrakturen (aufgrund des warmen feuchten Milieus).

Durch den *Auftrieb* des flüssigen Mediums (Archimedes-Prinzip*) verliert der unter Wasser befindliche Anteil des menschlichen Körpers ca. 90 % seines eigentlichen Gewichtes, was Eigenübungen bei noch schwacher muskulärer Kraftsituation und Koordination wesentlich erleichtert, da die Muskulatur von ihrer Haltearbeit befreit ist (z. B. im Falle eines paresebedingten Kraftdefizits); in aller Regel besteht immer eine axiale Vollbelastbarkeit der unteren Extremitäten (auch bei noch nicht abgeschlossener knöcherner Konsolidierung einer Fraktur o. Ä.). Darüber hinaus wird der *Reibungswiderstand* des Wassers (sog. Hydrodynamik als Wirkung des bewegten Wassers) genutzt als Führungswiderstand zur gezielten muskulären Kräftigung; hier ist eine Steigerung möglich durch schnellere Bewegungen oder durch Vergrößerung der Angriffsflächen (Verwendung von Paddeln, Bällen u. a.; ◉ 4.2). Zusätzlicher motivierender psychischer Faktor für den Patienten (reduziertes Schmerzbild, weniger Kraftentfaltung nötig für eine Übungstherapie, evtl. spielerisches Gruppenerlebnis).

---
* *Archimedes* (287–212 v. Chr.): bedeutender griechischer Mathematiker, Physiker und Techniker aus Syrakus.

Nach Verlassen des warmen/heißen feuchten Milieus kann es durch plötzliches Wegfallen des hydrostatischen Druckes zu einer prolongierten starken venösen Dilatation kommen (Gefahr eines Kreislaufkollapses); daher wird als Vorbeugung kaltes Abduschen des gesamten Körpers empfohlen mit Durchführung statischer Muskelarbeit.

Allgemeine Ziele: Spezielle Übungen fördern die Mobilisation, die Koordination, die Ausdauer und schließlich auch die Kraftentfaltung der durch die bestehende Erkrankung geschwächten oder durch einen operativen Eingriff vorübergehend geschädigten gelenkumspannenden Muskulatur.

Die Balneotherapie beinhaltet generell aber auch einige *behandlungsimmanente Nachteile,* insbesondere im Hinblick auf erleichterte Ausweichbewegungen mit möglicher Luxationsgefahr einer einliegenden Hüftendoprothese bei Einsatz eines langen Hebelarmes und noch geschwächter hüftumspannender Muskulatur. So soll beispielsweise das gestreckte Bein im Wasser nicht schnell angehoben werden, maximale Bewegungsausschläge (mit übersteigerter Hüftflexion über 90°) sowie Adduktions- und Außenrotationsbewegungen sollten in diesen Fällen vorerst limitiert bzw. vom Physiotherapeuten überwacht werden. Brustschwimmen sollte in diesen Fällen für die ersten sechs postoperativen Monate möglichst vermieden werden.

Wassertemperatur: Optimalerweise Indifferenztemperatur von 33–34 °C; im Falle einer (kompensierten) Herzerkrankung eher etwa niedriger, bei schmerzhafter Arthrose etwas höher. Bewegt sich der Patient viel, so kann die Temperatur des Wassers durchaus im unteren Bereich liegen; bewegt er sich wenig, besteht die Gefahr der Auskühlung.

Wichtige Indikationen:
- Postoperative Nachbehandlung nach operativen Eingriffen im Bereich des Schultergelenkes (subakromiale Dekompression, Rotatorenmanschettenrekonstruktion, endoprothetischer Ersatz),
- degenerative Affektionen der großen Körpergelenke der unteren Extremität mit arthralgischen Reizzuständen und Belastungsschmerzhaftigkeit,
- postoperative Zustandsbilder nach Osteosynthesen frischer Frakturen, Korrekturosteotomien oder endoprothetischem Gelenkersatz im Bereich der unteren Extremitäten,
- Osteoporose mit assoziierten Begleitsymptomen,
- Erkrankungen des rheumatischen Formenkreises (rheumatoide Arthritis, seronegative Spondylarthritiden u. a.),
- chronische Schmerzbilder der Rumpfwirbelsäule (Thorakolumbalsyndrome mit muskulären Dysfunktionen, pseudoradikuläre Schmerzbilder, Fehlhaltungen u. a. m.),
- postoperative Störungen nach Eingriffen im Bereich der Wirbelsäule (Bandscheibenoperationen, zervikale oder lumbale Dekompressionen, kurz- und längerstreckige Fusionen/korrigierende Stabilisierungen nach Frakturen, Spondylolisthesen oder Skoliosen/Kyphosen),
- neurologische Erkrankungen wie z. B. schlaffe Paresen, spastische Zustandsbilder, Morbus Parkinson, multiple Sklerose (Encephalomyelitis disseminata) u. a.

Kontraindikationen: Generelle Kontraindikationen für die Durchführung spezieller balneologischer Behandlungsstrategien sind:
- Wundheilungsstörungen,
- eine aktuelle tiefe Wundinfektion,
- frische Thrombosen bzw. Thrombophlebitiden,
- floride Allgemeinerkrankungen (insbesondere Infektionen),
- dekompensierte Herz-Kreislauf-Erkrankungen,
- eine Inkontinenz.

Patienten mit einer Epilepsie in der Anamnese nie ohne Aufsicht lassen!

Unterwassermassagen bzw. sonstige *Druckstrahlmassagen* sind im Rahmen der Balneotherapie frisch operierter Patienten ebenfalls nicht zu empfehlen, da die Gewebeausheilungsvorgänge zu diesem Zeitpunkt noch nicht abgeschlossen sind und einer Serom- bzw. Hämatombildung Vorschub geleistet werden könnte. Darüber hinaus ist eine direkte, teilweise nur ungenügend dosierbare Druckstrahlbehandlung für die intraoperativ abgelöste bzw. reinserierte Muskulatur in der frischen Phase der Rehabilitation oft mit erheblichen lokalen Beschwerden verbunden.

Spezielle Behandlungsstrategien

Da bei den **Bewegungsbädern** mehr der krankengymnastische funktionelle Aspekt im Vordergrund steht und der Effekt des Mediums Wasser zwar bedeutsam, im Hinblick auf das angestrebte Behandlungsziel jedoch eher nachrangig ist, wird diese Behandlungsstrategie auch unter dem Hauptpunkt der Balneotherapie und nicht der Hydrotherapie (Kap. 5) besprochen.

Einzeltherapie

Die krankengymnastische Einzelbehandlung im Rahmen der postoperativen Balneotherapie beginnt sinnvoller Weise mit einem einleitenden Floaten (◉ **4.1b**) zur allgemeinen muskulären Entspannung und Gewöhnung an das Medium. Eine entspannte Rücken-

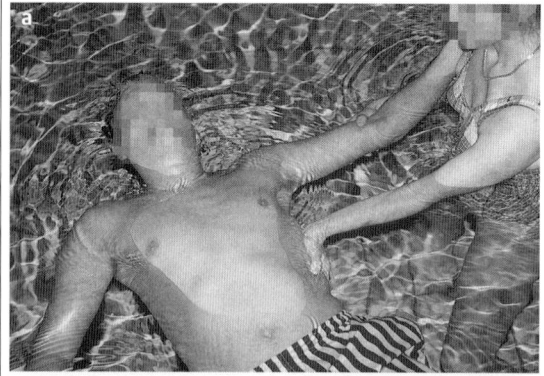
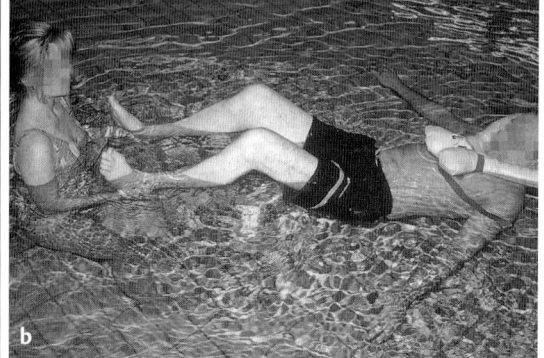

◉ **4.1a,b** Krankengymnastische Mobilisation im Rahmen der Balneotherapie: **a** widerlagernde Mobilisation der linken Schulter in Rückenlage, **b** Übungen zur Kniestreckung in Rückenlage, gleichzeitiges Floaten

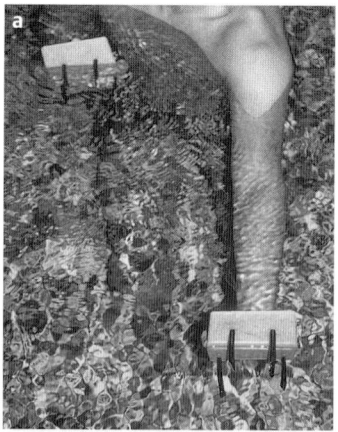
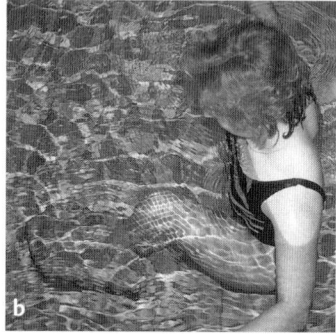

◉ **4.2a,b** Einsatz von Hilfsmitteln im Rahmen der Balneotherapie: **a** Unterstützung der Übungsbehandlung von Schulter- und Ellenbogengelenken durch *Schwimmpaddel*, die gegen den Wasserwiderstand bewegt werden; **b** Erschwerung der Hüft- und Knieextension durch ein *Schwimmbrettchen*, das unter Wasser gedrückt wird

lage kann bei älteren, ängstlichen Patienten evtl. durch eine spezielle Halskrause (aufblasbare Manschette) erreicht werden, wobei der am Kopfende stehende Therapeut den Patienten im Bereich des Thorax mit beiden Händen fixiert und durch das Becken gleiten lässt.

Die Einzelbehandlung erfolgt vor allem in liegender Körperposition des Patienten (◉ **4.1a**), die Gruppentherapie im Stand, wobei verschiedene Hilfsmittel wie Ringe, Bälle, Reifen, Schwimmärmel, Flossen und schließlich auch Styroporstangen (sogenannte „Aqua-Gym-Sticks") eingesetzt werden können. Diese Hilfsmittel dienen einerseits der Erleichterung gewisser Bewegungsabläufe, können aber auch, um gezielte Kraftübungen durchzuführen, erschwerend funktionieren (◉ **4.2**).

Die einzelnen krankengymnastischen Übungen unterscheiden sich kaum von denjenigen „im Trockenen" (Kap. 2), ggf. sind geringfügige Modifizierungen der Ausgangsstellungen sowie der Bewegungsabläufe zu beachten. Reine Gehübungen im Wasser sind nach McMillan unphysiologisch und bringen für die spätere Koordination wenig. Er betont, dass Bewegungen im Wasser normalerweise schwimmend und nicht gehend seien, wobei in diesem Zusammenhang der Begriff des „Floatens" geprägt wurde. Weiterhin empfiehlt er, vor allem bei älteren Patienten, zu Beginn eine kurzfristige Wassergewöhnung mit einigen spielerischen Übungen, bevor dann in die Arbeitshaltung (Rückenlage) übergegangen wird. Allerdings stellt im höheren Lebensalter (z. B. nach endoprothetischem Gelenkersatz oder nach Osteosynthese einer Schenkelhalsfraktur) mit oft gegebenem reduziertem Allgemeinzustand des Patienten alleine der Aufenthalt im wohl temperierten Wasser mit lediglich langsamem Auf- und Abgehen am Beckenrand (evtl. mit Festhalten an der seitlichen Führung) eine durchaus sinnvolle begleitende aktive Einzelmaßnahme dar.

Behandlungsdauer: 30 (bis 45) Minuten.

Aquajogging

Synonyme: Aquarobic, Aquabicycling; (suspended) Aquarunning (hier mit Bodenkontakt der Füße).

Definition: Gezielte Muskelkräftigung für die unteren Extremitäten im Sinne der medizinischen Trainingstherapie (MTT; S. 54 ff) im wohl temperierten tiefen Wasser (ohne Bodenkontakt der Füße).

Technik/Ausführung: Bei fehlendem Bodenkontakt wird ein Auftriebskörper um die Lende getragen (z. B. ein Schaumstoffgürtel); der Übende bewegt sich anschließend in vertikaler Richtung fort, wobei er uneingeschränkte Arm- und v. a. Beinbewegungen durchführt (die Gelenke und die Wirbelsäule sind völlig entlastet); die muskuläre Kräftigung erfolgt durch das Arbeiten gegen den Wasserwiderstand (👁 **4.3**); Nachahmen des Tretens von Fahrradpedalen (auf einem Aquagymstick sitzend).

Beim Gehen oder Laufen in *hüfttiefem* Wasser (Bodenkontrakt der Füße) beträgt die Belastung der Beingelenke etwa 50–60 % des Körpergewichtes; hier erfolgt in erster Linie eine Kräftigung der Hüftbeuger und Fußheber. Im Zuge eines langsamen Bewegungsablaufes werden v. a. die Muskeln trainiert, die in der Schwungbeinphase aktiv sind.

Beim Gehen in *brusttiefem* Wasser ist die Belastung von Hüft- und Kniegelenken auf nur noch 20–40 % des Körpergewichtes reduziert; Training der Kraftausdauer durch zusätzlichen Einsatz von Wasserhanteln, Schwimmbrettern oder Paddeln.

Eine Verletzung oder Überbeanspruchung von Muskeln, Sehnen und Bändern ist in aller Regel nicht zu befürchten.

Ziele:
- Verbesserung der aeroben Ausdauerkapazität,
- muskuläre Kräftigung (v. a. des M. quadriceps femoris).

Indikationen:
- Gewünschtes Lauftraining, das allerdings aufgrund verschiedener Handicaps (z. B. Verletzungsfolgen) im Trockenen mit axialer Vollbelastung noch nicht durchgeführt werden kann
- Regenerationsmaßnahme für (Leistungs-)Sportler nach Wettkämpfen.

Kontraindikationen:
- Eingeschränkte kardiopulmonale Leistungsfähigkeit,
- lokale entzündliche Hautaffektionen,
- fieberhafter Allgemeininfekt.

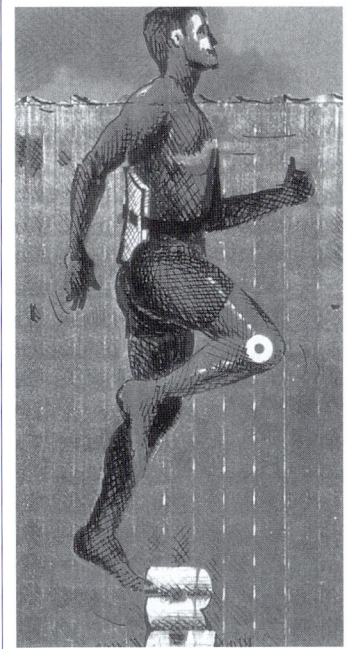

👁 **4.3** Aqua-Jogging im Rahmen der Mobilisierung und des Krafttrainings

Schwimmtherapie nach McMillan

Inaugurator: J. McMillan, britischer Ingenieur aus London.

Synonym: Halliwick-Methode (benannt nach einer Londoner Schule).

Durchführung: Spezielles 10-Punkte-Programm (**T 4.1**).

Ziele:
- Primäre Vermittlung eines Sicherheitsgefühls,
- verbesserte Entspannungsfähigkeit,
- Verbesserung des Gleichgewichtsempfindens und der Koordination,
- muskuläre Aufschulung ohne wesentliche Gelenkbelastung.

Indikationen:
- Kinder mit Folgen einer Zerebralparese,
- degenerative Affektionen des Skeletts (Koxarthrose, Schulter-Arm-Syndrom, Rumpfwirbelsäulensyndrome u. a.),
- übungsstabile frische Frakturen,
- neurologische Störungen, z. B. Hemiplegiefolgen.

Kontraindikationen:
- Akute kardiopulmonale Beeinträchtigungen,
- bekannte schwere Herzinsuffizienz,
- Asthmaleiden,
- akute und chronische Hauterkrankungen (Psoriasis, Chlorallergie),
- aktueller fieberhafter Infekt.

T 4.1 10-Punkte Programm der Schwimmtherapie (nach McMillan)

1. Mentale Anpassung an die Verhältnisse im Wasser, v. a. bei ängstlichen Patienten, mit Üben der Ausatmung
2. Selbstständigkeit im Wasser mit Übungen ohne Fixation und (Geh-)Hilfen
3. Vertikale Rotationskontrolle mit Trainieren der Fähigkeit, das Gleichgewicht gegen von außen auf die obere oder untere Körperhälfte einwirkende Kräfte zu halten (z. B. Erarbeiten des Sitzes im Wasser)
4. Laterale Rotationskontrolle mit Trainieren der Fähigkeit, das Gleichgewicht gegen von außen seitlich auf den Körper einwirkende Kräfte (z. B. vom Therapeuten durchgeführte Wellenbewegungen) zu halten; Übergang vom Sitz in die Rückenlage
5. Sogenannte kombinierte Rotationskontrolle (zusammengesetzte Übungsteile aus 3 und 4)
6. Mentale Umstellung zur optimalen Nutzung der Auftriebskraft des Wassers (z. B. untertauchen, auf den Boden des Bassins setzen)
7. Halten des Gleichgewichts in Ruhe zur Verbesserung der Balance
8. Gleiten (sog. „Floaten") auf dem Wasser, ohne dabei Kraft einzusetzen
9. Durchführung elementarer Schwimmbewegungen (z. B. Auf- und Abwärtsführen der Hände, Kraul- bzw. Brustschwimmbewegungen der Unterschenkel)
10. Erster individueller Schwimmstil (Rücken, Brust, Rückenkraul, Brustkraul)

Gruppentherapie

Im Gegensatz zur Einzeltherapie befindet sich der Therapeut bei der Gruppenbehandlung selbst nicht im Wasser, sondern in aller Regel am Beckenrand (4.4). Ebenso wie bei den krankengymnastischen Behandlungsstrategien im Trockenen steht hier v. a. die sinnvolle Zusammenstellung der einzelnen Gruppen mit ähnlichen Diagnosen einerseits sowie in etwa gleichartiger körperlicher Belastbarkeit im Vordergrund. Im Allgemeinen werden *Hüft-* und *Kniegruppen*, eine *Bandscheibengruppe*, evtl. auch eine *Rheuma-* bzw. *Bechterew-Gruppe* sowie eine *Geriatriegruppe* unterschieden. Zur besseren Übersichtlichkeit sollten nicht mehr als 10–12 Patienten gleichzeitig betreut werden. Steht eine Schulteraffektion im Vordergrund (z. B. Zustand nach operativer Rekonstruktion der Rotatorenmanschette oder nach Implantation einer Schulter-TEP), so erscheint in meinen Augen eine Gruppentherapie im Wasser aufgrund der oft erheblich differierenden klinischen Situation eher problematisch und daher eine Einzelbehandlung vorrangig empfehlenswert.

Übungen: Einerseits kommen ähnliche Übungen – wie bereits zuvor im Trockenen bereits durchgeführt – infrage; außerdem sind Nachlauf- oder Ballspiele, Partnerübungen, auch Bewegungsabläufe mit speziellen Hilfsmitteln (Stäbe, Reifen, Ringe, Paddel, Aqua-Ggym-Sticks u. a. m.) motivationsfördernd (psychologische Gruppenerfahrung, Stimulation des Ehrgeizes durch Konkurrenzdenken bzgl. des erreichten funktionellen Ergebnisses).

Dosierung/Behandlungsdauer: Im Rahmen der Rehabilitation nach erfolgten operativen Eingriffen im Bereich der muskuloskeletalen Systems 3- bis 5-mal/Woche über 30–45 Minuten; unter ambulanten Bedingungen 3-bis 4-mal/Monat 45–60 Minuten.

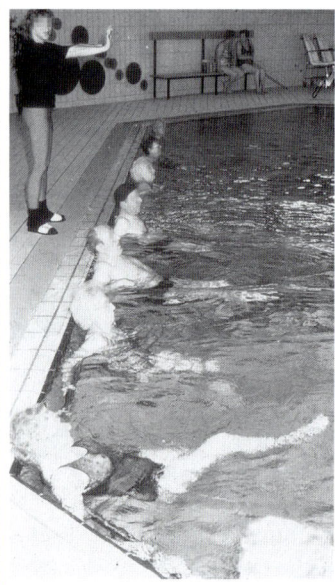

4.4 Gruppentherapie im Wasser unter Anleitung durch die Physiotherapeutin am Beckenrand (Übungen in Rückenlage)

5 Thermotherapie

Grundlagen

Unter Thermotherapie als eine der tragenden Säulen der physikalischen Medizin versteht man die Anwendung unterschiedlicher temporärer Trägermedien wie Wasser, Peloide u. a. m. zum therapeutischen Einsatz von Kälte oder Wärme. *Kalt* und *warm* stellen grundsätzlich keine absoluten physikalischen Qualitäten dar, sondern sind lediglich Begriffe für subjektiv empfundene Sinneseindrücke (T 5.1), die abhängig sind von der eigenen Körpertemperatur und auch relativ zur aktuellen Umgebungstemperatur wahrgenommen werden. Wir sprechen also – ganz allgemein gesehen – von Energie, die dem menschlichen Körper entweder zugeführt (Wärme) oder aber ihm entzogen wird (Kälte). Kälte dringt wesentlich tiefer in das exponierte Gewebe ein als Wärme, die bei den dann weit gestellten Hautgefäßen konvektiv bereits subkutan wieder zügig nach zentral abtransportiert wird; nach einer Kältetherapie wird die Ausgangstemperatur der zuvor behandelten Hautoberfläche jedoch oft erst wieder nach mehreren Stunden erreicht.

Bei der Thermotherapie spielen unterschiedliche Einflussfaktoren auf die applizierte Reizstärke (T 5.2) eine wichtige zu beachtende Rolle. So zielen *großflächige Anwendungen* in erster Linie ab auf eine systematische Veränderung der Körperkerntemperatur zur Anregung (und Normalisierung) regulativer Adaptationsprozesse v. a. des vegetativen Nervensystems, des humoralen und des Herz-Kreislauf-Systems (sog. Kneipp-Verfahren). Weitere Behandlungsmöglichkeiten, z. B. im Rahmen einer Kur sind die Hydrotherapie im Überwärmungsbad (S. 82), der Einsatz der Kältekammer (S. 85), Saunagänge (S. 88) u. a. m. sowie serielle Anwendungen. Hiervon differenziert werden *lokale Applikationsformen* bei unterschiedlichen, auf einzelne Gliedmaßen- oder Wirbelsäulenabschnitte begrenzten Störungen der Haltungs- und Bewegungsorgane mit direkter oder reflektorischer Beeinflussung örtlicher Gewebeprozesse (Kryotherapie [S. 84]; Wärmetherapie [S. 87]).

T 5.1 Klassifikation der subjektiven Temperaturempfindung bei direktem Wasserkontakt mit der Körperoberfläche

Subjektive Angabe	tatsächliche Temperatur einer Behandlungsmaßnahme (°C)
eiskalt	<5
brunnenkalt	<15
kalt	<25
kühl	25–29
lauwarm	30–33
indifferent	34–35
warm	36–37
sehr warm	38–40
heiß	41–44
Schmerzgrenze erreicht	45–46

T 5.2 Einflussfaktoren auf die applizierte Reizstärke bei Anwendung der Thermotherapie

- Größe des therapierten Körperareals
- Höhe der einwirkenden Temperatur
- Dauer der Einwirkung der Behandlungsmaßnahme
- zusätzlich applizierte mechanische Reizeinwirkungen (z. B. Bürstungen, Unterwassermassage)
- zusätzlich applizierte chemische Reize (z. B. Badezusätze)

Art und Umfang der Thermotherapie sollten auch von der Schwere der jeweiligen Erkrankung und vom Ausprägungsgrad der subjektiven Beschwerden abhängig gemacht werden; außerdem sollte innerhalb einer Therapieserie die Stärke der einzelnen Reizparameter schrittweise gesteigert werden.

Hydrotherapie

Geschichtliches: Mitteilungen über therapeutische Anwendung von Wasser und Bädern schon 2000 v. Chr. in Indien, 1500 v. Chr. im alten Griechenland. 400 v. Chr. Indikationsspezifizierung durch *Hippokrates* (460–370 v. Chr.); in Mitteleuropa Badestuben im 13.–15. Jahrhundert n Chr. 1829 Eröffnung einer Wasserheilanstalt durch den schlesischen Landwirt Vincent *Prießnitz* (1790–1851); Weiterentwicklung durch den schlesischen Fuhrmann und Naturheilkundler Johann *Schroth* (1800–1856) im Sinne feuchter Schwitzpackungen in Verbindung mit diätetischen Maßnahmen (Trockenobst, reduzierte Flüssigkeitsaufnahme). Systematisierung der Hydrotherapie als wirkungsvolles Behandlungsverfahren durch den schwäbischen Pfarrer Sebastian *Kneipp* (1821–1897) aus Wörishofen (so mild wie möglich, so stark wie nötig).

Definition: Systemische, evtl. serielle Anwendung von Kälte oder Wärme mit Wasser als Temperaturträger (T 5.3); evtl. gleichzeitige Durchführung mechanischer Maßnahmen wie Reibungen, Bürstungen, Unterwasserdruckstrahlmassage, Güsse u. a. m.

Effekt: Verbesserung der peripheren Durchblutung (damit verminderte Herzbelastung und Senkung des arteriellen Blutdruckes), Training für das vasomotorische Regulationssystem. Einübung vegetativer Reflexe, Eutonisierung des Vegetativums. Verbesserung von Hautturgor, -tonus, -trophik und -elastizität, muskuläre Relaxation (bei Temperaturen von > 36 °C) mit Linderung von Gelenkbeschwerden, Detonisierung auch der (spastischen) Bronchialmuskulatur. Erhöhung des Gewebeinnendruckes durch den hydrostatischen Druck (Auspressung der venösen und lymphatischen Niederdrucksysteme mit konsekutiver Volumenverschiebung). Anregung und Aktivierung des Immunsystems.

Durch den Wasserauftrieb wird die muskuläre Kraftentfaltung vor allem im Bereich der unteren Extremitäten im Zuge der aktiven Bewegungsabläufe erheblich reduziert (um bis zu 90 %!), was im Rahmen der krankengymnastischen Behandlung (S. 4 ff) von großer Bedeutung ist; darüber hinaus kann der Wasserwiderstand im Zuge der Durchführung einer aktiven Übungsbehandlung ausgenutzt werden (hierbei Einsatz spezieller Hilfsmittel wie Paddel, Schwimmbrettchen oder Bälle).

Grundsätze:

- Jede Kälteanwendung darf nur an einem warmen Körper(-abschnitt) angewendet werden, niemals bei einem frierenden Patienten oder in einem kaltem, schlecht durchbluteten Bereich; Vorwärmung durch aktive Bewegungen oder durch ein warmes Bad empfehlenswert.
- Jede Kälteanwendung sollte nur kurz erfolgen, evtl. anfänglich einschleichende Dosierung. Tritt dabei nicht die gewünschte Wirkung mit sichtbarer Hautrötung auf oder kommt es gar zu einer lividen Verfärbung, muss die Behandlung abgebrochen werden; vorsichtige Dosierung von Kaltreizen.
- Alle Behandlungen sollten in einem gut belüfteten, zugfreien Raum (Umgebungstemperatur mindestens 25 °C) durchgeführt werden.
- Nach jeder Kälteanwendung sollte eine rasche Wiedererwärmung des Patienten erfolgen, eine adäquate Nachruhe ist sinnvoll.
- Bei Wechselbehandlungen von Heiß- und Kaltreizen sollte eine Mindestdifferenz der Temperatur von 12 °C bestehen; im Idealfall flüchtiger Kaltreiz von wenigen Sekunden mit längerer Wärmeapplikation von 1–3 Minuten.

Anwendungsformen (T 5.4): *Kälteanwendung* (normalerweise einschleichend; bei vorausgegangener Wärmeanwendung durchaus auch abrupt möglich!): Eiswasser-(teil-)bäder, Ganzkörper- oder Teilwaschungen (S. 79) oder spezielle Güsse (S. 81); feuchte Ganzkörperwickel (S. 79).

Nicht unmittelbar vor und nach den Mahlzeiten (Gefahr einer vagotonen Kreislaufreaktion).

Wärmeanwendung (sollte immer langsam ansteigend erfolgen!): heiße Rolle (👁 5.1), heiße Wickel

---

T 5.3 Vorteile des Wassers als thermisches Trägermedium

- überall in großer Menge verfügbar
- günstige physikalische Eigenschaften
- gute lokale Verträglichkeit
- über einen großen Temperaturbereich gut dosierbar

T 5.4 Unterschiedliche Stufen hydrotherapeutischer Reize

- Milder Reizeffekt
  - Abreibungen, Waschungen, Trockenbürstungen
  - ansteigende Teilbäder (Unterarm, Füße), wechselwarme Fußbäder, kalte Güsse (bis Knie)
  - Wassertreten
  - Wickel (Gelenke, Hals, Kreuz, Brust, Rumpf, Lende, Hüfte, Bein)
- Mittlerer Reizeffekt
  - ansteigende Sitz- und Beinbäder, Halbbäder
  - wechselwarme Sitzbäder
  - Wickel (Brust, Rumpf)
  - Sitzdampfbad
- Starker Reizeffekt
  - Vollguss, Blitzguss, Kaltdusche
  - Saunasitzung
  - Dampfbad
  - Überwärmungsbad
  - Ganzpackung
- Sehr starker Reizeffekt
  - Tauchbad im Eiswasser

(S. 89), Wannenbäder (S. 82 ff), Hyperthermie im Überwärmungsbad, Thermalbäder, Vollbäder (S. 82), Teilbäder (auf- bzw. absteigend; S. 82 f). Eine ansteigende oder warme Anwendung verlangt immer eine abschließende Kälteapplikation, damit sich die zuvor unter der Wärmeanwendung dilatierten Kapillaren wieder zusammenziehen können.

Im *Bewegungsbad* bei etwa 32–36 °C (Kap. 4) erfolgt vor allem die Unterstützung von Gangübungen mit geringerer Gewichtsbelastung (Abnahme der Eigenschwere) bei allgemeiner oder extremitätenbezogener Muskelschwäche bzw. limitierter axialer Belastbarkeit, z. B. im Rahmen der frühen postoperativen Mobilisierungsbehandlung nach endoprothetischem Gelenkersatz des Hüft- oder Kniegelenkes bzw. nach hüft- oder kniegelenksnaher Umstellungsosteotomie (hier Gehgraben mit seitlichen Haltevorrichtungen sinnvoll!).

Dampfbäder, Dampfdusche (40–42 °C) als Regendusche (auch Staubdusche) oder Strahldusche mit stärkerem mechanischen Reiz.

Des Weiteren sind auch *Wechselbäder* mit alternierender Kälte- und Wärmeanwendung möglich.

Kälteanwendungen werden vormittags, Wärmeanwendungen dagegen nachmittags schlechter toleriert!

Badezusätze: Je nach gewünschter Wirkung Zugabe spezieller chemischer oder pflanzlicher Stoffe wie Salze, (ätherische) Öle, Extrakte oder Gase (meist zu den Wannenbädern; T 5.5).

Wichtigster *mineralischer Zusatz* ist eine 2- bis 3 %ige NaCl-Lösung (sog. Solebad), z. B. zur Behandlung rheumatischer Erkrankungen, auch der Psoriasis.

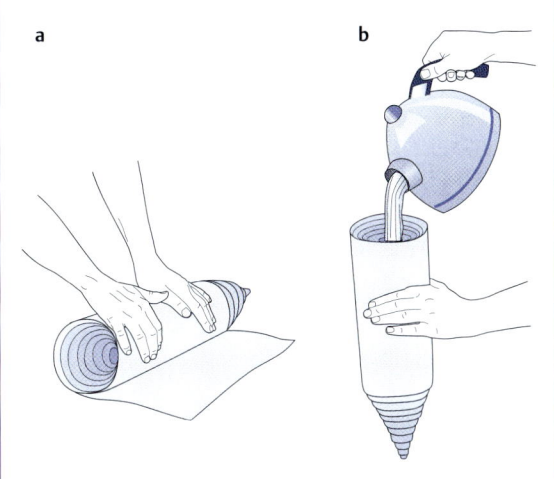

👁 5.1a,b Fertigung einer so genannten „heißen Rolle": **a** spiralförmiges Zusammenrollen eines Frotteehandtuches mit „Innentrichter", **b** Eingießen von kochendem Wasser

T 5.5 Häufiger eingesetzte organische (meist pflanzliche) und anorganische Zusätze für Auflagen, Wickel und Bäder und ihre Wirkungen (Auswahl)

Badezusatz	Dosierung/Anwendung	Wirkung (Bestandteile)	Hauptindikationen
verschiedene ätherische Öle (z. B. Balneum Hermal)	industriell hergestellte Extrakte (Vollbad)	hautrückfettend, leicht hyperämisierend	schuppende atrophische Haut
Arnika (Arnica montana)	▪ 2–4 EL (Extrakt für Vollbad) ▪ 1–3 EL/1 l Wasser (Tinktur für Wickel)	analgetisch, resorptionsfördernd	frische Verletzungen, Hämatome, rheumatische und lokale degenerative Affektionen
Baldrian (Valeriana officinalis)	fertig abgepacktes Extrakt (Vollbad)	sedativ	nervöse Unruhe, Einschlafstörungen
Betaisodona	industriell vorgefertigte Lösung oder Paste (Teil- oder Sitzbad, Auflagen, Umschläge)	antibakteriell, entzündungshemmend	lokale Haut- und tiefer gehende Infektionen, Abszesse, Fisteln
Eichenrinde (Cortex quercus)	Ansatz von 1–3 kg/5 l Wasser (1/2 Stunde kochen; Teil- oder Vollbad)	adstringierend (Gerbsäure)	nässende Hautausschläge (z. B. an Amputationsstümpfen; 👁 5.6), Verbrennungen, Ekzeme
Fichtennadel (Pinus silvestris)	150 g Extrakt (pro Vollbad)	beruhigend, sekretionsfördernd (ätherische Öle, Terpentin)	vegetative Dystonie, Affektionen der oberen Atemwege, grippale Infekte

T 5.5 (Fortsetzung) ▶

T 5.5 (Fortsetzung)

Badezusatz	Dosierung/Anwendung	Wirkung (Bestandteile)	Hauptindikationen
Heilerde (z. B. Enelbin, Kytta-Plasma, Retterspitz u. a.)	industriell vorgefertigte Pasten (Umschläge, Auflagen)	lokal antiphlogistisch, leicht hyperämisierend	degenerativ bedingte oder postoperative lokale Reizzustände (v. a. großer Körpergelenke)
Heublumen (Semina graminis)	Ansatz von 1–1,5 kg/5 l Wasser (1/2 Stunde kochen oder 150 g Extrakt (Vollbad)	hyperämisierend, spasmolytisch (ätherische Öle)	unspezifische globale weichteilrheumatische Beschwerdebilder (z. B. Fibromyalgie), rheumatoide Arthritis, eitrige Hautaffektionen, chronische Bronchitis
Kaliumpermanganat	1–2 EL Granulat/Sitz- oder Teilbad	antibakteriell, entzündungshemmend	eitrige Hautaffektionen, Abszesse, Fisteln
Kalmus (Acorus calamus)	Ansatz von 250 g/3 l Wasser (Vollbad)	stark hyperämisierend (ätherische Öle, Bitterstoffe, Gerbstoffe, Terpene)	eitrige Hautaffektionen, konstitutionelle Entwicklungsstörungen im Kindesalter
Kamille (Matricaria chamonilla)	meist Extrakt, Ansatz von 0,5–1,0 kg/5 l Wasser (30 Minuten ziehen lassen; Sitz- oder Teilbad)	entzündungshemmend, antibakteriell (ätherische Öle, Glukoside)	akute nässende Hautaffektionen, Abszesse, Fisteln, Ulcus cruris
Kastanie (Aesculus hippocastanium)	Ansatz von 0,5–1,0 kg Mehl/5 l Wasser (30 Minuten kochen), Extrakt (Sitz- oder Teilbad)	kapillarstabilisierend, venentonisierend, Thrombinhemmung (Saponine, Gerbstoffe, Bitterstoffe)	periphere Durchblutungsstörungen, Pruritus, unspezifische globale weichteilrheumatische Beschwerdebilder (z. B. Fibromyalgie), rheumatoide Arthritis, periphere Neuralgien, Polyneuropathien
Lavendel (Lavendula officinalis)	1–2 EL Badeextrakt (Vollbad)	sedierend, leicht hautreizend	vegetative Dystonie, nervös bedingte Durchblutungsstörungen
Lohtannin	1 kp Gerberlohe (Eichenrinde, Fichtenrinde)/5 l Wasser (30 Minuten kochen, Extrakt (Sitz- oder Vollbad)	adstringierend (reich an Gerbstoffen)	chronische Hautaffektionen (Ekzeme u. a.), Weichteilrheumatismus (Fibromyalgiesyndrom), periphere Neuralgien
Rivanol	angesetzte Lösung (industriell gefertigte Tablette), als Auflage oder Wickel	antibakteriell, entzündungshemmend	Infektionen der Haut (z. B. Erysipel), drohende subkutane Infektionen, (persistierende) postoperative Reizzustände
Rosmarin (Rosmarinus officinalis)	1–2 EL Extrakt (Vollbad)	Haut hyperämisierend (reich an ätherischen Ölen)	Weichteilrheumatismus (Fibromyalgiesyndrom), stumpfe Hautverletzungen, spastische Kreislaufstörungen
Salbei (Salvia officinalis)	250 g/5 l Wasser (20 Minuten kochen), Extrakt (Sitzbad, Auflage, Umschläge)	Haut hyperämisierend, leicht adstringierend (ätherische Öle, Harze, Gerbstoffe, Bitterstoffe)	juckende Hautekzeme, Schleimhautaffektionen
Zinnkraut (Equisetum arvense)	100–200 g/2 l Wasser (1 Stunde kochen) (Auflage, Teilbad)	proliferationsanregend, lokal antiphlogistisch (Kieselsäure, Oxalsäure, Bitterstoffe)	nässende Hautaffektionen, schlecht heilende Hautverletzungen, Ulcus cruris, chronische Fistelungen (Osteomyelitis)

EL = Esslöffel

Salizylsäure-Huminsäure-Gemische zeigen einen analgetischen und antiphlogistischen Effekt. Schwefelbäder regen den Stoffwechsel an, ihre keratolytische Wirkung wird darüber hinaus zur Behandlung verschiedener Hauterkrankungen genutzt.

Da *ätherische Öle* im Wasser unlöslich sind, werden sie zur therapeutischen Nutzung mit Emulgatoren versetzt. Sie führen in erster Linie zu einer Durchblutungssteigerung der Haut, die Resorption einzelner Bestandteile hat teilweise auch einen vegetativ-dämpfenden (Rosmarin, Fichtennadeln), einen krampflösenden (Heublumen) bzw. sekretionsfördernden (Thymian, Schafgarbe) Effekt.

Pflanzliche Extrakte enthalten neben den ätherischen Ölen auch wasserlösliche Gerb- und Mineralstoffe, die die periphere Durchblutung steigern können (Rosmarin, Fichtennadel, Latschenkiefernadeln, Kalmuswurzel u. a.); Kamillenblüten wirken antiphlogistisch und desodorierend, Lavendel und Baldrian sedativ und schlaffördernd, Weizenkleie im Falle von Hautekzemen juckreizlindernd.

Dosierung: Die Zeitdauer der jeweiligen Anwendung ist der individuellen Situation, v. a. dem Herz-Kreislauf-System anzupassen: Globale Kälteanwendungen sind vorsichtig zu steigern (beginnend mit 10–15 Sekunden auf dann 1–2 Minuten); bei warmen Bädern Beginn mit etwa 5–8 Minuten mit anschließender schrittweiser Steigerung auf 20–30 Minuten; täglich eine bis maximal zwei Anwendungen.

Indikationen:
- *Kälteanwendung:*
  - vegetative Dysfunktionen,
  - Erkrankungen des rheumatischen Formenkreises im floriden Stadium.
- *Wärmeanwendung:*
  - frühe postoperative Phase mit limitierter muskulärer Kraftentfaltung,
  - multiple muskuläre Kontrakturen,
  - degenerative Rumpfwirbelsäulensyndrome, Z. n. lumbaler Bandscheibenoperation bzw. nach lumbalen Fusionseingriffen.

Gefahren: Eine längere globale Wärmeanwendung kann bei älteren Patienten zu einer kardiopulmonalen Überlastung beitragen; problematisch bei Harn- und Stuhlinkontinenz. Operierte Körperbereiche sollten im Falle einer gleichzeitigen Applikation einer Unterwasserdruckstrahlmassage ausgespart bleiben.

Kontraindikationen:
- Akut-entzündliche oder fieberhafte Erkrankungen,
- Tuberkulose,
- entzündliche Hauterscheinungen (z. B. Erysipel),
- dekompensierte Herzinsuffizienz,
- arterielle Durchblutungsstörungen,
- Morbus Sudeck Stadium I–II (Reflexdystrophie).

Waschungen

Inaugurator: Sebastian *Kneipp* (1821–1897); Pfarrer aus Wörishofen.

Definition: Milde, flüchtige externe Reiztherapie unter Einsatz kalten Wassers.

Effekt: Temporäre Vasokonstriktion im behandelten Bereich mit anschließender reaktiver lokaler Hyperämisierung (Kreislaufanregung, Abhärtung).

Anwendung: Durchführung in erster Linie am Vormittag. Abwaschen der gesamten Körperoberfläche oder auch nur einzelner Körperregionen mit schnellen Bewegungen unter Einsatz eines mehrfach zusammengelegten Leinenhandtuches, das zuvor in eiskaltes Wasser getaucht und ausgewrungen wurde; lange, durchaus rasche Strichführung über die Extremitäten. Abschließend soll der Patient, ohne sich abzutrocknen, im Bett entspannen und langsam aufwärmen.

Dosierung/Behandlungsdauer: Einzelwaschungen täglich 10–12 Minuten; Serienwaschungen zur Stimulierung der Schweißsekretion (Fieber) mehrfach über 15–30 Minuten in kurzen Abständen.

Indikation: Mildes Regulationstraining vegetativer Funktionen (u. a. des Herz-Kreislauf-Systems) zur Förderung der Durchblutung und „Abhärtung"; bevorzugter Einsatz im Rahmen der pflegerischen Betreuung von Schwerstkranken.

Kontraindikationen:
- dekompensierte Herzinsuffizienz,
- hochfieberhafte Allgemeininfektionen (Schüttelfrost).

Auflagen, Wickel, Packungen

Definition: Spezielle externe feuchte Anwendungen im Sinne von Umschlägen (Standardisierung nach Prießnitz) mit mildem bis stärkerem hydrotherapeutischen Reiz.
- *Auflage:* lokale, nichtzirkuläre Applikation (z. B. auch mit Retterspitz, Heilerde).
- *Wickel:* lokale zirkuläre Applikation im Bereich der oberen oder unteren Extremitäten bzw. des Rumpfes.
- *Packung:* mehr als die Hälfte des gesamten Körpers einhüllender „großer" Wickel.

Spezielle Wickelformen und hierfür typische Effekte: 👁 5.2, 🔻 5.6.

Anwendung: Gut belüftete, ausreichend warme Umgebung; Patient in entspannter (Rücken-)Lage. Meist Kaltapplikation, da bei warmer Anwendung oft sehr schneller Temperaturverlust.

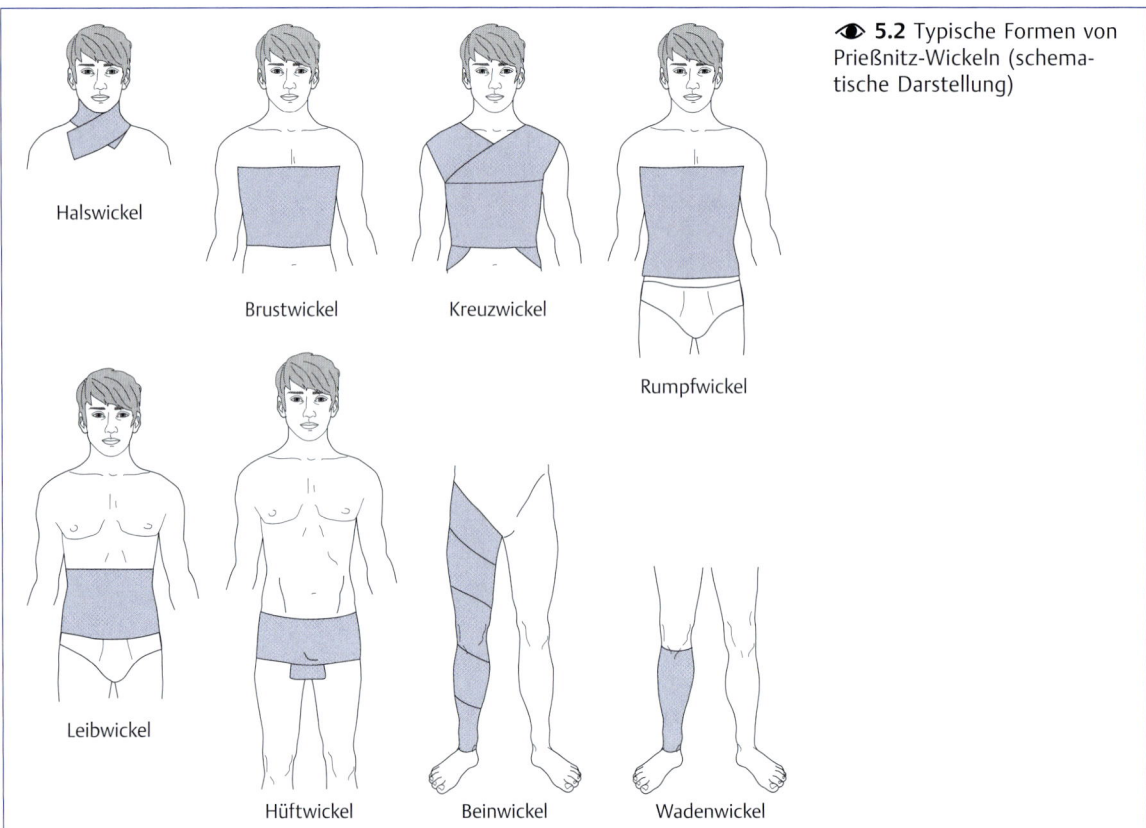

▶ 5.2 Typische Formen von Prießnitz-Wickeln (schematische Darstellung)

Wickeltyp	Indikationen
Gelenkwickel (v. a. Knie, Ellenbogen, Sprunggelenk)	postoperative Reizzustände (v. a. nach endoprothetischem Ersatz), aktivierte Arthrosen, rheumatoide Arthritiden (▶ 5.10)
Halswickel	HWS-Syndrom, muskuläre Verspannungen der Nackenstrecker, postoperative Reizzustände (z. B. nach zervikaler Fusion)
Brustwickel	Thorakalsyndrom, Verspannungen der Rückenmuskulatur
Kreuzwickel	Myogelosen der schulterumspannenden Muskulatur, postoperative Reizzustände (z. B. nach endoprothetischem Ersatz, Akromioplastik Rotatorenmanschettenrekonstruktion)
Rumpfwickel	hochfieberhafte Zustände
Leibwickel	muskuläre LWS-Syndrome, akute Lumbago, postoperative Reizzustände (z. B. nach lumbaler Bandscheibenoperation oder Fusion)
Hüftwickel	Perikoxalgien, aktivierte Koxarthrosen, postoperative Reizzustände (z. B. nach Umstellungsosteotomien, endoprothetischem Ersatz)
Beinwickel	Thrombophlebitis, Lymphangitis
Wadenwickel	Fieber, Thrombophlebitis, Ulcus cruris

T 5.6 Lokalisation für Wickelanwendungen und häufige orthopädische Indikationen

Innerste Wickellage: Leinentuch, mit kaltem Wasser getränkt und anschließend gut ausgewrungen; straff gezogen, dicht, fest und faltenlos der Körperoberfläche anliegend (ohne einzuschnüren) um die zu behandelnde Körperregion zirkulär gewickelt (kein Luftzutritt zwischen Haut und Wickeltuch).

Mittlere Wickellage: weiteres zirkuläres Leinen- oder Baumwolltuch.

Äußere Wickellage: zirkuläres Wolltuch oder Decke (s. ▶ 5.10).

In aller Regel tritt bereits nach 5- bis 10-minütiger Anwendungszeit ein subjektives Wärmegefühl auf.

Wichtige Indikationen: Globale adjuvante Behandlungsmaßnahme im Falle lokaler Entzündungen (z. B. auch persistierende postoperative Reizzustände).

Behandlungsdauer/Dosierung: Zum Wärmeentzug 15–20 Minuten, dann evtl. Wiederholung; bei gewünschtem Wärmestau Einzeldauer eines Wickels 45–60 Minuten, zur weiteren Ausnutzung seines Schweiß treibenden Effektes auch 1–2 Stunden; 3- bis 5-mal/Woche.

Bei Unwohlsein aufgrund einer überschießenden Kreislaufreaktion sofort abbrechen.

Kontraindikationen:
- Dekompensierte Herzinsuffizienz,
- schwere lokale Hautaffektionen, postoperative Wundheilungsstörungen.

Abreibung und Abklatschung

Definitionen: Kombination des thermischen Reizes einer hydrotherapeutischen Anwendung mit einem mechanischen Reiz.

Anwendungsformen, Durchführung:
- *Abreibung:* Fixation eines mit kaltem Wasser getränkten und leicht ausgewrungenen Tuches um den betreffenden Körperabschnitt (Arm, Bein, Brust, Rücken); anschließendes kräftiges Reiben durch den Therapeuten mit der flachen Hand, bis sich ein ausgeprägtes Wärmegefühl einstellt. Dann wird das feuchte Tuch durch ein trockenes Frottiertuch ersetzt und der Patient in gleicher Weise wieder trocken gerieben.
  Sitzende Position (Arme, Beine, Brust), liegende Position (Rücken), stehender Patient (Ganzabreibung); 15–20 Minuten Nachruhe.

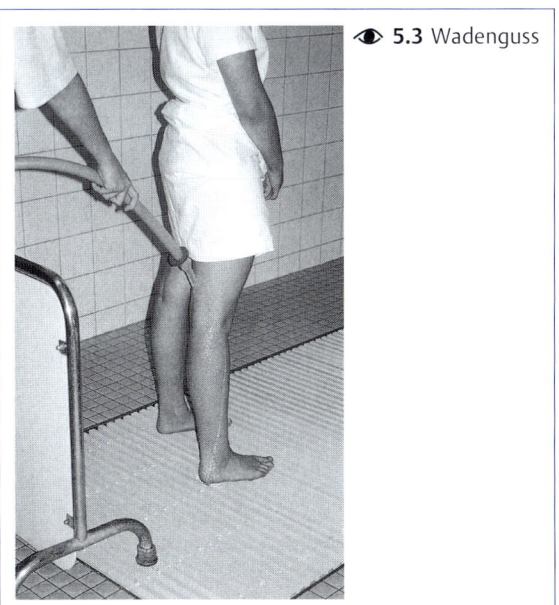

5.3 Wadenguss

- *Abklatschung:* Der Therapeut führt mit einem zur Hälfte in der Länge zusammengelegten Handtuch, das zuvor in kaltes Wasser getaucht wurde, schwingende kreisende Bewegungen aus, wobei das Ende des Handtuches „peitschend" den Rücken des Patienten tangiert.
  Bei Anwendung im Bereich des Rückens resultiert ein hyperämisierender, reflektorischer, atemvertiefender Effekt, auch Verbesserung der Expektoration; im Bereich der Extremitäten bei venösen und lymphatischen Stauungen indiziert.

Spezielle Indikationen: Patienten mit Verminderung der vasomotorischen Erregbarkeit.

Güsse

Inaugurator: Sebastian Kneipp (1821–1897); Pfarrer aus Wörishofen.

Definition: Spezielle, fast drucklose Anwendung eines gebundenen Wasserstrahls in unterschiedlichen Körperregionen.

Durchführung: Externe Applikation eines in einem weitlumigen, 2–3 m langen Schlauch (Durchmesser etwa 2 cm) mit nur geringem Druck fließenden, nicht spritzenden Wasserstrahls, der die Haut lediglich weich überspült (● 5.3). *Gussführung* von der Peripherie aus nach zentral zum Thorax; an den unteren Extremitäten zuerst lateral vom Unterschenkel über den Oberschenkel nach kranial, anschließend medial wieder nach kaudal.

Effekt: Außerordentlich milder bis hin zu einem relativ starken hydrotherapeutischen Reiz mit anregender Wirkung auf den Kreislauf und auf die periphere sowie zentrale Durchblutung, Verbesserung der Mikrozirkulation, Anregung (Vertiefung) der Atmung.

- *Flachguss:* thermischer Reiz des kalten Wassers auf den stehenden Patienten in steigender Dosierung (beginnend am Knie, dann über Schenkel, Arm, Brust über den Rücken bis zum Vollguss).
- *Wechselguss:* Auf eine längere Warmphase folgt eine kurze Kaltphase.
- *Blitzguss (auch Druckstrahlguss):* stärkerer mechanischer Reiz durch Verwendung einer nur 4–5 mm dicken Düse (Wasserdruck 1,5–3 atü) mit kräftigem Wasserstrahl mit Auswirkung auch auf tiefere Hautschichten; es resultiert eine rasche ausgeprägte Hautrötung.
  Peripher rechts und dorsal beginnend, dann zentripetal fortschreitend (● 5.4); anfängliche Auffächerung des Wasserstrahles (sog. Regenfächer) zur Gewöhnung an die Temperatur; evtl. Wackelbewegungen (sog. Peitschen) mit detonisierender Wirkung auf die Muskulatur.

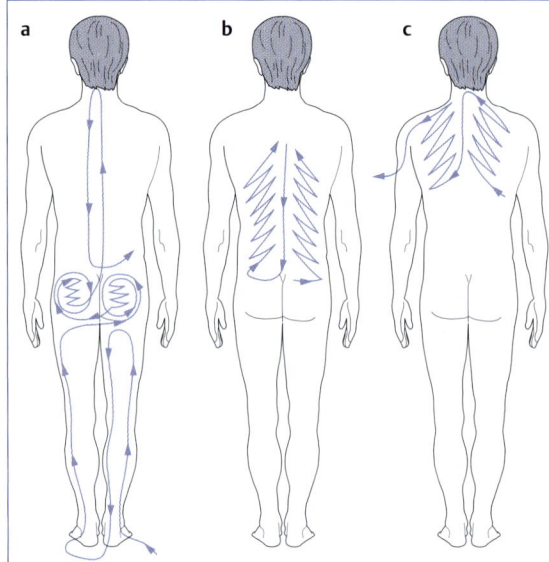

👁 **5.4** Strichführung beim heißen Rückenblitzguss: *Phase 1:* Beine von hinten, Gesäßpartien, auf- und abwärts der Rumpfwirbelsäule; *Phase 2:* schräge Stichführung der mittleren und unteren Abschnitte der Rumpfwirbelsäule (sog. Tannenbäumchen); *Phase 3:* oberer Anteil der BWS bis zum Nacken

- *Wechselblitzguss:* Warmphase ohne Fächer und Peitschen; verkürzte Kaltphase.
- *Heißblitz:* Wasserstrahl von ca. 44 °C; Anwendung im Bereich des Rückens bei akuten Myalgien, Myogelosen, leichteren Lumbalgien.
- *Segmentblitz:* gezielter Heißblitz zur reflektorischen Beeinflussung innerer Organe (Segmentmassage [S. 106]; Reflextherapie [Kap. 7]).

Spezielle Anwendungen und hierfür typische Indikationen:
- *Armguss:*
  - periphere Neuralgien, schlaffe Lähmungen,
  - funktionelle vegetative Störungen.
- *Nackenguss:*
  - muskuläre Verspannungen im Schulter-/Nackenbereich,
  - Zervikobrachialgien,
  - Fingerpolyarthrosen,
  - funktionelle vegetative Störungen.
- *Rückenguss:*
  - uncharakteristische Rückenschmerzen bei unterschiedlichen degenerativen und auch entzündlichen Affektionen (z. B. Spondylitis ankylosans),
  - Fehlhaltungen der Wirbelsäule mit muskulären Beschwerdebildern (Skoliosen, Hyperkyphosen),
  - globale Schwäche der Rückenstreckmuskulatur.
- *Schenkelguss, Knieguss:*
  - Varikosis,
  - aktivierte Arthrosen,
  - lokale entzündliche Prozesse,
  - Myogelosen,
  - (Weichteil-) rheumatische Beschwerdebilder,
  - Neuralgien, schlaffe Lähmungen.

Weitere Formen: Vollguss, Oberguss, Unterguss, Gesichtsguss.
Kontraindikationen:
- Dekompensierte Herzinsuffizienz,
- medikamentös unzureichend eingestellte arterielle Hypertonie,
- medikamentös unzureichend eingestellte Hyperthyreose.

Teil- und Vollbäder

Definition: Anwendung von kaltem (12–25 °C) oder warmem (36–38 °C) Wasser in einem Teilbereich des Körpers (Sitzbad, Extremitätenteilbad) oder als Ganzkörpertherapie (Vollbad); evtl. unter Hinzufügung spezieller Badezusätze (s. **T 5.5**).
Anwendungsformen und ihre Besonderheiten:
- *Sitzbad:* kalte, warme oder ansteigende Wasseranwendung in spezieller Sitzwanne, wobei alle anderen Körperpartien sorgfältig abgedeckt werden sollten; zusätzliche Reibungen und Bürstungen möglich.
  Kalte Form mit sympathikoton wirkendem Reiz und damit Verminderung bestehender kapillärer oder venöser Stasen, z. B. bei perianalen Störungen (5–10 Sekunden); *warme* und *ansteigende* Form bei chronischen Wirbelsäulen- und Rückenbeschwerden (10–15 Minuten).
- *Kaltes (Unter-)Armbad:* sitzende Körperhaltung (👁 **5.5**); Verminderung einer hitzebedingten Kreislaufbelastung (*cave:* Angina pectoris).
- *Kaltes Unterschenkel- oder Fußbad:* sitzende Körperhaltung, z. B. zum peripheren Gefäßtraining, auch im Falle eines Status varicosus; Eichenrindenbäder nach frischer Ober- bzw. Unterschenkelamputation (👁 **5.6**).
  Eine Sonderform ist das *Wassertreten* in knietiefem Wasser.
- *Warmes Teilbad (Unterarm, Unterschenkel):* sitzende Körperhaltung; v. a. bei degenerativen Affektionen der Hand- und Fußgelenke.
- *Ansteigendes Halbbad (Sitzbad):* sitzende Körperposition in handbreit mit körperwarmem Wasser (35 °C) angefüllter Sitzwanne, in die dann langsam heißes Wasser hinzufließt (bis zur Endtemperatur von etwa 39–40 °C); anschließend evtl. temperierter oder kalter Guss. Nach Beendigung Einnahme einer entspannten liegenden Ruheposition (warm eingewickelt).

Dauer: 20–30 Minuten; maximal 3-mal/Woche.
Hauptindikationen: Lumboischialgien, muskuläre Dysfunktionen, beginnende grippale Infekte.

- *Ansteigendes Armbad:* Ein Arm oder beide Arme befinden sich in einer Wanne oder einem größeren Becken mit 35 °C warmem Wasser, in das langsam heißes Wasser hinzufließt (bis zur Endtemperatur von 39–40 °C); abschließend kalter Armguss, dann Ruhe für 30–45 Minuten.
Dauer: 15–20 Minuten.
Hauptindikationen: spastisch-obstruktive Atemwegsinfekte, Angina pectoris, pAVK; auch Morbus Sudeck Stadium II.

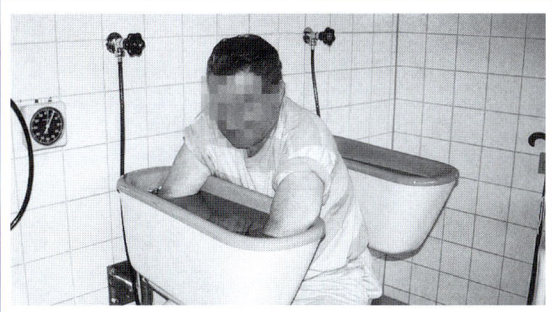

◉ 5.5 Unterarmbad beidseits in Spezialwanne

- *Ansteigendes Fußbad:* Beide Füße befinden sich in einer Wanne, angefüllt mit 35 °C warmem Wasser, in das langsam heißes Wasser hinzufließt (bis zur Endtemperatur von 39–40 °C); abschließend Füße kalt abspülen und abtrocknen. Keine primäre Gefäßreaktion im Sinne einer flüchtigen Vasokonstriktion, sondern allmählich zunehmende und schließlich maximale Vasodilatation; konsensuelle Reaktion an der kontralateralen Extremität.
Dauer: 10–15 Minuten.
Hauptindikationen: periphere Durchblutungsstörungen (pAVK Stadium Fontaine I–II, konsensuell auch Stadium III), Morbus Sudeck Stadium II, M. Raynaud, beginnende grippale Infekte.

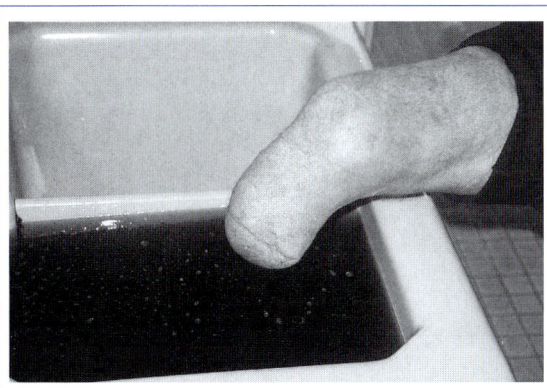

◉ 5.6 Eichenrindenstumpfbad bei Unterschenkelamputation links

- *Absteigende Teilbäder (Unterarm, Unterschenkel):* Beginn mit 33–35 °C, dann innerhalb von 15–20 Minuten durch Zugabe von kaltem Wasser auf 23–25 °C abgekühlt.
Hauptindikationen: Abbau lokaler entzündlicher Prozesse, auch lokaler Durchblutungsstörungen; Einsatz auch beim Morbus Sudeck Stadium I.

Wechselbäder: sitzende Position vor einer sog. Zwillingswanne (◉ 5.7); deutliche Steigerung der Reizdosis. Beginn mit Wassertemperaturen von 37–39 °C für 5–7 Minuten, dann 15–20 °C für 15–20 Sekunden mit mehrmaliger Wiederholung (Unterarm, Unterschenkel) zur Äquilibrierung des vegetativen Nervensystems, auch bei Varikosis mit Stauungszeichen (dann Warmphase auf 1–2 Minuten verkürzt!).

Kontraindikationen:

- Für *Vollbäder*:
  - dekompensierte Herz-Kreislauf-Insuffizienz, Z. n. Herzinfarkt (< 3 Monate), floride Endo-, Myo- oder Perikarditis, pulmonale oder renale Hypertonie,
  - chronische abdominale Störungen wie Magenüberblähung (Roemheld-Symptomenkomplex), Leberzirrhose,
  - akute Thrombophlebitis, frisch abgelaufene tiefe Beinvenenthrombose.
- Für *Sitzbäder*: kein ansteigendes oder warmes Bad im Falle von Hämorrhoiden!
- Für *Extremitätenteilbäder*:
  - keine Anwendung > 36 °C im Falle eines geschädigten Lymphgefäßsystems!
  - keine ansteigende Anwendung im Bereich der Beine bei ausgeprägter Varikosis!

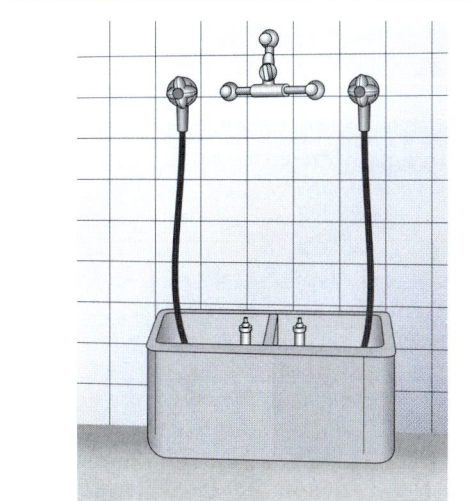

◉ 5.7 Zwillingsfußwanne zur Durchführung von Wechselbädern

Luftsprudelbad

Definition: Wannenbad, in das über einen Verteilerrost komprimierte Luft einströmt.
Effekt: Mikromassagewirkung auf die Mechanorezeptoren der Haut mit konsekutiver Senkung des muskulären Tonus, Aufkommen einer angenehmen prickelnden Gefühlsempfindung. Normotonus des vegetativen Nervensystems mit allgemeiner Entspannung, Herabsetzung der Herzfrequenz, Vertiefung der Atmung, Schmerzlinderung.
Anwendung: Der Patient befindet sich in einer Ganzkörperwanne in halb sitzender/liegender Körperposition. Kombinationsmöglichkeit mit verschiedenen Badesalzen (s. T 5.5).
Dosierung/Behandlungsdauer: Wassertemperatur: 34–40 °C; variabler *Druck*, meist von etwa 1 atü; *Einzelapplikation:* 10–20 Minuten.
Indikationen:
- Muskulärer Hypertonus,
- funktionelle arterielle Durchblutungsstörungen und Blutdruckregulationsstörungen,
- nervöse Erregungszustände, vegetative Übererregbarkeit,
- Schlafstörungen,
- psychosomatische Störungen (z. B. beim sog. Fibromyalgiesyndrom bzw. beim myofaszialen Schmerzsyndrom).

Kontraindikationen:
- Dekompensierte Herzinsuffizienz,
- Wundheilungsstörungen, ausgeprägte entzündliche Hauterkrankungen.

Modifikationen:
- *Inhalationsbad:* Zusätzliche Applikation spezieller Badezusätze (s. T 5.5), insbesondere von ätherischen Ölen zum Luftsprudelbad.
  Anwendung: vor allem bei Bronchitiden und asthmatischen Erkrankungen.
- *Schaumbad:* Kreislaufschonendes Schwitzbad; ein dem Luftsprudelbad zugesetzter Schaumbildner verhindert beim in der Wanne sitzenden und bis zum Hals im Schaum eingehüllten Patienten einen Wärmeausgleich; der milde Hitzestau führt zu einem Schweißausbruch.
  Anwendung: vor allem im Falle einer vegetativen Dystonie, auch zur Kupierung von Erkältungskrankheiten.

Kohlensäurebad

Synonym: CO_2-Bad.
Definition: Ganzkörperwannenbad unter Ausnutzung der peripheren therapeutischen Wirkung von CO_2.
Effekt: Dämpfung der Kälterezeptoren und Erregung der Wärmerezeptoren der Haut mit konsekutiver peripherer Vasodilatation mit subjektivem Wärmegefühl in der Peripherie; Blutdrucksenkung.
Anwendung: Zunächst Zugabe und Lösung des alkalischen Karbonatsalzes im wohl temperierten Wannenbad; anschließend Hinzufügen des Entwicklers (Säure). Als Alternative kann auch die Einleitung von gasförmigem CO_2 über ein Mischgerät in das Badewasser erfolgen.

Der Patient klettert dann in die Ganzkörperwanne und nimmt eine halb sitzende/liegende Körperposition ein.

Wassertemperatur: zu Beginn der Anwendung etwa 33–36 °C, anschließende Reduktion auf maximal 28 °C zu empfehlen. *Behandlungsdauer:* 12–15 Minuten.
Indikationen:
- Arterielle Hypertonie,
- funktionelle arterielle Durchblutungsstörungen,
- funktionelle Störungen des vegetativen Nervensystems, psychosomatische Erkrankungen (z. B. Fibromyalgiesyndrom, myofasziales Schmerzsyndrom u. ä.), allgemeine Nervosität,
- schlecht heilende Wunden/Dekubitalulzera.

Kontraindikationen:
- Akute Herzerkrankungen, dekompensierte Herzinsuffizienz,
- arterielle Hypotonie,
- Neigung zu Entzündungen der ableitenden Harnwege,
- ausgeprägte entzündliche Hauterkrankungen, Wundheilungsstörungen.

Kommt es anstelle des gewünschten Wärmegefühls bald nach Behandlungsbeginn nur noch zu einem eher fröstelnden Empfinden, so sollte das Bad sofort beendet werden.

Kälte- oder Kryotherapie

Definition: Therapeutischer Einsatz von Kälte (kryos: griech. für Frost, Kälte) zum globalen systemischen (Kältetherapie) oder lokalen, auf einzelne anatomische Gewebeareale begrenzten (Kryotherapie) Wärmeentzug; auch als sog. Verdunstungskälte wirksam.

Effekte: Ein *kurzfristiger Einsatz* von etwa 5–10 Minuten führt über eine initiale, zunächst oberflächliche, dann (erst nach 10–15 Minuten) auch in tieferen muskulären Schichten auftretende Vasokonstriktion zu einer Herabsetzung der lokalen Durchblutung. Nach deren Absetzen folgt eine reaktive, anhaltende Hyperämie mit wellenförmigem Verlauf im Sinne einer sog. „hunting response" mit längerfristig um 20–30 % erhöhtem Schmerzschwellenniveau.

Aus einer *Langzeitanwendung* von 1–2 Stunden resultiert eine deutliche Herabsetzung der Gewebedurchblutung mit gleichzeitiger Stoffwechseldämpfung (Antiphlogese) und Abnahme der Aktivität enzymatischer Prozesse und der Phagozytose. Kurzfristige Erhöhung des muskulären Tonus (bei einer Behandlungszeit von einigen wenigen Sekunden) mit anschließender, länger anhaltender muskulärer Detonisierung (bei einer Behandlungszeit von 15–20 Minuten Verminderung der Dehnreflexe, Auflösung spastischer antagonistischer Muster mit gleichzeitiger Förderung der agonistischen Willkürinnervation). Ausgeprägte Schmerzlinderung durch Herabsetzung auch der nervalen Aktivität (Refraktärzeit, Nervenleitgeschwindigkeit; reflektorische Hemmung der Schmerzfortleitung auch auf spinaler Ebene), dadurch subjektiv höhere Schmerztoleranz (bei einer Hauttemperatur von etwa +15 °C besteht eine vollständige Analgesie!). Blutungs- und Ödemhemmung (Minderung der Gewebeexsudation, Herabsetzung des Schwellendruckes). Erhöhung des venösen Druckes, Erhöhung der Viskosität der Synovialflüssigkeit (**T 5.7**); Erhöhung des Blutdruckes und der Herzfrequenz (sog. „cold pressure test").

Die kräftigsten Kältereize beinhalten *dynamische* Verfahren mit lokaler Tupfung oder Massage, da hierbei der konvektive Wärmeabtransport gegenüber *stationären* Strategien (Auflagerung von Beuteln u. Ä.) beschleunigt wird.

Anwendungsformen: *Ganzkörperexposition* (sog. *Hypothermie*) in einer *Kältekammer* (Stickstoff oder CO_2 von –110 bis –160 °C; Kaltluft von –60 bis –110 °C) für einige Minuten unter adäquatem Schutz der Akren, z. B. bei aggressiven Erkrankungen des rheumatischen Formenkreises, in Einzelfällen auch bei ausgeprägter Spastik.

Eistauchbad von 6–12 °C (etwa 30 Liter Eiswasser/ Vollbad mit kaltem Wasser) für einige Minuten, anschließende Ruhepause im angewärmten Bett für etwa 1 Stunde; *Eisteilbad* bzw. *Kaltwasserbad* v. a. in der Handchirurgie zur Verhinderung eines postoperativ nicht selten auftretenden stärkeren Ödems; nach frischen Sportverletzungen mit Eintauchen des zu behandelnden Körperabschnittes für etwa ½ Minute und anschließender Durchführung einer funktionellen Übungsbehandlung.

Lokale unmittelbare (direkte) oder mittelbare (indirekte) *Behandlungsstrategien* (**T 5.8**) mit *Eisbeuteln* (**5.8**), speziell anmodellierbaren *Gelpackungen,* industriell vorgefertigten *geschlossenen Kältesystemen* (**5.9**), *Eiskompressen*, *Eiswickeln* (in 20 %iges Salzwasser getränkte Frotteetücher), *Eismassagen, Eis-*

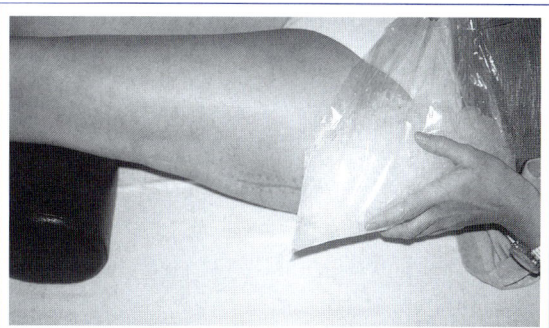

◉ **5.8** Lokale Kryotherapie mit klassischem Eisbeutel im Bereich des linken Hüftgelenkes in der frühen postoperativen Phase

T 5.7 Physiologische Wirkung einer Wärme- und Kältetherapie

Gewebestruktur bzw. -prozess	Wärmewirkung	Kältewirkung
Blutgefäße	Dilatation	Konstriktion
Kapillarpermeabilität	Steigerung	Herabsetzung
Zellstoffwechsel	Steigerung	Herabsetzung
Gewebeentzündung	Verstärkung	Abschwächung
Bindegewebsdehnbarkeit	Verbesserung	Verminderung
Muskeltonus	Herabsetzung	Erhöhung
Muskelkontraktilität	Erhöhung	Herabsetzung
Nervenleitgeschwindigkeit	Verbesserung	Verminderung
Viskosität der Synovialflüssigkeit	Herabsetzung	Erhöhung

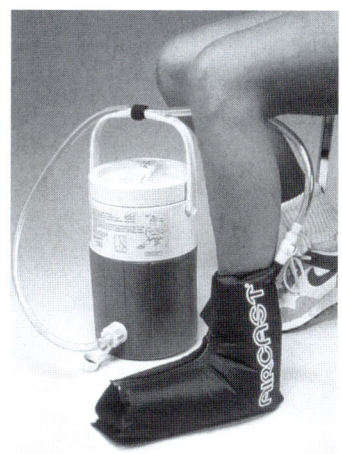

◉ **5.9** Lokale Kryotherapie im Bereich des linken Sprunggelenkes und Fußes mit industriell gefertigtem geschlossenen System

5 Thermotherapie

5.8 Spielarten der (lokalen) Kryotherapie

Applikationsformen	Lokale Temperatur	Besonderheiten
So genannte „starke" Kälte		
Eischips/Eisgranulat (bis etwa walnussgroß)	−0,5 bis −1,0 °C	in einem Beutel aus Frotteestoff; nach etwa 20 Minuten Absinken der Hauttemperatur um 5–8 °C; evtl. auch als Massage mit kräftigerem Kältereiz im Vergleich zu einer stationären Anwendung
Eisbeutel (mit Wasser)	0 °C	nach etwa 20 Minuten Hauttemperatur 10–12 °C; durch die Plastikhülle ist der Kältereiz etwas abgeschwächt
gestielter Eisroller (mit Plastikbecher; sog. „Lolly")	−0,5 bis −1,0 °C	zur Tupfung und Eisabreibung eingesetzt; Behandlungsdauer: 5–10 Minuten; zur Verbesserung der Wirkung vorausgehende Lymphdrainage (S. 100 ff) empfohlen
Kältekompresse	1–3 °C	wassergetränkte tiefgefrorene Tücher, modellierbar; auch als Einmal-Fertigprodukt erhältlich
Gelpackung (gefüllt mit Silikatmasse)	−15 bis −20 °C	Einsatz evtl. mit zwischengelagertem trockenem Tuch; auch im niedrigen Temperaturbereich noch gut modellierbar; wieder verwendbar; deutlich geringere Wärmeleitfähigkeit
chemische Kompresse	0 °C	nach Öffnung der Verpackung kommt es zu einer Reaktion zweier chemischer Komponenten; Kältekapazität wie ein Eisbeutel
Kältespray (z. B. Chloräthyl)	−0,5 bis −1,0 °C	kurzfristige, aber starke Wirkung über Verdunstungskälte; Einsatz v. a. bei frischen Sportverletzungen
Kaltgase ■ Kaltluft ■ Stickstoff	ca. −30 °C −110 bis −160 °C	Einsatz v. a. bei Erkrankungen des rheumatischen Formenkreises
So genannte „milde" Kälte		
Stöckli-Wickel	0 °C	Eiswasser getränkte Tücher für großflächige Anwendungen (z. B. auch bei fortgeleiteten radikulären Schmerzbildern)
kalte Wickel	+3 bis +5 °C	mit kaltem Wasser getränkte Tücher
kalte Peloide	+3 °C	z. B. Kaltmoor, Retterspitz u. a.; große thermische Kapazität; gute Tiefenwirkung
Quark	+5 bis 15 °C	vor allem bei älteren Menschen mit pAVK

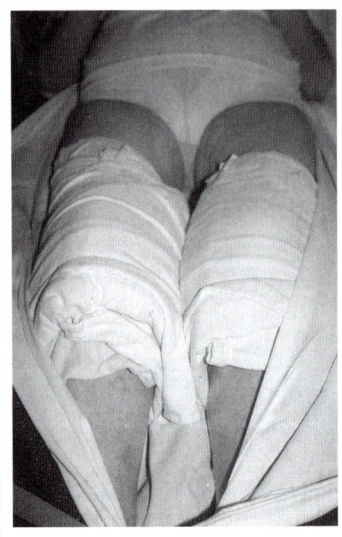

◉ **5.10** Kniewickel mit Retterspitz beidseits

abtupfungen, Einsatz leicht verdunstender *Kältesprays* (intermittierender Strahl in kreisender Bewegung in einem Abstand von etwa 20 cm; Kontraindikation bei offenen Wunden!) oder von *Kaltgasen* (handgeführte Düse) mit rascher und ausgeprägter, jedoch nur kurz anhaltender Abkühlung, kalte *Wickel,* kalte *Peloide* (z. B. Retterspitz; ◉ 5.10).

Wichtig zur Herabsetzung der Schmerzschwelle als einleitende Maßnahme vor Durchführung einer krankengymnastischen Mobilisationsbehandlung (vor allem in der frühen postoperativen Phase).

Indikationen:
■ Postoperative lokale Gewebereizzustände,
■ akute Gelenkirritationen (traumatische oder rheumatische Arthritis, aktivierte Arthrose, Gichtarthritis),
■ akute Periarthritis, Bursitis, Tendovaginitis; Tendinose, Periostose,
■ stumpfe Weichteilverletzungen (Prellungen, Kontusionen, Distorsionen, Hämatome).

Im Falle einer Zerreißblutung zusätzliche Kompression wichtig, da die kältebedingte Kontraktion der Blutgefäße nur kurzfristig anhält!
- akute lumbovertebrale Syndrome mit schmerzhaftem Muskelhartspann,
- radikulopathische Schmerzausstrahlung,
- Ödem(-prophylaxe),
- lokale Verbrennungen,
- neurologische Krankheitsbilder, v. a. bei bestehender Spastizität (postapoplektische Hemiplegien, zerebrale Paresen, Encephalomyelitis disseminata).

Kontraindikationen:
- Ungünstig bei chronischen Schmerzbildern,
- Vorsicht auch bei peripheren arteriellen Durchblutungsstörungen, Angina pectoris, Raynaud-Syndrom (ab Stadium II),
- Kälteallergien (Kälteurtikaria), Kryoglobulinämie, Kältehämoglobinurie,
- akute Nieren- und Blasenerkrankungen,
- Schädigungen des peripheren Lymphgefäßsystems,
- ältere Patienten, v. a. im Falle einer Anämie.

Wärmetherapie

Definition: Therapeutischer Einsatz von Wärme, z. B. durch Wärmeleitung, Konvektion (Wärmeströmung) oder Wärmestrahlung.

Grundlagen: Im Bereich der Haut werden zwei verschiedenen Rezeptorgruppen für die Temperaturempfindung unterschieden: Die einen reagieren nur auf Wärme, werden bereits bei Temperaturen < 30 °C aktiv und sprechen bei hohen Temperaturen nicht mehr an. Andere, unspezifische, d. h. auf verschiedenartige Reize höherer Intensität (Aktivierung erst bei Temperaturen von 40–45 °C) reagierende Rezeptoren mit linearer Reaktion in Abhängigkeit von der Reizstärke vermögen ein Schmerzempfinden auszulösen.

Die Erwärmung der Haut führt zu einer Erhöhung der Schmerzschwelle, lokale Hitzereize können auch die darunter liegenden Muskulatur fazilitieren (mit gleichzeitiger Hemmung des jeweiligen Antagonisten).

Effekte: Gezielte lokale Temperaturerhöhung in Geweben und Organen mit anschließender reaktiver Vasodilatation der kapillaren Endstrombahn v. a. im Bereich der Hautoberfläche und damit Steigerung der Durchblutung (Erhöhung des Parasympathikotonus mit lokaler Hyperämie) und des Stoffwechsels, Stimulation der Phagozytose (Antiphlogese), vermehrte Flüssigkeitstransudation (Ödemneigung!), Herabsetzung des Muskeltonus (in erster Linie reflektorisch über die Hautoberfläche!), Verbesserung der Dehnbarkeit (Elastizität) des Kollagengewebes; Herabsetzung der Viskosität der Synovialflüssigkeit (s. T 5.7); primäre Analgesie durch maximale Erregung der kutanen Thermorezeptoren (spinal-reflektorisch).

Beeinflussung des Nebennierenrindenstoffwechsels mit vorübergehendem Abfall des Plasmakortisolspiegels.

Die klinische Wirkung, auch die sekundäre, über die Tonusherabsetzung der Muskulatur herbeigeführte Analgesie ist abhängig von den speziellen Reizparametern des jeweiligen Wärmeträgers wie Intensität, Dauer seiner Einwirkung, Dynamik, Größe der Reizfläche u. a. m.

Nebeneffekte: Erhöhung der Atem- und Pulsfrequenz, Atemvertiefung, Abnahme des Blutdruckes durch Erniedrigung des Gefäßwiderstandes (Kreislaufzentralisation), vermehrtes Schwitzen, Anregung der bronchialen Sekretion, Detonisierung der glatten Muskulatur im Bronchial-, Magen- und Darmbereich.

Anwendungsformen: *Ganzkörperthermotherapie* wie z. B. in der *Sauna* (sog. trocken-heißes Raumschwitz-

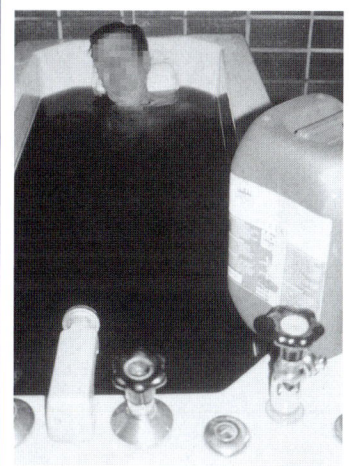

5.11 Mooranwendung als Wannenbad

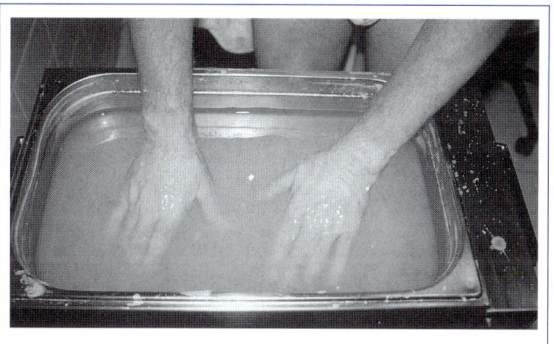

5.12 Paraffin-Handbad

bad; T 5.9) oder in *Heißluftganzbädern* (sog. „irisch-römisches" bzw. „türkisches" Bad; Warmluftraum mit 40–45 °C; Heißluftraum mit 65–75 °C, wo auf Grund mit Wasserdampf gesättigter Luft keine Schweißverdunstung mehr möglich ist und somit ein Wärmestau eintritt).

Teilanwendungen wie *Kopfdampfbad* (mit ätherischen Ölen) bei Affektionen der Nasennebenhöhlen; *Dampfdusche*, verabreicht über eine düsenförmig verengte Öffnung (Abstand 0,5–1,0 m; Dauer 10–15 Minuten) bei Muskelverspannungen, Funktionseinschränkungen von Gelenken mit Kontrakturen, degenerativen Gelenkaffektionen u. a.

Umschriebener Einsatz von *trockener* (T 5.10) oder aber von *feuchter Wärme* (T 5.11): Hier sind die Inhaltsstoffe der verwendeten Substanzen, auch *Peloide* (pelos: griech. für Schlamm) genannt (bei Fango [ital. für Schlamm, feingemahlenes vulkanisches Gestein] z. B. aufbereiteter feinkörniger Vulkantuff; ● 5.13 und ● 5.14) pharmakologisch in aller Regel bedeutungslos; therapeutisch nutzbar sind in erster Linie ihre günstigen thermischen Eigenschaften. Je nach Größe, Temperatur und Dauer einer Packung kann bisweilen ein Anstieg der Gesamtkörpertemperatur um bis zu 1 °C beobachtet werden.

Weitere Behandlungsmöglichkeiten bieten die Elektrotherapie mit hochfrequenten Strömen (Kap. 8), die Ultraschalltherapie (Kap. 9) sowie die Infrarotbestrahlung (Kap. 10).

T 5.9 Therapeutischer Einsatz der Sauna (Heißluftbad mit anschließender Kälteanwendung, z. B. im Eisbad)	
Wirkung	▪ Erhöhung der Temperatur der Körperschale (auf etwa 40–43 °C), der Körperkerntemperatur aber nur um etwa 0,5–1 °C (diese geht dann verzögert wieder auf den Normalwert zurück) ▪ Anstieg der Pulsfrequenz (100–140/Minute) ▪ Anstieg des HMV auf 140–150 % ▪ Absinken des peripheren Gefäßwiderstandes (Absinken des Gefäßtonus) ▪ Absinken des diastolischen Blutdruckes ▪ Anstieg der Hautdurchblutung (Eröffnung zahlreicher arteriovenöser Anastomosen) ▪ Anstieg der Schweißsekretion (15–20 g/m² bzw. 500 g/Saunaaufenthalt) mit Elektrolytverlust (v. a. Kalium) ▪ Detonisierung der Skelettmuskulatur ▪ Steigerung der Elastizität und Dehnbarkeit des Bindegewebes ▪ Anstieg der Bronchialsekretion, Bronchialerweiterung, Bronchospasmolyse ▪ Anregung des Stoffwechsels (Steigerung um das 2- bis 3fache) ▪ Steigerung der Nierentätigkeit ▪ Anregung des Endokriniums und der Immunvorgänge
Dosierung	▪ 2–3 Saunagänge über 10–15 Minutem (max. 30–45 Minuten/Tag; 1- bis 2-mal/Woche)
Wichtige Grundregeln	▪ kein Saunabesuch mit vollem Magen, Darm oder Blase ▪ nicht gestresst in die Sauna gehen ▪ vor Betreten der Sauna warmes Brausebad empfehlenswert (nicht mit kalten Füßen oder in frierendem Zustand beginnen) ▪ zu Beginn des Saunaganges zunächst unten sitzen, dann erst aufsteigen (Lufttemperatur in mittlerer Raumhöhe 60–80 °C, oben 95–110 °C) ▪ während und nach dem Saunagang keinerlei sportliche Aktivitäten; die liegende Körperposition ist kreislaufschonender als das Sitzen ▪ nach jedem Saunagang Abkühlung durch Luftbad, Teil- oder Vollguss, kalte Brause oder kaltes Tauchbad; anschließend 40–60 Minuten Nachruhe, wobei der Körper dabei warm gehalten werden sollte (Bademantel, Dunstpackung im Leinentuch, Prießnitz-Wickel) ▪ Flüssigkeitsausgleich nur mit Mineralwasser oder Säften (kein Alkohol!)
Indikationen (Orthopädie)	▪ schmerzhafte Verspannungen der Rumpfmuskulatur, Myalgien ▪ degenerative Skelettveränderungen ▪ rheumatoide Arthritis (nicht im akuten Schub!) ▪ Spondylitis ankylosans (nicht im akuten Schub!) ▪ periphere arterielle Durchblutungsstörungen Stadium Fontaine I und II ▪ Steigerung der sportlichen Leistungsfähigkeit (Ausdauer).
Kontraindikationen	▪ akute, fieberhafte Infekte, akute Tbc, akute Entzündungen innerer Organe ▪ akutes Asthma bronchiale ▪ koronare Herzerkrankung ▪ akute Störungen der Herz-Kreislauf-Funktion (drohende Dekompensation) ▪ florides Magen-Darm-Ulkus ▪ schwere Störungen des Neurovegetativums, Hyperthyreose, Malignome ▪ Krampfbereitschaft

HMV = Herzminutenvolumen

Indikationen: Oftmals Einsatz als sog. (vorbereitender) Bewegungsstarter vor Durchführung einer krankengymnastischen Übungsbehandlung (S. 4 ff) oder einer manuellen Massage (S. 94 ff).

Wichtig in erster Linie in der Behandlung chronisch-entzündlicher Prozesse wie
- degenerative Gelenkerkrankungen,
- Krankheiten des rheumatischen Formenkreises (keine akuten Schübe! ⊕ 5.15),
- Periarthropathien (Schulter, Hüfte), Tendinosen, Periostosen,
- Wirbelsäulensyndrome mit Myalgien und/oder Myogelosen (Hartspann),
- Sklerodermieherde.

5.10 Beispiele für lokale Anwendungen trockener Wärme

Applikationsformen	Besonderheiten
Heizkissen, Wärmflasche	v. a. bei bettlägerigen Patienten
Wärme-Pad	wieder verwendbarer, mit Gel gefüllter Plastikbeutel; Anwendung v. a. im Bereich des Handrückens
Heißluft	*Inaugurator:* August Bier (1861–1949), Berliner Chirurg
	Leitung von Luft mittels eines Ventilators über ein Gerät mit elektrischen Heizwiderständen (sog. Glühlicht), dabei Erhitzung auf ca. 70–90 °C; *Behandlungsdauer:* 15–30 Minuten; heutzutage gleichgesetzt mit Strahlungswärme durch einen Heizstrahler (z. B. Wolframfadenlampe) Einsatz v. a. für die Rückenmuskulatur als Vorbehandlung einer manuellen Massage
Wickel oder Packungen	z. B. über Wasserdampf erhitzter *Heublumensack* (43–45 °C) für etwa 10 Minuten (Freisetzung aromatischer Stoffe mit vagotoner und schlaffördernder Wirkung); *Einwirkungsdauer:* 10 Minuten bis zu 1 Stunde; in Leintuch eingewickelter *Kartoffelbrei* für etwa 10–15 Minuten; in Wasser gekochter *Leinsamen* (in Leinensäckchen) für etwa 5 Minuten
trockener heißer Sand	
Infrarotstrahler	Absorption des langwelligen Lichtes mit Reizung der Wärmerezeptoren der Haut (rein oberflächlicher Effekt mit Eindringtiefe von nur etwa 0,2 bis max. 3,0 cm in das darunter liegende Gewebe; Kap. 11)
Laserstrahler	Wellenlänge 632,8 mm (Kap. 11)
Elektrotherapie	Diathermie mit hochfrequenten Kurzwellenströmen mit guter Tiefenwirkung (Kap. 8)
Ultraschalltherapie	Kap. 9

5.11 Beispiele für lokale Anwendungen feuchter Wärme

Applikationsformen	Besonderheiten
organische Peloide (Torf, Moorerde [⊕ 5.11], Schlick)	große Wärmehaltung (ca. 50 °C); geringe Wärmeleitung, heutzutage auch als Einmalnaturmoorpackung (ENP) eingesetzt
anorganische mineralische Peloide (Fango, Sand, Lehm, Kreide)	geringer Wassergehalt; geringe Wärmehaltung (ca. 45–50 °C), höhere Wärmeleitung; *Behandlungszeit:* 10–30 Minuten (2 cm dicke Schicht) mit anschließender Nachruhe (oder funktionelle Übungsbehandlung); Puzzlefango (nach Brügger) mit Fangostreifen (z. B. auf die Linea nuchae)
Paraffin-Packung, Paraffin-Bad, heiße Handtücher (sog. „heiße Rolle")	50–52 °C; Freisetzung von Kristallisationswärme; Einsatz v. a. bei Fingerpolyarthrosen (⊕ 5.12), 45 bis max. 67 °C; Auflage trichter- oder zylinderförmig nicht zu locker zusammengerollter Frotteetücher, die zuvor mit kochendem Wasser (etwa 0,75 l) getränkt wurden für Umschläge, Wickel oder Packungen (⊕ 5.2); *Einwirkungsdauer:* 10–20 Minuten; es bildet sich schnell ein hellrotes Erythem, ein Hitzestau ist nicht möglich, da nur die Hautoberfläche im behandelten Hautbezirk erwärmt wird, die Körperkerntemperatur bleibt unbeeinflusst; Einsatz v. a. im Bereich der Schultern und der Rumpfwirbelsäule (beim festen Aufdrücken bildet sich ein dünner Wasserfilm, der subjektiv als besonders angenehm empfunden wird)
Prießnitz-Wickel	Auflage wassergetränkter heißer Kompressen mit anschließender Behinderung des Wärmeabstroms; nach 20–30 Minuten Auftreten eines Wärmestaus
Teilbäder	z. B. für Arme oder Füße

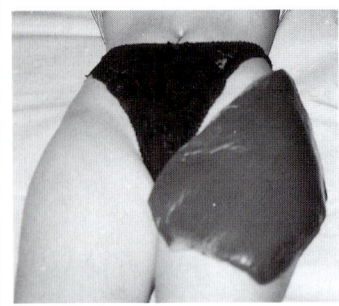

▸ 5.13 Fango-Anwendung im Bereich der rechten Hüfte

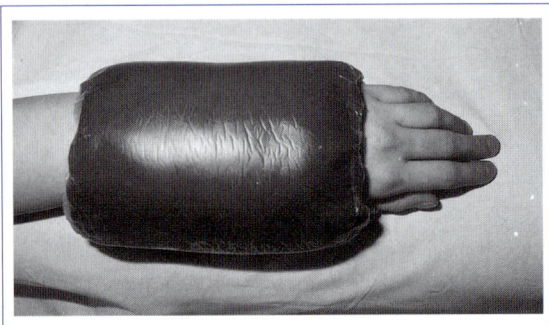

▸ 5.14 Fango-Packung des Handgelenkes

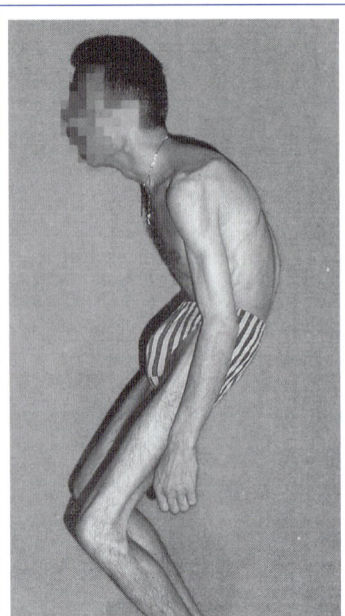

▸ 5.15 Ausgeprägte multilokuläre klinische Fehlhaltung bei Spondylitis ankylosans mit fixierter Globalkyphose der Rumpfwirbelsäule sowie Hüft- und Kniebeugekontrakturen beidseits

Kontraindikationen: In erster Linie bei allen Störungen mit bereits gesteigertem Metabolismus wie
- akute entzündliche Prozesse (aktivierte Arthrose, akuter Gichtanfall, Infektionskrankheiten; Bursitis, Tendinitis, Tendovaginitis),
- frisches stumpfes Trauma (Distorsion oder Kontusion mit Blutung oder Hämatom).

Des Weiteren bei
- lokalem Ödem, chronisch venöser Insuffizienz, ausgeprägter Varikosis, Thrombophlebitis
- arteriellen Durchblutungsstörungen, Morbus Sudeck Stadium I–II (Reflexdystrophie), akute Neuritiden,
- blutenden Magen-Darm-Ulzera,
- neurogen beeinträchtigter Temperaturempfindung (z. B. im Falle einer Syringomyelie) mit der Gefahr der Verbrennung,
- Spastik und Kontrakturen bei zerebralen Paresen.

Vorsicht bei arterieller Hypertonie und bei Herzinsuffizienz!

Sonderform: *Aerodyn-Behandlung*

Hersteller: Fa. Nemectron.
Definition: Lokal begrenzte Wärmeapplikation mittels eines Spezialgeräts der Firma Nemectron.

Technik: Verwirbelung von erwärmtem Maisschrot (40–42 °C) mittels eines Gebläses (▸ 5.16).
Effekt: Bei Hautkontakt Wirkung einer Mikromassage mit Hyperämisierung; nachfolgende Schmerzlinderung, Stoffwechselsteigerung, Verbesserung der Gelenkfunktion.
Anwendung: Vor allem im Bereich der Hände, evtl. kombiniert mit Greifübungen.
Dosierung: 10–12 Minuten/Sitzung; 6–10 Anwendungen in täglichen Abständen.
Indikationen:
- Rheumatische Affektionen der Hand- und Fingergelenke,
- nach Handwurzel- und Fingerfrakturen mit verbliebenen lokalen Reizzuständen,
- nach traumatischen Weichteilverletzungen der Hand,
- Karpaltunnelsyndrom.

Kontraindikationen:
- Offene Wunden,
- akute lokale entzündliche Veränderungen,
- erhebliche lokale Ödeme.

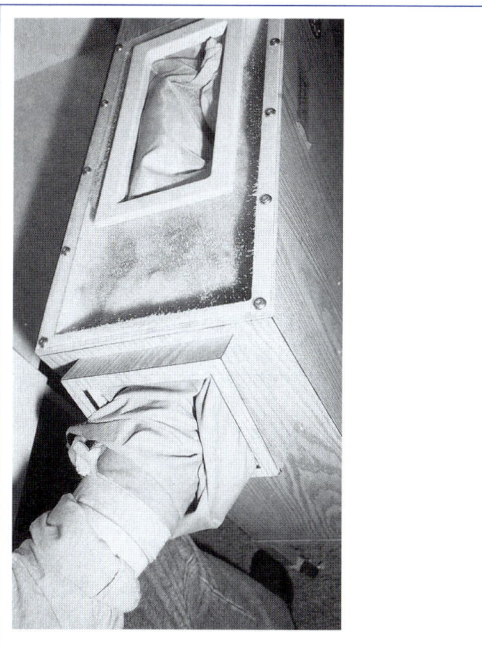

◉ 5.16 Aerodyn-Anwendung für die Hand

T 5.12 gibt einen Überblick über die unterschiedlichen Wirkungsprinzipien und Anwendungsbereiche der einzelnen Verfahren der Hydro- und Thermotherapie.

Therapieverfahren	Temperaturbereich	Anwendungsgebiet	Therapieformen	Wirkungsmechanismen
Kältereiztherapie	bis 4 °C (Wasser)	beide Arme, beide Beine (jeweils mit oder ohne Rumpf)	kalte Tauchbäder, Kneipp-Güsse	Training der Thermoregulation (funktionelle Adaptation)
	bis –120 °C (Luft)	ganzer Körper (Akren geschützt)	Kältekammer	
lokale Kühlung	bis 0 °C (Wasser, Eis)	einzelne Extremitäten, einzelne Gelenke oder Körperabschnitte	Eispackungen, Kneipp-Wickel	lokale Kühlung, Ödem- und Stoffwechselhemmung, Drosselung der Durchblutung
	bis –60 °C (Luft)	Kaltlufttherapie		
Thermoindifferenzbereich	ca. 35 °C (Wasser) ca. 28 °C (Luft)	gesamter Körper	medizinische Bäder	Wasser als Transportmedium für anorganische oder organische Wirkstoffe
lokale Wärmetherapie	bis 47 °C (Wasser) bis 57 °C (Peloide)	einzelne Gelenke und Extremitätenabschnitte, Rücken	Heißluft, Infrarotbestrahlung, Peloidpackungen (Fango u. a.)	lokale Überwärmung, Steigerung der Durchblutung und des Stoffwechsels
Hitzereiztherapie	bis 47 °C (Wasser) bis 100 °C (Luft)	gesamter Körper (bei Wasser- und Breibädern mit Ausnahme des Kopfes)	Sauna, Dampfbad, Überwärmungsbad, hypertherme Peloidbäder	Training der Thermoregulation (funktionelle Adaptation)

6 Massage

Neben den aktiven funktionellen krankengymnastischen Behandlungsstrategien stellen die unterschiedlichen passiven manuellen Massageanwendungen eine wesentliche Bereicherung und unverzichtbare Ergänzung des konservativen orthopädischen Therapiespektrums dar. Ihr Angriffspunkt liegt in Abhängigkeit von der jeweiligen Technik mehr oder weniger oberflächlich in der Körperdecke (Haut, subkutanes Bindegewebe, Muskulatur). Global gesehen werden eine lokale Gewebewirkung mit Beeinflussung von Tonus, Turgor und Konsistenz von einer reflektorisch bedingten Fernwirkung unterschieden, beide vermittelt durch nervale Mechanismen.

Grundlagen

Einer der wesentlichen therapeutischen Angriffspunkte der Massagetherapie ist die **quergestreifte Skelettmuskulatur**. Pathologisch-anatomisch werden hier unterschiedliche lokale Fehlfunktionen mit hierfür jeweils typischem palpatorischem Substrat und teilweise auch erklärendem elektromyographischem Korrelat differenziert:

Muskulärer Hypertonus: Hierbei handelt es sich um ein reflektorisch ausgelöstes *klinisches Phänomen* mit lokaler, flächig umschriebener, strohhalm- bis bleistiftdicker bzw. dattelkernförmiger Gewebeverdichtung, deutlich gegen die Umgebung abgegrenzt, die bei stärkerem Druck noch weiter zunimmt (Spannungserhöhung), unter Einfluss einer Narkose allerdings wieder verschwindet. Oft, aber nicht immer, werden subjektiv lokale Schmerzen angegeben mit palpabler Abwehrbewegung. *Elektromyographisch* zeigen sich Aktionspotenziale im Sinne einer fehlenden Entspannung (sog. Pseudospontanität).

Myogelose: Diese imponiert *klinisch* als umschriebene derbere Konsistenzerhöhung des Muskels, die unter dem palpierenden Finger wegspringt (keine weitere Konsistenzzunahme unter Druck), oft mit lokalen Schmerzbildern einhergehend; *Lokalisation* bevorzugt im gefäßarmen Rand der Muskulatur bzw. am Muskel-Sehnen-Übergang. Das tastbare Phänomen besteht auch unter Narkoseeinwirkung fort. *Elektromyographisch* lassen sich keine Muskelaktionspotenziale ableiten als Hinweis darauf, dass aufgrund einer trophischen Störung auch ein Verlust der Kontraktilität eingetreten ist.

Maximalpunkt (muskuläre Hyperalgesie): Bezirk mit besonderer Schmerzempfindlichkeit; Palpation, willkürliche Anspannung sowie Bewegung des betroffenen Muskels lösen eine dumpfe, in die Tiefe gehende subjektive Missempfindung aus.

Myofaszialer Triggerpunkt: Hyperirritable Stelle innerhalb einer streifenförmigen muskulären Tonuserhöhung, seltener innerhalb der Muskelfaszie im Sinne eines Herdes mit sich selbst unterhaltender Übererregbarkeit; Triggerung durch lokalen Druck. Unterschieden werden *latente* Punkte mit lediglich lokaler Überempfindlichkeit von stärker irritablen *aktiven* Punkten mit ausstrahlenden Schmerzbildern (radiäre Target-Zone im Sinne von „referred pain"). *Ätiologische Faktoren* können hier mechanischer Stress, temporäre oder chronische muskuläre Überbeanspruchung, Haltungsfehler oder artikuläre Dysfunktionen (z. B. Kontraktur, Fehlstellung, Blockierung) sein.

Einen weiteren wichtigen Angriffspunkt der Massagetherapie stellen Funktionsstörungen des **Unterhautbindegewebes** dar. Bindegewebszonen sind anatomisch nicht exakt definiert, ein Zusammenhang mit den Dermatomen bzw. den Head*-Zonen besteht nicht. Als wesentlicher *pathologisch-anatomisch* auffälliger Befund imponieren ein lokaler Elastizitätsverlust des Gewebes sowie einer Pannikulose rheumatischer Krankheitsbilder ähnliche Symptome; an wichtigen, *klinisch* fassbaren Tastbefunden mit allerdings teilweise fraglichem Krankheitswert (evtl. auch nur konstitutionelle Gegebenheiten) bleiben hier festzuhalten:

Konsistenzstörung: Erhöhter Gewebeturgor mit unelastisch-derber Spannungsvermehrung. Dem Untersucher fällt es schwer, eine Hautfalte abzuheben. Verminderter Turgor mit Spannungsverlust als Ausdruck einer Fehlsteuerung des Gefäßnervensystems (sympathische Einflüsse auf die Vasomotorik?). Bimanuelle Befunderhebung mit den Fingern II–IV der flach aufgelegten Hand (z. B. Kibler-Falte).

Anomalitäten des Oberflächenreliefs: Bandförmige oder flächige Einziehungen (sog. Entquellungen der

---

* Sir H. *Head* (1861–1941); englischer Neurologe aus London.

Grundsubstanz) mit randständigen derberen Schwellungen (sog. Quellung) als Folge einer lokalen Flüssigkeitsverschiebung.
Beeinträchtigung der Gewebeverschieblichkeit: Fassbare Verhaftungen bzw. Verbackungen des Subkutangewebes mit der darunter liegenden Muskelfaszie als mögliche Folge lokaler Stoffwechselstörungen des Mesenchyms, oft im Rahmen weichteilrheumatischer Prozesse oder einer direkten Traumatisierung.
Maximalpunkt: Lokalisation innerhalb eines konsistenzvermehrten Unterhautbereichs mit weiterer Spannungssteigerung unter Druckeinwirkung und Schmerzempfindlichkeit bei Dehnungsreizen.

Zu beachten ist weiterhin, dass sehr oft *konstitutionstypische Auffälligkeiten* bestehen können: So haben Leptosome meist ein weiches, elastisches und gut verschiebliches Gewebe, der Pykniker hingegen mit subkutan umfangreicheren Fettgewebsanteilen (höherer Quellungsgrad) eine eher beeinträchtigte Gewebeverschieblichkeit.

Wirkungen: Unter therapeutischen Gesichtspunkten können unterschiedliche Wirkungen einer Massage festgehalten werden:
- ein *mechanischer* Effekt mit Entleerung der oberflächlichen Blutgefäße der Haut und des Unterhautgewebes,
- eine gezielte *Beeinflussung des muskulären Stoffwechsels,*
- ein *segmental-reflektorischer* Effekt über nervöse Wechselwirkungen mit Lösung muskulärer Verspannungen,
- ein *psychologischer* Effekt als subjektiv angenehm empfundene und beruhigende Behandlungsstrategie.

Im Bereich der **Haut** werden die Perspiration und auch die Talgdrüsenproduktion gesteigert, was das Gewebe weicher und elastischer macht; Turgor und Trophik werden verbessert, offensichtlich als Folge eines direkten mechanischen Einflusses auf die vasomotorischen Nerven. Adhärentes Narbengewebe wird ebenfalls mechanisch durch Dehnungen und Friktionen aufgebrochen, ein Umstand, der bei der Narben- und Keloidbehandlung ausgenutzt wird.

Massage bewirkt an der **Muskulatur** keine direkte Verbesserung der Kraftentfaltung; es kommt zu einer intermittierenden Aktivierung des Blut- und Lymphstromes, d. h. zu einem nutritiven Effekt, der vor allem bei inaktivem und gelähmtem kontraktilen Gewebe bedeutsam ist. Ist eine Kontraktion nicht möglich, beinhaltet die manuelle Manipulation eine artefizielle Aktivierung der Zirkulation. Außerdem wird eine Muskelermüdung (nach prolongierter Muskelarbeit, längerer Inaktivität oder Elektrostimulation) während der Erholungsphase wesentlich schneller beseitigt (raschere Abgabe von Stoffwechselprodukten und Auffüllung der Energiespeicher). Der therapierte Muskel wird flexibler und dadurch auch leistungsstärker. Über nervale (gate control) und reflektorische Mechanismen resultieren eine (auch im EMG nachweisbare) Tonussenkung und damit eine Schmerzreduktion.

Unter diesem Aspekt sollte gerade in der Rehabilitation auf eine alternierende Anwendung aktiver und passiver Behandlungseinheiten geachtet werden. Bei partieller muskulärer Denervation wird auf das teilfibrosierte Gewebe ein Zug ausgeübt, der Adhäsionen verhindert oder beseitigt, was das Regenerationsvermögen im Zuge einer Reinnervation verbessert. Im Falle einer Langzeitbehandlung treten in aller Regel adaptive Tendenzen auf.

Massageanwendungen bedeuten eine Zirkulationshilfe für den **Kreislauf:** Die mechanische Entleerung der Gefäße und die Vorwärtsbewegung der darin enthaltenen Flüssigkeit wird im Sinne einer Saug-Druck-Pumpwirkung beschleunigt. Typisches klinisches Korrelat ist die reaktive lokale Hyperämie aufgrund der gesteigerten arteriellen Gewebedurchflutung; die periphere Vasodilatation ist Ausdruck des mechanischen Druckes auf die Kapillaren sowie die reaktiv einsetzende Produktion gefäßerweiternder Substanzen (Bradykinin, Histamin, Serotonin). Diese auch schmerzauslösenden Wirkstoffe ziehen eine Deaktivierung der nozizeptiven Muskelafferenzen nach sich; gleichzeitige Normalisierung einer vorbestehenden vegetativen Dysregulation im therapierten Segment (sog. Eutonisierung des Vegetativums). Zu den globalen Erscheinungen zählen ein temporäres Ansteigen der Herzfrequenz und/oder des Herzschlagvolumens, auch ein initialer Anstieg des arteriellen Blutdrucks. Der zentrale Venendruck steigt zunächst leicht an, um dann wieder auf Normalwerte abzufallen.

Der Zirkulation im peripheren **Lymphsystem** ist abhängig vom lokalen Gewebedruck, von aktiven oder passiven (muskulären) Bewegungen sowie der Gravitation. Unter physiologischen Bedingungen ist der Lymphabfluss nur sehr gering, wenn die umgebende Muskulatur ruht (sog. fehlende Wirkung der „Muskelpumpe"). Durch gezieltes oberflächliches (nicht tiefes!) Streichen des Subkutangewebes (Lymphmassage, S. 100 ff) wird die Zirkulation der Gewebelymphe passiv, durch die gleichzeitig gegebene direkte mechanische Anregung der Lymphvasomotorik auch aktiv gefördert.

Über eine vermehrte Ausschüttung körpereigener Analgetika (sog. Endorphine) ist auch ein ***psychologischer Effekt*** zu beobachten mit einer Reduzierung von Angstgefühlen, einer Erhöhung der Vitalität, einer Verbesserung des Körperbewusstseins sowie einer allgemeinen psychischen Entspannung.

Der Vollständigkeit halber sollte auch der Effekt einer Massage auf die **Baucheingeweide** erwähnt werden (positiver Einfluss auf die Darmperistaltik durch manuelle Behandlung der Bauchwandmuskulatur? reflektorische Reaktion?).

Klassische Massage

Abkürzung: Mass.
Definition: Meist *manuell* durchgeführte mechanische Manipulation bzw. Stimulation der Weichteilgewebe (Propriozeptoren von Haut, Unterhautfett- und -bindegewebe, quergestreifter Muskulatur, Sehnen, Bänder und Gelenkkapseln sowie des Periosts) in relativ monotoner, sich wiederholender Weise durch unterschiedliche, jeweils rhythmische, mit variabler Druck- oder sonstiger Kraftentfaltung (z.B. Zug, Verschiebung, Erschütterung) gezielt applizierter Handgriffe. Setzen eines (unspezifischen) Reizes zum Zwecke der Krankheitsbekämpfung, Krankheitsvorbeugung oder Körperpflege (Kohlrausch), evtl. auch Hilfsmitteleinsatz wie Massageroller u.a. (👁 6.1).

Neuerdings teilweise auch durch *apparativen Einsatz* (Massageliegen, Massagestühle; s. 👁 3.1) durchgeführt.
Ziele: Verbesserung der lokalen und allgemeinen Zirkulation, Verbesserung der muskulären Funktionalität, nervale Stimulation, Inaktivierung von Triggerpunkten.
Technik/Durchführung: Beginn im gesunden Bereich, je nach Verträglichkeit langsames Heranarbeiten an das gestörte Gebiet bis zum Maximalpunkt; einschleichende Intensität der Handgriffe (die typische Schmerzverstärkung als Reaktion tritt in aller Regel erst im Laufe von 2–3 Behandlungen auf). Die Zahl der Einzelanwendungen sollte nicht unnötig verlängert werden, ein möglichst frühzeitiger Übergang auf aktive funktionelle Behandlungsstrategien (Krankengymnastik, S. 4ff) ist anzustreben.

Wohltemperierte Behandlungsräume mit Vermeidung einer Unterkühlung des Patienten (22–24 °C), entspannte Lagerung auf der Behandlungsliege, evtl. leichte Hochlagerung der Beine, Ablegen sämtlicher bedeckenden und dann meist beengenden Kleidungsstücke im Massagebiet sowie der proximalen Umgebung; ausreichende Bewegungsfreiheit für den Therapeuten. Eine liegende Körperposition, bei der der Muskulatur jegliche Haltearbeit abgenommen wird, ist zu bevorzugen; evtl. kurzfristige Vorbehandlung durch Thermotherapie (S. 75ff), Fangoanwendung (S. 88f), Heißluftapplikation (S. 89).

Ursprung und Ansatz der behandelten Muskulatur sollten weitgehend einander angenähert sein (Mittelstellung des betroffenen Gelenkes; keine Massagebehandlung eines in Dehnstellung befindlichen Muskels!). Beginn in der Regel mit (Aus-)Streichungen zur Gewöhnung des Patienten an die manuelle Maßnahme; anschließende Knetungen, Walkungen u.a. mit langsam ansteigendem Massagedruck, der gegen Ende der Behandlung wieder langsam reduziert wird. Gleichmäßiger Rhythmus, eher ruhiges Tempo der einzelnen Massagehandgriffe, fließende Übergänge mit beizubehaltendem Hautkontakt im Zuge der einzelnen Grifftechniken wichtig; abschließendes (Aus-)Streichen.

Gleitmittel (z.B. Massageöl oder spezielle Emulsionen) nur im Falle sehr trockener, spröder oder schuppender, auch bei stark behaarter Haut erforderlich zur Herabsetzung der Reibung (die Haftwirkung der massierenden Hand und damit die therapeutisch gewollte Tiefenwirkung werden bei Einsatz lokaler Externa eher beeinträchtigt). Bei starker Transpiration evtl. Applikation eines trockenen *Talkumpuders*. Gleichzeitiger Einsatz von *Vibrationsgeräten* nur bei sehr adipösen Patienten sinnvoll.

Spezielle Massagehandgriffe und ihre Wirkungen:
- *Streichung:*
  - *Technik:* Rhythmisches leichtes Streichen einer größeren Hautoberfläche mit der gesamten inneren Handfläche (große Kontaktfläche) ohne abruptes Loslassen (etwa 5–6 cm/Sekunde bei großflächiger Anwendung etwa 3 cm/Sekunde); sachter Beginn mit nur allmählicher Steigerung des Druckes während der therapeutischen Sitzung. Kraftrichtung nur bei tieferem, kräftiger ausgeführtem Griff bedeutsam (dann zentripetal von distal nach proximal).

  Einhand- oder Beidhandtherapie (👁 6.2), Hand-über-Hand-Streichung (bei großen Muskelflächen am Rücken) oder auch mit beschwerter Hand (beide Hände des Therapeuten übereinander).

  Bei der *Drückung* als Sonderform der Streichung werden beide Hände nebeneinander aufgelegt

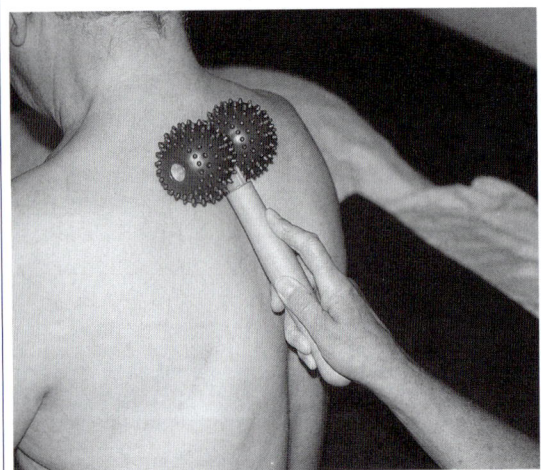

👁 **6.1** Massage der thorakalen Rückenmuskulatur unter Einsatz eines Massagerollers aus Kunststoff (mit Noppen besetzt)

Klassische Massage 95

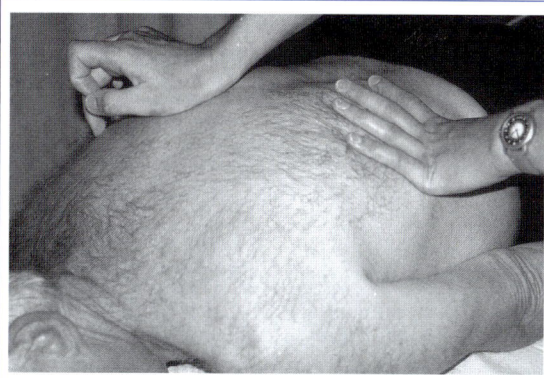

6.2 Klassische manuelle Massage der thorakalen Rückenmuskulatur

und dabei ein mäßiger Druck auf das darunter liegende Gewebe ausgeübt; nach Lösen des Druckes werden beide Hände nach proximal verschoben mit dann gleichartigem Vorgehen (v. a. als Eingewöhnungsgriff sehr sinnvoll).
- *Effekte:* Wirkung lediglich auf die oberflächliche Muskulatur des Rückens, allenfalls unterschwellig auf die kleinen Rückenstrecker. Eine flache Druckapplikation führt zu einer Hautreizung (leichte temporäre Hyperämie), vermehrter Druck verbessert den venösen und lymphatischen Rückstrom. Globale beruhigende und entspannende Wirkung durch Reizung sensibler Nervenendigungen der Haut über das vegetative Nervensystem.
Einsatz vor allem als einleitender und auch abschließender Handgriff bei Großmassage.

- *Knetung:*
  - *Technik:* Durchführung rhythmisch-alternierender S-förmiger Dehnungen, Verwringungen und Ausdrückungen des weich und sanft von seiner Unterlage abgehobenen Gewebes (Haut, Unterhautbinde- und -fettgewebe sowie Muskulatur) quer oder schräg zum muskulären Faserverlauf (etwa 1–2/Sekunde); der behandelte Gewebebezirk wird ausgepresst, die therapeutisch geführte Bewegung schreitet nicht fort. Hautkontakt ganz überwiegend durch die Hohlhand des Therapeuten, Behandlung selbst zwischen Daumen und Langfingern, zwischen beiden Händen oder zwischen Daumen der einen und Langfingern der anderen Hand; Bewegungsrichtung von distal nach proximal. Zweihandknetung parallel (gleichzeitig, gegensinnig), im Wechsel oder als Doppelknetung (gleichzeitig, gleichsinnig). Der therapierte Muskel sollte stets als Ganzes umfasst werden.
  Rollung: Hin- und Herbewegen eines einzelnen Muskels in seiner Längsachse zur Dehnung.
  Walkung: lockere größerflächige Griffführung mit raschen, schüttelnden Bewegungen (intensiv detonisierend).
  - *Effekt:* Lokale Hyperämisierung durch Kapillarerweiterung, Stoffwechselsteigerung, reflektorische muskuläre Detonisierung.

- *Friktion als Reibung:*
  - *Technik:* Schnelles, linear gleitendes (auch zirkulär fortschreitendes), relativ kräftiges Hin- und Herbewegen des Handballens, des Daumenballens, der Finger- oder Daumenkuppen oder der Fingerknöchel II–V auf der Haut vorwiegend in Längs-, aber auch in Querrichtung zur Längsachse der Extremität über ausgedehnte Muskelflächen (von Gelenk zu Gelenk); ähnlich einer langen Streichung unter Druck (Hyperämie des behandelten Gewebes).
  Die Reibung erfolgt überwiegend zwischen der Handfläche des Therapeuten und der darunter liegenden Haut.

- *Friktion als Zirkelung:*
  - *Technik:* Statischer Handgriff mit kreisförmiger, kleinflächiger und örtlich umschriebener, spiralig in die Tiefe des Gewebes ausgeübter Reibung (etwa 2–3/Sekunde). Durchführung mit einer oder mehreren Fingerspitzen, der Daumenkuppe oder dem Handballen (keine fortschreitende Bewegung; die Hand des Therapeuten bleibt an Ort und Stelle und bewegt sich nicht fort).
  Anwendung mit wechselndem Druck vor allem über Myogelosen und bindegewebigen Verklebungen. Die Reibung erfolgt nicht zwischen der Hand des Therapeuten und der Haut des Patienten, sondern zwischen der Haut und der Unterhaut einerseits und dem tiefer gelegenen Muskelgewebe andererseits.
  - *Effekt:* Permeabilitätssteigerung der Gefäße (evtl. sogar Hämatombildung), Steigerung der Wachreaktion.
  Deep Friction nach Cyriax: S. 97 ff.

- *Klopfung:*
  - *Technik:* Alternierende Handgriffe auf einen bestimmten Muskel mit harter Technik, durchgeführt mit den Kuppen der Langfinger, den Fingerknöcheln, der Faust, auch der Hohlhand (*Klatschung*) oder der ulnaren Handkante mit geschlossenen oder gespreizten Fingern (*Hackung*). Ausführung federnd in gleichem Rhythmus; gleichzeitige oder wechselseitige Zwei- oder Einhandtechnik; meist zum Abschluss einer Behandlung eingesetzt.
  - *Effekt:* Leichte Hyperämie; evtl. leichte muskuläre Tonuserhöhung bei stärkerer Intensität; meist jedoch vorwiegend psychologisch ohne wesentlichen realen therapeutischen Wert.

- *Vibration (Schüttelung)*
  - *Technik:* Feine, niederfrequente, auf die Muskulatur übertragene Schüttel- bzw. Zitterimpulse

der flach aufgesetzten Hand; elastisch federnde weiche Schläge aus dem Handgelenk, wobei 3-4 Fingerkuppen nur sehr locker auf dem behandelten Hautbezirk aufliegen; der palpatorische Kontakt zum Gewebe geht nicht verloren.
  - *Effekt:* Tonussenkung bei verspannter Muskulatur (z. B. im Schulter-Nacken- oder im lumbalen Bereich), krampflösend und entspannend, sekretmobilisierende Atemtherapie (verbesserte Expektoration), mild sedierend, nur sehr geringe Hauthyperämisierung.
- *Dehnung als Hautverschiebung:*
  - *Technik:* Abheben der Haut und des Unterhautbindegewebes von der darunter liegenden Muskelfaszie, um beide Gewebeschichten gegeneinander verschiebbar zu machen; Durchführung als rollende (zwischen Daumen sowie II. und III Finger), kreisende (Fingerkuppen der gespreizten Langfinger II–IV) oder parallele Verschiebung (zwischen den radialen Seitenflächen beider Hände).
- *Tiefe dehnende Streichung:*
  - *Technik:* Druckunterstützter Zug- und Dehnungsreiz mit Verschiebung im Unterhautbindegewebe (v. a. an Muskelrändern und Faszien).
- *Faszendehngriffe:*
  - *Technik:* Tangentialer oder senkrechter, langsam dehnender Schub auf einen speziellen Muskel mit dem Ziel der Detonisierung und dem Aufbrechen von Adhärenzen.
- *Unterhautfaszienstrich:*
  - *Technik:* Tiefgehende Massage durch die Finger III und IV, die 60° schräg gegen den Faserverlauf der Muskulatur aufgesetzt und nach kranial verschoben werden, mit dem Ziel der Lösung von Verklebungen von Muskelfaszien untereinander bzw. zwischen Faszie und Sehne oder Periost.

Dosierung/Behandlungsdauer: *Grundregel:* So stark wie nötig, um den gewünschten Behandlungserfolg zu erzielen; so schwach wie möglich, um lokale Unverträglichkeitsreaktionen zu vermeiden. Kurze, dafür häufigere Einzelanwendungen sind therapeutisch effizienter als eine lang andauernde Behandlungsmaßnahme. In aller Regel Verordnung von 6–12 Einzelanwendungen als Serie (2- bis 3-mal/Woche).

Der manuelle Krafteinsatz des Therapeuten sollte dem Allgemeinzustand (*cave* bei Gerinnungsstörungen oder abgelaufenen tiefen Beinvenenthrombosen!), dem Alter, dem speziellen Krankheitsbild, dem Konditionszustand und auch dem Konstitutionstyp des behandelten Patienten angepasst werden. So sollte bei *Leptosomen* die Schmerzgrenze nicht überschritten werden, *Pykniker* und *Sympathikotone* vertragen hingegen durchaus kräftige manuelle Reize; *Parasympathikotone* erfordern ein vorsichtiges Herantasten an die Schmerzgrenze. Da die Dosierungsgröße aller manuellen Maßnahmen nicht exakt messbar ist, spielt hier vor allem die individuelle Erfahrung des Masseurs eine wesentliche Rolle. Als subjektiv angenehm empfundene passive Behandlungsstrategie sollte eine Massage eigentlich niemals Schmerzen verursachen!

Die *Reizdosis* einer Massage ist von folgenden Faktorenabhängig:
- *Größe der Behandlungsfläche:* Ein kleines umschriebenes Gebiet wird immer nur kurz, eine größere Fläche länger behandelt.
- *Dauer der Einzeltherapie:* Reizsummation (zeitliche Bahnung) mit möglicher Abnahme der subjektiven Schmerzschwelle (sog. periphere Adaptation im Sinne der Gewöhnung, sodass evtl. die Reizintensität im Verlauf einer längeren Behandlungsserie gesteigert werden muss).

Die mittlere Behandlungszeit für eine Rückenmassage liegt bei etwa 20 (bis 30) Minuten, für eine Ganzmassage bei 40–50 Minuten; die Teilmassage einer Körperregion (Arm, Bein) dauert in der Regel 12–15 Minuten, im Bereich kleinerer Gelenke 8–10 Minuten. Wird öfters innerhalb kürzerer Zeiträume behandelt, so verkürzt sich die Dauer der Einzeltherapie; im jüngeren Alter länger, bei älteren Patienten kürzer dauernde Anwendungen.

- *Häufigkeit der Wiederholung:* In akuten Fällen einmal täglich, in Ausnahmefällen auch 2-mal tägliche Anwendungen mit dann nur kurzer Behandlungszeit; im Falle von Regulationsstörungen oder anfänglich überschießender Reaktionen alle 2 Tage eine Massageapplikation. Bei chronischen Beschwerdebildern 1- bis 3-malige Anwendungen/Woche.
- *Art des applizierten Handgriffes:* Der Schwellenwert der Unterhaut- und Muskelrezeptoren für adäquate Reize liegt nicht zwingend niedriger als für inadäquate Reize! Die einzelnen Massagegriffe (s. o.) entfalten – in Abhängigkeit vom behandelten Gewebe (induriertes Bindegewebe erfordert eher dehnende Knetungen, Myogelosen aber kräftige Friktionen) – eine ganz unterschiedliche Reizintensität auf die manuell fassbaren reflektorischen Störungen.
- *Reizintensität des applizierten Handgriffes:* Die Intensität eines jeden manuell ausgeübten Reizes muss immer einen gewissen Schwellenwert überschreiten, um überhaupt wirksam werden zu können. So erzeugen ein starker Druck und auch rasch ausgeführte Streichungen eher einen stimulierenden Effekt; ein schwacher Druck bzw. langsam durchgeführte Bewegungen wirken dagegen beruhigend.

Indikationen: *Allgemein:* Örtliche Gewebeveränderungen aufgrund einer Erkrankung des Bewegungsapparates wie eine Tonuserhöhung der Muskulatur (strang- oder spindelförmiger Hypertonus, Myogelosen), lokale Weichteilverklebungen, Tendomyosen oder schmerzhafte myofasziale Triggerpunkte, Durchblutungsstörungen, Beeinträchtigungen des Gewebestoffwechsels, Funktionsbeeinträchtigungen von Gelenken.

Reflektorische Veränderungen (ohne phänomenologischen Unterschied zu o. g. klinischen Erscheinungsbildern).

Spezielle Krankheitsbilder:

- Degenerativ bedingte Gelenkreizzustände mit reflektorischen Tendomyosen der umspannenden Weichteile (v. a. im gelenknahen periostalen Ansatzbereich), u. a. auch als Vorraussetzung für nachfolgende aktive krankengymnastische Bewegungsübungen (S. 4ff); die Streckmuskulatur ist meist früher und stärker betroffen als die Beugemuskeln,
- degenerative Affektionen, funktionelle und Statikstörungen der Hals- und Rumpfwirbelsäule mit begleitenden (reaktiven) muskulären Dysfunktionen und Dysbalancen,
- entzündliche (auch rheumatische) Arthritiden (nach Abklingen der akuten Symptomatik),
- lokale Stoffwechselstörungen (z. B. im Sinne einer Pannikulose) mit ebenfalls reflektorischen muskulären Irritationen,
- Insertionstendopathien als Folge einer lokalen Überlastungsproblematik (für detonisierende Handgriffe bzw. tiefe Friktionen v. a. im Bereich des Schulter- und Kniegelenkes),
- weichteilrheumatische (oberflächlich lokalisierte) Beschwerdebilder (Myalgien, Periarthropathien u. a.),
- Verletzungsfolgen im Bereich der Muskulatur und Bänder,
- bei (Leistungs-)Sportlern im Intervall zwischen aktiven Übungselementen zur Intensivierung der muskulären Erholungsphasen,
- funktionelle arterielle Durchblutungsstörungen, Venenerkrankungen
- psychovegetative und psychosomatische Störungen, Stress, psychische Überlastungssyndrome (als begleitende Zusatzmaßnahme),
- periphere Nervenläsionen (bei Aussicht auf Reinervation).

Eine Massage bringt *keinen Vorteil* im Falle schmerzloser neurologischer Bewegungsstörungen und einer Spastik; bei Letzterer führt der gesetzte Hautreiz (*Ausnahme:* Vibration) sogar zu einer Tonuserhöhung.

Unerwünschte Nebenwirkungen: Seltene Allgemeinerscheinungen wie Kopfschmerzen, Herzklopfen, Schlafstörungen (Dosisproblem bei Patienten mit vegetativen Regulationsstörungen, Stress u. Ä.).

Kontraindikationen:

- *Allgemein:*
  - akute fieberhafte Allgemeinerkrankungen,
  - akute Entzündungen innerer Organe,
  - Blutungsneigung (z. B. im Rahmen einer Antikoagulantientherapie),
  - schwere (dekompensierte) Herz-/Kreislauferkrankungen.
- *Lokal:*
  - (entzündliche) Haut- und/oder Muskelerkrankungen im Behandlungsgebiet (*Ausnahme:* Psoriasis, Sklerodermie), auch Thrombophlebitiden und Phlebothrombosen,
  - ausgeprägte frische Hämatome,
  - frische Verletzungen, die einer Immobilisation bedürfen,
  - Morbus Sudeck Stadium I,
  - arterielle Verschlusserkrankung im betroffenen Gebiet,
  - schwere knöcherne Affektionen (Osteomalazie, erhebliche Osteoporose, akute Osteomyelitis), auch periphere Weichteilverkalkungen (z. B. Myositis ossificans),
  - (akute) Tendovaginitis, periphere Nervenengpasssyndrome (CTS u. a.),
  - kardiale oder nephrogene Ödeme,
  - bösartige Tumoren (im Behandlungsgebiet).

Manuelle Behandlung nach Cyriax

Inaugurator: James H. *Cyriax* (1904–1985), englischer Orthopäde aus London (St. Thomas' Hospital); einer der Väter der modernen manuellen Medizin; Verbreitung der Therapiemethode in Deutschland durch seinen Schüler Dr. Peter *Hirschfeld* aus Bremen.

Definition: Manualtherapie zur funktionellen Weichteildiagnostik und Therapie.

Grundlagen: Die Einteilung der Störungen der Bewegungsorgane erfolgt in sog. lokale akute und chronische *Strukturschäden* (T 6.1); mögliche Reizprojektion in die Dermatome (T 6.2).

Der *Untersuchungsaufbau* erfolgt standardisiert mit allgemeiner Inspektion in Ruhe und unter Bewegung, Palpation mit spezieller Erfassung typischer Gewebekriterien (T 6.3) sowie spezieller, jeweils gelenktypischer Funktionsprüfung (Schmerz, aktive/passive Bewegungseinschränkung, Kraftverlust bei therapeutisch vorgegebenem isometrischen Widerstand; T 6.4).

Technik (sog. deep friction): Transversale (d. h. quer zur Längsachse des Faserverlaufes; sog. Querreibung) Massagetechnik mit Einwirkung auf die Muskulatur,

Bänder und Sehnen. Der Finger des Therapeuten (Langfinger oder Daumen) bleibt stets in festem Kontakt zur Haut, die oberflächlichen Strukturen werden mit deutlichem Bewegungsausschlag und genügend hartem Druck gegen die tiefen mobilisiert. Hierbei müssen die behandelten Sehnen angespannt, die massierte Muskulatur jedoch entspannt sein, Reibung auf der Haut muss vermieden werden.

Eventuell Vorbehandlung mit Hitze (Fango [S. 88 f], heißer Rolle [S. 76 f]) oder Ultraschall (S. 156 ff).

Zur Behandlungsmethode gehören auch die manuelle Mobilisation von Muskeln (Dehnung) und Gelenken (v. a. bei bestehenden Funktionsstörungen); s. S. 44 ff.

Effekte: Lokal begrenztes mechanisches Lösen muskulärer Adhärenzen und umschriebener Verhärtungen (Myogelosen), im chronischen Stadium „Aufbrechen" adhärenten Narbengewebes (sog. „Narbenmassage", z. B. im Falle einer radialen Epikondylopathie des Ellenbogengelenkes, aber auch bei kapsulären und periartikulären Folgezuständen einer Arthritis).

Deszendierende Form der Schmerzhemmung; länger anhaltende lokale Hyperämisierung.

T 6.1 Palpatorische Tastkriterien (nach Cyriax)

Kriterium	Ausprägung	Klinische Störung
Konsistenz	teigig/schwammig	synoviale Schwellung
	Dellen bildend	Ödem
	prall-elastisch	Ganglion, Hygrom, Zyste
Temperatur	Überwärmung	Entzündung
Verhärtung	unregelmäßig	ehemalige Fraktur
	derb, höckrig	Tumor
	flächig	Fibrose (postentzündliche oder posttraumatische Adhäsion)
Fluktuation	wenig schmerzhaft	Gelenkerguss
	stark schmerzhaft	Abszess

T 6.2 Reizprojektionen in die Dermatome bei speziellen Gelenkaffektionen

Gestörte Gelenkstruktur	Dermatom	Typische anatomische Lokalisation des fortgeleiteten Schmerzes
Schultergelenk	C5	lateraler Oberarm, v. a. am Deltoideusansatz
Hüftgelenk	L3	Vorderseite des Beines, Gluteralbereich, oft Ausstrahlung bis zum ventralen Kniebereich
Iliosakralgelenk	S1–S2	dorsales Bein

T 6.3 Einteilung der geweblichen Strukturschäden (nach Cyriax)

Lokalisation	Ursachen für aufkommende Beschwerden
Gelenke	keine erkennbare Veränderungen (z. B. durch Ausstrahlung bedingt); *traumatisch:* Distorsion, Luxation *nicht-traumatisch:* degenerativ, entzündlich (rheumatisch, infektiös), kongenitale Deformierung, Stoffwechselstörung (Hyperurikämie, Hämochromatose, Morbus Wilson, Hämophilie), neoplastisch (Metaplasie, Tumor)
Störungen der (Gelenk-)Kapsel	Kontraktur mit hierfür typischem Kapselmuster (kapsuläres Zeichen) an Gelenken, die überwiegend muskulär stabilisiert werden (Schulter, Hüfte, Knie); Gelenke mit ausschließlicher Sicherung durch Kapsel und Bänder (z. B. ISG) zeigen kein Kapselmuster!
Störungen der Sehnen und Muskeln	■ *akut:* Muskel- oder Sehnenzerrung, Muskelfaser-, -bündel- oder -totalruptur (oft am sehnigen Übergang) ■ *chronisch:* Tendopathien (v. a. im Ansatzbereich), Myositis ossificans (meist posttraumatisch), Myosynovitis (Reizung am sehnigen Übergang des Muskelbauches), Ten(d)osynovitis (Sehnenscheide), Tendovaginitis (stenosans), Muskelverspannungen, Myogelosen (Verhärtungen)
Störungen der Bänder	■ *akut:* traumatische Überdehnung, Teil- oder Totalruptur ■ *chronisch:* funktionell stabil mit typischem Überlastungsschmerz; funktionell instabil mit typischem Unsicherheitsgefühl
Störungen der Schleimbeutel	traumatische, chronisch-überlastungsbedingte oder infektiöse Entzündung (in aller Regel Operationsindikation!)
Störungen der Bandscheiben	intradiskale Massenverschiebung, Protrusion oder Prolaps des Nucleus pulposus
Störungen der (kleinen) Wirbelgelenke (Facettengelenke)	Bandscheibendegeneration mit Höhenverlust und nachfolgendem Teleskopeffekt (diffuses pseudoradikuläres Schmerzbild durch erhöhte Druckbelastung)

T 6.4 Differenzierung pathologischer Zustandsbilder anatomischer Strukturen nach Cyriax

Klinischer Test	Schlussfolgerungen
Aktive und passive Bewegung sind in dieselbe Richtung schmerzhaft	nichtkontraktile Struktur betroffen
Aktive und passive Bewegung sind in unterschiedlicher Richtung schmerzhaft	kontraktile Struktur betroffen
Kräftiger Widerstand ohne Schmerz	nichtkontraktile Struktur betroffen
Kräftiger Widerstand mit Schmerz	mögliche kleine Schädigung kontraktiler Strukturen
Schmerzen erst nach wiederholten Testen	mögliche kleine Schädigung kontraktiler Strukturen, evtl. ischämische Störung
Schwacher Widerstand, kein Schmerz	Verdacht auf Sehnen- oder Muskel-(teil-)ruptur oder auf Nervenschädigung
Schwacher Widerstand, starker Schmerz	große Schädigung

Nichtkontraktile Strukturen werden durch passives Bewegen und manualtherapeutische Traktions-/Kompressions- und Gleittechniken geprüft. Kontraktile Strukturen werden mit Widerstandstests geprüft.

Ziele: Einwandfreie Identifikation lokaler Strukturschäden durch anatomische und physiologische Abgrenzung von anderen möglichen beschwerdebildauslösenden Ursachen und gezieltes manuelles Vorgehen (Schmerzreduktion, Tonussenkung, Mobilisation und Verhinderung von Adhäsionen bzw. Verklebungen).

Behandlungsdauer/Dosierung: Im *akuten Zustand* 3–5 Minuten (dann täglich), bis eine Tonusreduzierung oder eine Schmerzlinderung eingetreten ist. Dosierung so, dass der ausgelöste Schmerz gut erträglich bleibt. Im Falle *chronischer Störungen* 10–20 Minuten (2- bis 3-mal/Woche).

Indikationen:
- Schmerzhafte Sehnenansatzreizungen (z. B. Epicondylitis humeri radialis, ulnaris),
- lokale Weichteilverklebungen (mit Bewegungseinschränkung des angrenzenden Gelenkes).

Kontraindikationen:
- Keine Befundbesserung nach 6 Behandlungen,
- lokale Infektion (z. B. Bursitis),
- bestehendes Kalkdepot,
- lokale Kortikoidinfiltration innerhalb der letzten 5 Tage,
- rheumatoide Arthritis.

Traktionsmassage

Synonyme: Extensionsmassage, zervikale Extensionsmassage (CEM).

Definition: Kombinierte passive Behandlung der Halswirbelsäule mit primärer Traktionsbehandlung und anschließender Massage der Schulter-/Nackenmuskulatur.

Techniken/Ausführung: Der Patient befindet sich entweder in Bauchlage oder in sitzender Position. Zunächst werden zur Verbesserung des muskulären Tonus der Nackenmuskulatur (in erster Linie der Pars descendens des M. trapezius sowie des M. levator scapulae, weiterhin des M. deltoideus, der Mm. rhomboidei sowie des M. serratus anterior) eine manuelle Massage mit klassischen Grifftechniken (S. 94 ff) bzw. eine Schlüsselzonenmassage (nach Marwitz, S. 107) durchgeführt.

Die Traktion als zweiter Teil der Behandlung beginnt mit einem vorsichtigen Probezug (treten hierbei vegetative Irritationen wie Schwindel, Übelkeit u. Ä. auf, dann Behandlungsabbruch!). Bei subakuten Beschwerden Rückenlage des Patienten, bei chronischen Zustandsbildern Sitzen als Behandlungsstellung bevorzugt. Der Kopf des *liegenden* Patienten wird mit beiden Händen des Therapeuten gehalten (mit den flachen Fingerkuppen beider Hände am Okziput), alternativ hält eine Hand den Kopf des Patienten, die andere fixiert das Kinn; beim *sitzenden* Patienten umfasst der Therapeut mit beiden Händen den Kopf und stützt sich dabei mit beiden Unterarmen auf den Schulterdächern des Patienten ab. Anschließend werden milde dosierte Traktionen durchgeführt, die während der Einatmungsphase des Patienten verstärkt, in der Ausatmungsphase dann gehalten werden. Beim Einsatz der postisometrischen Relaxation (S. 49) soll der Patient seinen Kopf zwischen die Schultern ziehen, beim Lösen wird dann die therapeutische Traktion durchgeführt.

Behandlungsdauer: 10–15 Minuten.

Ziele:
- Optimierung des Tonus der oberflächlichen Schulter-/Nackenmuslulatur,
- Dehnung der tiefer gelegenen Schichten der (autochtonen) Nackenmuskulatur,
- lokale Steigerung des Gewebestoffwechsels (Förderung des Abtransportes von Schmerzmediatoren).

Indikationen:
- Akute Zervikalgie, Zervikozephalgie bzw. Zervikobrachialgie,
- chronisch rezidivierende lokale muskuläre Zervikalsyndrome.

Kontraindikationen: Klassische Massage.

Sonderform: Zervikale Extensionsmassage (CEM) nach Dr. Domnik

Inaugurator: Dr. Ludwig *Domnik*, deutscher Arzt; entwickelte diese Behandlungsmethode in den 50er-Jahren des 20. Jahrhunderts.

Definition: Im Gegensatz zu der oben beschriebenen Traktionsmassage werden bei dieser Behandlungsform die Massage- und Traktionshandgriffe nicht nacheinander durchgeführt, sondern gehen ineinander über.

Technik/Ausführung: Der Patient sitzt völlig entspannt auf einem Behandlungsstuhl (mit Arm- und Rückenlehne). Die freie Hand des Therapeuten stützt den Kopf des Patienten an der Stirn; die Arbeitshand führt vom Akromion ausgehend über den Oberrand des M. trapezius bis hin zum Okziput walkende, dehnende Vollhandknetungen durch. Diese gehen ohne Absetzen in eine milde Traktion der HWS über; anschließend gleichartiges Vorgehen auf der kontralateralen Seite.

Indikationen:
- Chronische, muskulär bedingte lokale Zervikalsyndrome,
- Schulter-Arm-Syndrom,
- HWS-bedingter Tinnitus.

Kombinationsmassage (nach Schoberth)

Inaugurator: Prof. Dr. Johannes *Schoberth* (†1996); deutscher Orthopäde und Sportmediziner aus Damp/Schleswig-Holstein.

Definition: Kombiniertes passives Therapieverfahren mit klassischer Massage, Stäbchenmassage, Vakuummassage und lokaler Kryotherapie.

Technik/Ausführung: Eventuell Beginn mit lokaler Wärmeapplikation, v.a. im Falle hypertoner Muskulatur; dann therapeutischer Einsatz der klassischen Massagehandgriffe (S. 94 f). Im Falle ausgeprägter umschriebener Weichteilverklebungen lokaler kleinflächiger Einsatz spezieller Massagestäbchen im Bereich der Muskel-Sehnen-Übergänge und knöchernen Sehnenansätze mit friktionsähnlicher Strichführung (längs, quer, diagonal, punktuell oder spiralförmig zum Faserverlauf). Zusätzlicher gleichartiger lokaler Einsatz einer (kleinen) Vakuumglocke (S. 103 f); zur besseren Analgesie intermittierende Eisabreibung/Eismassage (Kap. 5).

Behandlungsdauer: Maximal 20–25 Minuten; 1- bis 2-tägige Abstände (*cave:* lokale Überreizung).

Ziele:
- Schmerzreduktion im Bereich der Kapsel-Band-Strukturen, Faszien und Sehnen,
- zielgerichtete Dehnung anatomisch kleiner und manuell schlecht zugänglicher Strukturen,
- Verstärkung der lokalen (therapeutischen) Hyperämie,
- Beseitigung von lokalen Gewebeverklebungen.

Indikationen:
- Vor allem posttraumatische und postoperative Gewebeadhäsionen,
- Sehnenaffektionen (Insertionstendopathien, Peritendinitiden, Kalkeinlagerungen),
- chronische Muskelaffektionen (Myogelosen, alte Muskelfaserrisse),
- alte Verletzungsfolgen (Hämatomreste u. a.).

Kontraindikationen:
- Alle frischen Verletzungen (Prellung, Hämatom, Distorsion, Muskelfaseriss u. a.),
- akute Entzündungen,
- Varikosis, Thrombophlebitis, frische Thrombose, postthrombotisches Syndrom, Lymphödeme,
- periostale Schmerzzustände,
- akute Lumbago,
- Hauterkrankungen (Ekzeme, Nävus, Psoriasis u. a.),
- Gerinnungsstörungen, Antikoagulanzientherapie.

Manuelle Lymphdrainage

Inauguratoren: Dr. Emil *Vodder* (1896–1985) in den 40er-Jahren; praktizierte in Frankreich und auch in Österreich. Weiterentwicklung durch seine Schüler Dr. Johannes *Asdonk* und Prof. Dr. Michael *Földi*, Feldberg-Altglashütten (70er-Jahre).

Abkürzung: LD.

Definition: Peripher entstauende manuelle Therapie durch weiche gewebeschonende Massagehandgriffe überwiegend an der Körperoberfläche; in der letzten Zeit auch als apparative Maßnahme (sog. Lymphomat, Kap. 6).

Ziele:

- Verbesserung der Transportkapazität der Lymphgefäße,
- periphere Entstauung der Körperregion, damit Schmerzfreiheit,
- Verbesserung der Eigenmotorik der Wandmuskulatur der Lymphgefäße,
- Neubildung von Lymphgefäßen zur langfristigen Stabilisierung des peripheren Blutumlaufs,
- Vagotonisierung.

Technik/Durchführung: Die Behandlung orientiert sich entlang des anatomischen Verlaufes von Lymphgefäßen in Abflussrichtung (im Bereich der unteren Extremitäten vor allem in Regionen, die den Lymphgefäßmündungen am rechten und linken Venenwinkel nahe liegen). Der Daumen und die Langfinger des Therapeuten führen auf ödematösem Gewebe großflächige gleich- oder gegensinnig kreisende Bewegungen mit abwechselnd stufenlos ansteigendem und dann wieder abfallendem Druck aus (👁 **6.3a**).

Massagedruck: 30–40 mmHg (relativ schwach) ohne reaktive Hyperämie. *Bewegungsabfolge:* 10/Minute; der Druck sollte lokal mehrere Sekunden aufrechterhalten werden; 6–8 Wiederholungen hintereinander, bevor dann in das Nachbargebiet übergewechselt wird.

Behandlungsrichtung: jeweils von proximal nach distal (im Gegensatz zur Ausstreichung!).

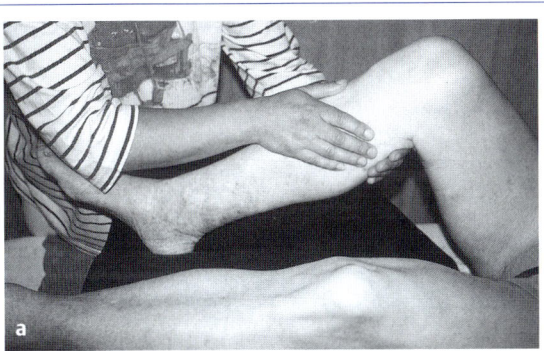

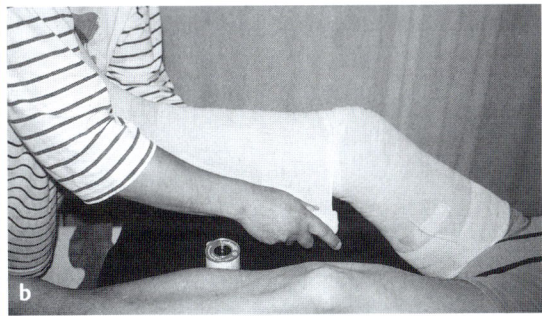

👁 **6.3a,b** Manuelle Lymphdrainage des rechten Unterschenkels (**a**) mit anschließender hoher Beinwicklung mit Watte und elastischer Binde (**b**)

Effekt: Zunächst Anregung der Lymphgefäß-Vasomotorik im intakten Abflussgebiet, nachfolgende Fibroselockerung im Ödemrandgebiet mit Beseitigung der Abflussbarriere, abschließender Abtransport des Lymphödems aus dem Stauungsgebiet selbst.

Der nur leicht applizierte Außendruck steigert den lokalen Gewebedruck mit Förderung der Reabsorption, ohne die Kapillargefäße zu stark zu komprimieren, sodass deren Perfusion erhalten bleibt: Kreisende Handgriffe führen zu einer Dehnung und auch Verziehung der kleinen Lymphgefäße, außerdem zu abwechselnden Sog- und Druckperioden, was ihre Füllung mit Gewebeflüssigkeit begünstigt. Die Wanddehnung stellt außerdem einen adäquaten Kontraktionsreiz für die glatten Muskelzellen dar (Anregung zu länger fortbestehender autonomer Pulsation). Aus einer längeren Behandlungsdauer mit ruhigem Behandlungsverlauf resultiert eine die Zirkulation unterstützende Vagotonisierung.

Vorgehen: Möglichst entspannte und schmerzfreie Lagerung des Patienten auf der Behandlungsliege; abschnittsweises Vorgehen. Einschleichender manueller Druck des Therapeuten, Durchführen langsamer kreisförmiger großflächiger Gewebsverformungen (an- und abschwellender Druck); Wiederholung der Griffe 6- bis 7-mal hintereinander.

Griffarten:

- *Basisgriffe nach Dr. Vodder:*
  - *stehende Kreise* (Einsatz der großflächigen Hand),
  - *Drehgriff* (die Langfinger umkreisen den fest aufliegenden Daumen),
  - *Schöpfgriff* (Daumen und Langfinger kreisen in entgegengesetzter Richtung),
  - *Quergriff* (beidhändig; distale Therapeutenhand fixiert, proximale Hand mit Durchführung stehender Kreise).
- *Ödemgriffe nach Dr. Asdonk:*
  - *Ultrafiltrat-Verdrängungsgriff* (lokaler, langsam zunehmender axialer Druck in die Tiefe durch die flache Hand; 20–30 Sekunden,
  - *Ödemverschiebegriff* (beidhändig oder mit beiden Daumen langdauernd und druckstark nach proximal).
- *Hautfaltengriff:* Abheben einer Hautfalte, dann Abrollbewegung mit dem Daumen der anderen Hand in die Tiefe).
- *Scheibenwischergriff:* Hin- und Herschieben der flach aufgelegten Langfinger.

Eventuell abschließende Wicklung der betroffenen Extremität mit elastischen Binden über eine weiche Wattepolsterung (👁 **6.3b**); aktive Muskelkontraktionen unter der Bandagierung erlaubt; evtl. Versorgung mit einem Kompressionsstrumpf (sog. Gesamtkonzept einer komplexen physikalischen Entstauungstherapie = KPE).

T 6.5 Stadienabhängige konservative Therapie des Lymphödems (nach Földi et al. 1998)

Stadium	Klinisches Bild	Therapie Phase I (Entstauung)	Phase II (Optimierung)	Phase III (Konservierung)
I	Ödem von weicher Konsistenz; rückläufig bei Hochlagerung	1-mal/Tag LD, Kompressionsbandage, krankengymnastische Mitbehandlung (2–3 Wochen)	–	evtl. LD-Serie (6- bis 10-mal); Tragen von Kompressionsstrümpfen; evtl. krankengymnastische Mitbehandlung
II	Ödem mit bereits sekundären Gewebeveränderungen; keine Rückbildung bei Hochlagerung	2-mal/Tag LD, Kompressionsbandage, krankengymnastische Mitbehandlung (3–4 Wochen)	1- bis 2-mal/Woche LD für 2–5 Jahre; Tragen von Kompressionsstrümpfen; krankengymnastische Mitbehandlung (u. a. in Eigenregie)	öfters LD-Serien (6–10 Einzelbehandlungen) oder 1-mal/Woche; Kompressionsstrümpfe auf Dauer; Krankengymnastik (in Eigenregie)
III	harte Schwellung (Elephantiasis), häufig lobuläre Form mit typischen Hautveränderungen	2- bis 3-mal/Tag LD; Kompressionsbandage, krankengymnastische Mitbehandlung (4–5 Wochen)	2- bis 3-mal/Woche LD für 5–10 Jahre; Tragen von Kompressionsstrümpfen; konsequente krankengymnastische Mitbehandlung; evtl. plastisch-chirurgisches Vorgehen	öfters LD-Serien (6–10 Einzelbehandlungen) oder 1- bis 2-mal/Woche; Kompressionsstrümpfe auf Dauer; Krankengymnastik (in Eigenregie).

LD = Lymphdrainiage

Gefahren:
- Zu starke manuelle Druckwirkung mit der Gefahr der Traumatisierung der kleinen Lymphgefäße (erneuter ödembildender Reiz!),
- Hyperämisierung (z. B. durch gleichzeitige Applikation von Kälte oder Wärme) mit der Gefahr einer Ödemausdehnung
- übersteigerte passive krankengymnastische Mobilisation (Traumatisierung),
- einschnürende Kleidungstücke.

Dosierung: Je nach klinischer Situation 3- bis 5-mal/Woche; stadienabhängiges Vorgehen (T 6.5).
Behandlungsdauer: (20–) 30 Minuten
Indikationen: Vor allem im Falle eines peripheren eiweißreichen Ödems mit mechanischer Lymphabflussstörung:
- sehr seltene primäre Fehlanlage (Hypo- oder Aplasie) des Lymphsystems (v. a. der unteren Extremität), Elephantiasis (◉ 6.4)

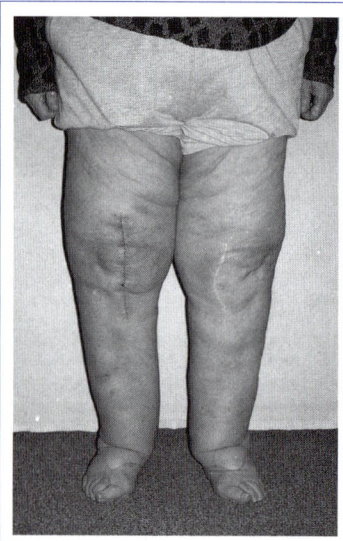

◉ 6.4 Klinisches Bild einer ausgeprägten Elephantiasis beider Beine

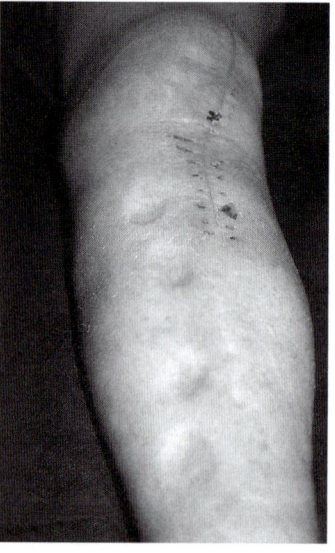

◉ 6.5 Ausgeprägte postoperative lymphogene Umlaufstörung des rechten Unterschenkels nach Implantation einer Knie-TEP (typische Dellenbildung auf Druck)

- meist sekundäre Ödeme z. B.:
  - posttraumatisch (Kontusion, Distorsion mit Hämatom),
  - postoperativ, z. B. nach einer Osteosynthese oder Implantation einer Hüft- oder Knieendoprothese (👁 **6.5**),
  - nach einer Verbrennung,
  - nach Immobilisation, Lähmung,
  - beim Morbus Sudeck Stadium I–II,
  - Phlebödem, Ulcus cruris, Varikosis,
  - Lipödem,
  - nach abgelaufenem Erysipel, nach Lymphangitis,
  - nach operativer peripherer Tumor- und Lymphknotenausräumung oder radikaler Bestrahlung (Arme nach Mammaoperation, Beine nach Operation im Bereich des kleinen Beckens).

Relative Indikationen:
- Entzündliches Ödem (proliferatives Stadium),
- chronische Erkrankungen des rheumatischen Formenkreises,
- kardial bedingtes peripheres Ödem,
- orthostatisches Ödem, Schwangerschaftsödem.

Kontraindikationen:
- Frische Thrombosen (👁 **6.6**), da Gefahr der Lungenembolie (Latenz 4–6 Wochen),
- akute bakterielle Entzündungen (Gefahr der Keimstreuung), Lymphangitis,
- akute Ekzeme im Behandlungsgebiet.

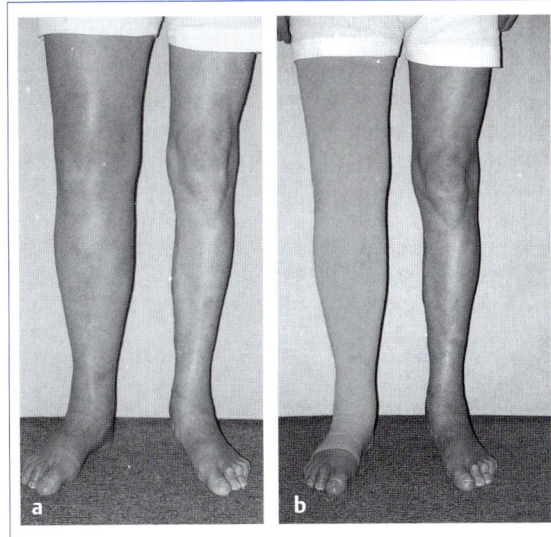

👁 **6.6a,b** Klinische Situation nach frischer tiefer Beinvenenthrombose rechts (**a**) und angelegtem langem Gummistützstrumpf (**b**); keine Indikation zur Lymphdrainage!

Cave: akute Herzinsuffizienz, Lungenödem, Asthma bronchiale (Vagotonisierung), lokales Tumorrezidiv!

Saugglocken-Vakuummassage

Inauguratoren: Variante des seit dem Altertum bekannten Schröpfens (Kap. 7).

Synonym: Saugwellenmassage, Vakuummassage.
Definition: Einwirken eines Unterdruckes durch ein an- und abschwellendes Vakuum zur mechanischen Massage; gehört im weitesten Sinne auch zur Mechanotherapie (Kap. 3).
Technik/Anwendung: Einsatz einer durch einen Elektromotor betriebenen Vakuumpumpe, die an eine unterschiedlich große gläserne Saugglocke (*statisches* Vakuum: Durchmesser 2–8 cm; *dynamisches* Vakuum durch manuelles Verschieben der Saugglocke: Durchmesser 10–18 cm) angeschlossen ist. Durch den entstehenden negativen Druck wird die Haut kegelförmig in die Saugglocke eingezogen (👁 **6.7**). Alternativ ist zur Behandlung größerer Bezirke auch ein Gleiten der Saugglocke mit konstantem Unterdruck auf der Haut möglich. Der zu behandelnde Hautbezirk muss trocken und ausreichend warm sein.
Effekt: Stabiles, wechselnd an- und abschwellendes Vakuum mit Förderung der Blut- und Lymphströmung (lang anhaltende und in die Tiefe reichende lokale Hyperämie), Intensivierung des lokalen Gewebestoffwechsels. Durch den aufkommenden Unterdruck wird die Haut gegenüber ihrer Unterlage gezogen, verschoben und gedehnt, ähnlich einer klassischen manuellen Massage (S. 94 ff) oder einer Bindegewebsmassage (S. 104 ff) mit nerval-reflektorischer Beeinflussung auch der Muskulatur und der inneren Organe.

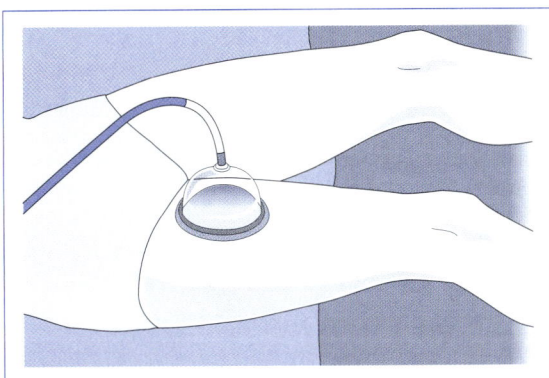

👁 **6.7** Saugglockenmassage im Streckbereich des Oberschenkels

Dosierung: Abhängig von der individuellen Empfindlichkeit sowie der Ausprägung des Gewebefettpolsters und der Haut- und Unterhautelastizität; therapeutisch gewünscht ist eine leichte Zieh- und Brennempfindung, die Behandlung soll aber nicht als schmerzhaft empfunden werden.
Behandlungsdauer: 10–15 Minuten.
Indikationen:

- Myalgien, Myogelosen (v. a. im Bereich des Rückens oder des Oberschenkels),
- funktionelle Organstörungen (chronische Obstipation, Dysmenorrhoe u. a.).

Kontraindikationen:

- Lokale akute oder subakute Entzündungen,
- Thrombose, Phlebitis,
- erhöhte Blutungsneigung (hämorrhagische Diathese),
- Hauterkrankungen (Ekzeme, Psoriasis u. a.),
- Neigung zu allergischen Reaktionen,
- stärkere Beeinträchtigungen der Hautsensibilität,
- reflexdystrophe Störungen (z. B. Morbus Sudeck).

Druckwellentherapie

Definition: Besondere Form einer apparativ durchgeführten Kompressionsmassagetherapie unter dosiertem Einsatz von Druckwellen.
Technik/Anwendung: Intermittierende gleichmäßige Druckvermehrung auf den behandelten peripheren Hautbezirk über eine mit Luft angefüllte Arm- oder Beinmanschette. Über ein Druckwellengerät (Lympho-Mat) wird eine wellenförmig ablaufende dosierte Erhöhung des Luftdruckes erzeugt (Kompression). Applikation von distal nach proximal (aszendierend).

Die zu behandelnden Gewebeödeme müssen (noch) mobilisierbar sein, die proximale Stauung muss überwunden werden können!
Effekt: Die zentripetal verlaufende sequentielle Kompression führt zu einer Mobilisation und einem verstärktem Abtransport der peripheren Ödemflüssigkeit.
Ergänzende Maßnahmen: Hochlagerung der betroffenen Extremität zur Erleichterung des Lymphabflusses; unterstützende manuelle Entstauung im Sinne einer Lymphdrainage (S. 100 ff); Tragen von Kompressionsstrümpfen.
Dosierung: Stufenlos regulierbar in einem Bereich von 10–200 mbar (Kilopascal), im Durchschnitt etwa 30–80 mbar; subjektive Toleranz beachten (die Behandlung soll nicht als unangenehm empfunden werden!).
Behandlungsdauer: In Abhängigkeit vom Ausprägungsgrad der Umlaufstörung 1- bis 2-mal täglich bis zu maximal 2 Stunden.
Indikationen:

- Phlebödem der Beine bei chronisch venöser Insuffizienz bzw. variköser Symptomenkomplex,
- primäre und sekundäre Lymphödeme, auch nach Lymphadenektomie bzw. nach Röntgenbestrahlung bis hin zur Elephantiasis,
- Lipödem, mikroangiopathisches Ödem,
- prä- und postoperative sowie postpartale Thromboembolieprophylaxe.

Kontraindikationen:

- Lokale akut entzündliche Prozesse im betroffenen Hautbereich,
- nicht lymphogene Hautschwellungen unklarer Genese,
- rezidivierende Thrombosen und/oder Thromboembolien,
- dekompensierte Herzinsuffizienz,
- maligne Tumoren (v. a. Hautnävi, Melanome u. Ä.).

Bindegewebsmassage

Inauguratoren: Frau E. *Dicke* (1885–1952), deutsche Krankengymnastin; entwickelte die Behandlungsmethode aufbauend auf Selbsterfahrung (1954) in Zusammenarbeit mit dem deutschen Sportarzt Dr. W. *Kohlrausch* (geb. 1888). Weiterentwicklung durch Frau H. *Teirich-Leube* (1968).

Abkürzung: BGM.
Definition: Setzen eines Zugreizes im verspannten Gewebe der Körperdecke.
Ziele: Systematischer Abbau von Verspannungszonen durch Umkehrung reflektorischer Störmuster im Bereich von Reflexbahnen, die von den inneren Organe über das Rückenmark umgeschaltet zu einem Hautareal oder einer sog. Bindegewebszone (weitgehend identisch mit der Head-Zone) verlaufen mit anschließender Tonusnormalisierung der Bindegewebsspannung, der Muskulatur sowie der Nerven und Gefäße.
Grundlagen: Bindegewebszonen verursachen keine spontanen Beschwerden; erst bei Palpation und Therapie treten sie schmerzhaft in Erscheinung. Sie sind tastbar durch eine erhöhte Gewebespannung und eine verminderte Verschiebbarkeit und Schmerzhaftigkeit (Kibler-Hautfalte), auch sichtbar durch lokale

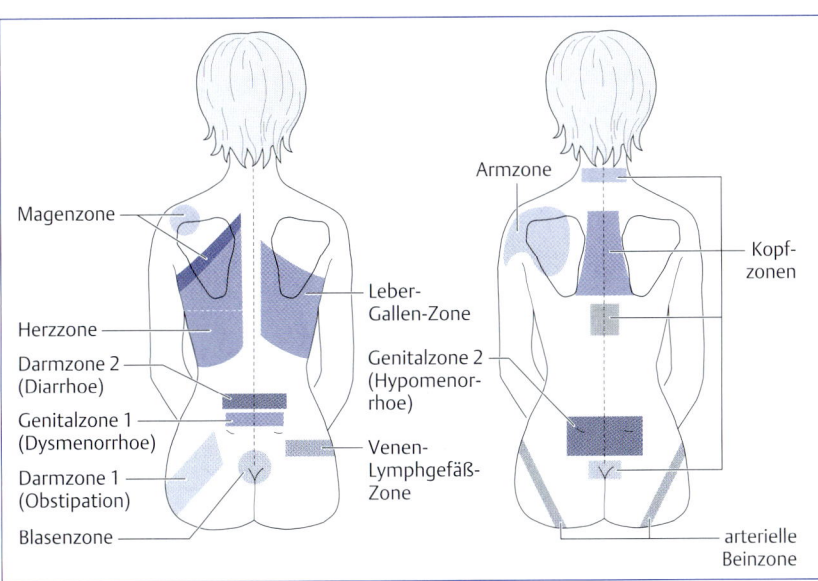

6.8 Bindegewebszonen des Rückens (schematische Darstellung) mit typischen Einziehungs- und Verquellungszonen der Unterhaut

Einziehungen mit am Rand verdickten Hautabschnitten. Die Zonen paariger Organe sind auf beiden Körperhälften repräsentiert, diejenigen der unpaaren Organe lediglich unilateral (6.8).

Lokalisation der Bindegewebszonen:
- zwischen Haut und Unterhaut (sog. obere Verschiebeschicht),
- zwischen Unterhaut und Körperfaszie (sog. tiefe Verschiebeschicht).

Effekt: Lokaler, mechanisch bedingter Dermographismus als typische hyperämische Hautreaktion (D. rubra, alba bzw. elevata; 6.9) aufgrund einer Detonisierung der peripheren Blutgefäße; seltene petechiale Blutungen. Vegetative, im Laufe der Behandlung deutlich rückläufige Begleitsymptome mit früh einsetzendem, *sympathisch* bedingtem Schwitzen; spätere, nach 1–2 Stunden aufkommende *parasympathische* Reaktion mit angenehm empfundenem Entspannungs- und Müdigkeitsgefühl, vermehrtem Harndrang und allgemeinem Wärmeempfinden. Lockerung des Bindegewebes mit verbesserter Gewebespannung (Normalisierung der Gewebeelastizität mit konsekutiver Schmerzlinderung) und langsamem schrittweisem Verschwinden des anfänglichen Schneidegefühls. Reflektorische Fernwirkung über kutisviszerale Reflexe auf Organfunktionen im Hinblick auf Vasomotorik und Sekretion?

Technik/Anwendung: Entspannte Lagerung des Patienten; optimalerweise Behandlung am späten Vormittag oder am Nachmittag, anschließende längere Ruhephase von 1–2 Stunden anzuraten. Beginn der Behandlung im kaudalen Rückenabschnitt (Kreuzbein- bzw. Beckenregion)!

Verschieben des Unterhautfettgewebes mit den ulnarseitigen Kuppen der Finger III und IV tangential zur Körperoberfläche auf seiner mehr oder weniger verhafteten (meist muskulären) Unterlage bis zum maximal möglichen Endpunkt (*Hauttechnik*). Der hier einsetzende Widerstand ist mit einem subjektiven Spannungsgefühl verbunden. Bei Überschreitung dieser Dehnungsgrenze (sog. therapeutischer Zug; *Unterhaut-* und *Faszientechnik*) verspürt der Behandler einen Gewebewiderstand, beim Patienten kommt es zu einem schmerzhaften Schneidegefühl (umso stärker, je höher die Gewebespannung und je fester die Verhaftung ist).

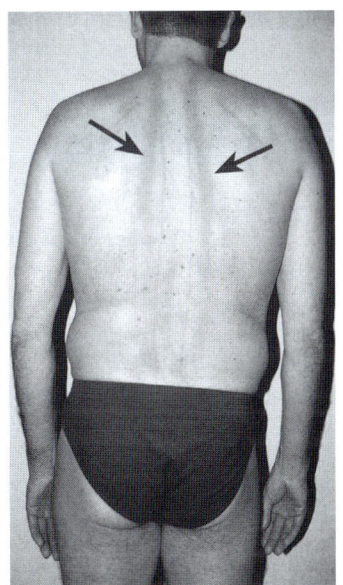

6.9 Ausgeprägter positiver Dermographismus im Bereich des Rückens (→) bei vegetativer Dystonie

Als begleitende (abschließende) Maßnahme evtl. Applikation einer heißen Rolle (S. 76 f).
Dosierung: 2- bis 3-mal/Woche.
Behandlungsdauer: 20–30 Minuten für eine Einzelbehandlung.
Indikationen:
- Subjektiv als schmerzhaft empfundene Verhaftungen im Unterhautfettgewebe und -bindegewebe („Zellulitis"),
- funktionelle Störungen (Fibromyalgiesyndrom, Stress),
- sympathische Reflexdystrophie, Morbus Sudeck ab Stadium II,
- organische und funktionelle Durchblutungsstörungen,
- degenerative Wirbelsäulensyndrome (v. a. wenn eine klassische Massage kontraindiziert ist wie im Falle einer Frakturgefahr bei Osteoporose),
- posttraumatischer und vertebragener Kopfschmerz, Migräne,
- neurologische Störungen (Paresen, Neuralgien, Sensibilitätsstörungen).

Kontraindikationen:
- Allgemeine und lokale Entzündungen,
- Thrombose, Thrombophlebitis,
- Morbus Sudeck Stadium I,
- Bestrahlungsgebiete,
- progrediente Tumoren,
- Gravidität (Segmente Th11–S5),
- schwere Allgemeinerkrankungen (z. B. frischer Herzinfarkt; Segmente C1–Th12),
- akuter Asthmaanfall (Segmente C1–Th12),
- Psychosen.

Segmentmassage

Inaugurator: G. Quilitzsch (1986).

Definition: Kombinierte manuelle Untersuchung und Behandlung aller Gewebeschichten, die in einem sog. reflektorischen segmentalen Störfeld liegen (z. B. das Bindegewebe, die darunter liegende Muskulatur und auch das Periost), v. a. im paravertebralen Bereich der Austrittsstellen der Spinalnerven.
Auftreten segmentaler Veränderungen: Klinisch treten in einem anatomisch-segmentalen Feld zunächst immer muskuläre Veränderungen auf, erst danach gefolgt von bindegewebigen Reaktionen. Reflektorische Krankheitssignale zeigen sich immer zeitlich vor analgetischen Irritationen; sie sind auch teilweise isoliert gegeben, nie jedoch umgekehrt!
Ziele:
- Früherkennung von Störungen innerer Organe,
- Differenzialdiagnostik arthrogener und viszeraler Beschwerdebilder,
- Normalisierung der Aktivität und des Funktionszustandes innerer Organe durch Beseitigung (evtl. schmerzhafter) oberflächlicher Gewebeveränderungen.

Technik: Anwendung in erster Linie im Bereich des Rückens: Hier werden die kaudalen vor den kranialen Segmenten behandelt; zunächst werden die oberflächlichen, dann erst die tiefer gelegenen Schichten angegangen.

Verschiedene *kombinierte Handgriffe*: Anschraubgriff (kreiselnd; Langfinger II–V), Rollgriff (mit den Daumen durchgeführt), Zwischendornfortsatzgriff (mit beiden Langfingern II und III), Sägegriff (beide Finger I und II), Schubgriff (von kaudal für die langen Rückenstrecker), Zuggriff (von kranial); des Weiteren werden spezielle Skapulagriffe, auch Vibrationen und Friktionen eingesetzt.
Effekt: Sowohl (reflektorische?) Einflussnahme auf bindegewebige Irritationen (Bindegewebsmassage [S. 104 ff]) als auch auf muskuläre Dysfunktionen, Sehnenansatzprobleme u. a.
Dosierung: 2- bis 3-mal/Woche.
Behandlungsdauer: 20–30 Minuten für eine Einzelbehandlung.
Indikationen:
- Chronische globale Wirbelsäulensyndrome,
- muskuläre Störungen im Gefolge traumatischer Schädigungen,
- posttraumatischer und vertebragener Kopfschmerz, Migräne,
- Ischialgien,
- funktionelle Störungen, klimakterische Beschwerden,
- sympathische Reflexdystrophie,
- arterielle und venöse Durchblutungsstörungen,
- Nachbehandlung von Pneumonien, Asthma bronchiale, Lungenemphysem.

Schlüsselzonenmassage

Inaugurator: Dr. H. *Marwitz* (1894–1984); deutscher Arzt.

Abkürzung: SZM.
Synonyme: Marnitz-Therapie, Tiefenmassage.
Definition: Besondere Form der Reflexzonenmassage mit manueller Behandlung von reflektorisch auftretenden Veränderungen der oberflächlichen Gewebeschichten des Körpers im Bereich sog. Schlüsselzonen (Segmentgebiete; s. T 6.6).
Anwendung: Befunderhebung mit Palpation der schmerzhaften Muskulatur und Behandlungsgriff erfolgen in einem Arbeitsgang mit gleicher, mit den Fingerkuppen durchgeführter kleinflächig-punktförmiger Grifftechnik und angemessenem Eindringen in die Tiefe. Hierbei Durchführung kleinster Exkursionen (Friktionen in allen Richtungen) unter Aufrechterhaltung eines gleichmäßigen Druckes. Arbeitsrichtung von zentral nach peripher; evtl. unterstützende kleinste mobilisierende Bewegungsübungen in den gelenknahen Gebieten.

Im Gegensatz zu anderen Massagetechniken kommt es hier zu keiner großflächigen Hyperämisierung des Gewebes.

Cave: Ein zu starker Druck löst eine Gegenreaktion aus mit Zunahme des Spannungszustandes der Muskulatur!

Ziele:
- Regulierung des Muskeltonus bei vorliegendem Hartspann,
- Reduktion des nozizeptiven Einstroms und damit der subjektiven Schmerzempfindung,
- Verbesserung des Turgors und der Trophik des Bindegewebes,
- Verbesserung des Stoffaustausches im Bereich der terminalen Strombahn.

Dosierung/Behandlungsdauer: 3- bis 5-mal/Woche; Einzelbehandlung mindestens 30 Minuten.
Indikationen: Wie bei der klassischen Massage (S. 94ff); auch beim Mammakarzinom mit Befall der axillären Lymphknoten einsetzbar.

T 6.6 Anatomische Schlüsselzonen

Körperregion	Schlüsselzonen
HWS	- Arme, gesamte obere Körperhälfte
LWS	- Streckerloge der Beine - M. rectus femoris - medialer Schienbeinrand

Fußreflexzonenmassage

Inaugurator: Dr. William H. Fitzgerald (1872–1942), US-amerikanischer HNO-Arzt, der in Boston (USA) sowie in London und Wien praktizierte. Weiterentwicklung durch Dr. Edwin *Bowers*, Dr. Shelby *Riley* sowie dessen Assistentin Eunice *Ingham* (1879–1974). In Deutschland Verbreitung durch die Heilpraktikerin, Physiotherapeutin und Krankenschwester Hanne *Marquardt* (1958).

Synonym: Reflexzonentherapie am Fuß.
Abkürzungen: FRM, RZF.
Definition: Spezielle Form der manuellen Reflexzonentherapie (Umstimmungs- bzw. Ordnungstherapie), bei der die Füße, insbesondere die gesamte Fußsohle bis zu den Zehen als therapeutischer Bezirk genutzt werden.

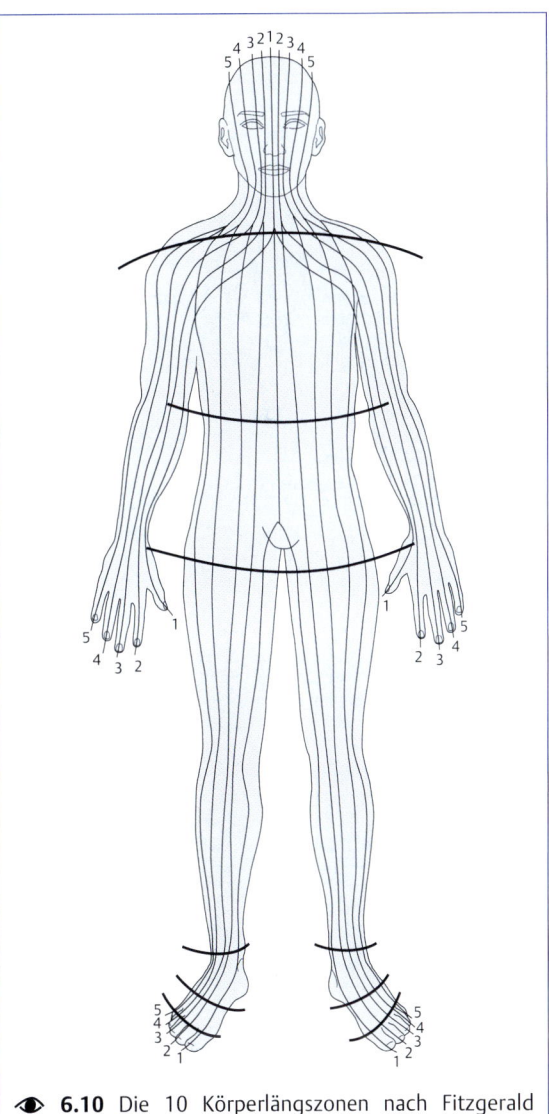

6.10 Die 10 Körperlängszonen nach Fitzgerald (schematische Darstellung)

Technik: Der gesamte menschliche Körper und auch die Fußpartien werden in jeweils 10 senkrechte Einzelareale, dann noch einmal in horizontale Areale unterteilt (sog. horizontal-vertikaler Raster; ◉ 6.10). Setzen stimulativer manueller Reize v. a. im plantaren Fußbereich durch besondere Hand- und Fingergrifftechniken mit lokaler Hyperämisierung und „reflektorischer Ordnung" im Ursprungsgebiet.

Nomenklatur:
- *Symptomzone:* am entsprechendem Organ bestehende Beschwerden.
- *Hintergrundzone:* im Rahmen der ersten systematisch befundenden Palpation ebenfalls druckschmerzhaft (gestörtes Milieu).

Effekt: Verbesserung der lokalen Durchblutung, Förderung des peripheren Lymphabflusses, Lösen muskulärer Verspannungen, Rückgang der Schmerzsymptomatik, Verbesserung der Schlafqualität, Stabilisation der psychischen Verfassung.

Durchführung: *Inspektion:* Erfassung deformierender Statikstörungen, lokaler Ödeme oder Schwellungen, Schweißabsonderungen, Druckstellen oder Dystrophien von Haut Zehennägeln sowie der Hauttemperatur. *Palpatorisches Aufsuchen* und Befundung der Reflexzone im Bereich des Fußes (◉ 6.11 und ◉ 6.12) mit bewegtem, sensibel tastendem Daumen oder dem Zeigefinger zur Erfassung einer vermehrten lokalen Schmerzhaftigkeit und/oder vegetativen Übererreg-

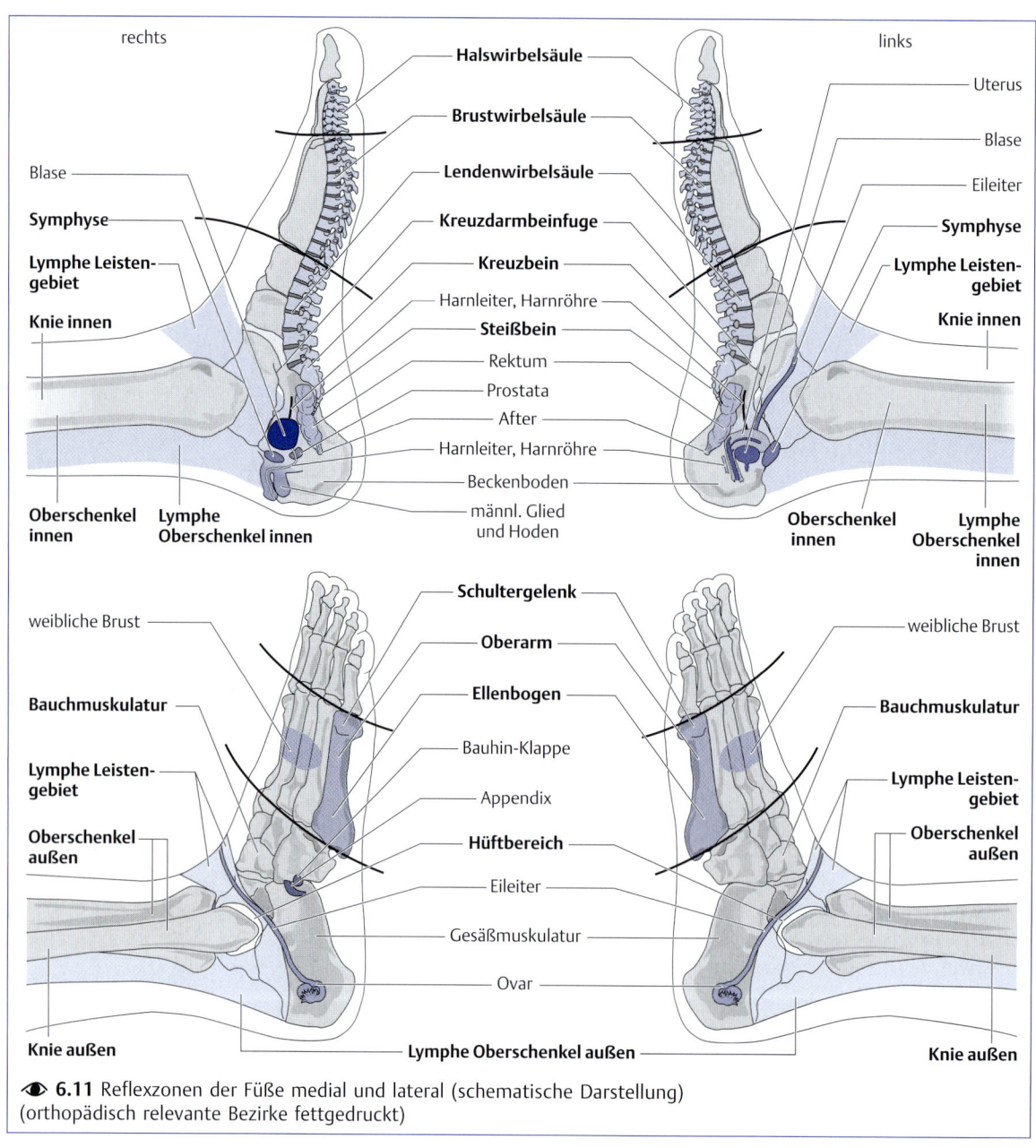

◉ 6.11 Reflexzonen der Füße medial und lateral (schematische Darstellung) (orthopädisch relevante Bezirke fettgedruckt)

barkeit (sog. belastete Zone). Manueller Einsatz spezieller *tonisierender* oder *sedierender Griffe* (schnell/langsam; weiche/kräftige Intensität); bei akuten Schmerzbildern (z. B. im Falle einer Ischialgie) v. a. Sedierungsgriffe sinnvoll!
Dosierung/Behandlungsdauer: 2- bis 3-mal wöchentlich; 6–12 Einzelsitzungen/Behandlungsserie; 20–25 Minuten/Einzelbehandlung.

Subjektive Hinweise des Patienten bzgl. Schmerzempfindung sowie emotionalem Zustandsbild und objektive klinisch-vegetative Zeichen (Handschweiß, Transpiration, Pulsfrequenz, Atemrhythmus, Veränderungen des Hautkolorits im Gesicht, Speichelfluss u. a. m.) beachten!
Indikationen: Hilfs- und Differenzialdiagnostikum! Adjuvante Behandlungsmaßnahme bei:
- statischen Fehlhaltungen mit reaktiven muskulären Dysfunktionen bei
  - Schulter-Arm-Syndrom,
  - degenerativ bedingten Rumpfwirbelsäulensyndromen, Ischialgien;
- degenerativen Gelenkveränderungen mit begleitenden reaktiven periarthropathischen Schmerzbildern,
- funktionellen Beschwerdebildern der Haltungs- und Bewegungsorgane wie
  - Blockierung des Iliosakralgelenkes,
  - Blockierung der kleinen Wirbelgelenke;
- funktionellen Organstörungen wie
  - Menstruationsbeschwerden,
  - Obstipation u. a. m.

Kontraindikationen:
- *Allgemeine Krankheitsbilder:*
  - Akute infektiöse hochfieberhafte Erkrankungen,
  - akute Entzündungen der Venen und/oder Lymphgefäße,
  - Risikoschwangerschaft,
  - Operationsindikation,
  - Psychosen.
- *Lokale Krankheitsbilder:*
  - rheumatische Fußaffektionen,
  - diabetische dystrophische Fußaffektionen, Gangrän,
  - generalisierte Mykose,
  - Morbus Sudeck Stadium I.

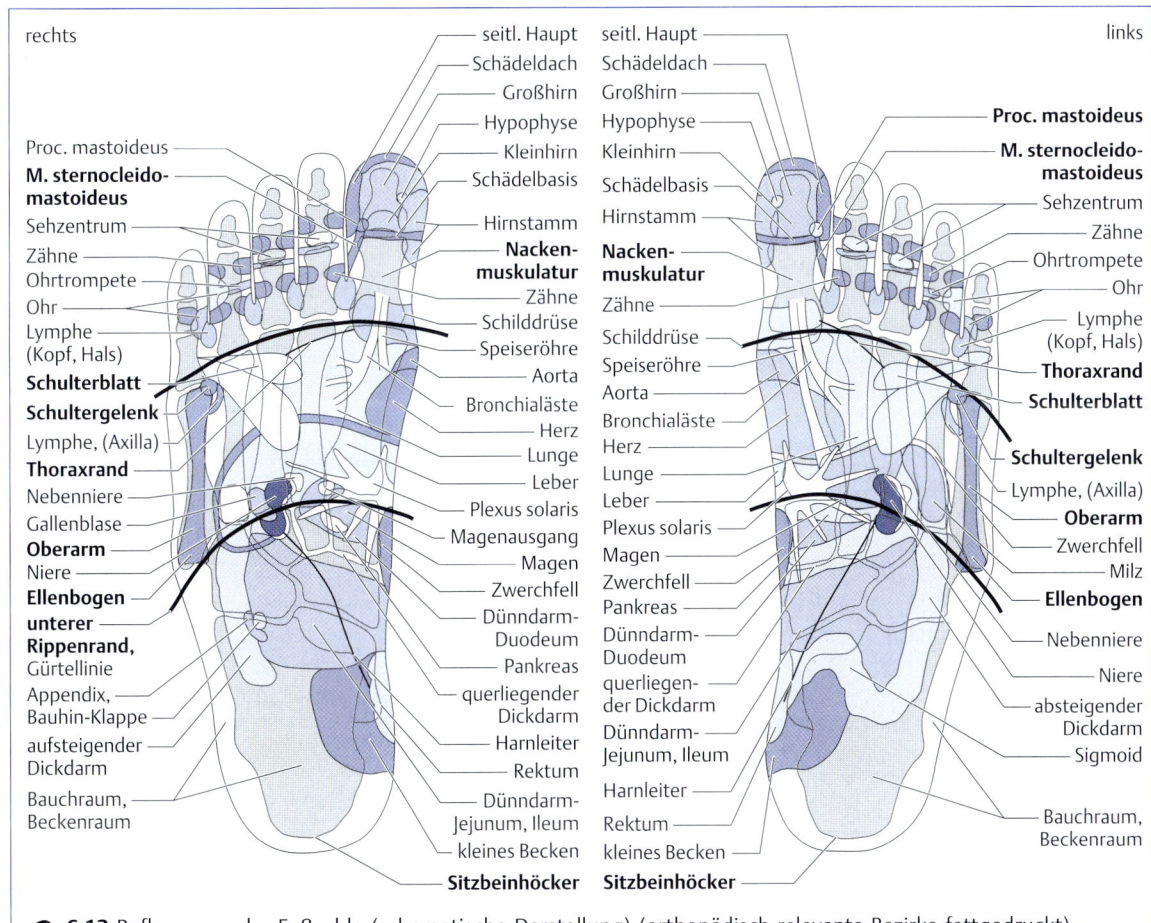

6.12 Reflexzonen der Fußsohle (schematische Darstellung) (orthopädisch relevante Bezirke fettgedruckt)

Akupunktmassage

Inaugurator: Willy Penzel (1918–1985); deutscher Masseur und medizinischer Bademeister.

Synonym: Stäbchenmassage.
Abkürzung: APM.
Definition: Spezielle Form der manuellen Reflextherapie beruhend auf der traditionellen chinesischen Medizin (Akupunktur [S. 119 ff]). Diese geht von einer im menschlichen Organismus auf exakt definierten Bahnen (sog. Meridianen) zirkulierenden Lebensenergie aus, die alle wichtigen Funktionen des Körpers steuert (Krankheit = Störung des Energieflusses).
Ziel: Ausgleich des gestörten Energieflusses, wodurch die Harmonie im Kreislauf der Lebensenergie wiederhergestellt wird.
Technik/Durchführung: Zunächst erfolgt die *klinische Befundung* mit lokaler Erfassung der energetischen Störung durch besondere Palpation: Setzung eines spezifischen externen Reizes (z.B. sog. *Probestrich*), wobei der Patient Intensität und Lokalisation der Beschwerden angeben muss. Anschließendes Führen eines metallischen Massagestäbchens entlang des zu behandelnden Meridians zur Tonisierung des Konzeptionsgefäßes (keine Verletzung der Haut möglich wie bei einer Nadelakupunktur), z. B. vom Schambein bis zum Bauchnabel im Falle einer LWS-Symptomatik. Bei Schmerzerleichterung (*Energiefülle*) Versuch der Tonisierung der Yin-Meridiane, bei Schmerzzunahme (*Energieleere*) therapeutische Tonisierung der Yang-Meridiane.

Nomenklatur:
- *Samtstrich:* Die tastende Fingerbeere wird durch einen rauhe Fläche abgebremst (arbeitet „gegen den Strich"): Energiefülle.
- *Seidenstrich:* Die tastende Fingerbeere gleitet weich auf der Hautoberfläche (arbeitet „mit dem Strich"): Energiemangel.
- *Indifferentialstrich:* Ausgewogene Energieverhältnisse.
- *Energetischer Strich:* Vergrößerung der Auflagefläche durch therapeutischen Einsatz der gesamten Hohlhandfläche.
- *Meridianbehandlung:* Massage der betroffenen Meridiane mit einem speziellen Metallstäbchen; zarte Yin-Striche führen zu einer körperlichen und seelischen Entspannung.
- *Punktbehandlung:* Stimulation der jeweiligen Akupunkturpunkte mit einem speziellen Vibrationsgerät, bis der Patient ein deutliches Wärme- oder Strichgefühl wahrnimmt.
- *Wirbelsäulenbehandlung:* Anregung durch sanfte Schwingungen der flachen Hand oder des Daumens.
- *Begleitende Elektrotherapie:* Lokaler Einsatz niederfrequenter elektrischer Ströme (S. 136 ff) im Falle massiver Störungen.
- *Ohrtherapie:* Die Ohrmuschel entspricht im Rahmen der klassischen chinesischen Medizin einem Spiegelbild des menschlichen Körpers: Befundung und Behandlung einzelner Störungen auch hier möglich.

Nebeneffekte: Vermehrte Transpiration, Harnausscheidung, evtl. Durchfall; evtl. vorübergehende Zunahme des Beschwerdebildes (sog. „Erstverschlimmerung"); evtl. kurzfristiges Auftreten älterer, noch nicht völlig ausgeheilter Beschwerdebilder.

Indikationen:
- *Chronische Schmerzen* aller Art wie
  - Kopfschmerzen, Migräne, Zervikalsyndrome,
  - degenerative Rumpfwirbelsäulensyndrome, Ischialgien,
  - Arthralgien bei degenerativen Gelenkveränderungen, Erkrankungen des rheumatischen Formenkreises,
  - Enthesopathien,
  - keloidartig veränderte Narben,
  - weichteilrheumatische Beschwerdebilder (Fibromyalgie, myofasziales Schmerzsyndrom u. a.);
- *funktionelle Störungen* am Bewegungsapparat mit sekundären vegetativen Dysfunktionen;
- *prophylaktischer Einsatz* zur „Stärkung der Abwehrkräfte".

Kontraindikationen:
- Gravidität,
- Krampfbereitschaft,
- allgemeine oder akute lokale Entzündungen,
- schwere Allgemeinerkrankungen.

Sonderform Münzmassage

Definition: Aus Japan stammende lokale Druckmassage mit einer gelochten großen Münze über hartem, zuvor eingeöltem (schmerzhaftem) Gewebe (sog. diagnostischer Strich) mit Erzeugung reaktiver Extravasate (Schröpfen; Kap. 7) und konsekutiver lokaler Hyperämie.

Periostbehandlung

Inauguratoren: Dr. P. *Vogler*, deutscher Arzt, und H. *Krauss* (1975).

Synonym: Periostmassage.

Definition: Punktförmig umschriebene rhythmische Druckapplikation (zirkelnde Friktionen) auf das Periost oberflächlich gelegener und somit gut zugänglicher Knochenflächen oder -vorsprünge.

Technik/Durchführung: *Periostpunkte:* Umschriebene Stellen der Knochenhaut mit erheblicher lokaler Druckschmerzempfindlichkeit und nur geringer Ausdehnung von wenigen Quadratzentimetern, evtl. mit tastbaren Gewebeverdickungen.

Hauptlokalisationen: Knochenvorsprünge und Sehnenansätze (okzipital, interkostal, sternal, am Schulter- und Ellenbogengelenk, am Trochanter major, am Beckenkamm u. a.).

Es erfolgt entweder ein direkter, senkrecht ausgerichteter, langsam gesteigerter Druck auf den Hauptschmerzpunkt mit anschließenden leichten Kreisungen oder – bei subjektiv sehr starker Schmerzempfindung – ein vom Rande des dolenten Bezirkes her allmählich zum Maximalpunkt geführter lokaler Druck (1–15 kp); abschließend wieder leichte Zurücknahme des Druckes.

Ausführung mit dem Fingerknöchel II (Grundgelenk, PIP) oder weniger stark mit der Fingerkuppe I, II oder III; anschließende kleine umschriebene Zirkelungen (Durchmesser etwa 5 mm) mit rhythmisch an- und abschwellendem Druck (je Phase etwa 5–10 Sekunden), im Thoraxbereich der Atemfrequenz angepasst. Die Behandlung kann sehr schmerzhaft sein, muss aber verträglich bleiben.

Effekt: Das Periost ist reichlich mit Mechanorezeptoren und auch freien sensiblen Nervenendigungen versorgt. Es erfolgt das Setzen eines schmerzhaften Gegenreizes, der dann auf Rückenmarksebene einlaufende Schmerzimpulse modulieren kann (deszendierende Schmerzhemmung?). Auslösung osteoblastischer Vorgänge am Knochen? Einleitung eines resorptiven entzündlichen Prozesses? Segmentale Wirkung?

Ziele:
- Örtliche und reflektorische Inaktivierung schmerzhafter Maximalpunkte,
- örtliche und segmentale Verbesserung der Gewebetrophik.

Dosierung/Behandlungsdauer: 1- bis 2-mal täglich 3 Minuten; abschließende Knetungen bzw. Ausstreichungen der darüber liegenden Weichteilgewebe sinnvoll; auch Intervallbehandlung mit lokaler Druckapplikation über 4–10 Sekunden, anschließend reduzierter Druck über 2–4 Minuten (dann Gesamtbehandlungsdauer 15–20 Minuten).

Indikationen:
- *Okzipital:* Spannungskopfschmerz, Migräne, Morbus Menière,
- *lumbal*: pseudoradikuläre Wirbelsäulensyndrome; Osteoporose (?),
- *an der Hand:* Sudeck-Syndrom (an segmental zugehörigen Abschnitten!),
- *am Fuß:* statische Fehlbelastung,
- *ubiquitär:*
  - degenerative Gelenkveränderungen, weichteilrheumatische proliferative Prozesse (nicht im akuten Stadium), funktionelle Beschwerden,
  - Frakturheilungsstörungen,
  - Polyneuropathien (?).

Kontraindikationen:
- Osteoporose,
- Osteomyelitis, Knochentuberkulose,
- primäre Knochentumoren, Knochenmetastasen.

Bürstenmassage

Synonym: Trockenbürsten.

Definition: Mechanische Reizung der Haut des Rückens oder der Extremitäten mit verschiedenen Hilfsmitteln (trockene oder seltener feuchte Büste, Massagehandschuh aus Hanf oder Frottee).

Ziele/Effekt: Reflektorische, lokale (periphere), kapilläre Hyperämisierung und Stoffwechselsteigerung durch Bildung gefäßaktiver Stoffe (Histamin); Anregung von Herz und Kreislauf im Falle einer Hypotonie. Durch Steigerung der peripheren kapillären Durchblutung (zentrifugale Bürstenstrichführung) kommt es im Falle einer essentiellen Hypertonie zu einer zentralen Entlastung. Förderung des venösen und des Lymphabflusses (zentripetale Bürstenstrichführung); Verbesserung der Hautelastizität.

Anwendung: Beidhändige Durchführung; leichter gleichmäßiger Druck im Sinne von Strich- und Gegenstrichbewegungen unter Aussparung empfindlicher Regionen (z. B. Brustwarzen, Varikosis).
- *Arme:* sitzender Patient, zentripetale Strichführung,
- *Rücken:* Bauchlage des Patienten, Strichführung von kranial nach kaudal parallel zur Wirbelsäule lateral entlang dem Rippenverlauf,
- *Brustkorb:* Rückenlage des Patienten; Strichführung kreisförmig um die Mamillen,

- *Abdomen:* Rückenlage des Patienten; große kreisende Strichführung,
- *Beine:* liegende Position des Patienten,
- *Beinstumpf (nach Amputation):* in der Frühphase der Rehabilitation (2–12 Wochen nach Absetzen des Beines im Ober- oder Unterschenkel) zur Abhärtung des Stumpfes und zur konischen Formgebung vom Stumpfende wegarbeiten; nach Prothesenversorgung zur Stoffwechselsteigerung zum Stumpfende hinarbeiten.

Anleitung des Patienten durch den Therapeuten zur selbstständigen Durchführung.
Hilfsmittel: Bürsten, Stäbchen, Vakuumsaugung.
Dosierung/Behandlungsdauer: Täglich für 10–12 Minuten.
Cave: Schlafstörungen bei abendlicher Anwendung!

Indikationen:
- Beeinträchtigung der Hautdurchblutung (kalte Hände und/oder Füße),
- weichteilrheumatische Beschwerdebilder,
- frische oder alte Ober- oder Unterschenkelamputation,
- hypotone Kreislaufregulationsstörungen,
- essentielle Hypertonie,
- abhärtende Maßnahme (z. B. im Falle einer schlechten Immunitätslage).

Kontraindikationen:
- Vegetative Dystonie mit Übererregbarkeit,
- Hyperthyreose,
- Histaminempfindlichkeit.

Unterwasser-(druckstrahl-)Massage

Abkürzung: UWMass, UM, UWAM.
Definition: Kombination aus Hydro- (S. 76 ff) bzw. Wärmetherapie (S. 87 ff) sowie einer Massageanwendung (S. 94 ff); apparative Druckanwendung eines gebündelten Wasserstrahls auf den gesamten Körper oder einer gewählten Region über einen Schlauch (Applikation durch den Therapeuten) oder über eine Düse (Selbstanwendung), wobei der meist sitzende Patient mittels eines Druckstrahls unter Wasser lokal oder systemisch behandelt wird.
Technik: Anwendung meist in einer großen Spezialwanne (Fassungsvermögen mindestens 600 l) mit eingebauten Pumpaggregaten; entspannte Sitz- oder leichte Liegeposition des Patienten. Weiterhin ist auch die Durchführung im Bewegungsbad (S. 70 ff) denkbar, hier befindet sich der Therapeut ebenfalls im Wasser.
Wasserdruckstrahl: 0,5–6,0 atü bzw. 50–600 kpa aus 10–20 cm Entfernung in einer Spezialwanne oder einem Schwimmbassin (1–3 kp/cm² Hautoberfläche); *Wassertemperatur:* 32–40 °C; *Düsenquerschnitt:* 40–120 cm²; *Auftreffwinkel:* 30–90 °C.

Änderung der Qualität des Druckstrahls durch Einsatz unterschiedlicher Düsen am Massageschlauch: Eine enge Düse mit stärkerer Bündelung des Wasserstrahls besitzt eine größere Tiefenwirkung, etwa im Sinne einer Knetung (S. 95); eine weite Düsenöffnung mit rasch ausbreitendem Wasserstrahl erreicht ein größeres Hautareal, hier mildere Wirkung im Sinne einer oberflächlichen Streichmassage (S. 94 f).
Effekt: Auftriebswirkung mit konsekutiver Entlastung funktionsgestörter und schmerzhafter Körperteile. Der Massagedruck ist im Zentrum des auftreffenden Wasserstrahls am stärksten ausgeprägt, es resultiert eine Hautdelle mit umgebendem ringförmigem Wulst, in dem ein Unterdruck entsteht. Diese ständig wechselnden gegensätzlichen Druckverhältnisse (gute Tiefenwirkung des Wasserdruckstrahls) führen zu einer lokalen Hyperämisierung der Haut und des Unterhautgewebes; Detonisierung der darunter liegenden Muskulatur, Anregung des Gewebestoffwechsels, psychovegetative Entspannung, Resorptionsförderung mit Lösen von Gewebeverklebungen und Vernarbungen.

Vorteile gegenüber einer manuellen Massage: gleichzeitige muskulär detonisierende Wirkung des warmen Wassers, Ausnutzung der Auftriebskraft des Wassers, psychologisches Behaglichkeitsgefühl.

Nachteil gegenüber einer manuellen Massage: schlechte Steuer- und Dosierbarkeit (Anwendung weniger gezielt).
Anwendung: Zunächst 5 Minuten Eingewöhnung an das Medium Wasser und die Temperatur (Sitzen in der Wanne). Beginn von kaudal (Füße) mit Führung des Wasserstrahles nach kranial, *Strichführung* gerade, zickzackförmig, kreisend, mit punktförmigen Zirkelungen auf die Hauptschmerzpunkte (nicht auf die Knochenvorsprünge oder das Periost), Aussparen des Genitalbereiches, der Achselhöhle, der Kniekehle, bei der Frau auch der Mammae.

Schrittweiser Druckaufbau (Beginn meist mit 0,5–1,5 bar; Steigerung bis etwa 2,5 bar); größerer Druck bei muskulärem Hartspann oder bindegewebigen Kontrakturen, leichter Applikationsdruck bei muskulärer Hypotonie, Inaktivitätsatrophie oder schlaffer Parese.

Nach Behandlungsabschluss zur Vermeidung einer Kreislauffehlregulation zuerst Ablassen des Wannenwassers, evtl. nachfolgendes kaltes Abduschen.

Sofortiger *Abbruch* bei Aufscheinen kardiopulmonaler Störungen.

Dosierung/Behandlungsdauer: 3- bis 5-mal/Woche; Einzelbehandlung 10–20 Minuten. Reizstärke (Strahldruck) abhängig von der subjektiven Empfindlichkeit und Belastbarkeit sowie vom Stadium und vom Schweregrad der Erkrankung; abschließende Ruhepause in liegender Körperposition empfohlen.

Indikationen:
- Großflächige schmerzhafte muskuläre Verspannungen und/oder -verhärtungen (Rumpfwirbelsäule, Hüftregion, Oberschenkel),
- radikuläre Lumbalsyndrome in der postakuten Rehabilitation, Spondylitis ankylosans, chronisch rezidivierende Lumbalsyndrome,
- nach lumbaler Bandscheibenoperation (etwa ab der 4. Woche nach dem Eingriff),
- Koxarthrose mit Perikoxalgie,
- muskuläre Inaktivitätsatrophie nach längerer Immobilisation,
- Morbus Sudeck (Stadium II und III),
- neurologische Krankheitsbilder (Z. n. Poliomyelitis, schlaffe Paresen, Morbus Parkinson u. a.).

Kontraindikationen:
- Nicht unmittelbar postprandial (da erhöhte Kreislaufbelastung!),
- Osteoporose (da teilweise ein erheblicher Druck angewendet wird!),
- dekompensierte Herz-Kreislauf-Situation, arterielle Durchblutungsstörungen, Varikosis im Behandlungsgebiet,
- akut entzündliche Prozesse,
- Gelenktuberkulose,
- maligne Tumoren, Metastasen,
- Gravidität,
- Blutungsneigung.

Modifikationen

Wirbelbäder (sog. Whirl-Pool-Bath oder auch Hot Jacuzzi): Hier wird das warme bis heiße Wasser über eine rotierende Schraube aus der Sitzbadewanne angesogen und zusammen mit Luftbeimengungen über eine Düse unter Wasser wieder ausgepresst. Die zu behandelnden Extremitäten oder Wirbelsäulenabschnitte werden in diesen leicht vibrierenden Strahl gebracht.

In einer Großwanne können gleichzeitig auch mehrere Personen in dann meist sitzender Körperhaltung über starre Düsen behandelt werden.

Anwendung: Nachbehandlung von Verletzungsfolgen.

7 Reflextherapie

Im Gegensatz zu den durch speziell ausgebildete Physiotherapeuten durchgeführten konservativen Behandlungsstrategien der Reflexzonenmassage wie die Segmentmassage (S. 106), die Schlüsselzonenmassage (S. 107), die Fußreflexzonenmassage (S. 107f), die Akupunkturmassage (S. 110) sowie die Periostbehandlung (S. 111) spielen vor allem in der Therapie chronischer Schmerzsyndrome die von besonders weitergebildeten Ärzten angewendeten adjuvanten speziellen Reflextherapien wie die Akupunktur und auch die Neuraltherapie eine durchaus zu beachtende Rolle. Auch hierbei handelt es sich im Wesentlichen um die Ausnutzung neurophysiologischer Regulationsmechanismen mit zielgerichteter Beeinflussung gestörter Gewebestrukturen und sie verstärkender Irritationen (vegetatives System) mit dann oft länger anhaltender Analgesie.

Besonders unterschieden werden in diesem Zusammenhang die sog. „ausleitenden Verfahren" nach Aschner, die auf humoral-pathologischen Grundsätzen beruhen und die teilweise Eingang in die konservative orthopädische Schmerztherapie gefunden haben. Hierzu zählen neben dem Schröpfen (s. u.) auch die heute nur noch im Rahmen der Naturheilverfahren angewandten Methoden der Blutegeltherapie, das Baunscheidt-Verfahren, das Kantharidenpflaster sowie die heutzutage teilweise als obsolet angesehene Fontanellentherapie.

Bernhard *Aschner* (1883–1960); Wiener Arzt; brachte die vom Wiener Histologen *Pischinger* wieder belebte humoral-pathologische Theorie des Altertums in ein therapeutisches System.

Schröpfen

Inauguratoren: Schon im 3. Jahrtausend v. Chr. In Mesopotamien durchgeführt; *Hippokrates* (400 v. Chr.) legte detaillierte Anweisungen zum Einsatz der Methode nieder.

Definition: Spezielle Methode der lokalen Reflextherapie v. a. im Bereich kutisviszeraler Zonen des Rückens, wobei mit einem Unterdruck (gläserne Saugglocke) eine lokale Hyperämie (trockene Schröpfung) bzw. ein Teiladerlass (blutige Schröpfung) herbeigeführt wird.

Grundlagen: Die Oberfläche des menschlichen Rückens ist anatomisch einerseits durch die zentral nervös angelegte Innervierung quer segmental (👁 **7.1**) eingeteilt, andererseits existieren längs verlaufende (gedachte) Trennungslinien (sog. Längssegmentation nach Fitzgerald; s. 👁 **6.10**). Über kutisviszerale Reflexe werden vor allem paravertebral gelegene Organreflexzonen (Head, McKenzie) mit speziellen Irritationszonen (*Maximalpunkte*, trigger points) unterschieden,

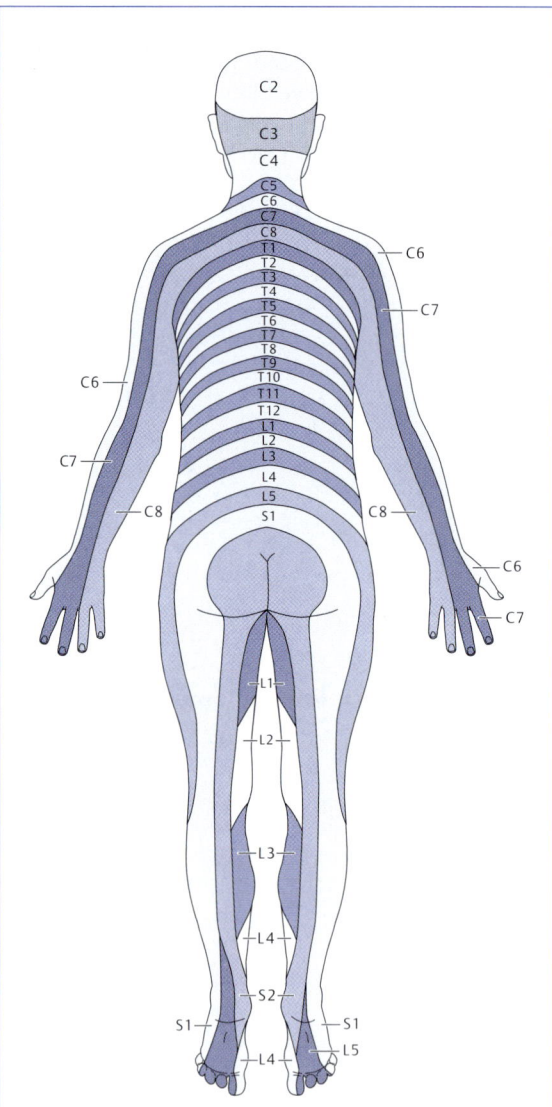

👁 **7.1** Quere Segmentierung des menschlichen Körpers im Bereich des Rückens entsprechend der Spinalnervensegmente (Dermatome). Schematische Darstellung

die als mögliche kutane Störfelder (sog. *Gelose* mit „beeinträchtigter Lebensdynamik") klinisch auffällig werden können. Die klassischen *Schröpfpunkte* als sog. typische Alarmpunkte liegen an den Schnittstellen der queren und längs segmentierten Körperfelder meist unmittelbar über den paravertebralen Ganglien und dem Grenzstrang (im Bereich der Rami posteriores der somatosensiblen Spinalnerven; ● 7.2).

Technik/Durchführung: Der Patient soll so auf der Untersuchungsliege sitzen, dass seine Fersen gerade eben über das Fußende der Liege hinausragen; der ärztliche Untersucher sitzt hinter dem Patienten, der einen Katzenbuckel macht, bis seine Hände möglichst die eigenen Knöchel umfassen; seine Schultern soll er dabei hängen lassen. Anschließend erfolgt das subtile Betasten der Rückenweichteile unter kräftigem Druck mit Erfassung lokaler Gewebehärten (sog. *Füllgelosen* mit Durchmesser von etwa 2–3 cm), schlaffer („toter") Stellen oder sulziger Einsenkungen (sog. *Leergelosen* mit Durchmesser von etwa 1 cm) über den Spinalfortsätzen und in der paravertebralen Umgebung. Außerdem wird eine eher großflächige sog. *Übergangsgelose* differenziert.

- *Blutige Schröpfung* (im Falle einer heißen oder roten „Füllgelose"): Klinisch auffällig ist eine mit angestautem Blut überladene Zone im Bindegewebe oder in Muskelbäuchen mit tastbarer prall-elastischer, oft sehr schmerzhafter Härte. Nach Ritzung der Haut (sog. *Skarifikation*) im Bereich dieses Störfeldes mit dem sterilisierbaren Schröpfschnäpper (oder auch einer Hämolanzette) wird ein evakuiertes Schröpfglas aufgesetzt, das dann schrittweise eine wechselnd große Menge Blut absaugt. Schröpfkopfwechsel nach Füllung der Glocke um ein bis zwei Drittel, so lange, bis aus den Hautstellen kein Blut mehr nachrückt; abschließende Desinfektion und sterile Abdeckung des Hautbezirkes.
Vorausgehendes heißes Bad, Saunagang, Auflegen einer heißen Kompresse oder eines Senfpflasterverbandes zur Verbesserung der Effizienz möglich.
Dünnwandgläser unterschiedlicher Größe v. a. beim sitzenden, die schwereren dickwandigen Gläser nur beim liegenden Patienten verwenden. Ihre Evakuierung erfolgt mit Hilfe einer kleinen Menge abgebrannter Watte oder mittels einer Pumpvorrichtung.

- *Trockene Schröpfung* (im Falle einer kalten oder blassen „Leergelose"): Klinisch lässt sich i. A. eine äußerst schmerzhafte blutarme Verhärtung im Bindegewebe oder eine zähsulzige, erst auf tiefen und kräftigen Druck schmerzhafte Stelle ertasten. Hier wird mit Hilfe eines Schröpfglases oder einer Saugglocke ein Unterdruck erzeugt, der Erythrozyten aus dem Gefäßsystem saugt (trockene Diapedese); die Glasglocke bleibt so lange liegen, bis „blaue" (petechiale) Flecken sichtbar werden. Diese Extravasate müssen vom Bindegewebe im Gefolge einer reaktiv einsetzenden forcierten Hyperämie wieder schrittweise abgebaut werden. Es resultiert eine umfassende Aktivierung der physiologischen Stoffwechselvorgänge (über mehrere Tage hinweg anhaltender Resorptionsreiz) in der gestörten Reflexzone mit gleichzeitiger direkter Auswirkung auf das mit ihr verbundene Zielorgan (sog. konsensuelle Hyperämie im Zielgebiet).

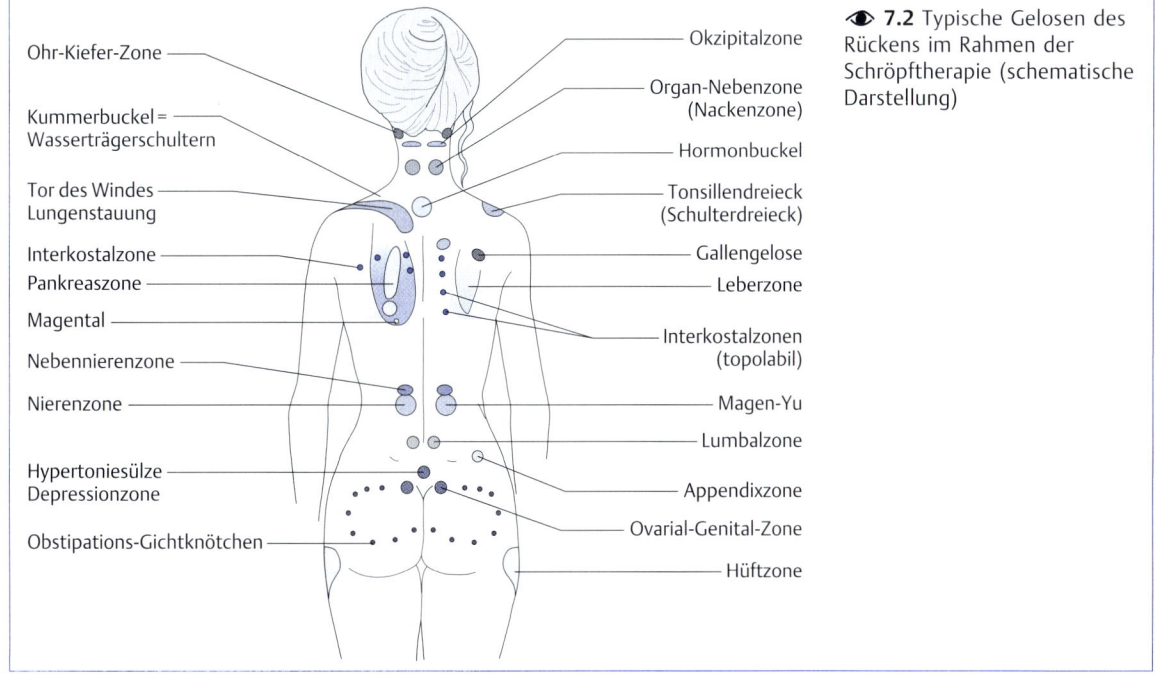

● 7.2 Typische Gelosen des Rückens im Rahmen der Schröpftherapie (schematische Darstellung)

- *Schröpfkopfmassage:* Zunächst wird der zu behandelnde Rückenhautbezirk mit Pfefferminzöl eingerieben; anschließend wird dieser mit der aufgesetzten Schröpfglocke ähnlich einer Bindegewebsmassage (S. 104 ff) behandelt.

Ziele:
- Verbesserung der Durchblutung und Steigerung des Stoffwechsels, sowohl lokal als auch im mit dem Störfeld verbundenem Organ,
- Regelung des Gewebedruckes (Ödem) mit hieraus resultierender Entlastung von Nozizeptoren,
- Regelung der piezo- und pyroelektrischen Verhältnisse in der Haut,
- Normalisierung eines gestörten Hologrammbereiches, von dem aus falsche Rückkopplungen als Dauerreize gesendet werden.

Indikationen:
- *Trockenschröpfung* (T 7.1):
  - Chronische schwächende Zustände (Durchblutungsstörungen der Extremitäten oder von Haut- bzw. Unterhautbezirken),
  - großflächige Myogelosen,
  - Neuralgien,
  - Fibromyalgiesyndrom,
  - auch bei Arthrosen möglich.

Nichtorthopädische Störungen wie spastische oder atonische Obstipation, ein Colon irritabile u. a. sprechen ebenfalls oft auf die Schröpfbehandlung an.

- *Blutige Schröpfung* (T 7.2):
  - Okzipitalisneuralgie,
  - chronische Funktionsstörungen der zervikalen oder lumbalen Facettengelenke,
  - Tinnitus,
  - Schulter-Arm-Syndrom, Brachialgien, Tietze-Syndrom,
  - chronische thorakale Syndrome mit Funktionsstörungen der Kostotransversal- und Kostovertebralgelenke, Interkostalneuralgien,
  - Neuralgien des N. ischiadicus, N. femoralis, N. ilioinguinalis,
  - Koxarthrose.

Gefahren/Komplikationen: Liegen die Saugglocken zu lange, kann es zu einem größeren Hämatom oder zum Austritt von Lymphe in das Stratum corneale kommen; die entstehenden Lymphbläschen können mit einer Hämolanzette punktiert werden. Beschrieben werden seltenere Kreislaufkomplikationen, auch hypotone Nachschwankungen im Falle einer blutigen Schröpfung; heftige Verschlechterung des Beschwerdebildes im Falle einer Trockenschröpfung einer heißen Gelose möglich.

Kontraindikationen:
- Lokale entzündliche oder ekzematöse Hautaffektionen,
- bekannte Kreislaufschwäche, kardiopulmonale Dekompensation,
- erhebliche psychische Affektion, sehr ängstlicher Patient,
- Blutgerinnungsstörungen mit Quickwert < 30 % bei beabsichtigter blutiger Schröpfung.

T 7.1 Lokalisationen zur Trockenschröpfung und entsprechende Indikationen

Name der Zone	Exakte anatomische Lokalisation	Orthopädische Behandlungsindikation
Nackenzone	C3 bis C4	muskulär bedingte mittlere und untere HWS-Syndrome
Schultergelenk	Schulterhöhe, lateraler Skapulabereich	Periarthropathien der Schulter, untere HWS-Syndrome
Magenzone	ventral im Bereich des M. rectus abdominis, dorsal links-paravertebral in Höhe Th3 bis Th9	–
Thoraxvorderseite	parasternal bis zum Os xiphoideum	–
Brustbereich	untere Zirkumferenz der Brüste	–
Oberer und mittlerer Rücken	Segmente C4 bis Th9 paravertebral	Fibromyalgie, Neuralgien, Lockerung der Rückenstreckmuskulatur vor einer chirotherapeutischen Behandlung
Kreuzbeingegend	untere LWS und Os sacrum bilateral paravertebral	Kreuzschmerzen
Unterbauch	unterhalb des Nabels, Leiste, Innenseite des Oberschenkels	–

7.2 Lokalisationen zur blutigen Schröpfung und entsprechende Indikationen

Name der Zone	Exakte anatomische Lokalisation	Orthopädische Behandlungsindikation
Nackenzone (Okzipitalzone, Organnebenzone)	C3/C4, 2 QF paravertebral	Okzipitalsneuralgie, akutes HWS-Syndrom, Schulter-Arm-Syndrom, Brachialgia nocturna, chronische Epikondylitis
Schulterdreieck	C4, M. supraspinalis und lateraler Trapeziusanteil	Okzipitalsneuralgie, zervikal bedingter Schwindel, Funktionsstörungen der HWS und oberen BWS, Tinnitus, Schulter-Arm-Syndrom, Brachialgia nocturna, Fingerparästhesien, Tendovagininitiden, Morbus Sudeck, Epikondylitis, Tietze-Syndrom
Gallezone, Leberbuckel	C7 bis Th 8	–
Herzzone, Magenzone	C4/C5 bis Th 5	Interkostalneuralgien
Depressionsbuckel	C4 bis Th5	–
Tor des Windes	zwischen den Querfortsätzen des 2. und 3. bzw. des 3. und 4. Brustwirbels	Interkostalneuralgien Th 3, 4, 5
Pankreaszone	BWK 5/6 oder BWK 6/7 gut handbreit neben der Wirbelsäule	Interkostalneuralgien, Fibromyalgie
Nierenzone	über dem Ansatz der 12. Rippe bis etwa handbreit kaudal von diesem Punkt, 3 QF paravertebral bds. im Segment Th9	Rückenschmerzen, Fibromyalgie, Koxarthrose, ISG-Arthritis, Lumboischialgie
Lumbagozone, Darmzone	zwischen Nieren- und Ovarzone	Neuralgien des N. ilioinguinalis, N. ischiadicus und des N. femoralis
Lumbalecke, Ovarzone	Segmente L2 bis L3 unmittelbar im Winkel, der vom Kreuzbein, der Rumpfwirbelsäule und dem aufsteigenden Iliumrand gebildet wird	Lumbalsyndrome, Neuralgien des N. genitofemoralis, N. pudendus, N. ischiadicus, N. femoralis und des N. peroneus; arterielle und venöse Durchblutungsstörungen der Beine, Koxarthrose, Gonarthrose
Spina iliaca posterior superior	über oder unmittelbar lateral der Spina	Lumbago, Ischialgie
Hypertoniesülze	über dm Processus spinosus L5, seltener S1	Kreuzschmerz (nicht ungefährlich, da RR-Schwankungen möglich!)
Hüftgelenke	über, 2 QF kranial oder kaudal des Trochanter major (Patient in Bauch- oder Seitenlage)	Koxalgien
Kniegelenk	im M. quadriceps femoris etwa handbreit über der Patella	Koxarthrose, ISG-Funktionsstörung

QF = Querfinger, ISG = Iliosakralgelenk

Außenseitermethoden im Rahmen der Naturheilverfahren

Nachstehend aufgelistete Behandlungsmethoden sind im Rahmen der Schulmedizin des 21. Jahrhunderts kaum mehr gebräuchlich; dennoch werden sie vor allem in der täglichen Praxis der Naturheilkunde als durchaus probate Behandlungsstrategien bei chronischen Schmerzbildern propagiert. Der Vollständigkeit halber sei auf diese – sicherlich teilweise kontrovers diskutierten – Außenseitermethoden ebenfalls kurz eingegangen.

Blutegeltherapie

Definition: Geringer lokaler Aderlass durch aufgesetzte Blutegel.
Technik: Entspannte Lagerung des Patienten in einem teilweise abgedunkeltem Raum; Aufsetzen von bis zu 12 Tieren/Anwendung auf einen sorgfältig desinfizierten Hautbezirk. Nach Biss sind die Egel nach etwa 20–40 Minuten voll gesaugt und fallen spontan von der Haut ab; anschließend Anlegen eines sterilen Ver-

bandes. Ein Waschen des behandelten Hautbezirkes ist nach 2–3 Tagen wieder möglich.

Wirkung: Lokaler Blutverlust durch die Saugkraft eines Tieres etwa 5–10 ml, anschließende prolongierte Nachblutung von weiteren 10–20 ml über 24 Stunden. Reaktive deutliche Verminderung der lokalen Blutviskosität mit Verbesserung der Fließeigenschaften des Blutes im Bereich seiner Endstrombahn, verstärkt durch das vom Blutegel sezernierte Hirudin. Rückgang des lokalen Gewebeödems sowie der enzymatisch unterhaltenen geweblichen Entzündungsvorgänge; Förderung der körpereigenen Proteinaseinhibitoren.

Indikationen:
- Arthrosen mit rezidivierenden Arthralgien,
- segmentale Schmerztherapie, auch Neuralgien (z. B. Herpes zoster),
- Wundheilungsstörungen durch Lymphstau oder Infektion,
- variköser Symptomenkomplex, postthrombotisches Syndrom, akute Thrombophlebitis.

Kontraindikationen:
- Hämorrhagische Diathesen, Antikoagulanzientherapie,
- Hauterkrankungen am Applikationsort,
- pAVK, diabetische Mikroangiopathie.

Baunscheidt-Verfahren

Inaugurator: Karl *Baunscheidt*, deutscher Feinmechaniker (Anfang des 20. Jahrhunderts); entwickelte seine Behandlungsmethode in Analogie der Wirkung eines Wespenstiches.

Definition: Die Methode zählt zu den Pustulanzien (Hautreizverfahren), die ein künstliches therapeutisches Exanthem erzeugen.

Technik: Ritzen bzw. Sticheln der (zuvor lokal rasierten) Haut (in erster Linie im Bereich des Rückens; daher entspannte Bauchlage des Patienten) mit einem speziellen Stichinstrument (sog. „Lebenswecker"); anschließend dünnes Einreiben eines hautreizendes Öls bzw. einer Paste. Abdecken der Haut mit einem Vlies und einem Trikotverband. Der Hautbezirk sollte etwa 5 Tage nicht gewaschen werden; körperliche Schonung angeraten.

Wirkung: Auftreten hirsekorngroßer Pusteln oder kleiner Blasen (klarer Inhalt oder steriler Eiter), die nach einigen Tagen platzen oder abtrocknen. Der Patient empfindet ein lokales Wärmegefühl, evtl. auch einen begleitenden Juckreiz; seltenes Auftreten subfebriler Temperaturen.

Typische Gewebeeffekte: lokale Hyperämie, reflektorische Aktivierung von Organfunktionen (Diurese, Darmmotilität), allgemeine Roborierung, Immunstimulation, Lymphdrainage im gesamten Applikationsbereich, antiphlogistisch-analgetische Wirkung.

Nebenwirkungen:
- Evtl. Pruritus,
- lokale Hyperpigmentation (bei Patienten mit dunklem Teint),
- lokale allergische Reaktionen (dann Abbruch der Therapie zu empfehlen).

Indikationen:
- Chronische Schmerzbilder im Rahmen degenerativer Veränderungen der Wirbelsäule,
- chronische Infektanfälligkeit.

Kontraindikationen:
- Sämtliche Erkrankungen aus dem allergischen Formenkreis, Autoaggressionskrankheiten,
- Pyodermie im Behandlungsgebiet,
- Fieber, hochakute Krankheitsverläufe (BSG-Wert in der ersten Stunde > 25!).

Kantharidenpflaster

Synonym: Weißer Aderlass.

Definition: Die Methode zählt zu den Vesikanzien (blasenerzeugendes Verfahren) mit Herbeiführung eines künstlichen therapeutischen Erythems.

Technik: Nach lokaler Rasur und Desinfektion der Haut am Applikationsort Aufbringen eines in der Apotheke erhältlichen Spezialpflasters, das den sog. Kantharidenextrakt – ein Produkt der Spanischen Fliege (Lytta vesicatoria) – enthält; zusätzliches Auflegen steriler Kompressen zum Aufsaugen des Wundsekretes. Nach 3–4 Stunden Auftreten erträglicher lokaler Brennschmerzen, nach 12–16 Stunden einer größeren Brandblase (die Oberhaut hat sich vom Korium abgehoben); Inzision der Blase mit einer Kanüle, sterile Verbandswechsel bis zum Abschluss der Wundheilung.

Wirkung: Schmerzlinderung durch Gegenirritation; antiödematöser und antiphlogistisch-analgetischer Effekt, lokale Hyperämie. Zunächst lokale, dann systemische Aktivierung immunkompetenter Zellen und hydrolytischer Enzyme; Stoffwechselsteigerung mit Tiefenwirkung im gesamten therapeutisch angegangenen Segment.

Nebenwirkungen: Hyperpigmentationen bei dunklen pigmentreichen Patienten.

Indikationen:
- Chronische pseudoradikuläre Wirbelsäulenbeschwerden, Postdiskotomiesyndrom, Interkostalneuralgien, Okzipitalneuralgien,
- chronische Gelenkbeschwerden im nicht-aktivierten Stadium,
- Tietze-Syndrom,
- Insertionstendopathien am Trochanter major, Humerusepikondylus u. a.

Kontraindikationen:
- Akute Zystitis, Pyelonephritis (nephrotoxisch!),
- Stauungsödeme, pAVK, Gangrän,
- lokale entzündliche Veränderungen der Haut,
- akute entzündliche Affektionen und Systemerkrankungen.

Fontanellentherapie

Geschichtliches: Bereits von *Hippokrates* eingesetztes „Glüheisen"-Verfahren.

Definition: Künstliches Erzeugen eines in permanenter Sekretion gehaltenen Hautulkus zur Behandlung chronischer Schmerzbilder, in erster Linie im Bereich großer Körpergelenke (heutzutage nur noch in ganz seltenen Fällen angewandt!).

Technik: Nach Setzen einer Lokalanästhesie im indizierten Bereich (*Hüfte:* 3–4 Querfinger unterhalb des Trochanter major; *Knie:* Innenseite der Wade ca. 10 cm unterhalb des inneren Gelenkspaltes; *LWS:* paravertebral). Elektrokauterisierung der Haut und Schaffung eines etwa centgroßen Gewebedefekts, der bis zur Muskelfaszie reicht. Nach Sistieren der lokalen Blutung (bis zu 100 ml) Verschorfen der Haut; das Einlegen einer sterilisierbaren Metallkugel oder Glasperle soll das vollständige Granulieren und Zuheilen der Wunde verhindern. Täglicher Verbandswechsel und Austausch des Platzhalters über bis zu 10–12 Wochen.

Wirkung: Die artefiziell gesetzte funktionelle Störung wird selbst zu einem (chronischen) Störfeld mit perifokaler Hyperämie. Lang anhaltende Immunstimulation; Einsetzen eines analgetischen Effekts im Bereich des betroffenen Gelenkes bzw. Wirbelsäulenbereiches nach etwa 4–6 Wochen.

Komplikationen: Seltene Unterschenkelvenethrombosen.

Indikationen:
- Hochschmerzhafte Koxarthrose oder Gonarthrose,
- extreme chronisch-persistierende lumbale Schmerzbilder.

Kontraindikationen:
- Stauungsödeme, pAVK, Gangrän,
- lokale entzündliche Veränderungen der Haut,
- akute entzündliche Affektionen und Systemerkrankungen.

Modifikationen

Als **Minifontanelle** (ostasiatische Heilkunst) bezeichnet man die *Moxibustion* (Abbrennen) eines Heilkrautes, wie z. B. getrockneter Beifuß (Artemisia vulgaris) als geformtes, stecknadelkopfgroßes Kegelchen auf der Haut, bei der ebenfalls eine lokale Brandnoxe gesetzt wird mit ähnlicher, allerdings nur schwächerer Wirkung. Möglicher *therapeutischer Einsatz* ist die schmerzhafte Daumensattelgelenks- oder Großzehengrundgelenksarthrose.

Die Verwendung einer *Akupunkturdauernadel* wird auch als **Mikrofontanelle** bezeichnet; *therapeutische Einsatzmöglichkeit* bei der chronischen radialen bzw. ulnaren Humerusepikondylopathie (appliziert im Bereich des Hauptschmerzpunktes).

Akupunktur

Geschichtliches: Die Akupunktur zählt zu den ältesten Behandlungsverfahren überhaupt, Berichte über ihren Einsatz zur Linderung von Schmerzbildern reichen bis in das 3. Jahrtausend v. Chr. zurück. Seit Jahrhunderten ist sie wesentlicher Bestandteil der traditionellen chinesischen Medizin (TCM).

Abkürzung: Apkt.

Definition: Differenzierte Reizung von Hautzonen oder speziellen Punkten mit vermehrter Hautrezeptorendichte (Triggerpunkte, Punkte maximaler Druckschmerzempfindlichkeit) mit Nadeln (aus Gold, Silber oder Stahl) oder mit geringem elektrischen Widerstand.

Grundlagen: Einteilung der (v. a. ventralen) Körperoberfläche in sog. Aku-(Längs-)meridiane (👁 7.3 und 👁 7.4), auf denen die definierten oberflächlichen Triggerpunkte aufgereiht sind. Die anatomisch tiefer liegenden sog. Akupunkturpunkte stellen ein Gefäß-Nerven-Bündel dar, eingebettet in weiches Bindegewebe in einer Lücke der oberflächlichen Körperfaszie.

Über den Gate control-Mechanismus führt eine mechanische Reizung dieser Punkte zu einer elektrischen Sensation im Verlauf des Meridians (*De Qi*) mit nachfolgender Blockierung der zentralen Schmerzweiterleitung im Rückenmark (direkte Hemmung der nozizeptiven Afferenz, Nozizeptoren selbst werden nicht gereizt!). Die Fortleitung dieser Impulse in den Hirnstamm resultiert in einer vermehrten Produktion körpereigener Enkephaline, die dann die inhibitorischen absteigenden Schmerzbahnen durch Freisetzung von Noradrenalin und Serotonin aktivieren.

Die moderne Akupunktur ist weniger am traditionellen chinesischen Meridiansystem ausgerichtet, sondern beruht eher auf segmentalen, supraspinalen und zentralen Mechanismen.

Die **Mikrosystemakupunktur** (z. B. Ohr- bzw. Schädelakupunktur; 👁 7.5 und 👁 7.6) beruht auf der sog. Somatotopie mit Projektion eines Homunkulus auf die Körperoberfläche in einem begrenzten Bezirk.

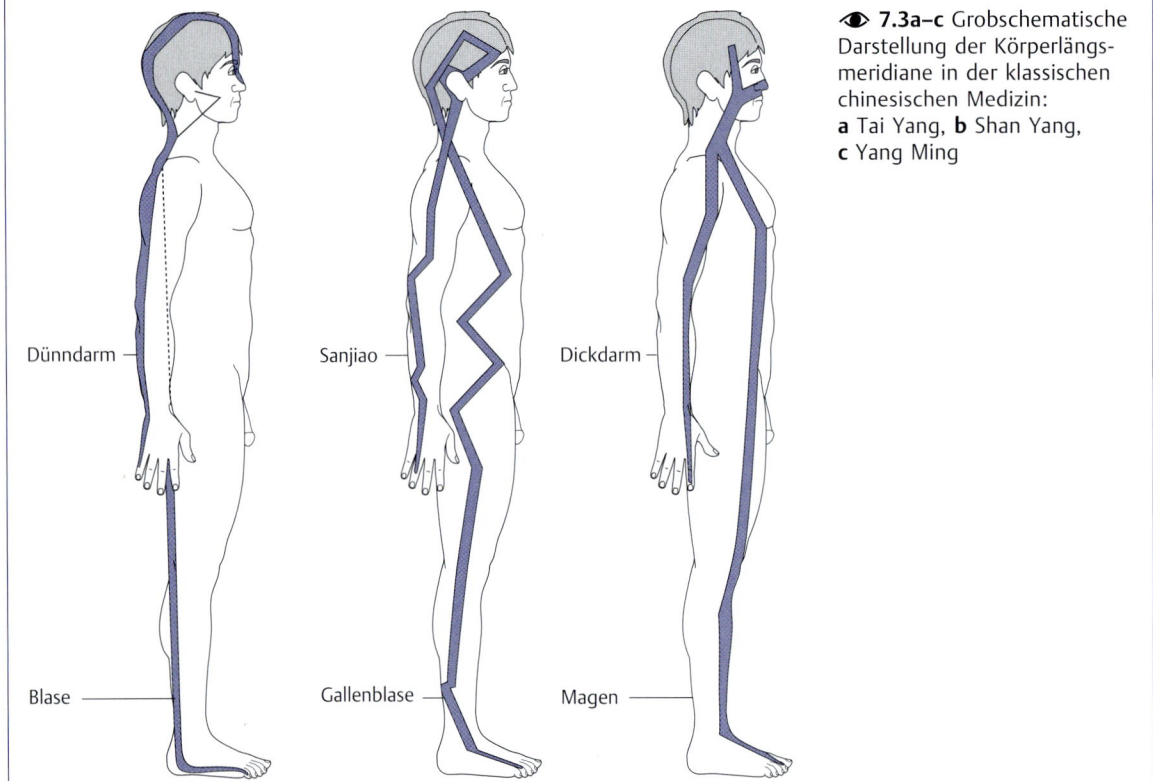

👁 **7.3a–c** Grobschematische Darstellung der Körperlängsmeridiane in der klassischen chinesischen Medizin: **a** Tai Yang, **b** Shan Yang, **c** Yang Ming

So findet sich auf der menschlichen Ohrmuschel der gesamte Organismus abgebildet und ist somit einer reflektorischen Therapie zugängig. Pathologische Veränderungen sind an einer vermehrten Druckdolenz, einer Gelose oder an einer Veränderung des elektrischen Hautwiderstandes über dem entsprechenden Akupunkturpunkt palpabel.
Wichtiger Merksatz: *Die Akupunktur heilt, was gestört ist, nicht das, was zerstört ist!*
Indikationen:
- Zervikalsyndrome, globale Wirbelsäulensyndrome,
- Arthralgien,
- Insertionstendopathien,
- Myalgien,
- Algodystrophien.

Komplikationen: Nadelkollaps.
Kontraindikationen:
- Infektionskrankheiten,
- akute Arthritiden,
- Gerinnungsstörungen,
- kardiale Dekompensation.

Schädelakupressur

Inaugurator: Dr. Toshikatsu *Yamamoto*; Arzt aus Südjapan.

Synonym: Neue Schädelakupunktur nach Yamamoto-YNSA.
Abkürzung: YNSA.
Definition: Sonderform der Akupunktur mit dem Kopf als ausschließlichem Behandlungsort.
Grundlagen: Im Unterschied zur Körperakupunktur mit energetischen Leitbahnen (Meridiane) und der Ohrakupunktur mit Somatotop im Bereich der Ohrmuschel wird bei dieser Behandlungsform auf ein anatomisches und funktionelles Somatotop am Kopf zurückgegriffen (sog. Basispunkte an Stirn, prä- und retroaurikulär).

Technik/Durchführung: Der Therapeut sucht mit seiner Fingerkuppe bzw. seinem Fingernagel nach Druckdolenzen und evtl. Gewebeverhärtungen im Bereich der YNSA-Basispunkte mit anschließender ipsilateraler Druckbehandlung. Als technische Hilfsmittel kommen auch Massagestäbchen, als Begleitmaßnahmen lokale Kryo- oder Wärme- bzw. Elektrotherapie, TENS u. a. infrage (erst nach der manuellen Akupressur!). In aller Regel resultiert auf den manuellen Druck ein schmerzfreies Intervall, das sich im Verlauf der Behandlung zeitlich aufsummiert mit dann länger anhaltender Beschwerdefreiheit.

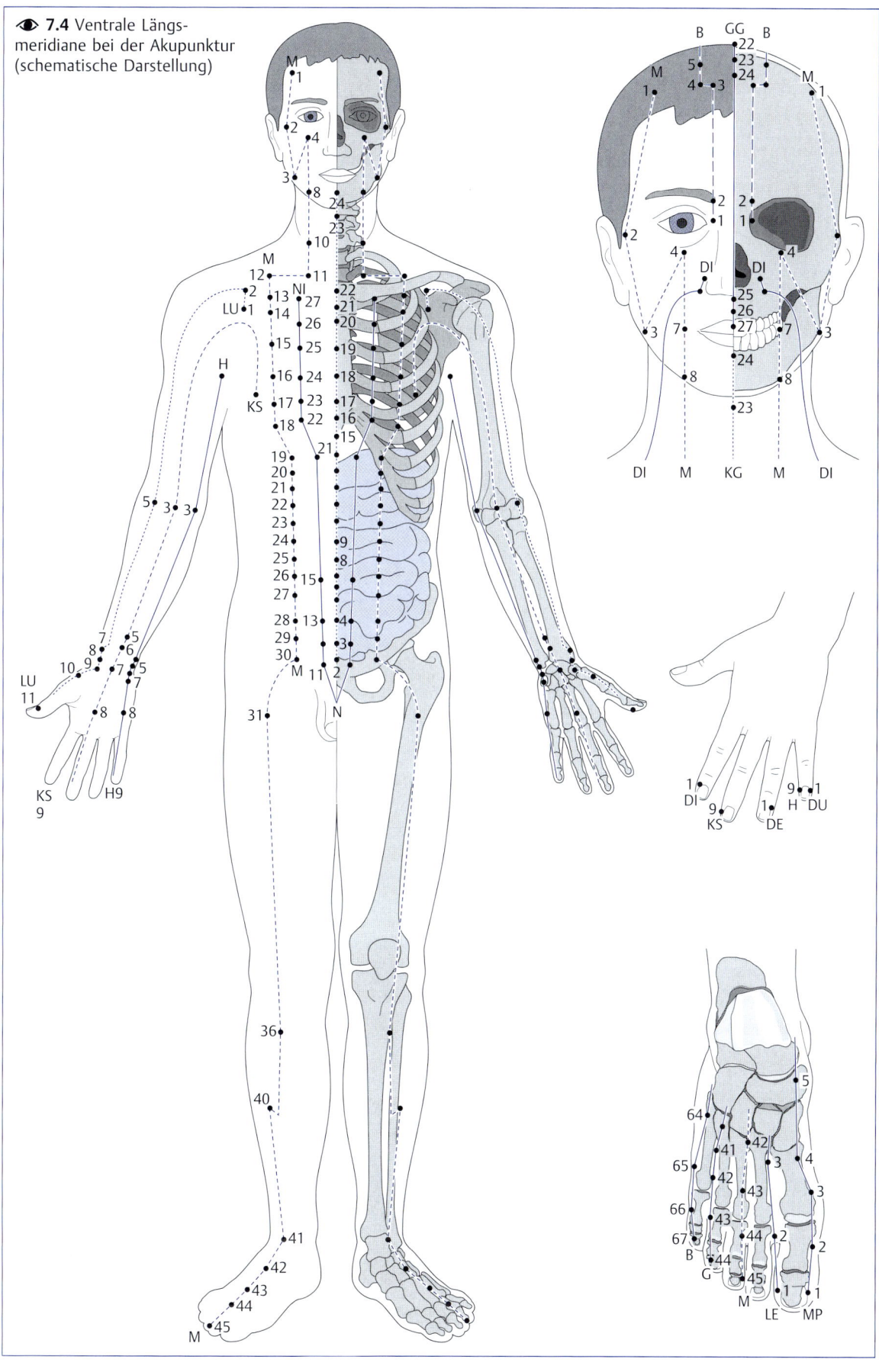

7.4 Ventrale Längsmeridiane bei der Akupunktur (schematische Darstellung)

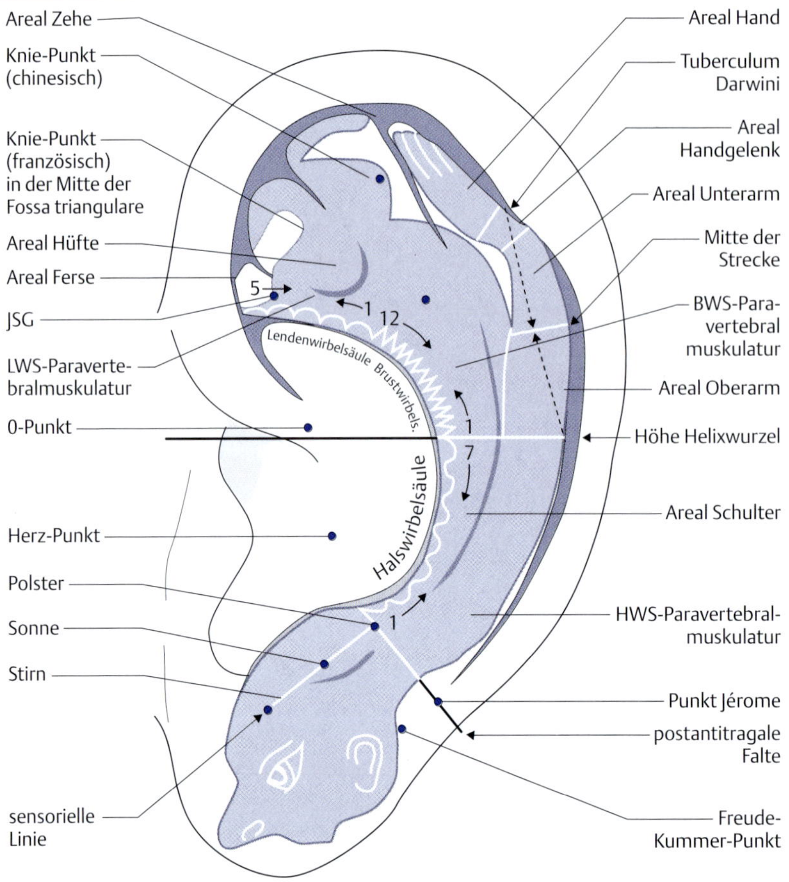

7.5 Grobschematische Darstellung des Homunkulus auf der Ohrmuschel mit typischen Akupunkturpunkten

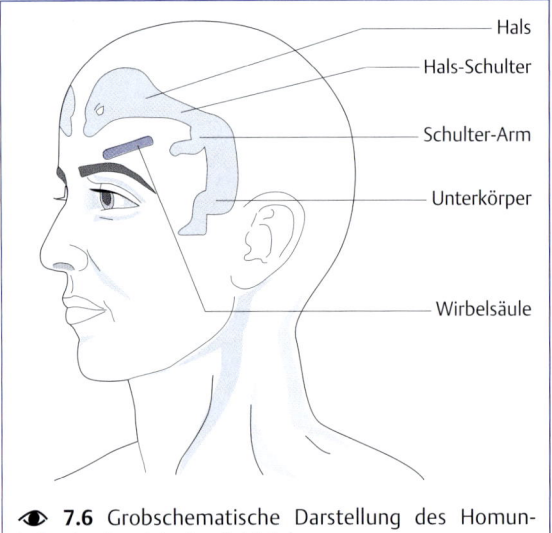

7.6 Grobschematische Darstellung des Homunkulus im Bereich des Schädels

Behandlungsdauer/Dosierung: Im Falle eines *akuten* Schmerzbildes 1- bis 2-mal tgl. für 2–10 Minuten; bei *chronischen* Störungen 1- bis 2-mal/Woche für 5–20 Minuten.

Indikationen:
- Sämtliche reversiblen Funktionsstörungen und Schmerzzustände des muskuloskeletalen Systems (Insertionstendopathien, lokale, pseudoradikuläre und auch radikuläre Wirbelsäulensyndrome u. a.)
- unspezifische Schmerzsyndrome (z. B. Fibromyalgie, myofasziales Schmerzsyndrom)
- als Begleitmaßnahme in der Behandlung zentraler und peripherer Lähmungen.

Kontraindikationen: Keine wesentlichen bekannt; temporäre anfängliche Beschwerdeverschlimmerung bei zu starker Reizung möglich.

Neuraltherapie

Inauguratoren: Gebrüder *Huneke* aufgrund von Einzelbeobachtungen und Selbsterfahrung; die aktuelle standardisierte Nomenklatur bzgl. der einzelnen Injektionstechniken geht ganz wesentlich auf J. *Krämer* (Bochum) zurück.

Synonym: Therapeutische Lokalanästhesie, Injektionsbehandlung, intrakutane Reiztherapie, Quaddelbehandlung.
Abkürzung: TLA.
Definition: Anwendung gezielter Infiltrationen mit Lokalanästhetika (T 7.3) im gestörten Segment (Heilanästhesie), evtl. mit Glukokortikoidzusatz.
Effekt: Die lokale Applikation analgetischer und/oder entzündungshemmender Wirkstoffe führt zu einer Hemmung der Weiterleitung nozizeptiver Aktionspotenziale in die zentralen Strukturen des Rückenmarks und Gehirns; Schmerzreize werden somit abgebaut, gleichzeitige Ausschaltung von Störfeldern (Kibler-Falte, chronisch pathologisch verändertes Gewebe).

Durch gezielte serielle Injektionen sollen auf längere Sicht zur Vermeidung einer somatischen Chronifizierung auch bereits gebahnte Strukturen des sog. „Schmerzgedächtnisses" ausgelöscht werden (Rückbau neuronaler Plastizität).
Vorgehen: Intrakutane Quaddelung als häufigste Form der Segmenttherapie (Schmerzblockade über kutisviszerale Reflexe; 7.7 und 7.8), Infiltrationen von Band- und Muskelansätzen, Gelenkkapseln; Applikation im Bereich peripherer Nerven und Nervenwurzeln (paravertebrale Spinalanalgesie; T 7.4), Facettenblockade im Bereich der Wirbelsäule (Wirbelbogengelenke, 7.9), epidurale Injektionen (z. B. im Falle einer lumbalen Spinalkanalstenose (7.10a) oder einer Polyradikulitis), sakrale Plexusanästhesie (Injektion in den Hiatus sacralis; 7.10b), lumbale Sympathikusblockaden, Ganglionblockaden u. a. (T 7.5 und T 7.6).
Indikationen: Jedwede lokalisierbare, anatomischen Störungen oder Projektionsfeldern zuzuordnende Schmerzbilder v. a. des muskuloskelettalen Systems.
Komplikationen: Bei Überdosierung evtl. Atemdepression, Herz-Kreislauf-Störungen, gesteigerte zentralnervöse Erregbarkeit (Krampfneigung), seltener Blutungen oder lokale Infektionen.

T 7.3 Wichtige Lokalanästhetika

Wirkstoff	Konzentration	Handelsname (Beispiele)
Bupivacain	0,25 %, 0,5 %	Bucain, Carbostesin
Mepivacain	0,5 %	Meaverin, Scandicain
Lidocain	0,5 %	Lidoject sine
Prilocain	0,5 %, 1,0 %	Xylonest
Ropivacain	2 mg/ml	Naropin

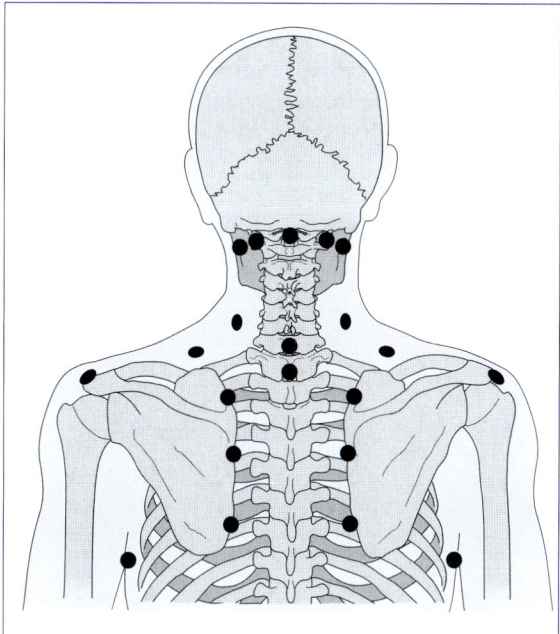

7.7 Schematische Darstellung der typischen Triggerpunkte der Rückenregion für die therapeutische Lokalanästhesie

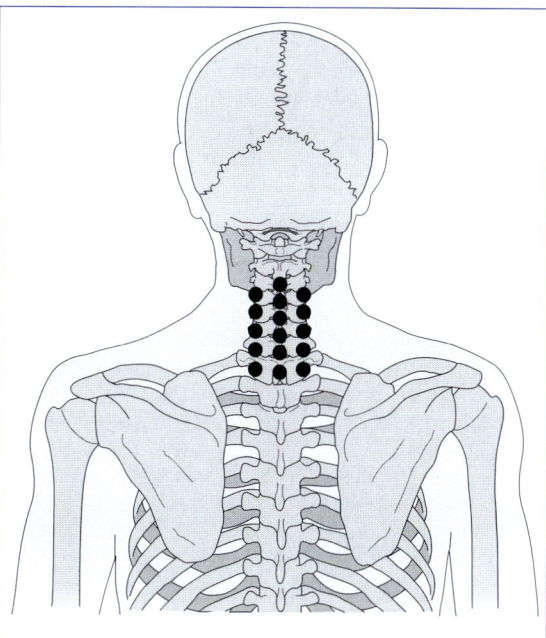

7.8 Schematische Darstellung der Quaddelzonen im Bereich der Nackenregion

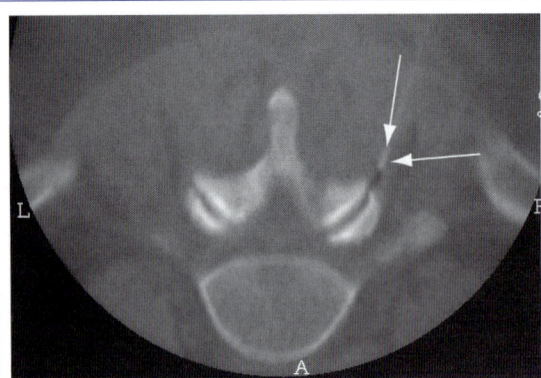

► 7.9 CT-gesteuerte lumbale Facettenblockade links (*Pfeil*) im koronaren Schnittbild

Kontraindikationen:
- Bekannte Allergieneigung auf Lokalanästhetika,
- Gerinnungsstörungen, Antikoagulanzientherapie,
- Leberfunktionsstörungen,
- schwere Infektionskrankheiten.

T 7.4 Technik der paravertebralen Spinalnervenanalgesie

Wurzel C7/ Grenzstrang	Eingehen 5 cm neben der Mittellinie in Höhe des Dornfortsatzes C7 senkrecht auf den Querfortsatz C7; geringes Zurückziehen der Nadel und über den Querfortsatz kranial etwa 1 cm weiterschieben
Wurzel L4	oberhalb und 8 cm lateral des Querfortsatzes L5 im Winkel von 60° nach medial geneigt, leicht aszendierend
Wurzel L5	oberhalb und 8 cm lateral des Querfortsatzes L5 1-2 cm weiter geschoben im Winkel von 60° nach medial geneigt, leicht deszendierend
Wurzel S1	oberhalb und 8 cm lateral des Querfortsatzes L5 im Winkel von 60° nach medial geneigt, Nadel um 45° angehoben

T 7.5 Überblick über die Injektionsbehandlungen im Bereich der Wirbelsäule

Diagnostische lokale Injektionen (DLI)	• diagnostische Lokalanästhesie (DLA) • lokale Schmerzprovokation mit Kochsalzlösung • Kontrastmittelinjektionen
Therapeutische lokale Injektionen (TLI)	• therapeutische Lokalanästhesie (TLA) • therapeutische Lokalanästhesie mit Steroidzusatz (TLAS) • therapeutische Applikation von Steroiden (TLS)

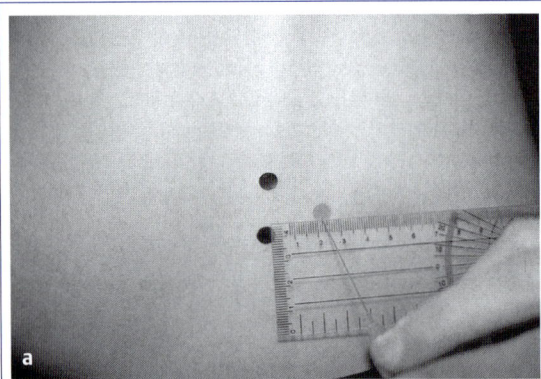
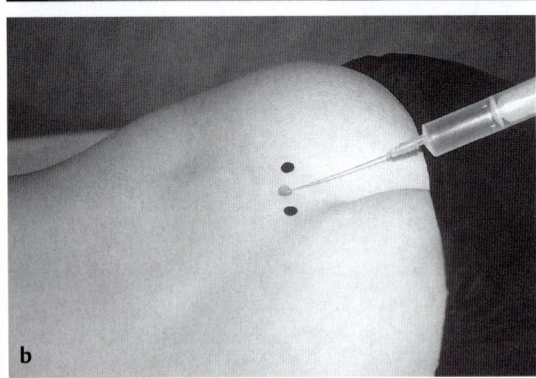

► 7.10a,b Klinische Markierungen vor Durchführung einer lumbalen Injektion: **a** paravertebrale Blockade L4/5 rechts, **b** epidural-sakrale Injektion

Neuraltherapie

T 7.6 Spezielle Injektionstechniken im Bereich der Wirbelsäule

Art der Injektion	Indikationen	Art und Dosis der applizierten Substanz(en)
lumbale segmentale Paravertebralanästhesie (LSPA)	radikuläre Irritation	10 ml Mepivacain 0,5 %
epidural-perineural (evtl. unter CT-Kontrolle)	radikuläre Irritation, therapieresistente LSPA	1,0 ml Bupivacain 0,25 % mit 10 mg Triamcinolon
epidural-dorsal (👁 **7.10a**)	radikuläre Irritation, pseudoradikuläre Störung	10 ml NaCl mit 20 mg Triamcinolon
epidural-kaudal	radikuläre Irritation (v.a. Postdiskotomie-Syndrom mit Narbenbildung)	10 ml NaCl mit 10 mg Triamcinolon
epidural-sakral (👁 **7.10b**)	untere radikuläre Irritation (S1)	1,0 ml Bupivacain 0,25 % mit 10 mg Triamcinolon
Facetteninfiltration	pseudoradikuläre Störung, lumbale Spondylarthrose	*diagnostisch:* 1,0–1,5 ml Bupivacain 0,25 %, 1,0–1,5 ml Ropivacain 2 mg *therapeutisch:* 2,5–3,0 ml Bupivacain 0,25 %, 2,5–3,0 ml Ropivacain 2 mg
ISG-Infiltration	ISG-Irritation (Funktionsstörung), pseudoradikuläre Störung	2,5–3,0 ml Bupivacain 0,25 %, 2,5–3,0 ml Ropivacain 2 mg

ISG = Iliosakralgelenk

8 Elektrotherapie

Grundlagen

Die Elektrotherapie stellt die unmittelbare oder mittelbare therapeutische Nutzung bestimmter physikalischer oder chemischer Eigenschaften des elektrischen Stromes dar. Dieser ist definiert als die Bewegung ionaler Ladungsträger, es resultiert typischerweise eine Verschiebung im Elektrolytniveau der durchflossenen Gewebe. Hierbei können der menschliche Körper generell oder aber nur bestimmte Körperareale Teile des Stromkreises sein. Auch die Ausnutzung elektromagnetischer Felder und Schwingungen ist zu dieser Behandlungsstrategie zu rechnen.

Stromarten

Elektrische Ströme entfalten – abhängig von ihrer Frequenz – im menschlichen Organismus ganz unterschiedliche Wirkungen. Unter diesem Aspekt erfolgt, v.a. unter technischen und physiologischen, nicht zuletzt aber auch unter therapeutischen Gesichtspunkten, zunächst eine grobe Einteilung der Stromarten in die drei großen Hauptgruppen: den Niederfrequenz-, den Mittelfrequenz- und schließlich den Hochfrequenzbereich. Der **Niederfrequenzbereich** gliedert sich zum einen in die **Gleichstromtherapie** (Galvanisation); hier erfolgt ein kontinuierlicher Stromfluss gleich bleibender Intensität in nur einer Richtung (beschränkt auf das durchströmte Körperareal) mit dem vordringlichen Ziel einer Analgesie. Typisch für diese Behandlungsmethode ist, dass hierbei am exponierten nervösen und muskulären Gewebe keine fortgeleitete Erregung zustande kommt.

Fließt der Strom jedoch nicht ständig in eine Richtung, sondern ändert sich diese (z.B. beim Wechselstrom), so bedarf es einer Mindestzeitdauer des Stromflusses in eine bestimmte Richtung, um einen Reiz auszulösen. Je häufiger der Strom seine Richtung ändert (d.h. je höher seine Frequenz ist), desto geringer ist seine elektrochemische Reizwirkung. So führen – im Gegensatz zur Gleichstromanwendung – im Zuge einer niederfrequenten **Impulsstrom-** oder auch **Reizstromtherapie** verabreichte Einzelimpulse oder auch Impulsfolgen (als Resultat eines unterbrochenen Gleichstromes) zu einer gewollten Erregung der Nervenmembran und auch zu einer muskulären Reaktion. Hierzu zählen vor allem die Schwellenstrombehandlung im Sinne der elektrischen Muskelstimulation sowie die Reizstrombehandlung der gelähmten Skelettmuskulatur mit sog. Exponentialströmen.

Vordringliches Ziel einer Therapie mit **mittelfrequenten Strömen** ist im Wesentlichen die Auslösung von Parästhesien im Nervenausbreitungsgebiet mit konsekutiver „Verdeckung" einer subjektiven Schmerzempfindung.

Hochfrequente (Wechsel-)Ströme stellen elektromagnetische Schwingungen dar, die im durchflossenen Gewebe aufgrund ihrer nur sehr kurzen Impulsdauer keine eigentliche chemische Wirkung des Stromes mehr zeitigen, sondern im Hinblick auf die lokal freigesetzte Energie lediglich einen hohen (Widerstands-)Wärmeeffekt besitzen. In dieser besonderen Gewebewirkung ist auch der therapeutisch erwünschte Nutzen zu sehen, weswegen diese Behandlungsmethode teilweise auch der Thermotherapie (S. 87 ff) zugeordnet wird.

Typische Reizimpulsformen (👁 8.1)

Rechteckimpuls: Beim Einschalten des Stroms (Öffnen des Stromkreises) erreicht dieser sofort das Maximum der Stromstärke, die beim Abschalten unmittelbar wieder auf den Nullwert absinkt. Eingesetzt v.a. unter diagnostischen Gesichtspunkten.

Dreieckimpuls: Beim Einschalten des Stroms (Öffnen des Stromkreises) erreicht dieser erst allmählich seine maximale Stromstärke mit exponentiellem An-

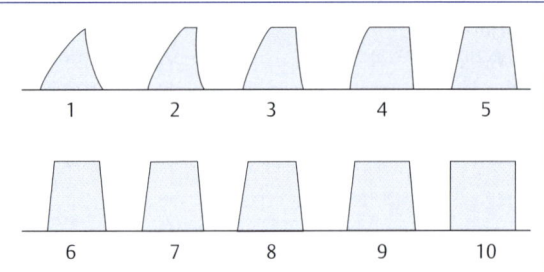

👁 8.1 Verschiedene Exponentialströme vom Dreieckimpuls (1) über unterschiedliche Trapezimpulse mit Plateau (2–9) bis zum Rechteckimpuls (10). (Schematische Darstellung)

stieg (Exponentialstromimpuls). Eine leichte Verzögerung des Stromanstieges wird vom Patienten im Rahmen der Therapie als deutlich angenehmer empfunden!
Sinusimpuls: Gleichmäßiger rhythmischer Wechsel der Stromrichtung; einfachste Form eines Wechselstroms.
Schwellstromimpuls: Langsame Zunahme der Stromstärke der einzelnen Impulse mit dann kurzem Kontinuum und schnellerem Abfall der Stromstärke sowie anschließend entsprechend langen Pausen.

Wichtige Grundbegriffe

Rheobase: Mindestreizstärke, Schwellenwert; Mindeststromstärke, um eine Muskelreaktion auszulösen.
Nutzzeit: Mindestreizzeit (Mindeststromflusszeit, Impulszeit T), um eine Muskelreaktion auszulösen; kleinste Impulszeit, bei der ein Muskel noch mit Rheobasen-Stromstärke reagiert.
Mindestanstiegssteilheit (pente limité): Die Zeit, in der ein applizierter Strom bei Dreieck- oder Sinusimpulsen seinen Höchstwert erreicht.
Pausenzeit: Mindestzeit, die ein Muskel nach einer durchgeführten Kontraktion zur Erholung benötigt; darf bei der Behandlung eines gelähmten Muskels nicht unterschritten werden.
Refraktärzeit: Mindestzeit, die ein Nerv nach einer Impulsleitung zu seiner Erholung benötigt.
Normalwerte: bei motorischen Nervenfasern 50–80 ms, bei vegetativen Nervenfasern 1–2 ms.
Akkomodabilität: Fähigkeit eines gesunden Muskels, sich an einen nur langsam ansteigenden Strom anpassen zu können; bei einem denervierten Muskel nicht mehr gegeben.
Impulsserie: Verabreichung mehrerer Stromstöße direkt hintereinander.
Chronaxie: Minimale Muskelzuckung bei doppelter Rheobasen-Stromstärke.
Entartungsreaktion (EaR): Veränderungen der elektrischen Erregbarkeit der Muskulatur bei Schädigung der sie versorgenden Nervenfaser (Verlangsamung der muskulären Kontraktion im Sinne einer trägen, wurmförmigen Zuckung sowie Erhöhung der Reizschwelle).

T 8.1 Übersicht über die Entartungsreaktionen (EAR)

Art der elektrischen Reizung	Partielle EAR	Komplette EAR
faradisch indirekt		
faradisch direkt	herabgesetzt	erloschen
galvanisch indirekt		
galvanisch direkt		wurmförmige Zuckung

Im Falle einer *inkompletten* EaR ist ein Teil der Muskulatur noch vom Nerv erregbar, während bei der *kompletten* EaR die Erregbarkeit für eine direkte faradische oder indirekte galvanische Reizung erloschen ist (T 8.1).
I/t-Kurve: Reizstärke-Reizzeit-Kurve (Reizzeitintensitätskurve). Durch galvanische Einzelimpulse (sowohl Rechteck- [RIC] als auch Dreieckimpuls [DIC]; 8.2) wird bei verschiedenen Impulszeiten (0,1 ms bis 1000 ms) jeweils die Stromstärke ermittelt, die ein spezieller Muskel gerade eben zur Durchführung einer Minimalzuckung benötigt; Pausenzeit konstant bei 2000 ms. Alle erhaltenen Stromwerte (RIC, DIC) werden in ein Diagramm eingetragen und miteinander verbunden (8.3).

Der Verlauf dieser Stromkurve erlaubt Rückschlüsse auf den physiologischen Zustand des untersuchten Muskels: Die DIC-Kurve verläuft muldenförmig (Ast einer Hyperbel) mit dem tiefsten Punkt bei GI (s. u.). Die RIC-Kurve verläuft von rechts nach links zunächst horizontal und steigt dann stetig an (der Beginn dieses Anstiegs entspricht der Nutzzeit; Normalwert: 6–20 ms mit größeren Werten bei peripherer, kleineren Werten bei zentraler Lähmung).
GI-Punkt: Tiefster Punkt der DIC-Kurve. Mit dieser Impulszeit wird der Muskel dann später im Rahmen der Therapie elektrisch gereizt (*Normalwert:* 10–50 ms).

Weist die DIC-Kurve mehrere GI-Punkte auf, so spricht dies für unterschiedlich geschädigte motorische Einheiten (inhomogene Schädigung).
α-Wert: So genannter elektrischer Muskelstatus. Quotient aus dem ersten mA-Wert der DIC und dem ersten Wert der RIC in der I/t-Kurve.

Normalwert: 2,7–6. Ein Wert <2,7 weist auf eine schlaffe Lähmung hin, ein Wert >6,0 auf einen zentral gelähmten Muskel.

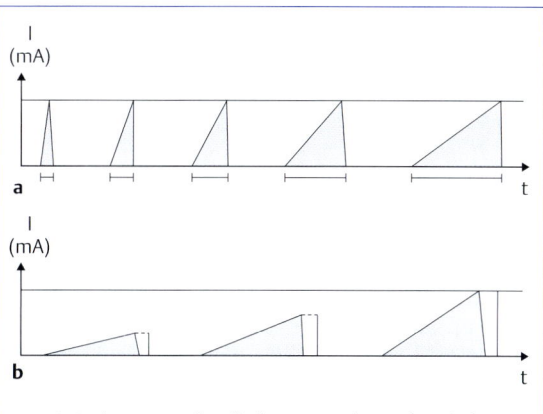

8.2a,b Unterschiedliche Dreieckimpulse (schematische Darstellung). **a** Beeinflussung der Anstiegssteilheit durch Änderung der Impulsdauer (umso flacher, je länger der Impuls); **b** Beeinflussung der Anstiegssteilheit durch Änderung der Stromstärke (umso steiler, je größer die Stromstärke)

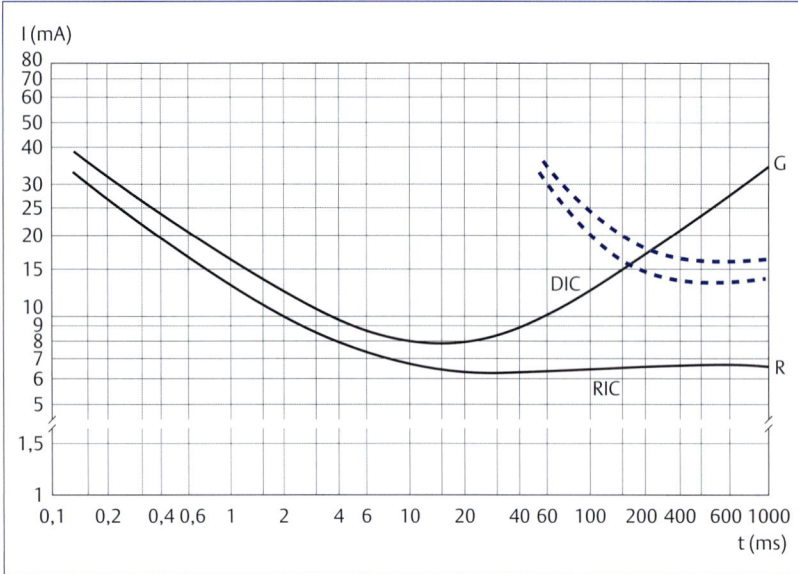

8.3 It-Kurven beim gesunden (*schwarz*) und geschädigten (*blau*) Muskel

Elektrodentypen

In aller Regel werden im Rahmen der Elektrotherapie Elektroden mehrfach verwendet; vor und nach jeder Anwendung sollten sie aus hygienischen Gründen jeweils sorgfältig gesäubert, desinfiziert und abgedeckt werden. In den letzten Jahren haben für den kleinflächigen Einsatz zunehmend auch aufklebbare Einmalelektroden Einzug in den klinischen Alltag gefunden.

Differente Elektrode: *Synonym:* Wirkelektrode. Sie wird immer über dem jeweiligen Behandlungsareal angelegt; *Anode* im Falle einer Gleichstromapplikation (Erhöhung der Schmerzschwelle), *Kathode* im Falle einer Reizstromanwendung (im Hinblick auf den Schmerzverdeckungseffekt besonders effektiv). Bei Applikation von Wechselströmen (Interferenzstrom, biphasischer Impulsstrom) gibt es keine differente Elektrode.

Indifferente Elektrode: *Synonym:* Bezugselektrode. Sie kann grundsätzlich in jeder Körperregion angebracht werden; kleinere Elektrode (mit dann größerer Stromdichte) im Falle zweier unterschiedlicher Elektrodengrößen. Beim Einsatz im Zuge der Iontophorese (S. 132 f) können sowohl Anode als auch Kathode als differente Elektrode fungieren (in Abhängigkeit vom gleichzeitig applizierten Wirkstoff).

Plattenelektroden: Am häufigsten eingesetzte Form; unterschiedliche Größen für den Rumpf, die Wirbelsäule sowie die großen und mittleren Körpergelenke. Gefertigt meist aus biegsamem (und damit modellierbarem), auch zurecht schneidbarem Zinnblech (seltener aus Zink oder Blei; Nachteil jeweils der Korrosionsneigung und der zunehmenden Brüchigkeit) oder aus graphitbeschichtetem Weichgummi. Fixation mit zirkulär angelegten Lochgummibändern.

Saugelektroden: Bequeme Applikation mit Unterdruck im Bereich des Rumpfes und der Wirbelsäule; gleichzeitige intermittierende Saugmassage möglich.

Klebeelektroden: Einfache Handhabung; v. a. weitgehend gleichmäßige lokale Stromapplikation.

Punktelektroden: Stiftförmig schmal gefertigt; zur eng lokalisierten Reizung im Bereich von Triggerpunkten sowie kleiner Muskeln.

Bügelelektroden: Anwendung für segmentale Applikationen im Bereich der Wirbelsäule, auch zur bipolaren Muskelreizung eingesetzt. Geeignet für kleine Behandlungsflächen; wird konsequent vom Therapeuten während der gesamten Behandlungszeit gehalten.

Rollenelektroden: Mobile Applikation durch den Therapeuten auf größeren Behandlungsflächen (Oberschenkel, Rücken) mit schneller Verteilung des Stroms auf der Körperoberfläche.

Handschuhelektroden: Ebenfalls mobile Applikation auf größeren Behandlungsarealen (z. B. dem Rücken) nur durch den Therapeuten; gleichzeitiger massageähnlicher Effekt.

Applikationsformen

Querdurchströmung: Transversale Stromapplikation quer zur Körperlängsachse; sinnvoll besonders im Bereich der großen Körpergelenke (v. a. Schulter, Knie).

Längsdurchströmung: Stromapplikation parallel zur Körperlängsachse (z. B. auch im Stangerbad [S. 134 f]).

Bei Einsatz im Bereich der Wirbelsäule möglichst *absteigende* Behandlung (Anode kranial, Kathode kaudal) mit beruhigendem Effekt auf das nervale System; bei Nichtbeachtung nicht selten reaktive Beschwerdebilder im Bereich der HWS beobachtet; *aufsteigende*

Behandlung bei gewünschtem nerval stimulierendem Effekt.
Schmerzpunktbehandlung (tender points): Differente Elektrode im Bereich des Hauptschmerzpunktes. Bezugselektrode proximal bei Reizstromanwendung, distal bei Gleichstromapplikation.
Statische Applikation: Vor allem bei posttraumatischen Störungen (Querdurchströmung) oder zur peripheren nervalen Analgesie (absteigende Längsdurchströmung).
Mobile Applikation: Einerseits zur Schmerz- bzw. Triggerpunktsuche durch den Therapeuten angewendet, andererseits zur dynamischen Behandlung eines größeren Areals (v. a. des Rückens); eine (differente) oder beide (Roller- oder Handschuh-)Elektroden gleichzeitig können über das Behandlungsgebiet geführt werden.
Wirbelsäulenapplikation: Möglichkeiten der direkten oder indirekten Stromapplikation (segmental radikulär; T 8.2). Vorteil einer *multisegmentalen* Behandlung: kürzere Behandlungsdauer (Nachteil: weniger gezielt und damit weniger effektiv!).
Nervenstammapplikation: Statische Stromapplikation (z. B. stabile Galvanisation [S. 131 ff], TENS [S. 141 ff] u. a.) mit Längsdurchströmung im Verlauf eines peripheren Nerven, z. B. im Falle einer Zervikobrachialgie, Interkostalneuralgie oder Lumboischialgie.
Gangliotrope Applikation: Selektive Reizung des Ganglion stellatum im Bereich der Halswirbelsäule durch die differente Elektrode (Kathode), z. B. mit diadynamischen Strömen (S. 139 ff) im Falle eines Morbus Sudeck.
Vasotrope Applikation: Statische Stromapplikation (z. B. stabile Galvanisation [S. 131 ff], Zweizellenbad [S. 133 f]) mit Längsdurchströmung im Verlauf eines peripheren arteriellen Gefäßes (z. B. A. brachialis, A. femoralis, A. tibialis) zur Verminderung des Tonus der Gefäßmuskulatur mit nachfolgender Lumenerweiterung (z. B. im Falle einer pAVK oder eines Morbus Sudeck u. a.).

Typische Wirkeffekte und Behandlungsziele

Grundlegendes Ziel der Elektrotherapie ist die Beeinflussung der subjektiv beeinträchtigenden Sekundärsymptome einer Erkrankung oder eines Traumas. Ihr Effekt besteht ganz allgemein betrachtet in einem lokal wirksamen oder fortgeleiteten Reiz, wobei dieser abhängig ist von der Reizstärke, der Reizdauer sowie vom Reizintervall. Einen modifizierenden Einfluss haben die individuelle Reaktionsbereitschaft des menschlichen Organismus, die vorliegende spezielle (Grund-)Erkrankung sowie auch das Lebensalter des betroffenen Patienten.

Therapeutisch genutzt werden zunächst die analgetische, hyperämisierende, die Resorption fördernde bzw. die Trophik steigernde sowie muskulär detonisierende oder tonisierende Wirkungen (auf die Skelett- und Gefäßmuskulatur). Im Zuge einer gesteigerten reaktiven Durchblutung erfolgt ein beschleunigter Abtransport der Gewebshormone Bradykinin, Histamin, der Prostaglandine und auch des Serotonins aus dem geschädigten Gewebe, was die sensiblen Schmerzrezeptoren zumindest vorübergehend entlastet. Gleichzeitig erhöht im Falle einer Gleichstromapplikation der Anelektrotonus unter der positiv geladenen Anode das sog. kritische Membranpotenzial der Schmerzrezeptoren und damit die individuelle Schmerzschwelle, wobei dieser Effekt auch für eine längere Zeit nach Absetzen der Stromapplikation fortbestehen kann.

Der gute analgetische Effekt bei Anwendung von Reizströmen wird durch den sog. **Verdeckungseffekt**, basierend auf der „gate control theory" erklärt. Die Stromanwendung führt hier zu einer Erregung der Mechano- und Vibrationsrezeptoren des Unterhautgewebes; die Reizweitergabe zum Rückenmark erfolgt über schnell leitende AB-Fasern mit nachfolgender Aktivierung von Zwischenneuronen in der Substantia gelatinosa, was dann eine gleichzeitige (langsamere) Weiterleitung von Schmerzimpulsen zumindest teilweise blockiert. Einem Gewöhnungseffekt kann durch einen Frequenzwechsel des jeweiligen Reizstroms begegnet werden.

Ein weiterer wichtiger Schwerpunkt von Reizströmen ist die mögliche Auslösung von Aktionspotenzialen im Bereich der exponierten Muskel- und/oder Nervenfasern. Der sog. Plateaueffekt im Zuge einer Interferenzstromanwendung kann die exponierten Zellen in einem Depolaristionsdauerzustand halten und sie so für weitere Reize unerregbar machen.

T 8.2 Möglichkeiten der Elektrotherapie im Bereich der Rumpfwirbelsäule

Art der Stromanwendung	Positionierung der Elektroden
monosegmental quer	beide Saugelektroden paravertebral auf gleicher Höhe im Bereich der Nervenaustrittsstelle
monosegmental längs	austretender Nerv zwischen beiden homolateral positionierten Saugelektroden; Anode proximal, Kathode distal
multisegmental quer	mittlere und große Plattenelektroden links und rechts längs neben der Wirbelsäule platziert
multisegmental längs	mittlere (bis große) Plattenelektroden quer auf dem Rücken platziert; Anode proximal, Kathode distal

Allgemeine Behandlungsrichtlinien

Bezüglich der **applizierten Dosis** gilt ganz allgemein die Grundregel: Je akuter der Prozess, desto kürzer sind die Einzelbehandlungszeit (mit jeweils einschleichender Dosierung) und das Behandlungsintervall, aber um so häufiger sollte behandelt werden (bei insgesamt kürzerer Behandlungsserie). Je chronischer der Prozess, desto länger kann behandelt werden, wobei Gewöhnungseffekte der stromdurchflossenen Gewebe zu beachten sind; auch die Behandlungsserie ist in diesen Fällen länger (mit dann auch größeren Behandlungsintervallen). Die verwendeten Spannungen des elektrischen Stroms bewegen sich meist in einer Größenordnung von 10–100 Volt, die Stromstärken (Intensität) liegen in aller Regel zwischen 1–50 mA; Werte darüber sind als Ausnahmen anzusehen.

Weiter zu beachten: Jährliche TÜV-Prüfung aller Elektrogeräte (MedGV: Medizinische Geräteverordnung 1989), gut zugängliche Bedienungsanleitung, Umgang nur durch (nachweisbar) speziell ausgebildetes Personal.

Generelle Kontraindikationen

- Relativ:
  - einliegende Osteosynthesematerialien,
  - stärkere Beeinträchtigung der Oberflächen- und/oder Tiefensensibilität,
  - lokale Hautaffektionen (offene Verletzungen, Verbrennungen, Ekzeme, Entzündungen),
  - Thrombophlebitiden oder frische Thrombosen,
  - gutartige Tumoren,
  - noch offene Wachstumsfugen (bei Kindern und Jugendlichen),
  - Gravidität.
- Absolut:
  - einliegender Herzschrittmacher (Mindestabstand zu NF- oder MF-Therapiegeräten 5 m, da deren Kabel als Antennen für die Hochfrequenz wirken können mit der möglichen Folge gefährlicher Funktionsstörungen!),
  - Herzrhythmusstörungen,
  - hoch fieberhafte akute oder subakute Allgemeininfektionen, auch akute Schübe von Erkrankungen des rheumatischen Formenkreises,
  - Gerinnungsstörungen (Hämophilie),
  - metastasierende maligne Tumoren,
  - schwere periphere Arteriosklerose,
  - nach hoch dosierter Analgetikagabe.

Therapie mit Gleichströmen

Grundlagen

Die Behandlung mit konstanten sog. galvanischen Strömen mit gleich bleibender Stromstärke, kontinuierlicher Applikation sowie monodirektionaler Flussrichtung könnte durchaus auch dem Hauptpunkt der Niederfrequenztherapie (S. 136 ff) zugeordnet werden. Der wesentliche Unterschied liegt allerdings darin, dass aufgrund dieser speziellen Stromqualitäten im Bereich der Nerven- und Muskelzellen keine Erregungen ausgelöst werden, was jedoch für die niederfrequenten Impulsströme gerade als wesentlicher therapeutischer Nutzen anzusehen ist. Unter diesem speziellen Gesichtspunkt erscheint es durchaus sinnvoll, dem medizinischen Aspekt der niederfrequenten Reizstrombehandlung ein eigenes Kapitel zu widmen.

Stabile Quergalvanisation

Inaugurator: Der Begriff „Galvanisation" geht auf den Bologneser Anatomen und Physiologen Luigi *Galvani* (1737–1798) zurück, der erstmals mit Strömen im niederfrequenten Bereich an Froschschenkeln experimentierte (1780).

Abkürzung: G.
Definition: Therapeutische Anwendung eines kontinuierlich fließenden elektrischen Gleichstromes (Flussrichtung und Stärke des eingesetzten Stroms bleiben stets konstant; ● 8.4).
Technik: Bei Einsatz von Plattenelektroden Quer- und Längsdurchflutung möglich; auf- und absteigende Stromrichtung (● 8.5). Zur Überwindung des Hautwiderstandes ist unter den Elektroden eine relativ hohe Stromdichte erforderlich.
Effekt: Aus dem elektrischen Stromfluss resultiert eine Ionenwanderung: Unter dem Pluspol (*Anode*) kommt es aufgrund des sauren Milieus zu einer Koagulationsnekrose. Die Erregbarkeit der Hautrezeptoren sowie

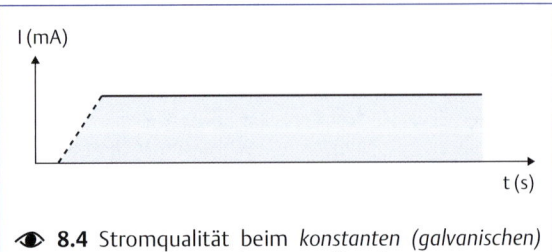

● **8.4** Stromqualität beim *konstanten (galvanischen) Gleichstrom* (schematische Darstellung)

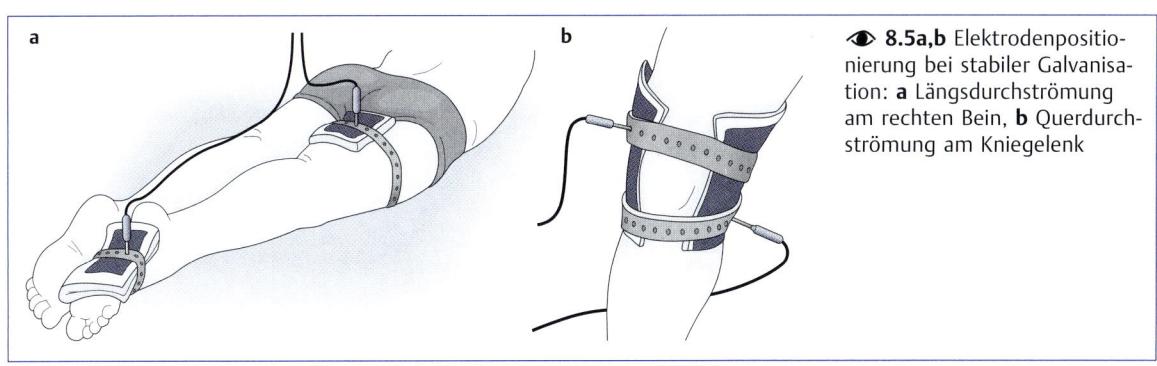

▶ **8.5a,b** Elektrodenpositionierung bei stabiler Galvanisation: **a** Längsdurchströmung am rechten Bein, **b** Querdurchströmung am Kniegelenk

die Leitgeschwindigkeit efferenter Schmerzfasern sind herabgesetzt, was die Schmerzlinderung im Bereich der Triggerpunkte erklärt. Unter dem Minuspol (*Kathode*) erfolgt bei alkalischem Milieu eine Kolliquationsnekrose; physiologische Konsequenz ist eine Steigerung der Reaktions- und Funktionsfähigkeit v. a. der motorischen Nerven durch Erniedrigung ihrer Reizschwelle. Die hellrote Hautverfärbung unter beiden Elektroden ist Ausdruck für die erzeugte kräftige aktive lokale Hyperämie; des Weiteren kommt es auch zu einer globalen Steigerung der Durchblutung aller stromdurchflossenen Gewebe mit nachfolgender Analgesie und Resorptionssteigerung, zur Verbesserung der Gewebetrophik mit Antiphlogese und Förderung des Zellwachstums sowie der Geweberegeneration. Während diese Hyperämisierung nach einigen Stunden wieder weitgehend abklingt, bleibt die erhöhte Ansprechbarkeit der Gefäßnerven noch tagelang bestehen.

Anwendung: Zum Schutze des Patienten und des Behandlers ist die Verwendung eines erdschlussfreien Gerätes Pflicht (keinerlei leitende Verbindung zwischen dem Netzstrom und dem vom Gerät abgegebenem Therapiestrom); das Gehäuse des Apparates muss geerdet sein; Stromzuführung mit sog. Elektroreitern.

Ein Kontakt des Elektrodenmaterials (vorzugsweise biegsame Metallelektroden, auch Einmalelektroden) mit der darunter liegenden Haut sollte unbedingt vermieden werden. Aus diesem Grund sollten mit lauwarmem Wasser getränkte Viskoseschwämme oder auch mehrere Lagen eines saugfähigen Frottiertuches als Unterlage zum Einsatz kommen, die die Elektroden allseits um etwa 2 cm überragen. Vor Elektrodenanlage (möglichst groß, z.B. 200 cm², was etwa 12x17 cm entspricht und Stromstärken von 10–30 mA und auch mehr erlaubt; Fixation z.B. mit einem gelochten Gummiband; ▶ **8.5a**) ist die Haut auf ihre Intaktheit zu überprüfen; gleichmäßiger Hautandruck der Elektroden. Konstante Elektrodenlage bei globaler Behandlung an einer Extremität; bei selektiver Anwendung Einsatz einer kleinflächigen differenten mit einer dann großflächigen indifferenten Elektrode.

Nur im Falle einer arthralgischen Störung sowie bei posttraumatischen Zustandsbildern ist überwiegend *Quergalvanisation* (zwei Elektroden von etwa 90x8 cm; ▶ **8.5b**) anzuraten, sonst in aller Regel die *Längsgalvanisation* Behandlungsmethode der Wahl: Ist eine erregungsdämpfende Wirkung (Schmerzbehandlung) gewünscht, dann absteigende, zur Erregungssteigerung (z.B. bei motorischer Schädigung) aufsteigende Galvanisation zu favorisieren.

Bei der Galvanisation eines Armes oder auch beider Arme kann eine der beiden Elektroden auch durch eine mit lauwarmem Wasser angefüllte Schüssel oder Wanne (aus jeweils einem isolierenden Material wie Steingut oder Plexiglas) ersetzt werden (Vorteil einer größeren Berührungsfläche sowie eines optimierten gleichmäßigen Kontaktes zwischen Körperoberfläche und Elektrode; höhere Stromstärken möglich; lokale Hautverätzungen ausgeschlossen).

Dosierung/Behandlungsdauer: Beim Einsatz von Plattenelektroden *Stromstärke* minimal 0,1, vorzugsweise 0,3–0,5 mA/cm² Elektrodenfläche. Stromstärke (in aller Regel stufenlos einstellbar) ein- und ausschleichen (bei modernen Therapiegeräten erfolgt diese Auf- und Abregelung automatisch). Die Dosierung richtet sich nach dem subjektiven Stromgefühl des Patienten und der Krankheitsphase, meist 3–10 mA, in Ausnahmefällen bis zu 50 mA. Eine allgemein leicht prickelnde Empfindung (Durchblutungssteigerung der Haut) ist durchaus normal; Vorsicht ist jedoch geboten, wenn der Patient an einer ganz bestimmten Stelle ein stärkeres Brennen oder Stechen angibt.

1- bis 3-mal/Woche; insgesamt 8–12 Einzelbehandlungen. Bei *akuter* Symptomatik 3–5 Minuten; im Falle *chronischer* Schmerzbilder 5–30 Minuten (Steigerung pro Behandlung um 1–2 Minuten).

Indikationen:
- Periphere Neuralgien (interkostal, radikulär, Trigeminus, Herpes zoster),
- muskuläre Verspannungen (Lumbago), Myalgien, Myogelosen,
- frische Verletzungen (Distorsionen, Prellungen mit Hämatomen u. a.),

- periphere Durchblutungsstörungen (im Frühstadium), auch Angioneuropathien, Endangitis obliterans, Morbus Raynaud, Angiospasmen, Zustände nach Erfrierungen; Morbus Sudeck Stadium I–II,
- Gelenk- und Wirbelsäulenreizzustände bei degenerativen Veränderungen (Ursprungs- und Ansatztendinosen, Ligamentosen, Arthrosen, Spondylosen),
- periphere Hyp- und Parästhesien, sensibilitätsgestörte Hautareale (z. B. nach größeren operativen Eingriffen oder nach Hauttransplantationen),
- Schmerzzustände bei Poliomyelitis,
- schmerzhafte rheumatische Affektionen,
- Vorbehandlung schlaffer peripherer Lähmungen zur Steigerung der lokalen Durchblutung.

Gefahren: Bei hoher Stromdichte und zu klein gewählten Elektroden besteht Verätzungsgefahr der Haut. Daher sollte nach etwa der Hälfte der Behandlungszeit unter den Elektroden nach möglichen kleinen, braunen, nicht schmerzhaften Flecken gefahndet werden, die sich später rötlich verfärben und einen Schorf bilden.
Kontraindikationen:
- Einliegende Metallimplantate im Strom durchflossenen Bereich,
- Herzschrittmacher im stromdurchflossenen Bereich.

Galvanische Exponentialstromtherapie

Definition: Therapeutische Anwendung eines intermittierend fließenden elektrischen Gleichstroms (Flussrichtung und Stärke des eingesetzten Stromes konstant).
Technik: Stoßartiger Rechteckimpuls durch wiederholtes Ein- und Ausschalten des elektrischen Stroms (30–50 Hz bei 10–20 Sachwellenserien).
Effekt: Reizstromeffekt im Sinne einer Elektrogymnastik mit selektiver Stimulation eines denervierten Muskels.
Anwendung: Siehe Faradisation (S. 136).
Indikationen: Siehe Faradisation (S. 136).
Kontraindikationen: Siehe Faradisation (S. 136).

Iontophorese

Abkürzungen.: J, Ionto.
Definition: Transkutane Applikation ionisierter oder undissoziierter Wirkstoffe (wässrige Lösungen, Salben oder Gele) unter Einsatz eines konstanten galvanischen Gleichstromes (auch einer Impulsgalvanisation).
Effekt: Wanderung der Ionen unter dem Einfluss einer elektromotorischen Kraft vom Pol gleicher Ladung zum Pol entgegengesetzter Ladung; hierdurch kommt es zu einer hohen örtlichen Konzentration eines Wirkstoffes (z. B. im Synovialgewebe eines oberflächlich liegenden Gelenkes). Unter der Anode erfolgen eine Muskeldetonisierung und Analgesie, unter der Kathode eine Durchblutungssteigerung mit besonders starker Hyperämisierung und Antiphlogese. Das transkutan applizierte Pharmakon wird außerdem über die Blutgefäße der Haut aufgenommen und im ganzen Körper verbreitet.
Anwendung: Galvanischer Stromfluss zwischen großflächigen Plattenelektroden (Saugelektroden sind weniger gut geeignet!). Die gleichzeitige Applikation von Salben und Flüssigkeiten auf die Haut direkt unter der „aktiven" Elektrode (Penetration nur etwa 3 mm!) steigert den lokalen Effekt im Vergleich zur reinen Galvanisation. Die Haut ist vorher im exponierten Bereich mit Seifenlösung abzuwaschen. Die Position der „inaktiven" Elektrode ist belanglos, in aller Regel an der gegenüberliegenden Seite des zu behandelnden Körperabschnittes (Umpolung während der Therapie möglich; in diesen Fällen kann die wirksame Substanz unter beide Elektroden gebracht werden!).
Eingesetzte chemische Wirkstoffe: Entzündungshemmende Substanzen, Lokalanästhetika u. a. m.; *positiv geladene* Präparate werden unter die Kathode, *negativ geladene* unter die Anode gebracht (T 8.3).
Dosierung/Behandlungsdauer: *Stromstärke:* 0,1–1 mA/cm^2 Elektrodenfläche; *Gesamtstromstärke:* 5–20 mA.

Die Menge des verwendeten Wirkstoffes ist proportional zur Stromstärke, Behandlungszeit und Behandlungsfläche. Bei Einsatz wässriger Lösungen ist die Konzentration der applizierten Substanz für die Dosierung praktisch bedeutungslos (bei Salizylaten im

---

T 8.3 Iontophorese und externe Begleitmedikation

- Platzierung unter der **Kathode**
  (*negative* Ladung der Präparate)
  - Salizylsäure (3 %; z. B. Mobilat akut, Rheumasan)
  - Hydroxyethylsalizylat (z. B. Dolo-Arthrosenex, Mobilat akut, HES Gel)
  - Diclofenac (z. B. Voltaren-Emulgel)
  - Nikotinsäure (3 %)
  - Ascorbinsäure (Vitamin C)
  - Metamizol (Metalgin, Novalgin, Novaminsulfon)
  - Heparin (z. B. Essaven, Hepathrombin, Thrombophob 30.000–60.000)
  - Hirudin (z. B Exhirud)
  - Kaliumjodat u. a.
- Platzierung unter der **Anode**
  (*positive* Ladung der Präparate)
  - Lokalanästhetika
  - Histamin (1:10.000 bis 3:100.000)
  - Bienengift Nicoboxil (Finalgon)
  - Acetylcholin (z. B. Benerva)
  - Hyaluronidase (Hyalase Dessau)
  - Vitamin B u. a.

Allgemeinen 1%ige Lösung ausreichend, bei Histamin und Acetylcholin bis zu 1:10 000).

Bei *akuten* Erkrankungen täglich, bei *chronischen* Prozessen 3-mal/Woche über 5–30 Minuten, Steigerung pro Behandlungseinheit um 2–3 Minuten; bei Einsatz von Histamin Beginn mit 3 Minuten, dann Steigerung auf 5–10 Minuten möglich.

Indikationen:
- Oberflächliche weichteilrheumatische Prozesse (Tendinitiden, Neuralgien, Myalgien, Periarthropathien [👁 8.6], Epikondylopathien u. Ä.),
- arthralgische Reizzustände, degenerative Veränderungen v. a. großer und gut zugänglicher Gelenke (z. B. Kniegelenk),
- Lumbago, Lumboischialgie,
- periphere Nerven-Engpass-Syndrome (z. B. Karpaltunnelsyndrom),
- oberflächliche posttraumatische Störungen (Prellung, Distorsion, Hämatom),
- zirkumskripte Sklerodermie (mit Hyaluronidase),
- Narbenkontrakturen der Haut (Erweichung mit Jodkalium),
- Hyperpigmentationen der Haut nach Verletzungen (mit Ascorbinsäure),
- Hyperhidrosis der Hände bei Stress oder Schilddrüsenüberfunktion (mit Leitungswasser, evtl. mit Zusatz von Haushaltsessig oder Salbeiextrakten).

Kombination einer Iontophorese mit einer Ultraschallapplikation (Kap. 9) möglich (Phonoiontophorese, S. 157 f).

Gefahren: Nur im Falle einer unkontrollierten Stromanwendung ist eine lokale Verätzungsgefahr der Haut gegeben. Bei zu hoher Dosierung pharmakologisch stärker wirksamer Substanzen (z. B. Histamin) können Allgemeinsymptome (Kreislaufkollaps aufgrund einer generalisierten Gefäßerweiterung) resultieren.

Kontraindikationen:
- Fieberhafte Allgemeinerkrankungen, akute Entzündungsschübe,
- Allergieneigung,
- infektiöse oder nichtinfektiöse Hautveränderungen,
- einliegende Metallimplantate (Endoprothesen, Osteosynthesematerialien),
- Herzschrittmacher.

Hydrogalvanische Bäder

Abkürzung: HG.

Bei den sog. hydrogalvanischen Bädern steht die Ausnutzung der elektrischen Leitfähigkeit des Mediums Wasser im Vordergrund, um dem gesamten Körper (Stangerbad [S. 134 f]) oder aber auch nur einzelnen Körperabschnitten (Extremitätenteilbad [S. 134], Zellenbad [s. u.]) galvanischen Strom zuzuführen. Da hier die Strom- gegenüber der Wasserwirkung eindeutig im Vordergrund steht, wird diese Behandlungsmethode auch unter dem Hauptpunkt der Elektrotherapie, nicht unter dem der Hydrotherapie (Kap. 5) besprochen.

Zweizellenbad/Vierzellenbad

Definition: Teilbad mit gleichzeitiger Behandlung der oberen und/oder unteren Extremitäten unter Anwendung eines stabilen galvanischen Stroms (👁 8.7).

Technik: Mit wohl temperiertem Wasser angefüllte Arm- und Fußwannen, die mit Zellen aus nichtleitendem Material (Elektroden) bestückt werden (👁 8.8). Das Wasser wirkt meist als *Kathode*, die außerhalb des Wassers am Körper angebrachte Elektrode als *Anode*.

Effekt: Allgemein dämpfende Wirkung eines *absteigenden* Stroms, muskuläre Tonussteigerung bei *aufsteigendem* Stromfluss.

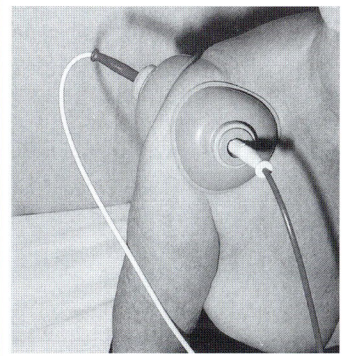

👁 **8.6** Iontophoreseapplikation im Bereich der rechten Schulter

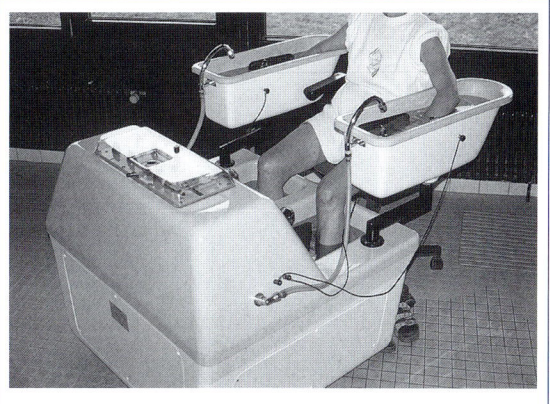

👁 **8.7** Vierzellenbad

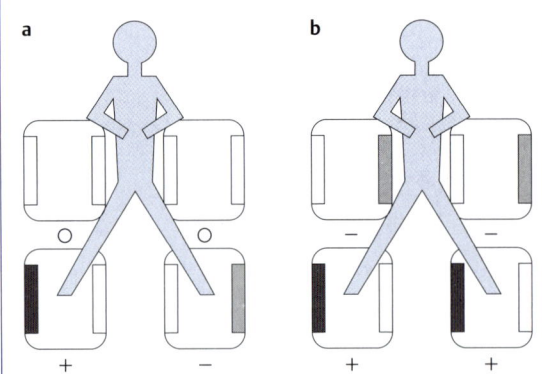

▶ **8.8a,b** Elektrodenschaltungen im Zellenbad (schematische Darstellung): **a** Längsdurchströmung beider Beine (**Zweizellenbad**), **b** aufsteigende Durchströmung (Fußwannen am Pluspol, Armwannen am Minuspol; **Vierzellenbad**)

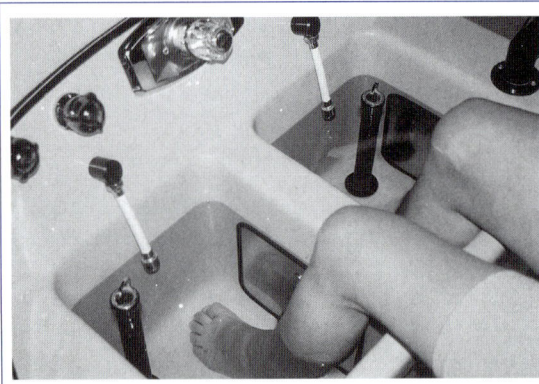

▶ **8.9** Zweizellenbad für die unteren Extremitäten

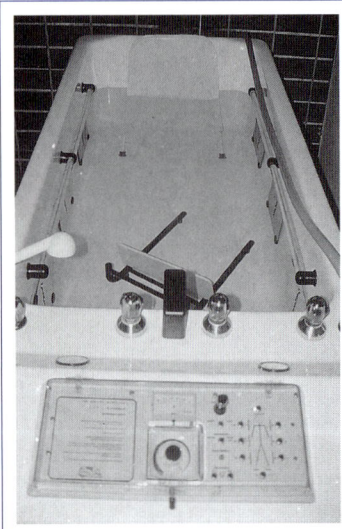

▶ **8.10** Stangerbad-Wanne

Anwendung: Einsatz vor allem im Sinne der *Längsgalvanisation* (S. 130 ff). Der Patient befindet sich in sitzender Körperposition (auf einem Stuhl) zwischen den Wannen (▶ 8.9).

Gegenüber einem elektrischen Vollbad besteht der Vorteil, dass der Patient sich nicht weiter entkleiden muss und die Dosierung des elektrischen Stroms exakter erfolgen kann.

Die *Anode* wird am betroffenen Arm bzw. Bein, evtl. auch am dazugehörigen Wirbelsäulenabschnitt fixiert; die *andere Elektrode* wird in das Wasser getaucht und vom Patienten festgehalten, z. B. indem er seinen Fuß darauf stellt. Erst dann wird vom Therapeuten der Strom angestellt und hochreguliert.

Dosierung/Behandlungsdauer: Individuelle Einstellung der Stromstärke, bis sich ein vom betroffen Patienten gut toleriertes Kribbelgefühl einstellt. Dauer etwa 10–15 Minuten.

Indikationen:
- Lumboischialgien,
- Zervikobrachialgien,
- periphere arterielle Durchblutungsstörungen, Morbus Sudeck Stadium I–II,
- sensible Dysfunktionen wie Polyneuropathien u. Ä.,
- degenerative Arthralgien.

Kontraindikationen
- Einliegende Metallimplantate (Osteosynthesematerialien, Endoprothesen),
- entzündliche Hauterkrankungen, größere Hautverletzungen.

Stangerbad

Inauguratoren: Diese Behandlungsform geht auf die Ulmer Gerbermeister J. und H. *Stanger* (geb. 1843 bzw. 1854) zurück.

Abkürzung: StB.
Synonyme: Elektrisches Vollbad, elektrogalvanisches Vollbad.
Definition: Ganzkörperbad mit gleichzeitiger Einwirkung stabiler galvanischer Ströme.
Technik: Ganzkörperwanne aus einem isolierenden Material, die allseitig mit vor Berührung gesicherten Elektroden (insgesamt meist 9) ausgestattet ist (▶ 8.10); je nach Polung können selektive Körperquer- und -längsdurchflutungen durchgeführt werden (▶ 8.11 und ▶ 8.12). Beim eigentlichen Stangerbad wird – im Gegensatz zum elektrischen Vollbad – noch ein spezieller pflanzlicher Extrakt dem Wasser zugemischt, der die Wirkung der Behandlungsmaßnahme weiter verstärken soll.
Effekt: Steigerung der peripheren Durchblutung, Analgesie, Herabsetzung bzw. Erhöhung (bis zum Normotonus) der muskulären Spannung, Stoffwechselsteigerung, Aktivierung des Immunsystems.

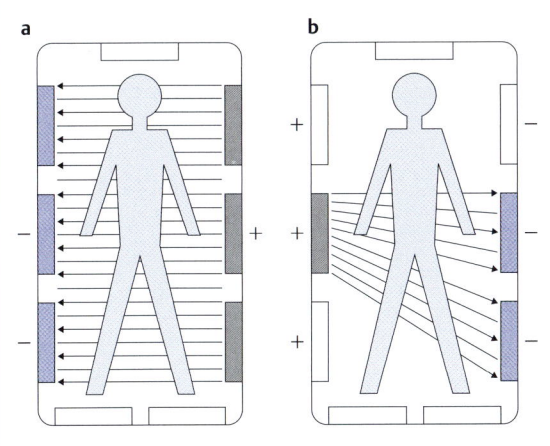

8.11a,b Elektrodenschaltungen im Stangerbad (schematische Darstellung): **a** Ganzkörperquerdurchflutung (*Anode*: 3 Elektroden rechts; *Kathode*: 3 Elektroden links); **b** Teildurchflutung (z. B. bei Lumboischialgie; *Anode*: mittlere Elektrode links; *Kathode*: 2 untere Elektroden rechts)

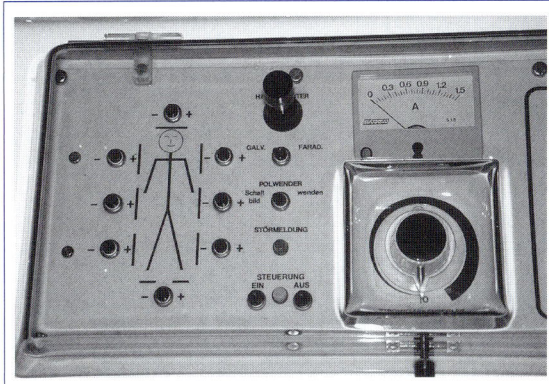

8.12 Steuerungstafel für das Stangerbad mit unterschiedlichen Möglichkeiten der Elektrodenschaltung

Bei Zugabe bestimmter Wirkstoffe zeigt sich eine iontophoreseähnliche Wirkung.
Anwendung: Der Patient befindet sich in der Wanne in halb sitzender/liegender Körperposition. *Wassertemperatur:* Bei muskulärem Hypertonus sowie bei stärkeren Schmerzbildern >34 °C, im Falle einer peripheren Parese oder eines muskulären Hypotonus <34 °C.
Polung: Bei stärkeren Schmerzen bzw. muskulärem Hypertonus sollte die Anode an der betroffenen Seite zu liegen kommen (beruhigender analgetischer Effekt). Im Falle einer Parese oder eines muskulären Hypotonus Positionierung der Kathode auf der betroffenen Seite (stimulierender Effekt). Liegt eine zentralnervöse Störung vor, werden eine kopfseitige Positionierung der Anode und eine fußseitige Lage der Kathode empfohlen (Längsdurchflutung). Bevorzugte positive Polung an der betroffenen Extremität (Längsdurchflutung); in den übrigen Fällen ist einer Querdurchflutung der Vorzug zu geben, wobei nach etwa der Hälfte der Behandlungszeit eine Umpolung vorgenommen werden sollte.

Gleichzeitige Kombination mit einer Unterwasserstrahldusche zur zusätzlichen mechanischen Stimulation möglich (Unterwasserdruckstrahlmassage, Kap. 6).
Dosierung/Behandlungsdauer: *Stromstärke:* individuelle Einstellung, bis sich beim Patienten ein gut erträgliches Kribbelgefühl einstellt (kein stechender oder brennender Schmerz!). *Dauer:* 10–30 Minuten.
Indikationen: Vor allem bei schlecht lokalisierbaren großflächigen Prozessen wie

- Lumboischialgien, Lumbago,
- Spondylitis ankylosans,
- rheumatoider Arthritis mit multiartikulären Beschwerdebildern,
- peripheren arteriellen Durchblutungsstörungen,
- (Poly-)Neuropathien, Polyneuritis, poliomyelitischen Paresen, multipler Sklerose (Encephalomyelitis disseminata), Tabes dorsalis,
- Paresen, spastischen Zustandsbildern, muskulären Tonusstörungen (Hypertonus, Hypotonus).

Gefahren: Seltene Unverträglichkeitsreaktionen wie Brennen, Stechen, Unruhegefühl, Atembeklemmung u. Ä.; in diesen Fällen ist die Behandlung sofort abzubrechen.
Kontraindikationen:
- Dekompensierte Herzinsuffizienz, einliegender Herzschrittmacher,
- medikamentös unzureichend eingestellte arterielle Hypertonie,
- einliegende Metallimplantate (Osteosynthesematerialien, Endoprothesen),
- fieberhafte Allgemeininfektionen,
- entzündliche Hauterkrankungen, größere Hautverletzungen (kleinere Hautaffektionen können zuvor mit Vaseline abgedeckt werden),
- schwere Venenerkrankungen, geschädigtes Lymphgefäßsystem,
- Schwangerschaft.

Therapie mit niederfrequenten Wechselströmen

Abkürzung: NF-Strom
Im Gegensatz zum konstant fließendem Gleichstrom werden die sog. niederfrequenten faradischen oder Wechselströme auf irgend eine Weise unterbrochen, verformt oder bezüglich ihrer Flussrichtung verändert.

Grundlagen

Im Rahmen der niederfrequenten (NF-)Reiz- bzw. Impulsstromtherapie werden Rechteck-, Dreieck-, sinusförmige (👁 **8.13**) oder auch Exponentialimpulse sowie Schwellenströme eingesetzt, um eine neuromuskuläre Reizwirkung zu erzielen. Die hierbei applizierten Stromstärken liegen meist deutlich unter der subjektiven Toleranzgrenze von 1 A/cm² Hautoberfläche. Die Elektroden bestehen in aller Regel aus metallischen Zinkblechen (Fixation mit feuchten Schwämmen), aus Gummi/Graphit (Adaptation mit Kontaktgel) oder auch Alufolien (Adaptation mit feuchtem Papier).

Bei der Behandlung einer partiell oder total paretischen Muskulatur steht in erster Linie der Erhalt der (noch) vorhandenen kontraktilen Gewebestrukturen, andererseits aber auch die Förderung einer Reinnervation im Vordergrund. Ein weiterer wichtiger Effekt ist die überlegene hyperämisierende Analgesie einzelner Stromformen im Bereich der Haltungs- und Bewegungsorgane.

Faradisation

Inaugurator: Der Begriff „Faradisation" geht auf den englischen Physiker und Chemiker Michael *Faraday* (1791–1867) zurück; ihm gelang erstmals die Erzeugung von Wechselströmen.

Abkürzung: NF.
Synonyme: Schwellstromanwendung, Elektrogymnastik.
Definition: Therapeutischer Einsatz niederfrequenter Reizströme zur muskulären Kräftigung, entweder als sog. neofaradischer Gleichstromimpulsfolge (S. 132) oder aber als faradischer gleichgerichteter Wechselstrom.
Technik: Die am häufigsten angewandte Stromart ist der *neofaradische Schwellstrom* (👁 **8.15**) mit rhythmischem An- und Abschalten des Stromflusses (Dreieckimpuls; 👁 **8.14**). *Impulszeit:* 1 ms; *Pausenzeit:* 19–20 ms (was 21 Schwellungen/Minute und einer Frequenz von 48–50 Hz entspricht; 👁 **8.16**).

Seltenere Anwendung des sog. *Thyratron-Stroms* mit einer längeren Impulsdauer von 15 ms, entsprechend kürzerer Pausendauer von 15 ms sowie sägezahnartiger Stromform der einzelnen Impulse (👁 **8.17**).

Konstant fließender (ungeschwellter) *faradischer Strom* zur Behandlung von An- und Hypalgesien, An- und Hypästhesien sowie Parästhesien (S. 130 ff).
Effekt: Es erfolgt eine Reizung der quergestreiften Skelettmuskulatur bis zur (unvollständigen) dauerhaften tetanischen Kontraktion (weitgehende Ähnlichkeit mit dem natürlichen Bewegungsablauf der Muskulatur).
Anwendung: Über den Ursprung und den Ansatz des betreffenden Muskels werden ungefähr gleich große Elektroden angelegt (sog. *bipolare* Applikation bei *direkter* Muskelreizung); sollen größere Muskelgruppen gleichzeitig stimuliert werden, so kann dies auch von Nervenreizpunkten aus mit einer mehr umschriebe-

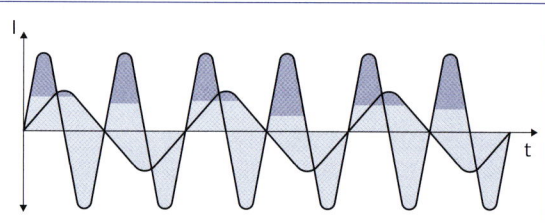

👁 **8.13** Stromqualität beim *Wechselstrom* (2 Sinusströme verschiedener Frequenz und unterschiedlicher Spitzenstromstärke). (Schematische Darstellung)

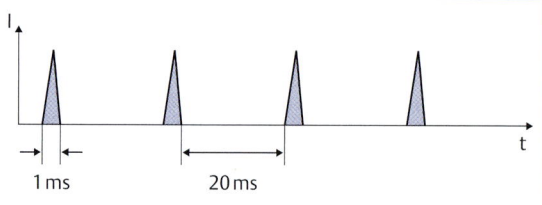

👁 **8.14** Stromqualität beim *neofaradischen monophasischen Strom* mit exakt regelmäßiger Dreieckimpulsfolge (*Impulsdauer:* 1 ms; *Pausendauer:* 20 ms). (Schematische Darstellung)

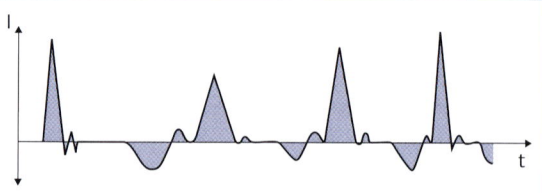

👁 **8.15** Stromqualität beim *klassischen* (unregelmäßigen) *faradischen Strom* (unregelmäßiger Wechselstrom mit spitzen positiven und flachen negativen Zacken). (Schematische Darstellung)

nen Punktelektrode erfolgen (sog. *monopolare* Applikation mit *indirekter* Muskelreizung). Die kleinere (aktive, differente) Elektrode wird dabei meist als Kathode geschaltet, die größere (inaktive, neutrale, indifferente) entsprechend proximal angelegt.

Zur Überwindung des Hautwiderstandes sind relativ hohe Stromdichten unter den Elektroden erforderlich.

Dosierung/Behandlungsdauer: 1- bis 3-mal tgl. Etwa 5 Minuten sind in aller Regel ausreichend (bei gleichzeitiger aktiver Muskelarbeit des Patienten), nur in Einzelfällen 15–20 Minuten andauernde Einzelbehandlung.

Indikationen:
- Zur Aufschulung regelrecht innvervierter, jedoch inaktivitätsbedingt geschwächter atrophischer Muskulatur (z. B. nach längerer postoperativer Immobilisation, nach Gipsruhigstellung u. Ä.),
- leichte (schlaffe) Paresen (z. B. im Gefolge radikulärer Lendenwirbelsäulensyndrome), Gewohnheitslähmungen,
- zur Thrombose- und Emboliepropylaxe.

Gefahren: Im Falle einer gestörten neuralen Reizleitung besteht keine faradische Erregbarkeit mehr; hierfür typisches Zeichen: brennender Schmerz, Durchschlagen der Antagonisten. Deshalb sollte vor der Stromapplikation eine kurze Prüfung auf die gegebene faradische Stimulierbarkeit des betroffenen Muskels erfolgen.

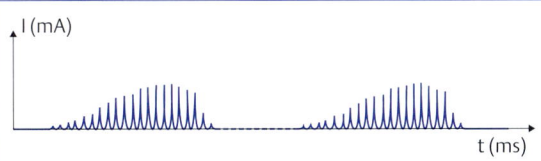

● **8.16** Stromqualität beim *rhythmischen neofaradischen Schwellstrom* mit langsamem Anschwellen, kurzem Kontinuum und schnellerem Abfall der Stromstärke; Pausen zwischen den einzelnen Schwellungen. (Schematische Darstellung)

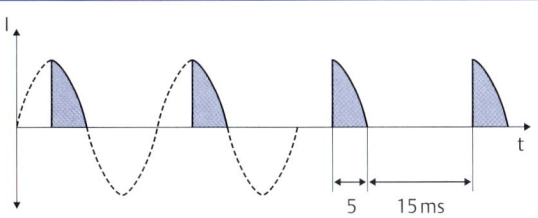

● **8.17** Stromqualität beim *Thyratronstrom*, gewonnen durch Herausschneiden identischer Abschnitte aus einem Sinusstrom. (Schematische Darstellung)

Kontraindikationen:
- Lokale Reizzustände oder Entzündungen der Haut im Anwendungsbereich,
- einliegende Metallimplantate (Osteosynthesematerialien, Endoprothesen),
- einliegender Herzschrittmacher.

Exponentialstromtherapie

Abkürzung: Ex.

Definition: Therapeutischer Einsatz eines niederfrequenten Stroms zur selektiven Reizung partiell oder total denervierter (entarteter) Muskulatur (gestörte Reizleitung), auch und v. a. in der Umgebung regelrecht funktionierender Muskelgruppen mit Einzelimpulsen (galvanische Reizung) zum Erhalt der Kontraktilität der betroffenen Muskelfasern mit dem Ziel der Begrenzung bzw. der Verzögerung der Atrophie während der nervalen Regenerationsphase sowie zur Bahnung funktioneller Bewegungsabläufe bei gestörter muskulärer Restfunktion.

Technik: Im Vergleich zum faradischen bzw. neofaradischen (s. o.) Strom kommt bei dieser Spielart der Elektrotherapie eine deutlich längere Impulsdauer mit einer Stromdurchflusszeit von 50–500 ms vor, weiterhin eine mit 3–5 Sekunden wesentlich längere Pausendauer und v. a. ein nur allmählich einschleichender Stromanstieg (Dreieckimpuls; ● **8.18**).

Effekt: Möglichkeit der quasi-selektiven Stimulation denervierter Muskulatur in unmittelbarer Nachbarschaft normal erregbarer Muskelzellen, da beim alterierten Muskelgewebe die Reizschwelle und damit die Rheobase deutlich höher liegt sowie auch die Chronaxie länger ist als beim gesunden Muskel. Dies bedeutet, dass der gesetzte elektrische Impuls lediglich die Reizschwelle des denervierten Muskels erreicht. Es kommt zu einer kräftigen Kontraktion des gelähmten Muskels, wobei die übrigen gesunden kontraktilen Elemente, insbesondere die Antagonisten, weitgehend ausgeschaltet sind.

Anwendung: Als Voraussetzung für diese Behandlungsstrategie ist zuvor die Erhebung eines klinischen Muskelstatus sowie die Erstellung einer It-Kurve

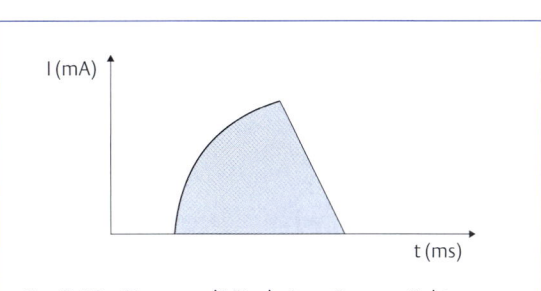

● **8.18** Stromqualität beim *Exponentialstrom*; so genannter Dreieckimpuls. (Schematische Darstellung)

(S. 127 f) erforderlich, um den Funktionszustand des entsprechenden motorischen Nerven sowie der hiervon abhängigen Muskulatur exakt zu erfassen.

Bequeme, entspannte Lagerung des Patienten; Mittelstellung der Gelenke, wobei Ursprung und Ansatz der paretischen Muskulatur möglichst aneinander angenähert sein sollten (der gelähmte Muskel reagiert auf Dehnung sehr empfindlich!). Optimaler Weise Einsatz der bipolaren Elektrodentechnik (rechteckige Elektroden aus Metall, Fixation mit Lochgummibändern), die höhere Stromstärken erlaubt und eine gleichmäßige Gewebedurchströmung mit sich bringt.

Zunächst erfolgt das Einstellen der geeigneten *Stromstärke* (so hoch, dass eine möglichst kräftige, vom Patienten noch nicht als unangenehm empfundene Kontraktion des Muskels resultiert); eine allmähliche Gewöhnung ist die Regel. Die Wahl der günstigsten *Impulsdauer* – Beginn bei totaler Lähmung mit etwa 100 ms (Steigerung auf bis zu 300 ms), bei partieller Lähmung 25–50 ms – ist abhängig von der Stromstärke und der Anstiegssteilheit des jeweils eingestellten Impulses; sie sollte möglichst kurz sein (bei gleichzeitig niedriger Stromstärke!). Die *Anstiegssteilheit* richtet sich ebenfalls nach dem Ausmaß der individuell erzielten Muskelkontraktion (*Ziel:* möglichst kräftige, aber weitgehend isolierte Zuckung des therapierten Muskels); im Zweifelsfall steilere Form des Impulses wählen (in aller Regel Mittelstellung zwischen Dreieck- und Rechteckimpuls). Die *Pausendauer* liegt i. A. im Durchschnitt bei etwa 1,5–3,0 Sekunden; kommt es zu einer vorzeitigen Ermüdung des behandelten Muskels, sollte die Pausendauer auf die größtmögliche Länge von 5,0 Sekunden eingestellt werden, um eine ausreichende Erholungszeit zu gewährleisten.

Aktive Mitarbeit des Patienten mit zielgerichtetem gymnastischen Training sowie Intentionsübungen der noch verbliebenen, weniger geschädigten Restmuskulatur sind unerlässlich (Ziel ist das Erreichen einer bestmöglichen Arbeitshypertrophie). Zur Förderung der Innervationsschulung kann der elektrische Reiz vom Patienten selbst gesteuert werden mit gleichzeitig synchron ausgelöstem Willensimpuls.

Regelmäßige ärztliche Verlaufskontrollen (in etwa 4- bis 6-wöchigen Abständen) zur Überprüfung des Regenerationsprozesses sind erforderlich.

Dosierung/Behandlungsdauer: 20–30 Kontraktionen sind in aller Regel im Rahmen einer Einzelbehandlung ausreichend (maximal 40–50); werden die muskulären Reaktionen als Zeichen der Überforderung (Ermüdung) sichtbar schlechter, sollte die Behandlungsmaßnahme beendet werden.

Die globale Therapiedauer ist bei günstiger Prognose mit der Aussicht auf Regeneration oft über mehrere Monate anzusetzen.

Indikationen: Schwere, atrophisch schlaffe Paresen (z. B. im Gefolge einer entzündlichen Schädigung wie einer Polyradikulitis, einer traumatischen Genese wie einer peripheren N.-radialis- oder N.-peroneus-Schädigung; auch bei degenerativen Bandscheibenprozessen mit nachfolgender radikulärer Störung).

Gefahren: Möglichkeit einer Überdosierung der elektrischen Stromwirkung (subjektive Missempfindungen; vorzeitige muskuläre Ermüdung) beachten.

Kontraindikationen:
- Lokale Reizzustände oder Entzündungen der Haut im Anwendungsbereich,
- einliegende Metallimplantate (Osteosynthesematerialien, Endoprothesen),
- einliegender Herzschrittmacher.

Sonderform laterale elektrische Oberflächenstimulation

Abkürzung: LEOS.

Definition/Anwendung: Nichtinvasives Therapiekonzept zur konservativen Behandlung der idiopathischen (und auch neuromuskulären) Thorakolumbalskoliose im Wachstumsalter im Falle einer Progredienz mit (überwiegend zur Nacht während des Schlafes durchgeführter) transkutaner elektrischer Reizung der dorsolateralen Thorax- und Interkostalmuskulatur im konvexen Bereich des Krümmungsscheitels der Wirbelsäulenverbiegung. Weiterhin ist eine bilaterale dorsale Stimulation der paravertebralen thorakalen Rückenstrecker im Falle einer ausgeprägten juvenilen Kyphose möglich.

Einsatz eines batteriebetriebenen Gerätes zunächst über Tage zur Gewöhnung, anschließend überwiegend zur Nacht; aufklebbare Gummielektroden (◉ 8.19).

Indikationen:
- Idiopathische und neuromuskuläre thorakale und thorakolumbale Skoliosen (Cobb-Winkel: 20–35°, Risser-Stadium I–II) als Alternative zur orthetisch-redressierenden Behandlung,

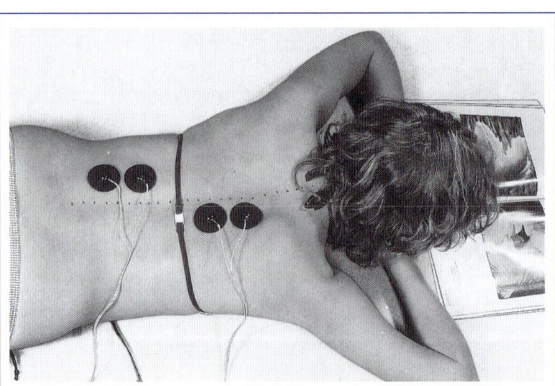

◉ **8.19** Bilaterale Oberflächenstimulation (LEOS) der paravertebralen Rückenstreckmuskulatur der BWS und LWS zur Wachstumslenkung bei Thorakolumbalskoliose

- hochgradige progrediente Adoleszentenkyphose (Morbus Scheuermann).

Aufgrund häufiger Therapieversager zwischenzeitlich kaum mehr eingesetzt.

Diadynamische Ströme (Bernard)

Inaugurator: Der Begriff der „Bernard-Ströme" geht auf den französischen Zahnarzt P.D. *Bernard* zurück, der zufällig im Rahmen einer Zahnwurzelbehandlung auf die gute analgetische Wirkung modulierter Impulsströme stieß und ihren späteren Einsatz durch empirische Studien definierte.

Synonyme: Bernard-Ströme (1950), Modulationsströme.
Definition: Therapeutische Anwendung von Einweg- oder Zweiweg-gleichgerichteten niederfrequenten Impulsströmen, die in frequenzmodulierter Form von einem konstanten Gleichstrom überlagert sind.
Stromqualität/Technik: *Physikalisch* gesehen handelt es sich hierbei um ein- oder zweiphasig gleichgerichtete sinusförmige Wechselströme (fünf einzeln oder kombiniert applizierte Stromqualitäten DF [diphasé fixe], MF [monophasé fixe], CP [modulé en courtes périodes], LP [modulé en longues périodes] und RS [rhythme syncopé]; T 8.4, ◉ 8.20) mit einer konstanten *Impulsdauer* von 10 ms und einer entsprechend niedrigen *Frequenz* von 50 oder 100 Hz. Diese werden zusätzlich entweder im rhythmischen Wechsel unterbrochen, fortlaufend in der Frequenz verändert oder auch phasenverschoben mit geschwelltem einphasigen Sinusstrom kombiniert; gleichzeitige Applikation eines untergelagerten, in seiner Intensität frei einstellbaren Gleichstroms (sog. *Basisstrom* mit verhältnismäßig niedriger *Stromstärke* von 2–3 mA), der nur über eine kurze Zeitspanne, evtl. mit mehrfachen Polwechseln während jeder einzelnen Behandlung mit einwirkt.
Effekt: Starke Analgesie und kräftige Hyperämisierung mit Resorptionsförderung (proportional dem Gleichstromanteil), Reizwirkung auf geschädigte, aber auch auf intakte Skelettmuskulatur (proportional zum Anteil an Impulswechselstrom), beschleunigter Abtransport lokaler Gewebeödeme und Hämatome (Folge des Gleichstromanteils), Detonisierung der quergestreiften Muskulatur, zentral wirksamer Verdeckungseffekt mit nachfolgender beträchtlicher Erhöhung der Schmerzschwelle.

T 8.4 Verschiedene Formen diadynamischer Ströme und ihre besonderen Wirkungen und Einsatzmöglichkeiten

Abkürzung	Exakte Bezeichnung	Stromqualität	Pausendauer	Vorwiegender Effekt im Gewebe	Hauptindikationen in der Therapie
DF	Courant diphasé fixe (Modulation I)	Sinusstrom, 100 Hz Vollweg-gleichgerichtet, *Impulsdauer:* 10 ms	–	Analgesie, Hyperämisierung, auch sympathikusdämpfend	periphere Schmerzsyndrome
MF	Courant monophasé fixe (Modulation II)	Sinusstrom, 50 Hz, Einweg-gleichgerichtet, *Impulsdauer:* 10 ms	10 ms	Tonisierung des Bindegewebes, stärkere muskuläre Reizwirkung, bester effektiver Verdeckungseffekt	periphere Schmerzsyndrome mit begleitenden muskulären Dysfunktionen
CP	Courant modulé en courtes périodes (Modulation III)	Sinusstrom, 50/100 Hz (Kombination von DF und MF, die sich nach einer Flusszeit von 1 s abwechseln)	–	starke Analgesie und Resorptionsförderung, Steigerung der peripheren Durchblutung, muskeldetonisierend	akute posttraumatische Störungen, periphere Durchblutungsstörungen (Akrozyanose, Varikosis, Erfrierungen), Periarthropathien der Schulter
LP	Courant modulé en longues périodes (Modulation IV)	Sinusstrom, 50/100 Hz (Kombination von MF konstant und MF geschwellt, die um eine Phase gegeneinander verschoben sind)	–	länger anhaltende Analgesie, muskeldetonisierend	radikuläre Schmerzsyndrome, Myalgien, Myogelosen, Lumbago, Arthralgien
RS	Courant rhythme syncopé (Modulation V)	MF mit einer Flusszeit von jeweils 1 s	1 s	Steigerung der peripheren Durchblutung, ähnlich einer Reizung eines faradischen Schwellstromes	Elektrogymnastik inaktivitätsdingter Muskelatrophien

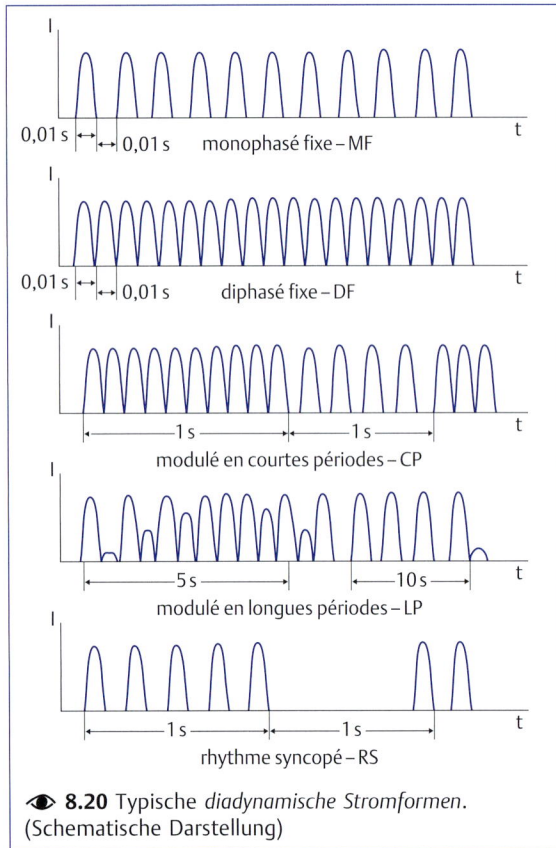

▸ **8.20** Typische *diadynamische Stromformen*. (Schematische Darstellung)

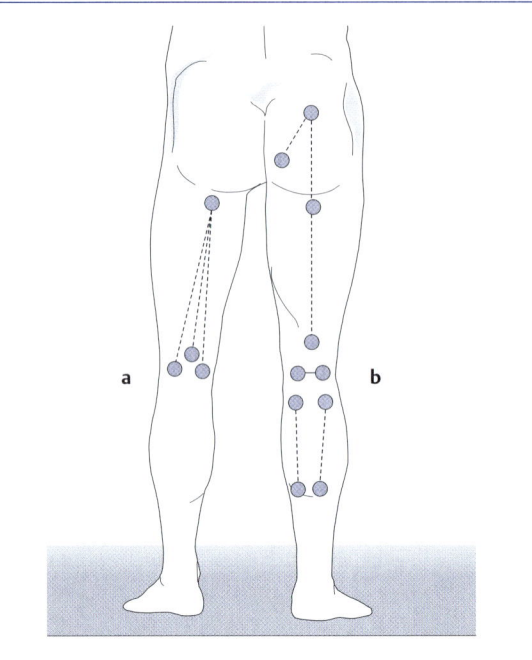

▸ **8.21a,b** Applikation diadynamischer Ströme am beugeseitigen Bein im Falle einer chronischen Lumboischialgie (schematische Darstellung). **a** Linkes Bein: Nervenstammapplikation (unterer Glutäalpunkt sowie Kniekehlen-, Tibialis- und Peronäuspunkt), **b** rechtes Bein: weitere mögliche Applikationsorte (nach Bernard)

Aufgrund des ständigen automatischen Wechsels der Frequenz und der Stromform bzw. der Modulation resultiert kaum ein Gewöhnungseffekt!

Anwendung: *Transregionale* Applikation der Ströme im Sinne der Quer- und Längsdurchströmung unter Einsatz größerer Plattenelektroden mit zwischenliegenden Viskoseschwämmen oder von Elektrodenschalen. Verwendung kleinerer runder Elektrodenschalen (am Handbügel) im Bereich schmerzhafter Triggerpunkte. *Längsdurchflutung* im Falle einer Erkrankung peripherer Nerven oder einer Ischialgie (▸ 8.21); *paravertebrale* oder *segmentale* Applikation (Längs- und/oder Querdurchflutung der Rückenmuskulatur) durch Einsatz großer Elektrodenschalen; *gangliotrope* Applikation im Bereich der Halswirbelsäule, wobei hier die direkte Anode stets kranial angelegt wird (keine Umpolung während der Behandlung).

Es sollten mindestens zwei Stromarten miteinander kombiniert werden, wobei jeweils mit 1–2 Minuten DF begonnen wird; anschließend – je nach gewünschter Wirkung – weitere Applikation von ein oder zwei anderen Stromformen, z. B.:
- Ödemresorption: DF → CP,
- starke Schmerzzustände: DF → LP,
- stärkere muskuläre Verspannungen: DF → MF,
- frisches Trauma (mit Hämatom): DF → CP → LP.

Zunächst erfolgt die Einstellung der (konstanten) Gleichstromkomponente, dann schrittweise gesteigerte Zugabe der jeweiligen diadynamischen Stromform (über einen Zeitraum von ca. 30–60 Sekunden); Umpolung nach der Hälfte der Behandlungszeit, wobei hier die Stromstärke vorübergehend auf Null reduziert wird.

Kombination mit Ultraschalltherapie (S. 157) möglich.

Dosierung/Behandlungsdauer: *Stromstärke* jeweils langsam zunehmend erhöhen, bis der Strom als zwar kräftig (kribbelnde Sensationen, zartes lokales Vibrieren), aber noch nicht als schmerzhaft empfunden wird. Dauerkontraktionen der Muskulatur sollten stets vermieden werden.

Im Falle einer *frischen* traumatischen Affektion und auch bei *hochakuten* Schmerzbildern möglichst 2-mal/Tag für dann 3–6 Minuten, in Einzelfällen bis zu 15 Minuten; i. A. Steigerung pro Einzelbehandlung um 1–2 Minuten. Bei *chronischen* Krankheitsbildern 3- bis 5-mal/Woche über 6–10 Minuten; beim Herpes zoster bis zu 3-mal/Tag für 20–30 Minuten.

Indikationen (▼ 8.4.):
- Frische Traumata, v. a. mit begleitendem Hämatom (Distorsionen, Kontusionen, Zerrungen u. a.),
- arthrogene, myogene und auch postoperative Schmerzzustände, auch bei peripheren Triggerpunkten,

- Neuritiden, Neuralgien (auch bei Herpes zoster), radikuläre Schmerzsyndrome mit Längs- bzw. aufsteigender Galvanisation,
- muskuläre Verspannungen und Verhärtungen, v. a. der Rumpfwirbelsäule, osteoporotisch bedingte Dorsolumbalgien,
- Periarthropathien, v. a. des Schultergelenkes,
- muskuläre Inaktivitätsatrophien (v. a. RS),
- periphere Durchblutungsstörungen, Morbus Sudeck Stadium I–II,
- Erkrankungen des rheumatischen Formenkreises (v. a. Spondylitis ankylosans).

Gefahren: Verminderte sensible Irritationen der Haut im Vergleich zur reinen Galvanisation; prinzipiell sind lokale Verbrennungen und Verätzungen unter den Elektroden bei nicht sachgerechter Anwendung möglich.

Kontraindikationen:
- Lokale Reizzustände oder Entzündungen der Haut im Anwendungsbereich,
- einliegende Metallimplantate (Osteosynthesematerialien, Endoprothesen),
- einliegender Herzschrittmacher.

Schwellstromstimulation

Definition/Technik: Rhythmische Zu- und Abnahme der Stromstärke beliebiger Serienimpulsströme; im Falle einliegender Metallimplantate müssen biphasische Rechteckimpulse gewählt werden.
Effekt: Reizwirkung auf regelrecht innervierte Skelettmuskulatur.
Anwendung: Möglichkeit des Eigentrainings mit kleinem handlichem und einfach zu betreibendem Gerät. Agonist und Antagonist können gleichzeitig oder aber im Wechsel stimuliert werden.
Indikation: Schonungs- oder inaktivitätsbedingte Muskelatrophie (z. B. in der Frührehabilitation nach vorderer Kreuzbandersatzplastik).
Dosierung/Behandlungsdauer: 3- bis 5-mal tgl. für 20 Minuten mit gleichzeitigem aktiven Mitüben entsprechend der Muskelfunktion (sog. Elektrogymnastik).

Träbert-Reizstrom

Abkürzung: U.
Synonym: Ultrareizstrom.
Definition: Spezielle Form der niederfrequenten Elektrotherapie mit monophasischen Dreieck- oder Rechteckimpulsen (neofaradischer Strom [S. 136 f]).
Technik: Strom mit einer *Impulsdauer* von 2 ms sowie einer *Pausendauer* von 5 ms, was einer *Frequenz* von 142,8 Hz entspricht.

Effekt: Prinzip des Gegenreizes: Stimulation mit hoher Intensität direkt unter oder gerade über der Schmerzschwelle der Rezeptoren. Es resultieren eine starke Analgesie sowie eine lokale Hyperämie mit nachfolgender Antiphlogese. Rasche Beschwerdelinderung meist schon unter der Behandlung; bleibt Erstere aus, sollte eine andere Stromart gewählt werden.
Anwendung: Einsatz höherer Stromstärken, bis ein deutlich vibrierendes Stromgefühl (deutliches Spannungsgefühl, erträgliches Kribbeln) einsetzt; Stromstärke am Anfang der Behandlung relativ zügig hochregeln; Nachregelung dann nach 1–2 Minuten (Gewöhnungseffekt). Dauerkontraktionen der Muskulatur sollten vermieden werden.

Einsatz großflächiger Elektroden (*aktive* Elektrode: Kathode) mit ausreichend großer Unterlage (z. B. im paravertebralen Bereich oder an den Extremitäten) als senkrechte oder waagerechte Längsanlage; Elektrodenabstand mindestens 3 cm. Nervenverläufe, Sehnenstrukturen und oberflächliche Anteile von Gelenkkapseln sollten möglichst ausgespart bleiben.
Dosierung/Behandlungsdauer: Tägliche Anwendungen über 5–15 Minuten; Steigerung pro Behandlung um 1–2 Minuten. Behandlungsserie von 10 Einzelanwendungen.

Indikationen:
- Posttraumatische Beschwerdebilder,
- degenerative, v. a. radikuläre Wirbelsäulensyndrome, Lumboischialgien, Spondylitis ankylosans (im Anfangsstadium),
- arthralgische Reizzustände im Zuge degenerativer Veränderungen,
- Myalgien, Myogelosen,
- Neuralgien.

Gefahren: Nur geringe therapeutische Breite zwischen Unter- und Überdosierung!

Kontraindikationen:
- Lokale Reizzustände, sensibilitätsgestörte Areale oder Entzündungen der Haut im Anwendungsbereich,
- fieberhafte Allgemeinerkrankungen,
- Blutungen oder Blutungsgefahr, Emboliegefahr,
- einliegende Metallimplantate (Osteosynthesematerialien, Endoprothesen),
- einliegender Herzschrittmacher.

TENS-Verfahren

Abkürzung: TENS steht für **t**ranskutane **e**lektrische **N**ervenstimulation.
Definition: Transkutan (extern) eingesetztes Analgesieverfahren mit Applikation niederfrequenter Nulllinien-symmetrischer bidirektionaler Impuls- und Gleichströme.

Effekt: So genannter „Verdeckungseffekt" (Gate control-theory) über Reizung peripherer Nervenendigungen (Vibrationsrezeptoren der Unterhaut). Durch den zwischen den Elektroden stattfindenden lokalen Stromfluss kommt es zu einer Verstärkung neuronaler Hemmungsvorgänge (Gegenirritation) mit sekundärer Blockade der Schmerzweiterleitung in die Hinterhornneurone des Rückenmarkes und damit zu einer lokalen Hypalgesie. Hier liegt die sensible Reizschwelle unter der motorischen; es resultiert eine deutlich spürbare, aber noch keinen motorischen Effekt auslösende Gewebeirritation mit subjektiv empfundener Schmerzlinderung, die in aller Regel etwa 2–4 Stunden anhält. Im gesamten durchströmten Bereich zeigen sich eine Vasodilatation und eine Hyperämie, bei Dauerbehandlung eine vermehrte Vaskularisation, insbesondere unter den Elektroden.

Stromformen (👁 8.23a, b):
- „Continuous TENS" mit konstanter Folge von Rechteck-Nadelimpulsen (*Impulszeit:* 60–220 µs, hohe *Frequenz:* 80–100 Hz).
- „Burst TENS" mit unterbrochener Folge von Nadelimpulsen (*Trägerfrequenz*: 80–100 Hz mit niedrigfrequenten *Impulsblöcken* von 2–4 Hz).

Zur Applikation in Körperbereichen über einliegenden Metallimplantaten gibt es biphasische Rechteckströme, deren Impulse ständig die Polarität wechseln.

Gerätetechnik: Angeboten werden kleine, handliche und leicht bedienbare Taschengeräte mit Ein- oder Zweikanaltechnik (👁 8.22), die netzunabhängig über Batterie betrieben und bequem am Körper getragen werden können, mit dann ein oder zwei Ausgängen für zweipolige Elektrodenkabel; integriertes Fach für aufladbare Akkubatterien (Ladeanzeige durch Leuchtdiode).

Meist existieren verschiedene vorgegebene Programme, bei denen der Patient bei manchen zusätzlichen Reizfrequenzen nur die Stromstärke verändern kann (Umschaltung von „high" mit 10–100 Hz auf „low" mit 1–10 Hz möglich). Elektroden aus Weichgummi (Fixation auf der Hautoberfläche mit einem Kontaktgel) oder als Klebeelektroden (dann ist der jeweilige Hautbezirk vor dem therapeutischen Einsatz mit Alkohol zu reinigen, bei starker Behaarung evtl. auch zu rasieren; 👁 8.24).

Zur Reduktion eines nicht seltenen Gewöhnungseffektes besitzen manche Geräte eine Frequenzmodulation (stochastische Ströme [S. 144]) mit ständig wechselnder Reizfrequenz zwischen 80 und 100 Hz; auch die Impulsbreite ist teilweise intervallmäßig zu variieren (30–220 µm).

Anwendung (in erster Linie zur Selbstbehandlung im Heimbetrieb): Platzierung der Elektroden mit hoher Frequenz („high") direkt über dem Hauptschmerzpunkt, der entsprechenden Nervenwurzel oder über dem Hautareal (Dermatom), das von dem jeweils betroffenen Nerven sensibel versorgt wird. Im Falle einer niederfrequenten Reizung („low"), z. B. wenn die analgetische Nachwirkung einer hochfrequenten Reizung nur kurz anhält, wird das entsprechende Myotom elektrisch stimuliert. Auch Akupunkturpunkte kommen als Stimulationsorte in Frage. In Einzelfällen ist eine geduldige Einstellungs- und Platzierungsarbeit erforderlich, bis die optimale Position der Elektroden und die adäquate Stromqualität bestimmt sind.

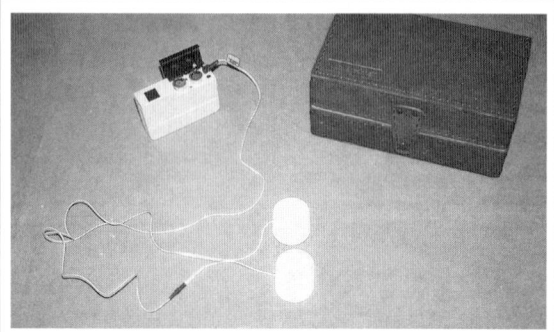

👁 **8.22** TENS (Sender in der Größe einer Zigarettenschachtel, aufklebbare Elektroden)

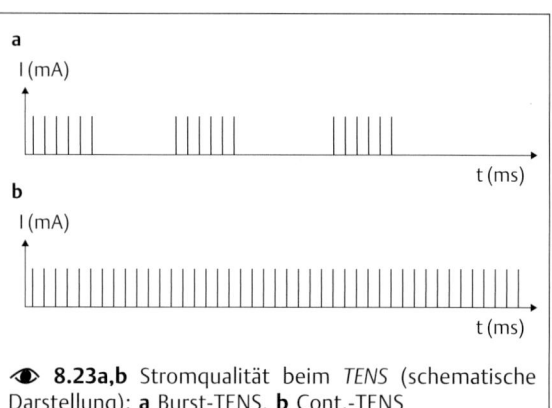

👁 **8.23a,b** Stromqualität beim *TENS* (schematische Darstellung): **a** Burst-TENS, **b** Cont.-TENS

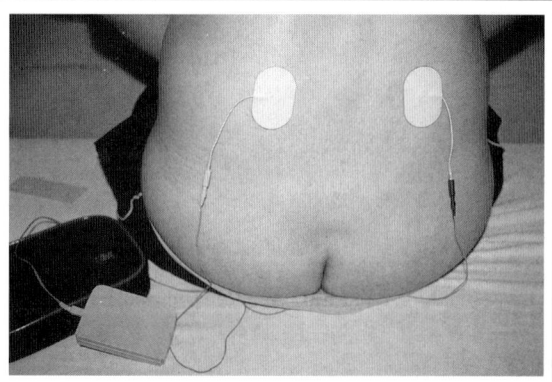

👁 **8.24** TENS-Therapie im paravertebralen LWS-Bereich bei chronischem Rückenschmerz

Sollten mit der Zeit Umfang und Fortdauer der Schmerzlinderung nach dem TENS-Einsatz nachlassen, so ist bei anzunehmendem Gewöhnungseffekt die Impulsfrequenz zu variieren.

Regelmäßige ärztliche Kontrollen sind anzuraten.

Erfolgsquote: 35–50 %; längerfristige Anwendung ist angeraten, da eine ausreichende Effizienz oft erst nach mehreren Wochen gegeben ist.

Kriterien für den Reizerfolg: deutlich spürbares Stromgefühl, subjektiv empfundene Besserung der Schmerzempfindung.

Dosierung/Behandlungsdauer: Zunächst ist die Bestimmung der individuellen Schmerzschwelle und der anatomischen Schmerztriggerpunkte erforderlich. Mit der Kathode soll der Hauptschmerzpunkt mehrmals täglich für etwa 20–60 Minuten stimuliert werden; *Stromstärke* (mit 10–85 mA extrem schwach) und *Frequenz* (40–120 Hz) können (bei unterschiedlichen Impulsfolgen) vom Patienten selbst individuell geregelt werden. *Dauer:* 20–30 Minuten, in Einzelfällen auch über mehrere Stunden.

Indikationen: Generell bei chronischen, kausal sonst nicht ausreichend behandelbaren Schmerzzuständen wie z. B. bei
- peripheren Neuralgien,
- radikulären Irritationen wie Zervikobrachialgien, Interkostalneuralgien, (chronischen) Lumboischialgien,
- Spannungskopfschmerz, chronischem Rückenschmerz (z. B. auch beim Postdiskotomiesyndrom),
- Periarthropathien, chronischen Gelenkprozessen,
- posttraumatischen oder postoperativen Schmerzbildern, durchblutungsbedingten peripheren Schmerzen,
- Stumpf- und Phantomschmerzen nach Gliedmaßenamputation,
- Tumorschmerzen,
- schmerzhaften Gelenkmobilisationen im Falle von Kontrakturen.

Einsatz vor allem dann, wenn eine Kontraindikation für eine (längere) medikamentöse Schmerztherapie besteht; kassenübliche, rezeptierfähige Leistung; nach gründlicher Unterweisung durch den Arzt und/oder den Physiotherapeuten vom Patienten selbst zu Hause ohne jede zeitliche Limitierung durchführbar.

Unbefriedigende Behandlungsergebnisse bei postherpetischer Neuralgie, auch bei neurotischen, psychotischen und hysterischen Patienten.

Gefahren: Seltene allergische Hautreaktionen auf das verwendete fixierende Pflaster; nach mehrstündiger ununterbrochener Stromapplikation evtl. harmlose lokale oberflächliche Erythembildung der Haut. Lediglich bei groben Applikationsfehlern kann es zu einer örtlich begrenzten Stromverätzung kommen.

Kontraindikationen:
- Einliegender Herzschrittmacher,
- allergische Hautreaktionen.

Nadelimpulsströme

Abkürzung: NI.

Definition: Monophasisch (gleichgerichtet) konstante oder wechselnde (stochastische) Ströme mit biphasisch (wechselnde Stromrichtung) konstanter oder wechselnder Frequenz.

Technik: Äußerst kurze *Impulszeit* von nur 0,1–1,0 ms, meist in Rechteckform; unterschiedlich lange *Pausenzeit* (◉ 8.25); variable Frequenz in Abhängigkeit vom gewünschten Therapieeffekt.

Vorteil: Sehr gute sensible Verträglichkeit mit nur sehr geringer Gefahr der Verätzung (da sehr kurze Impulszeit).

Effekte: Abhängig von der verwendeten Frequenz des Stromes (T 8.5).

Anwendung, Dosierung und Indikationen: Wie bei allen anderen Reizströmen.

Bei den batteriebetriebenen Heimgeräten als TENS (S. 141 ff) bezeichnet.

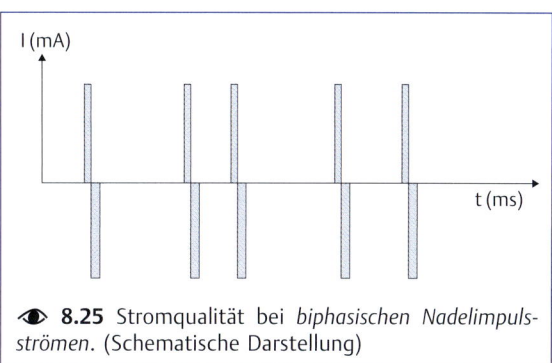

◉ **8.25** Stromqualität bei *biphasischen Nadelimpulsströmen*. (Schematische Darstellung)

T 8.5 Frequenzabhängige Effekte von Nadelimpulsreizströmen

Stromfrequenz (Hz)	Wirkung
0,5–10	Aktivierung des Sympathikus
5–20	Analgesie, Hyperämisierung (Schüttelfrequenzen)
20–25	Aktivierung des Parasympathikus
50	optimal zur Reizung der quergestreiften Muskulatur
100	Dämpfung des Sympathikus, Analgesie bei akuten Störungen, Hyperämisierung

Stochastische Reizströme

Definition: Reizströme mit periodisch veränderter Frequenzabfolge.
Technik: In regelmäßigen Abständen wechseln die *Frequenzen* zwischen 50 und 100 Hz ab (z. B. DP und LP); hierbei kann es sich um gleichgerichtete (monophasische) oder auch um ständig die Richtung wechselnde (biphasische) Rechteck-, Dreieck- oder Nadelimpulsfolgen handeln (👁 8.26).
Vorteil: deutlich reduzierter Gewöhnungseffekt.
Anwendung, Dosierung und Indikation: Wie bei allen anderen Reizströmen.

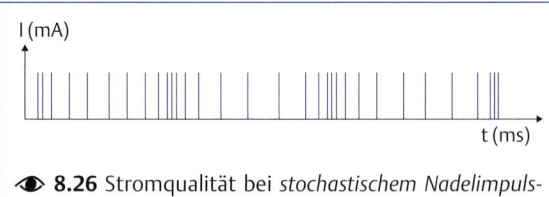

👁 8.26 Stromqualität bei *stochastischem Nadelimpulsstrom*. (Schematische Darstellung)

Hochvolttherapie

Abkürzung: HV.
Definition: Niederfrequenztherapie mit kurzen polaren Doppelimpulsen.
Effekt: Aufgrund der extrem kurzen Impulsdauer (noch kürzer als bei Nadelimpulsströmen [S. 143]) und dem Fehlen einer Gleichstromkomponente resultiert – trotz teilweise hoher maximaler Stromstärken – keine elektrolytische Gewebewirkung mehr; daher ist ein Einsatz auch bei einliegenden (nicht elektrisch aktiven) Metallimplantaten (z. B. Osteosynthesematerialien, Endoprothesen) möglich. Gute sensible Verträglichkeit, Hautverätzungen sind nicht möglich.

Wie bei allen Reizströmen kommt es zu einer lokalen Analgesie und Hyperämisierung (mit Verbesserung der Wundheilung) sowie zu einer Detonisierung der darunter liegenden Muskulatur.

Deutliche Verbesserung der Muskelkraft und des Muskelumfanges (einem isometrischem Training überlegen!). Infolge des hohen Spitzenstroms können ganze Muskelgruppen von nur einem einzigen Punkt aus wirkungsvoll stimuliert werden – ein Vorteil, der in der Frührehabilitation nach knöchernen Verletzungen mit noch fehlender Belastungsstabilität genutzt wird (👁 8.27).
Stromqualität: *Stromspannung*: 350–550 Volt. *Stromstärke*: durchschnittlich <1,5 mA (bei einer Frequenz von 100 Impulsen und einer Impulsdauer von 6 ms); bis zu 220 mA. *Stromfrequenz*: 10–150 Hz. *Impulsdauer*: (20)40–80 µs.
Dosierung/Behandlungsdauer: Täglich bei *akuten* Affektionen, 2- bis 3-mal/Woche bei *chronischen* Beschwerdebildern. 5–15(20) Minuten, Steigerung von 1 Minute pro Behandlung, wobei der Patient die Stromstärke selbst regulieren kann.

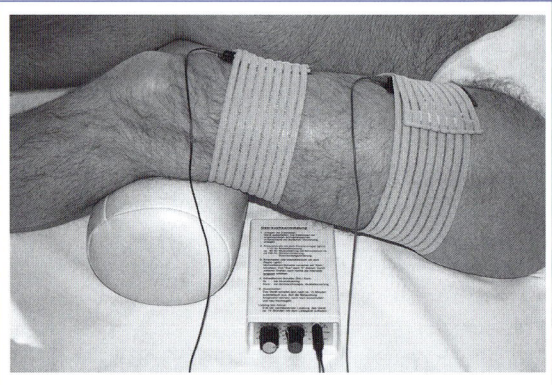

👁 8.27 Hochvolttherapie rechter Oberschenkel

Indikationen:
- Posttraumatische Schmerzzustände,
- degenerative (und rheumatische) Gelenkaffektionen,
- chronische Epikondylopathien, Achillodynien,
- trophische Hautulzera (auch beim Diabetes mellitus), Algodystrophie (Morbus Sudeck), Gewebeödeme,
- Myogelosen (auch im Bereich des Rückens),
- periphere Neuralgien (v. a. nach Herpes zoster),
- Impulsbehandlung intakt innervierter Muskulatur.

Kontraindikationen:
- Herzerkrankungen (v. a. Herzrhythmusstörungen), einliegender Herzschrittmacher,
- lokale Hautaffektionen.

Therapie mit mittelfrequenten Strömen

Abkürzung: MF-Strom.

Grundlagen

Im Gegensatz zur niederfrequenten Gleichstromanwendung, bei der jeder einzelne Stromimpuls auch mit einer Erregung beantwortet wird, müssen beim Einsatz eines höherfrequenten Wechselstroms zahlreiche, u. U. mehrere Hundert Stromperioden abgelaufen sein, bis es letztendlich zu einer Reizbeantwortung kommt (sog. asynchrone Antwort der erregbaren Zellen auf gesetzte Reizimpulse). Die neuromuskuläre Aktivierung als Folge der reaktiven Depolarisation (Reizwirkung) erfolgt somit erst durch die Reizsummation aus einer Vielzahl von Einzelimpulsen (sog. Gildemeister-Effekt). Aufgrund des nur geringen kapazitiven Widerstands der Gewebestrukturen (stetige Erniedrigung mit Zunahme der Stromfrequenz) wird zum Erreichen derselben Stromstärke eine niedrigere Stromspannung benötigt, sodass auch bei hoher Stromdichte keine wesentliche sensible Haut- und Unterhautbelastung erfolgt.

Mittelfrequente Wechselströme (*Frequenzumfang:* 1000–300 000 Hz) mit einer therapeutischen Breite von etwa 3000–20 000 Hz wirken somit bei weitgehend störungsfreier Durchdringung der Gewebeoberschichten in erster Linie auf die Zellen der zwischen den beiden Elektroden liegenden Muskulatur (Nervenzellen dagegen benötigen zur elektrischen Anregung eine höhere Stromfrequenz!). Typisch für diese Stromform ist ihre besondere Volumenwirkung: Die Effizienz hängt vor allem ab von der Stärke der lokalen Stromdichte, die sich wiederum aus der Größe der verwendeten Elektroden ergibt. Die Reizwirkung eines kontinuierlichen Stromflusses mit gleich bleibender Amplitude klingt bereits nach Bruchteilen einer Sekunde wieder ab.

Ein sinusoidaler, Nulllinien-symmetrischer Mittelfrequenzstrom entfaltet unter beiden Elektroden dieselbe apolare Wirkung, es kommt daher auch nicht zu einer Bildung von Elektrolyseprodukten.

Beim Wechselstrom sollte die Gesamtstromstärke möglichst unter 60 mA liegen; je kleiner die Elektrodenfläche dimensioniert ist, desto höher wird die lokale Stromdichte, was dann auch die Gefahr unerwünschter (Haut-)Nebenwirkungen mit sich bringen kann. Aus der Interferenz oder der Phasenverschiebung zweier oder dreier Stromkreise am gewünschten Wirkungsort resultiert die angestrebte lokale biologische Reaktion bei gleichzeitig reduzierter lokaler Hautbelastung.

Konventioneller Interferenzstrom

Abkürzung: IF.
Synonyme: Nemectrodyn-Anwendung, Nemec-Verfahren.
Technik: Interferenz (d. h. Mischung) zweier mittelfrequenter sinusförmiger Wechselströme (4000–5000 Hz), die sich in der Frequenz jeweils nur geringfügig unterscheiden oder aber phasenverschoben sind mit konsekutiver Reizerhöhung in ihrem Überlappungsgebiet in tiefer gelegenen Gewebeschichten. Im Bereich der Kreuzungsstelle dieser beiden Stromkreise kommt es zu zwei neuen Stromfrequenzen: einem niederfrequenten Anteil in Form von *Schwebungen* (rhythmische Stromstärkeschwankungen wie im Falle eines Schwellstroms) und einem mittelfrequenter Anteil (*Trägerfrequenz*), der die biologisch wirksamen Schwebungen „trägt" (👁 **8.28** und 👁 **8.29**).

Interferenzfrequenz (sog. *Schwebungsfrequenz*): etwa 25–200 Hz (**T 8.6**).

Zur optimalen Ausnutzung der Interferenzwirkung sollten die beiden Stromkreise die gleiche Intensität besitzen; Vektorverschiebung – wenn vom Gerät her möglich – einschalten (zuvor Ausgleich der Stromkreise herbeiführen).

Effekt: Gute Tiefenwirkung. Sympathikusdämpfung (Gefäßnervensystem), gute Analgesie, muskuläre Detonisierung, Muskelstimulation. Bei höherer Schwebungsfrequenz auch Hyperämisierung mit Resorptionsförderung. Die Trägerfrequenz vermittelt die gute sensible Verträglichkeit des Stroms sowie die Senkung des Hautwiderstandes (tiefer liegende Gewebeschich-

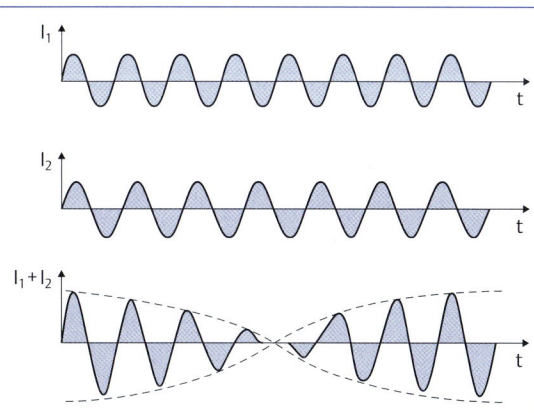

👁 **8.28** Stromqualität beim *Interferenzstrom* (schematische Darstellung). Lineare Superposition der beiden Komponentenströme I_1 und I_2 mit dem Ergebnis einer Schwebung ($I_1 + I_2$).

$$\text{Grundfrequenz} = \frac{(\text{Frequenz 1} + \text{Frequenz 2})}{2}$$

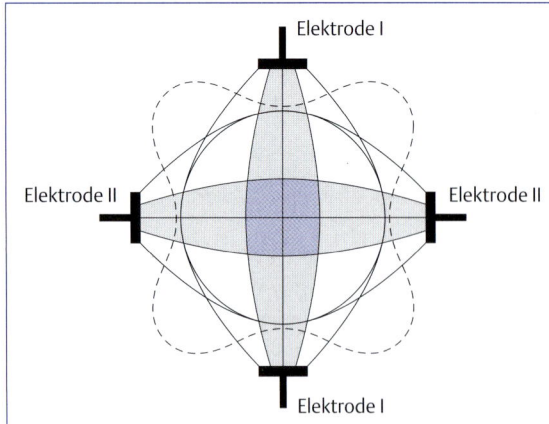

8.29 Schematische Darstellung der Stromüberlagerung zweier Stromkreise I (*senkrecht*) und II (*waagerecht*) im Rahmen der Interferenzstromtherapie

8.6 Indikationsabhängige Schwebungsfrequenzen im Rahmen der Interferenzstromtherapie

Indikationen	Frequenzen des Schwebungsstromes
lokale Analgesie	100 Hz konstant *oder* 90–100 Hz rhythmisch wechselnd
Sympathikusdämpfung	bis zu 200 Hz
muskuläre Detonisierung	25 Hz
motorische Reizung	50 Hz

ten werden ohne Hautreizung erreicht). Durch Einsatz rhythmischer Frequenzen (sog. Amplitudenmodulation, was einem ständigen Ein- und Ausschalten des elektrischen Stromes entspricht) gelingt die Vermeidung eines Gewöhnungseffektes (Adaptation) der stromdurchflossenen Gewebe.

Anwendung: Meist *statische* Stromzuführung über vier fest angebrachte (in der Regel zwei jeweils gegenüberliegende) Saugelektrodenpaare (⚫ 8.30 und ⚫ 8.31); im Falle einer bipolaren Interferenz (s. u.) sind nur zwei Elektroden im Einsatz (⚫ 8.32). Des Weiteren ist auch eine *kinetische* Stromzuführung mithilfe zweier fixierter sowie zweier vom Therapeuten bewegter Handschuhelektroden möglich (besondere Form der „manuellen Massage"). Letztendlich besteht auch die Möglichkeit der gleichzeitigen Behandlung mit einem pulsierenden Vakuum (Endovac) mit zusätzlichem mechanischem Reiz.

Dosierung/Behandlungsdauer: *Akute Symptomatik:* Einzelbehandlungszeit 5–10 Minuten 3- bis 5-mal/Woche (Steigerung pro Sitzung um 1–2 Minuten sinnvoll). *Chronische Beschwerdebilder:* Einzelbehandlungszeit 12–15 Minuten 2- bis 3-mal/Woche. Insgesamt etwa 6–12 Einzelapplikationen.

Frequenzwahl:
- akute Symptomatik: konstant 100 Hz oder 200 Hz,
- subakute Symptomatik: 80–100 Hz oder 100–200 Hz,
- chronische Symptomatik: wechselnd 1–100 Hz oder 1–200 Hz.

Je akuter das klinische Bild, desto langsamer sollte der Frequenzwechsel erfolgen.

Indikationen:
- Chronische degenerative lumbale Wirbelsäulensyndrome mit (reflektorischen) muskulären Dysfunktionen, Involutionsosteoporosen,
- chronische Zervikalsyndrome mit Verspannungen der Schulter-/Nackenmuskulatur,
- Periarthropathien (v. a. der Schulter und des Hüftgelenkes), Epikondylopathien,

⚫ **8.30** Interferenzstromanwendung im Bereich der lumbalen Rückenstrecker (Bauchlage des Patienten)

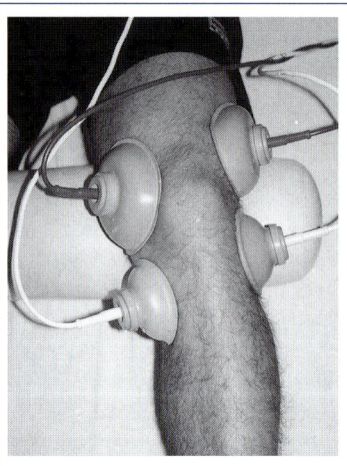

⚫ **8.31** Interferenzstromanwendung am linken Kniegelenk

Therapie mit mittelfrequenten Strömen

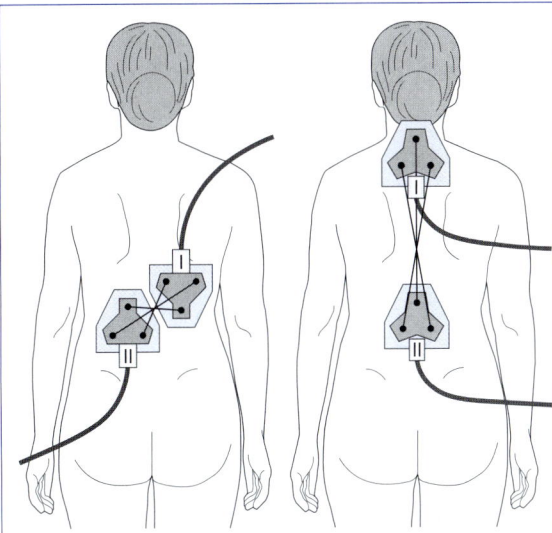

▸ **8.32a,b** Einsatz von Sternelektroden im Rückenbereich: **a** schräg gegenüberliegend *(Querdurchflutung)*, **b** untereinander liegend in gleicher Richtung *(Längsdurchflutung)*

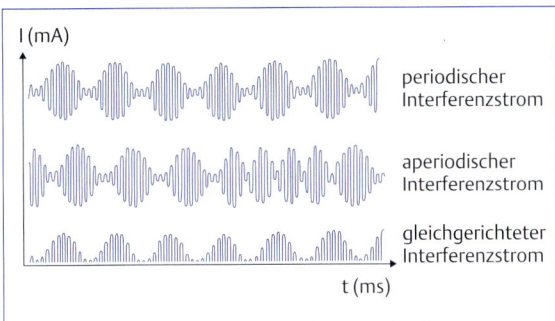

▸ **8.33** Stromqualitäten bei den *verschiedenen Formen des Interferenzstromes*. (Schematische Darstellung)

- Arthralgien im Zuge degenerativer Gelenkerkrankungen (v. a. des Hüft- und Kniegelenkes),
- Neuralgien, Neuritiden,
- trophische Störungen, Morbus Sudeck Stadium II–III,
- frische Kontusionen und Distorsionen.

Gefahren: Kein Verätzungsrisiko der Haut; Lokalbehandlung auch über einliegenden Metallimplantaten möglich.
Kontraindikationen:
- Einliegender Herzschrittmacher,
- einliegende Insulin- oder Analgetikapumpe,
- frische Thrombose, lokale Verletzungen der Haut (Nekrosen durch lokale Spitzenströme),
- Querdurchströmung des Mediastinums (Herzregion).

Sonderformen

Bipolare Interferenz: Die Mischung der beiden Stromkreise erfolgt in diesem Falle nicht in der therapierten Körperregion, sondern bereits im Gerät und wird anschließend über zwei Elektroden abgegeben.

Vorteil hierbei ist, dass die Interferenz bereits unter den Elektroden wirksam wird; Kombination mit einer Ultraschallanwendung (S. 157 f) möglich.
Gleichgerichtete bipolare Interferenz: Hier erfolgt ein Wegschneiden der negativen Halbwellen (▸ **8.33**); gleichzeitige Iontophorese (S. 132 f) möglich, Kombination mit einer Ultraschallanwendung (S. 157 f) ebenfalls möglich.

Eine deutliche Verbesserung der analgetischen Wirkung kann durch eine *Kombination mit niederfrequenten Strömen* (S. 136 ff) erzielt werden (dann allerdings mit der Gefahr elektrolytischer Nebenwirkungen auf der Haut).

Stereodynamischer Interferenzstrom

Synonym: Siemens-Interferenzstromanwendung.
Technik: Weiterentwicklung der klassischen Interferenzstromanwendung: Statt wie bisher zwei Stromkreise (Nemec-Verfahren) werden bei dieser Methode drei einzelne, voneinander unabhängige Stromkreise (anatomisch jeweils unterschiedliche Richtung) verwendet mit um 120° verschobenen Phasen, die über drei großflächige Elektroden zugeführt werden. Der Wechselstrom ist hinsichtlich seines Modulationsgrades variierbar (*Frequenz:* 11 000 Hz); außerdem wird noch ein niederfrequenter Wechselstrom (*Frequenz:* 250 Hz), der lediglich sensibel schwellig und motorisch unterschwellig dosiert ist, beigegeben (ständige rhythmische Phasenverschiebungen (▸ **8.34**) der beiden mittelfrequenten Stromkreise bei konstanter Amplitude des dritten Stromkreises).
Anwendung: Einsatz zweier spezieller Sternelektroden mit jeweils drei Einzelelektroden (▸ **8.35**).
Effekt: Anatomisch relativ großräumiges therapeutisch wirksames Reizgebiet mit hoher und gleichmäßiger Durchblutung der stromdurchflossenen Muskulatur; Erhöhung der Permeabilität der Zellmembranen mit verbesserter Gewebetrophik und Steigerung der Resorption.
Dosierung/Behandlungsdauer: 8–10 Minuten/Sitzung.
Indikationen: s. o.
Kontraindikationen: s. o.

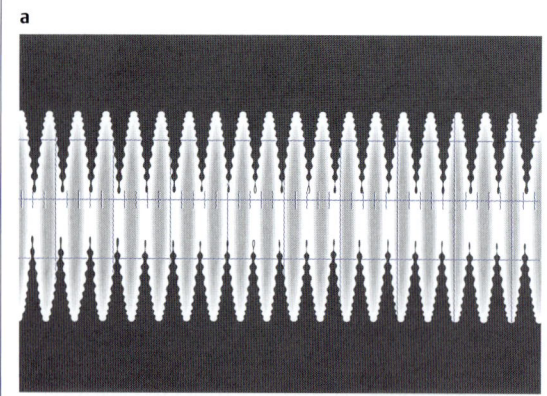

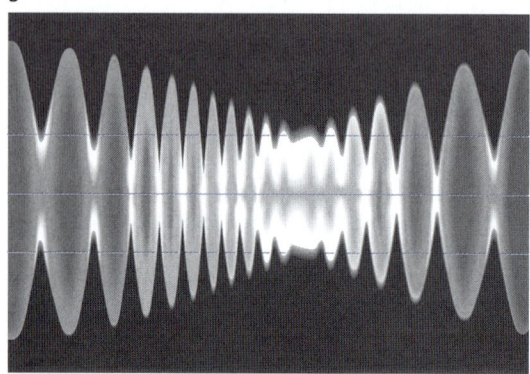

◉ **8.34a,b** Stromqualität bei *stereodynamischem Interferenzstrom* (schematische Darstellung): **a** *konstante* Amplitude (200 Hz), **b** *variierte* Amplitude, Frequenzrhythmik 2,5–25 Hz

Sonderform Interferenzregulationstherapie

Abkürzung: IFR.
Technik: Einsatz von vier Stromkreisen, wobei bereits im Gerät vormodulierte Wechselströme gleichzeitig zur Anwendung kommen (jeweils zwei übereinander angelegt); keine Kombination mit anderen Stromformen (cave: Plateaueffekt!).
Effekt: Normalisierung des Muskeltonus, Schmerzlinderung, Steigerung des Gewebestoffwechsels.
Indikationen:
- Degenerative Gelenkaffektionen,
- Achillodynie,
- (Rest-)Paresen nach lumbaler Bandscheibenoperation,
- Morbus Sudeck.

Kontraindikationen:
- Einliegender Herzschrittmacher,
- Gerinnungsstörungen, Marcumar-Therapie,
- Thrombose,
- kürzlich erfolgte Organtransplantation,
- parallel durchgeführte Chemotherapie,
- floride Tuberkulose.

Wymoton-Therapie

Synonyme: Therapie nach Wyss, geschwellter Mittelfrequenzstrom.
Technik: Einsatz eines langsamen Schwellstroms mit einer *Frequenz* von etwa 0,1–0,16 Hz.
Effekt: Auslösung von Kontraktionen der exponierten Skelettmuskulatur ohne gleichzeitige Schmerzempfindung.
Indikationen: Passives Auftrainieren temporär oder permanent inaktiver Skelettmuskulatur zur Atrophieprophylaxe (z. B. auch im Falle einer Schwäche der motorischen Willkürinnervation).
Kontraindikationen: s. o.

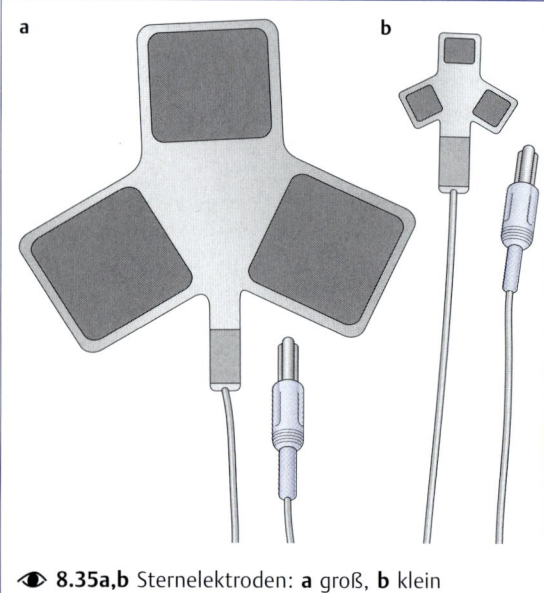

◉ **8.35a,b** Sternelektroden: **a** groß, **b** klein

Therapie mit hochfrequenten Wechselströmen

Abkürzung: HF-Strom.

Grundlagen

Bei der therapeutischen Anwendung hochfrequenter elektrischer Wechselströme handelt es sich um eine spezielle selektive (Tiefen-)Thermotherapie (S. 87 ff), bei der die lokale Wärmewirkung im Gewebe einerseits durch elektrische und magnetische Felder (Kurzwellentherapie), andererseits durch elektromagnetische Wellen (Dezimeterwellentherapie, Mikrowellentherapie) hervorgerufen wird (T 8.7); bei den letzten beiden Behandlungsstrategien arbeitet das Therapiegerät als Sender, die Ausbreitungsgeschwindigkeit der Wellen entspricht derjenigen des sichtbaren Lichts.

Die verwendete *Stromfrequenz* liegt bei über 300 000 Hz; aufgrund der nur sehr kurzen *Impulsdauer* von nur wenigen Millisekunden kommt es nicht mehr zu einer direkten Reaktion der Nerven- und/oder Muskelzellen (keine eigentliche elektrische Stromwirkung mehr!), sondern lediglich zu einem lokalen chemischen Reiz mit anschließend einsetzendem Wärmeeffekt (sog. **Diathermie**; ◉ 8.36 und ◉ 8.37), wobei die Kreislaufbelastung im Gegensatz zu anderen Spielarten der Thermotherapie deutlich geringer ist. Ein unmittelbarer Hautkontakt der Elektroden – wie bei der Nieder- und Mittelfrequenztherapie – ist nicht erforderlich (◉ 8.38).

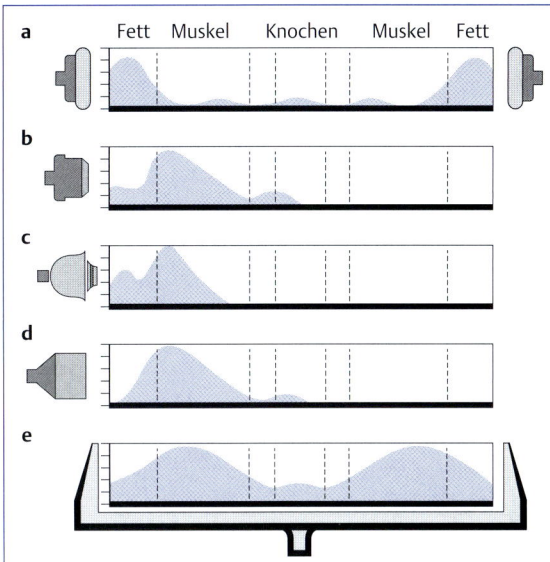

◉ **8.36a–e** Schematischer Vergleich charakteristischer Temperaturverläufe verschiedener Hochfrequenz-Wärmetherapieverfahren (so genannte relative Erwärmung) nach kurzer Einstrahlungszeit: **a** Kurzwellentherapie im Kondensatorfeld, **b** Kurzwellentherapie im Spulenfeld, **c** Mikrowellentherapie im Strahlenfeld, **d** Ultrahochfrequenztherapie (Dezimeterwellen) mittels Rundstrahler, **e** Ultrahochfrequenztherapie

T 8.7 Übersicht über die physikalischen Daten der verschiedenen Formen der Hochfrequenztherapie und der Ultraschallanwendung

Behandlungsart	Frequenzbereich	Frequenz (Therapie)	Wellenlängenbereich	Wellenlänge (Therapie)	Funktechnische deutsche/internationale Bezeichnung	Physikalisches Wirkungsprinzip
Ultraschall	300 kHz bis 3 MHz	800 kHz	1–100 m	1,875 m	Mittelwelle (MW), Hektometerwelle, Medium frequency (MF)	mechanische Energie, Schallfelder/Vibration, Absorption im Gewebe
Kurzwelle	3–30 MHz	27,12 MHz (± 0,6 %)	10–100 m	11,06 m	Kurzwelle (KW), Dekameterwelle, High frequency (HF)	elektrische Energie, elektrische und magnetische Felder, Erzeugung von Joule-Wärme
	30–300 MHz	–	1–10 m	–	Ultrakurzwelle (UKW), Very high frequency (VHF)	–
Dezimeterwelle	300 MHz bis 1 GHz	433,92 MHz (± 0,2 %)	50–100 cm	69 cm	Dezimeterwelle (dmW)	elektrische Energie
Mikrowelle	1–3 GHz	2450 MHz (± 50 MHz)	10–50 cm	12,5 cm	Ultra high frequency (UHF)	elektromagnetische Felder, Absorption im Gewebe

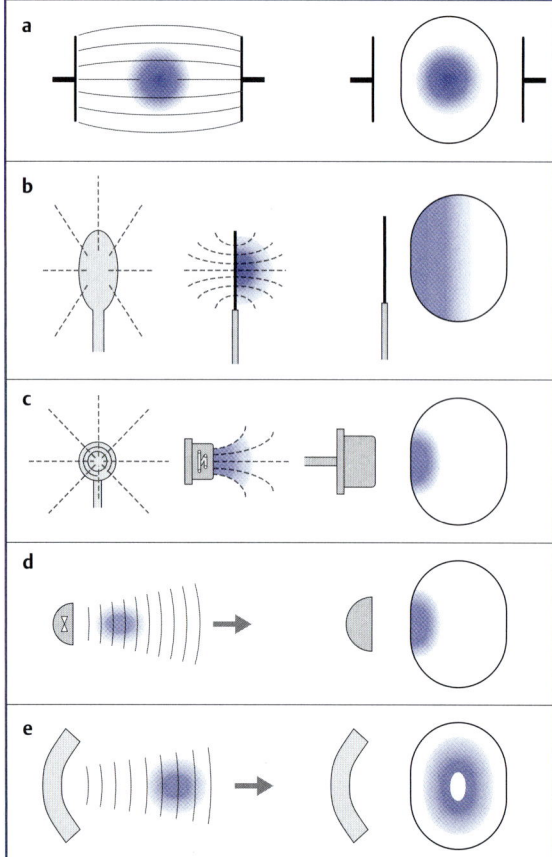

8.37a–e Typische lokale Wärmewirkung im Rahmen der Hochfrequenzelektrotherapie (schematische Darstellung): **a** Kondensatorfeld-Elektroden (stärkste Tiefenwirkung), **b** Induktionskabel (großflächige Erwärmung der Muskulatur), **c** Wirbelstrom-Elektrode (umschriebene Erwärmung), **d** Rundstrahler (umschriebene Erwärmung), **e** Muldenstrahler (Dezimeterwelle) (gute Tiefenwirkung unter Aussparung des Fettgewebes)

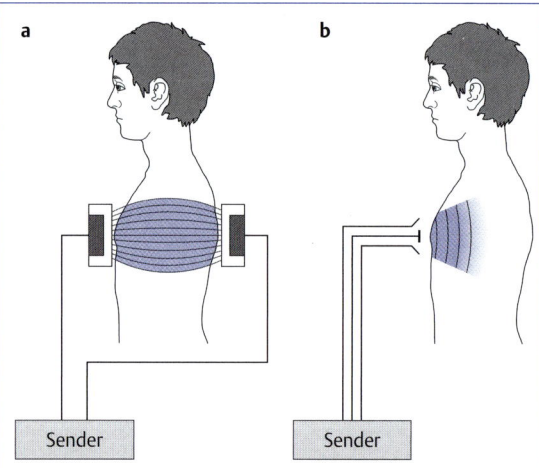

8.38a,b Stromfluss und Wärmewirkung bei der Hochfrequenz-Elektrotherapie im Kondensatorfeld (**a**) und Strahlenfeld (**b**). (Schematische Darstellung)

Effekt: Es resultiert – neben einer allgemeinen Erhöhung der Körpertemperatur – v. a. eine lokale Hyperämisierung mit Stoffwechselsteigerung (Phagozytose, Leukodiapedese); hierdurch sind eine gute Analgesie und Relaxation der glatten und quergestreiften Muskulatur sowie eine Bindegewebsauflockerung gegeben. Außerdem kommt es zu einer Viskositätserhöhung der Synovialflüssigkeit. Während der Behandlung tritt nicht selten eine als angenehm empfundene Müdigkeit auf.

Anwendung: Möglichst bequeme entspannte Körperhaltung des Patienten (liegende oder sitzende Position); Behandlungstisch oder Stuhl aus Kunststoff, Holz oder Rohrgeflecht ohne metallische Anteile; zu behandelndes Körperareal weitgehend entkleidet, wenig saugfähige Kunststoffe aus Perlon, Nylon oder Polyacryl, auch feuchte Kleidung sollten abgelegt werden zur Vermeidung einer übermäßigen oberflächlichen Erhitzung infolge stärkerer Schweißbildung. Schmuck (Ringe, Ketten, Armbänder, Ohrstecker, Haarspangen oder -nadeln), Brillen, Hörgeräte, Uhren oder Kleidungsstücke mit Metallknöpfen bzw. -verschlüssen u. Ä. sind aufgrund der Aufheizgefahr ebenfalls zu entfernen. Trockene Gipsverbände (ohne Metallschienen) sind unbedenklich; transdermale therapeutische Systeme (Östrogen-, Fentanyl- oder Morphinpflaster u. Ä. mit meist feinen Aluminiumpartikeln im Klebematerial), feuchte Verbände, Wund- und Fistelsekrete sowie noch auf der Haut befindliche Salbenreste sollten ebenfalls vorher entfernt werden.

Dosierung/Behandlungsdauer: *Einfache Grundregel:* Wärmeintensität und Dauer der Anwendung umge-

T 8.8 Dosisstufen bei der Wärmetherapie mit hochfrequenten Strömen (modifiziert nach Schliephake 1960)

Dosisstufe	Stärke	Subjektiv empfundener lokaler Effekt
I	sehr schwach	sensibel unterschwellig, keine Wärme zu spüren; zunächst erfolgt ein Hochregeln der Stromstärke bis zum gerade eben empfundenen Wärmereiz; anschließende Dosisreduktion, bis dieses Wärmegefühl wieder verschwindet
II	schwach	sensibel schwellig; leichte Wärme gerade eben zu verspüren
III	mäßig	angenehm empfundenes mittleres (deutliches) Wärmegefühl
IV	stark	sehr starkes, als gerade eben noch erträglich angegebenes Wärmegefühl (nicht unangenehm)

kehrt proportional zur Aktivität des Prozesses: Im Falle einer *akuten* Erkrankung Dosis I–II bei einer Behandlungszeit von 2–5 Minuten/Tag; bei einer *chronischen* Störung Dosis III–IV über 10–15 Minuten 2- bis 3-mal/Woche (**T 8.8**); Beginn mit einer schwächeren Dosis mit dann allmählicher, individuell angepasster (einschleichender) Steigerung (möglichst ständige Rücksprache mit dem Patienten) sinnvoll.

Indikationen: Alle Erkrankungen, bei denen lokal unterhalb der Körperoberfläche Wärme erzeugt werden soll, v. a. bei chronischen degenerativen Prozessen des Haltungs- und Bewegungsapparates (Arthrosen, Wirbelsäulensyndrome mit muskulären Verspannungen, Tendinosen, Insertionstendopathien, Periarthropathien); Myalgien und Myogelosen und auch Erkrankungen des rheumatischen Formenkreises (allerdings nicht im Falle eines akut-entzündlichen Schubes!); entzündliche eitrige Prozesse wie Furunkel, Karbunkel, Panaritien, Schweißdrüsenabszesse u. Ä.

Gefahren: Liegen metallische Implantate oder große Granatsplitter in der Nähe des Wirkbereiches, besteht Aufheiz- und Verbrennungsgefahr. Möglichst keine Anwendung bei Kindern in der Nähe noch offener Epiphysenfugen (*cave:* Wachstumsstörung!). Im Falle einer Applikation im Kopfbereich sollten Kontaktlinsen herausgenommen werden, darüber hinaus sollte immer eine Drahtschutzbrille getragen werden (Prävention einer Linsentrübung!). Eine zu starke Erwärmung (selten) kann zu einer zunehmenden Vasokonstriktion bis hin zur völligen Stase und kompletten Ischämie führen (*cave:* pAVK).

Kontraindikationen:
- Im Körper einliegende Metallimplantate (Osteosynthesematerialien, Endoprothesen),
- einliegender Herzschrittmacher, einliegende Analgetika- oder Insulinpumpe,
- dekompensierte Herzinsuffizienz, ausgeprägte pAVK,
- Blutungsneigung (Hämophilie, Markumarisierung),
- frische Hämatome, periphere Ödeme, Gelenkergüsse, Thrombophlebitiden,
- floride generalisierte entzündliche Prozesse, Osteomyelitis,
- fieberhafte Allgemeinerkrankungen,
- akute Neuralgien,
- beeinträchtigte lokale oder systemische Schmerz- und/oder Temperaturempfindung (z. B. radikulärer sensibler Ausfall, Syringomyelie u. a.),
- maligne Tumoren.

Kurzwelle

Abkürzung: KW.
Synonym: Kurzwellendiathermie.
Stromqualität: *Stromfrequenz:* 27,12 MHz; *Wellenlänge:* 11,062 m.

Technik: Kurzwellenströme entstehen durch rhythmische Schwingungen elektrischer Ladungen in sog. Schwingkreisen; diese setzen sich im Wesentlichen aus einem Kondensator und einer Spule zusammen; fortlaufende Energiebereitstellung durch eine Elektronenröhre mit stetiger Umwandlung elektrischer in magnetische Energie.

Anwendungsformen:
- *Kondensatorfeldbehandlung (elektrisches Feld):* zwei isolierte Plattenelektroden parallel zur Körperoberfläche (Abstand 1–4 cm) mit dazwischen liegendem, zu behandelndem Areal (Körper und Elektroden bilden dabei zusammen einen Kondensator; ● **8.39**); eine stärkere Kantung der Elektroden kann zu schmerzhaften lokalen Überhitzungen führen (● **8.40**).

Längs- und *Querdurchflutung* möglich mit weitgehend homogener Durchströmung des gesamten zwischenliegenden Körperbezirkes; auch elektrisch nicht leitende Medien werden ohne weiteres durchdrungen (sog. *Verschiebestrom*). Im Falle einer Querschnittsverengung (z. B. am Übergang der Waden- zur Knöchelregion) ist eine höhere Stromdichte mit dann stärkerer Erwärmung gegeben (● **8.40**). Die Zuführungskabel zu den Elektroden sollten den Körper nirgendwo unmittelbar berühren (*cave:* Wärmekonzentration).

Wasserreiches Gewebe wie die Muskulatur und die inneren Organe werden weniger stark erwärmt als wasserarme Gewebestrukturen wie Knochen und v. a. das Fettgewebe (sog. Fettbelastung). Die Effizienz ist abhängig vom Elektroden-Haut-Abstand, der Größe sowie der Stellung der Plattenelektroden (je größer der Abstand, desto bessere Tiefenwirkung und desto geringere Belastung des Fettgewebes!).

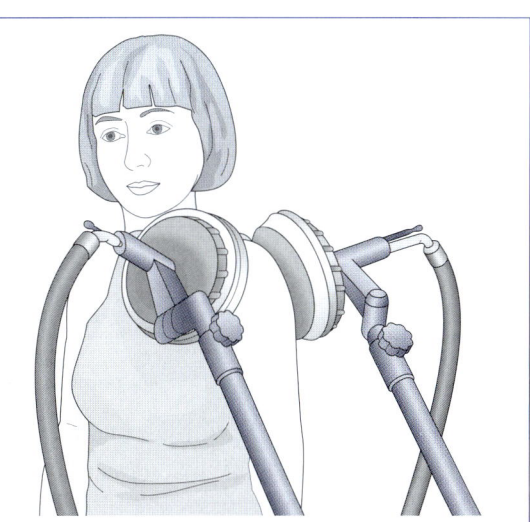

● **8.39** Kondensatorfeldbehandlung der Schulter mit Abstandselektroden (hochfrequente Elektrotherapie)

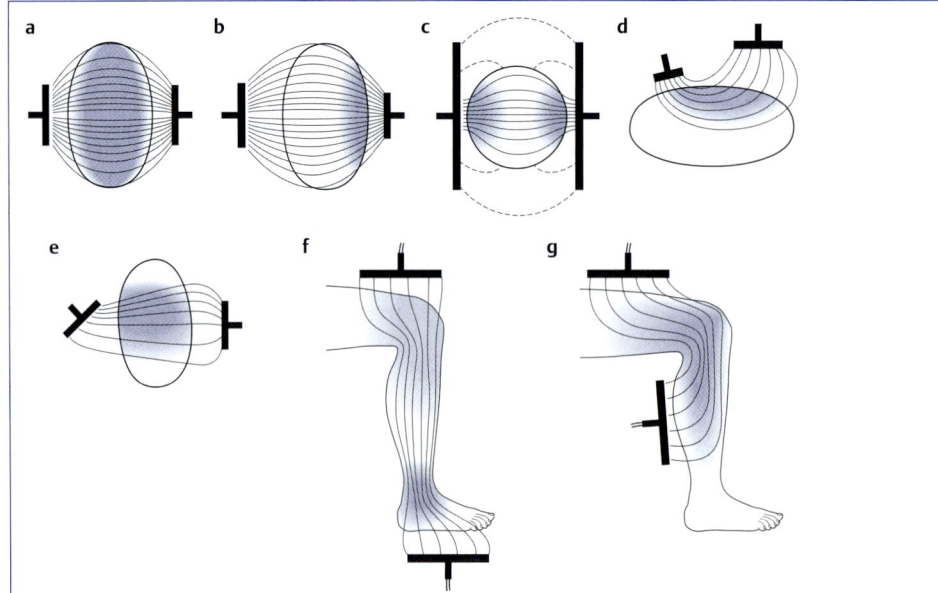

👁 **8.40a–g** Feldlinienverlauf im Kondensatorfeld bei Kurzwellentherapie in Abhängigkeit von der Positionierung der Elektroden (schematische Darstellung): **a** gleichförmige parallel angewandte Elektroden, identischer Elektroden-Haut-Abstand: gleichmäßige Erwärmung; **b** Verwendung unterschiedlich großer, parallel angeordneter Elektroden, unterschiedlicher Elektroden-Haut-Abstand: stärkere Erwärmung unter der kleineren hautnäheren Elektrode; **c** Verwendung sehr großer, identischer, parallel angeordneter Elektroden, identischer Elektroden-Haut-Abstand: stärkste Erwärmung im Bereich des geringsten Elektroden-Haut-Abstandes; **d** Verwendung unterschiedlich großer, nebeneinander parallel zur Körperoberfläche ausgerichteter Elektroden: lokale Erwärmung nur auf einer Körperseite; **e** Verwendung gleich großer, gegeneinander verkanteter Elektroden: stärkere Erwärmung im Körperbereich, der der Elektrode am nächsten liegt; **f** Längsdurchflutung mit starker Erwärmung in den Körperbereichen mit dem geringsten Querschnitt (Knöchelregion); **g** rechtwinklig angeordnete Elektroden zur Längsdurchflutung des gebeugten Kniegelenkes

Elektrodenarten: Von der Gestalt der Hautoberfläche unabhängige (Glas-)Schalenelektroden (Luftabstandselektroden [👁 **8.41**], Schliephake-Elektroden); filzplattenunterlegte Weichgummielektroden (Fixation mit Gummibändern oder Sandsäcken).

Die relativ stärkste Tiefenwirkung ist durch Verwendung von Elektroden gleicher Größe mit identischem Elektroden-Haut-Abstand von ca. 3 cm zu erzielen; durch Reduktion des Abstandes auf nur einer Seite bzw. durch Wahl einer kleineren Elektrode auf dieser Seite kommt es homolateral zu einer stärkeren lokalen Erwärmung. Beabsichtigt man, den Thermoeffekt in der Nachbarschaft gelegener Köperabschnitte auf ein Minimum herabzusetzen, so kann die gegenüberliegende Elektrode auch in einer größeren Entfernung vom Körper positioniert werden (👁 **8.42**).

Die Elektrodengröße sollte den Durchmesser des quer durchfluteten Körperareals nicht wesentlich übertreffen, da es sonst – v. a. bei geringem Abstand der Elektroden von der Haut – zu einer starken lokalen Konzentration der Feldlinien direkt unter der Elektrode kommen kann (👁 **8.40**).

- *Spulenfeldbehandlung (magnetisches Feld):* Prinzip der Induktothermie, bei der ein isolierter Draht (sog. Induktionskabel) um eine Extremität oder auch um die HWS gewickelt bzw. eine einzige als Spule ausgebildete Elektrode verwendet wird. Durch das dabei entstehende magnetische Wechselfeld werden in den darunter liegenden Körperabschnitten Wirbelströme induziert (*Wirbelstromtherapie*). Absorption v. a. in gut leitendem Körpergewebe mit bevorzugter Erwärmung der muskulären Bereiche und des Bindegewebes, Belastung der

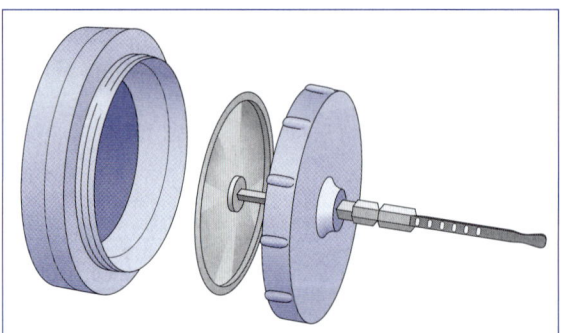

👁 **8.41** Abstandselektrode im Rahmen der hochfrequenten Elektrotherapie (großer Elektroden-Haut-Abstand mit minimaler Tiefenerwärmung)

Therapie mit hochfrequenten Wechselströmen **153**

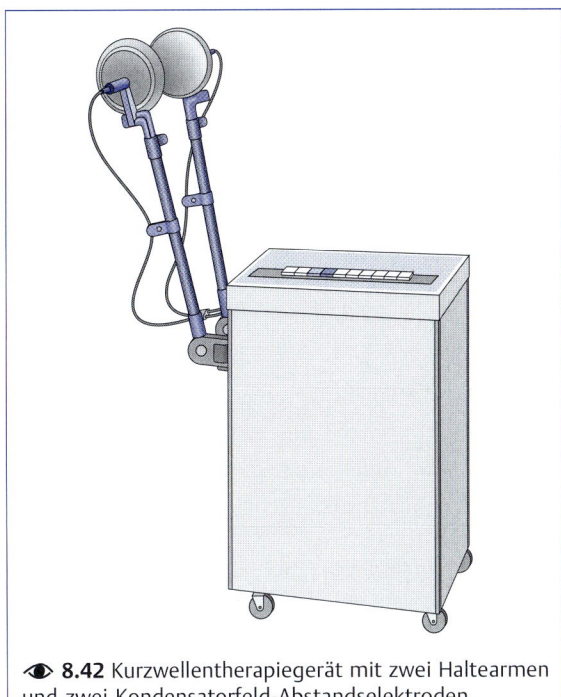

8.42 Kurzwellentherapiegerät mit zwei Haltearmen und zwei Kondensatorfeld-Abstandselektroden

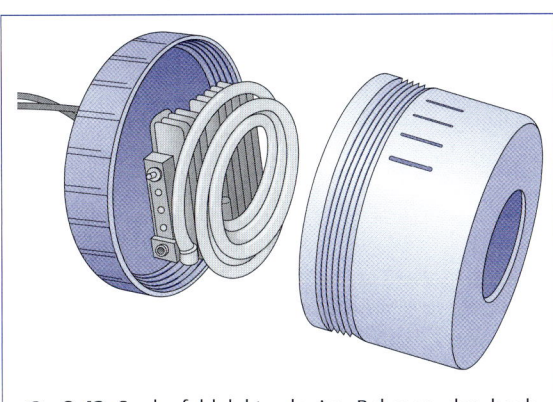

8.43 Spulenfeldelektrode im Rahmen der hochfrequenten Elektrotherapie (aufgeschraubte *Monode*)

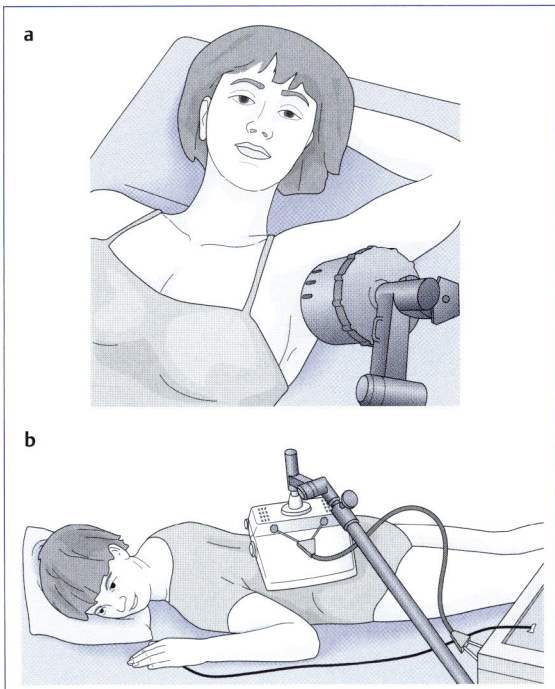

8.44a,b Spulenfeldbehandlung (hochfrequente Elektrotherapie): **a** kleine Spulenfeldelektrode (*Minode*) zur punktuellen Anwendung, **b** Klappdeckelelektrode (*Diplode*) zur großflächigen Anwendung

Dosierung: Stufe II (T **8.8**) mit gerade eben lokal spürbarer Wärme.
Typische Indikationen: Vor allem bei artikulären, auch bei muskulären Prozessen.

Dezimeterwelle

Abkürzung: DW.
Synonyme.: Ultrakurzwellentherapie, Ultrahochfrequenztherapie.
Stromqualität: *Stromfrequenz:* 433,92 MHz; *Wellenlänge:* 0,69 m.
Technik: Applikation über besonders geformte Rundfeld-, Langfeld- oder Großfeldstrahler; Hohlfeldstrahler (umgreifende Muldenelektroden zur Behandlung des Rumpfes oder auch beider Kniegelenke gleichzeitig; **8.45**). Einfachste Behandlungsform!
Effekt: Bevorzugte Absorption v. a. im wasserhaltigen Gewebe (Muskulatur, Blut); thermische Fettgewebsentlastung.

Die beste Tiefenwirkung besteht bei Verwendung von Hohlfeldstrahlern; günstige Temperaturverteilung in den verschiedenen Körpergeweben. Das subjektive Wärmegefühl ist geringer als bei Anwendung der Kurz- oder Mikrowellentherapie!

Vorteil einer nur kurzen Einzelbehandlungszeit und kurzer Behandlungsserien.

Oberhaut und des subkutanen Fettgewebes (subjektive Wärmeempfindung) geringer. Nur spärliche Tiefenwirkung, daher nur bei sehr oberflächlichen Prozessen sinnvoll einsetzbar.
Elektrodenarten: Monode (größere aufgeschraubte Spulenfeld-Topfelektrode; **8.43**) bzw. Minode (kleinere, sonst identische Ausführung; **8.44a**) für kleinere und mittelgroße Gelenke; größere Diplode (Klappdeckel-Elektrode; **8.44b**) für den Schulter-Nacken-Bereich, die BWS und LWS sowie das Hüft- und Kniegelenk; Induktionskabel für eine ganze (obere bzw. untere) Extremität (z. B. bei peripheren Durchblutungsstörungen, Ischialgien u. a.).

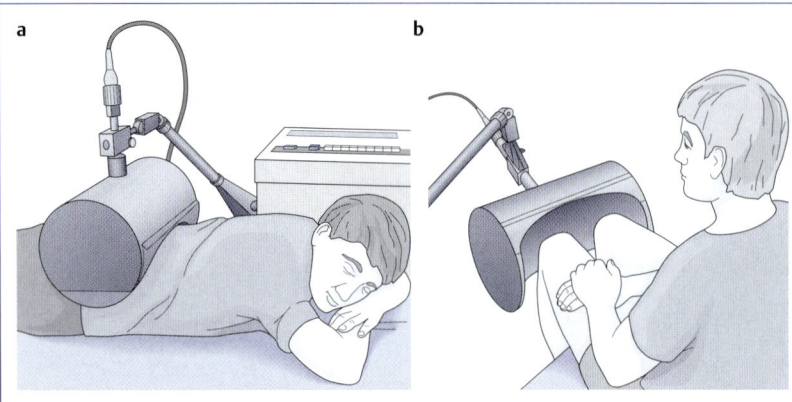

8.45a,b Elektrodenpositionierung bei Dezimeterwellentherapie: **a** Muldenstrahler zur Behandlung der Rumpfwirbelsäule **b** Hohlleiterstrahler zur gleichzeitigen Behandlung beider Kniegelenke

Dosierung: Stufe III, auf individuellen Wunsch auch Stufe IV (T 8.8).
Typische Indikationen: Vor allem bei tiefer gelegenen Irritationen und Reizzuständen im Gefolge degenerativer Prozesse der großen Körpergelenke und größerer Muskelschichten (z. B. Rückenstrecker).

Mikrowelle

Abkürzung: MW.
Synonym: Strahlenfeldbehandlung.
Stromqualität: *Stromfrequenz:* 2450,00 MHz; *Wellenlänge:* 0,122 m. Eng limitiert zur Vermeidung von Störungen von Rundfunk- und Fernsehsendern!
Technik: Energieerzeugung mit Generatoren (Sender, Magnetron); Weiterleitung der Energie durch Hohlleiter bzw. Koaxialkabel; Verwendung von Distanz- oder Kontaktstrahlern mit möglichst ausreichendem Abstand zur Haut (10 cm); in Abhängigkeit von der Form des Strahlers (Antenne) wird die abgegebene Energie mehr oder weniger stark gebündelt (⊙ 8.46).
Vorteil: Der Patient muss während der Therapie nicht vollständig entkleidet sein.
Elektrodenarten: Rundstrahler zur Behandlung umschriebener Körperbezirke; Längsstrahler zur Behandlung größerer Körperabschnitte v. a. im Bereich des Rumpfes (Rückenstreckmuskulatur); Fokusstrahler im Falle einer erwünschten, ganz eng umschriebenen Erwärmung (hier Anlegung mit unmittelbarem Hautkontakt).
Effekt: Nur geringe Eindringtiefe bis zu etwa 3–4 mm; Wärmeumsatz v. a. in flüssigkeitsreichen oberflächlichen Gewebeschichten (Haut, Muskulatur, Bänder, Gelenke), deutlich weniger stark im subkutanen Fettgewebe (sog. Fettentlastung). An den Grenzflächen zweier elektrisch unterschiedlicher Gewebestrukturen kommt es zu einer nicht unerheblichen Reflexion der elektromagnetischen Wellen!
Eine Veränderung des Abstandes zwischen der Elektrode und der Haut wirkt sich nicht nur auf die Ausdehnung des bestrahlten Körperareals, sondern gleichzeitig auch auf die Energie pro Flächeneinheit aus. Abschwächung der Strahlenwirkung auch durch zwischenliegende Kleidungsstücke gegeben.
Dosierung: Stufe II (T 8.8) mit gerade eben lokal spürbarer Wärme.
Typische Indikationen: Vor allem bei muskulären Prozessen.

Die *Übersichtstabelle* T 8.9 soll abschließende zusammenfassende Informationen über die unterschiedlichen Möglichkeiten der einzelnen Verfahren der Elektrotherapie bei den wichtigsten Störungen und Erkrankungen der Haltungs- und Bewegungsorgane geben:

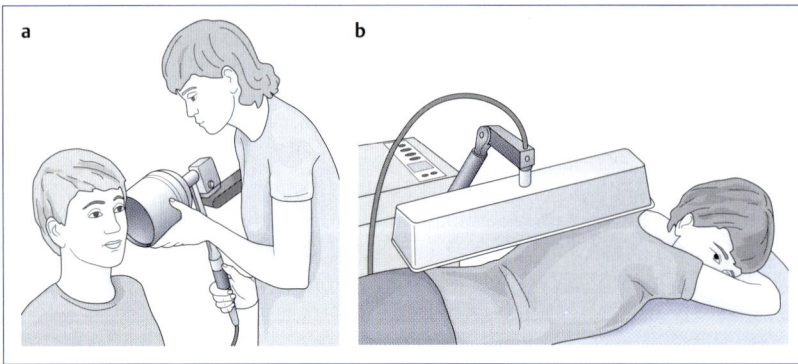

8.46a,b Elektrodenpositionierung bei Mikrowellentherapie: **a** *Rundstrahler* (Tragen einer Schutzbrille empfohlen) zur lokalen HWS-Behandlung, **b** *Längsstrahler* zur Behandlung der gesamten Rückenstreckmuskulatur

8.9 Indikationsspezifische Empfehlungen zum Einsatz der Elektrotherapie (Auswahl)

Indikationen	Maßnahmen der 1. Wahl	2. Wahl	3. Wahl
Ubiquitär			
degenerativer arthrotischer Reizzustand	KW-K	UR (quer)	IF (quer)
Gelenkerguss	DF/CP (quer)	IF	UR (quer)
frische traumatische Gelenkdistorsion	DF/CP (quer)	IF	UR (quer)
Bursitis	Ionto	Uph	–
Tendovaginitis	Ionto	Uph	US
Myalgie	G-lokal	US + UR	KW-Mo/-Di
Myogelosen	US-lokal	KW-Mi	
frische traumatische Muskelzerrung	US + DF/CP/LP (lokal)	Ionto	KW-Mo; MW-R
Muskelatrophie (nach Immobilisierung)	NF	TENS	IF (50 Hz)
Pseudarthrose	US	Magnetfeld	–
periphere Lähmung	Exp	–	–
Kausalgie	G (längs/quer)	TENS	IF
Neuralgie	G (längs, lokal)	IF (100 HZ)	–
Morbus Sudeck			
Stadium I/II	DF (GA+CP) (quer)	IF (100 Hz) + GA (quer) KW-K/-Mo	US
Stadium III/IV	US		MW-R
Obere Extremität			
Impingement Schulter	US+DF/CP/LP	IF, FM	Ionto
Epicondylitis humeri	US, Uph	Ionto	US+DF/CP
M. Dupuytren	Ionto	US	Uph
Wirbelsäule			
akutes HWS-Syndrom	DF/CP/LP	US+UR	IF
chronisches HWS-Syndrom	US (lokal)	DF/CP (segm.-quer)	UR (segm.-quer)
Zervikobrachialgie	US+DF/CP	FM (längs)	MW-H; KW-Di
WS- bzw. ISG-Funktionsstörung (Blockierung)	US (lokal) + MF	UR	
akutes LWS-Syndrom	US+DF/CP (lokal)	IF (100 HZ)	UR (segm.-quer)
chronisches LWS-Syndrom	US+IF (1-100 HZ)	KW-Di, MW-H	US+FM
akute Ischialgie	US+DF/CP	Stanger	IF (100 Hz) (längs); KW-Di
chronische Ischialgie	US+IF (1-100 Hz)	Stanger	KW-Di; MW-H; UR
Spondylitis ankylosans	UR (längs)	FM (längs)	MW-H; KW-Di
Untere Extremität			
Periarthropathia coxae	US+DF/CP/LP	Ionto	IF, FM
peripatellares Schmerzsyndrom	US bzw. Uph lokal	Ionto	KW-Mi
Patellaspitzensyndrom	US bzw. Uph	Ionto	KW-Mi
Ulcus cruris	G	US+UR	
pAVK	G (längs)	KW-Ik/-K	DF/MF
Achillodynie	US bzw. Uph	Ionto	DF, CP

Abkürzungen: *CP* diadynamischer Strom Typ Courant modulé en courtes périodes, *DF* diadynamischer Strom Typ Courant diphasé fixe, *Exp* Exponentialstrom, *FM* frequenzmodulierter Nadelimpulsstrom, *G* stabile Galvanisation, *GA* Ganglionbehandlung, *IF* Interferenzstrom, *Ionto* Iontophorese, *KW* Kurzwelle (*K* Kondensatorplatte; *Mi* Minode; *Mo* Monode; *Di* Diplode; *Ik* Induktionskabel), *LP* diadynamischer Strom Typ Courant modulé en longues périodes, *MF* diadynamischer Strom Typ Courant monophasé fixe, *MW* Mikrowelle (*R* Rundstrahler; *H* Hohlfeldstrahler), *NF* neofaradischer Schwellstrom, *Stanger* Stangerbad, *TENS* transkutane elektrische Nervenstimulation, *Uph* Ultraphonophorese, *UR* Ultrareizstrom, *US* Ultraschall

9 Ultraschalltherapie

Abkürzung: US.
Definition: Topisch gezielter Einsatz (elektrisch erzeugter) mechanischer Wellen im Ultraschallbereich außerhalb der Wahrnehmungsmöglichkeit des menschlichen Ohres (800 KHz bis 1 MHz).
Grundlagen/Technik: Einwirkung von Hochfrequenzströmen auf einen Kristall, der dann über einen Schallkopf (Abstrahlungsfläche 1 cm^2 oder 4 cm^2) mechanische Druckwellen aussendet (Umwandlung von elektrischer in mechanische Energie). Hierbei wird ein Luftspalt nicht überwunden, weswegen ein direkter Kontakt des Schallkopfes mit der Hautoberfläche erforderlich ist. Ein Wasserbad, (Paraffin-)Öl, eine glyzerinhaltige Salbe oder ein Gel können als Ankopplungsmedium genutzt werden. Kegelförmige Ausbreitung der Schallwellen; Eindringtiefe in das Gewebe: 3–8 cm (je homogener das beschallte Gewebe, desto größer die Eindringtiefe). Das beschallte Gewebe gerät selbst in eine hochfrequente Schwingung (mechanische Vibrationsmassage). Gute Fokussierbarkeit und Richtfähigkeit, daher ist eine eng umschriebene lokale Anwendung möglich mit hoher Energiekonzentration (die Energie steigt bei gleichbleibender Amplitude mit dem Quadrat der Frequenz an). Trifft der Schall auf ein Medium anderer Dichte (wie z.B. auf eine Grenzfläche am Übergang von Weichteilgewebe zum Knochen), so erfolgt eine teilweise Schallreflexion; der übrige Wellenanteil wird gebrochen (Umwandlung von longitudinalen in Transversal- oder Scherwellen mit Energieabsorption).
Halbwertschicht: Ort im Gewebe, an dem die Energie auf die Hälfte ihres Ausgangswertes abgefallen ist (Fettgewebe: 3 cm, Muskelgewebe: 2 cm).
Tastverhältnis: Schallzeit/Pausenzeit.
Wellenlänge (im wasserhaltigen Körpergewebe unter therapeutischen Bedingungen): 1,5–1,8 mm.
Die Kontrolle der Leistungsabgabe bzw. der notwendigen Ankopplung erfolgt an vielen Geräten über eine optische und/oder akustische Signalanzeige. *Überprüfung der Funktionsfähigkeit* des eingeschalteten Gerätes: Applikation von Alkohol, Pfefferminzöl oder aber von Wasser auf den waagerecht gehaltenen Schallkopf führt zu einem intensiven Herumspringen der Flüssigkeitstropfen (wie auf einer heißen Herdplatte) mit dann schneller Zerstäubung bzw. Vernebelung der Flüssigkeit.
Effekt: *Physikalisch:* piezoelektrischer Effekt; *biologisch:* mechanisch (Vibration), thermisch (absorbierte Ultraschallenergie), chemisch (Gewebestoffwechsel).

Im Bereich von Grenzflächen unterschiedlicher Dichte, z.B. im Einstrahlungsgebiet einer Sehne in das Periost des Knochens bzw. am Übergang zwischen Fettgewebe und Muskel, kommt es zu einer lokalen Wärmeerzeugung (differenzierte Schallleitungsqualität; 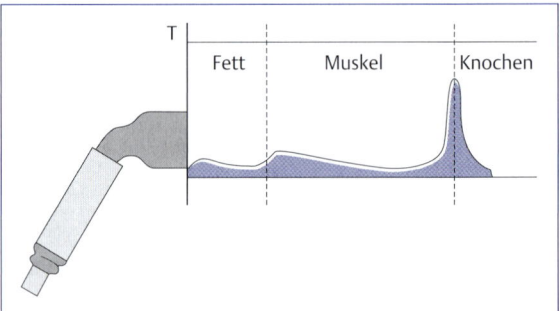 9.1), Permeabilitätssteigerung, Steigerung der Diffusion, lokale Hyperämie (im Nervengewebe fast doppelt so stark wie in der Muskulatur), Erhöhung des Gewebestoffwechsels (Verbesserung der Trophik). Relaxation und Detonisierung der Muskulatur, konsekutive Analgesie; Lösung von Verklebungen des Bindegewebes; Verbesserung der Frakturheilung (?).
Gleitschall: Kontinuierliche Beschallung mit überwiegend mechanischer und thermischer Wirkung.
Impulsschall: Intermittierende Beschallung (1:1 bis 1:10 mit hierdurch reduzierter wirksamer Dosis) mit überwiegend physikochemischem (Stoffwechsel-)Effekt.
Anwendung: Meist vom daneben sitzenden Therapeuten, aber auch vom Patienten selbst wird der planparallel aufliegende Schallkopf in aller Regel *dynamisch* langsam über dem krankhaften Areal kreisförmig oder aber in Längsrichtung auf- und abstreichend bewegt (9.2). Auf ebenen Hautflächen (Schulter, LWS) ist ein Kontaktgel oder ein Öl ausreichend, auf unebenen kleineren Flächen (Ellenbogen, Hand, Finger, Fuß, Zehen) ist eine subaquale („indirekte") Anwendung (im Wasserbad) sinnvoll; Wasserbadeinsatz auch bei Hauterkrankungen (z.B. bei Pyodermien, Ulzera u.a.) möglich.
Seltene *statische* (und dann kontinuierliche) Anwendung mit ruhendem Schallkopf (*cave:* erhöhte Verbrennungsgefahr durch stehende Wellen) mit deutlich reduzierter Dosis und einer Zeitdauer von

9.1 Schematische Darstellung der Ultraschalldiathermie mit lokaler Erwärmung vor allem am Übergang Sehne-Knochen

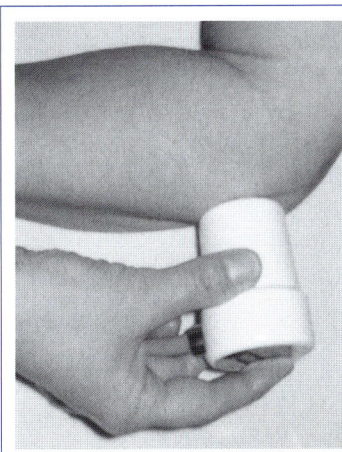

9.2 Ultraschallapplikation bei radialer Epicondylopathia humeri

nur 2–3 Minuten mit eher thermischer und mechanischer Wirkung.

Dosierung/Behandlungsdauer: Vorteil der sehr exakten Dosierbarkeit: je akuter die klinische Symptomatik, desto geringer die Intensität und kürzer die Applikationsdauer (3–7 Minuten); je chronischer der Prozess, desto kleiner das Tastverhältnis, desto höher die Intensität und die Einwirkungsdauer mit häufigeren Anwendungen hintereinander.

- 0,05–0,2 Watt/cm^2: kleine Gelenke (Finger-, Zehen-, Sternoklavikulargelenke),
- 0,2–0,5 Watt/cm^2: mittelgroße Gelenke (Schulter-, Hand-, Knie-, Sprunggelenke), oberflächliche Sehnenprozesse,
- 0,5–3,0 Watt/cm^2: Hüftgelenk, tiefer liegende Krankheitsprozesse.

Serie von insgesamt 6–12 Einzelanwendungen, täglich 5–15 Minuten/Behandlung (Steigerung um 1–2 Minuten pro Behandlung möglich).

Indikationen:
- Oberflächlich liegende Sehnenansatzirritationen und -degenerosen (Supraspinatustendopathie, radiale oder ulnare Humerusepikondylitis, Trochanter-major-Tendopathie, Hüftadduktorentendopathie, Achillodynie u. a.),
- Periostosen, Periarthropathien (Schulter, Hüfte),
- sekundäre Myalgien und Myotendinosen im Gefolge von Arthrosen,
- degenerative Veränderungen oberflächlich liegender Gelenke (Finger-, Zehengelenke),
- degenerative Wirbelsäulensyndrome (Spondylosen und Spondylarthrosen v. a. im Bereich der HWS),
- Sakroiliitis, Spondylitis ankylosans,
- umschriebene Sklerodermien und Narbenkontrakturen (z. B. Morbus Dupuytren bzw. Morbus Ledderhose im Anfangsstadium),
- neurologische Engpasssyndrome (Supinatorlogensyndrom, Guyon-Logensyndrom, CTS u. a.),
- Neuralgien, Neuritiden, Herpes zoster (evtl. mit zusätzlicher paravertebraler Beschallung der betroffenen Nervenwurzel),
- schlecht heilende Wunden, Ulcera cruris,
- traumatische Affektionen wie Kontusionen und Distorsionen.

Gefahren: Ein lokaler stechender oder brennender Schmerz ist Ausdruck einer übermäßigen Periostirritation (Überdosierung mit Überhitzung!), ein leichtes lokales Wärmegefühl ist hingegen normal. Vorsicht bei der Beschallung der Kopfgelenke im oberen HWS-Bereich bzw. des Ganglion stellatum (vegetative Fehlregulationen möglich) oder der oberen BWS bei Koronarsklerose (Herzsensationen bis hin zum Angina-pectoris-Anfall möglich). Bei der Applikation von Ultraschall am wachsenden Skelett im Bereich noch offener Epiphysenfugen sind Wachstumsstörungen beschrieben.

Bei einliegenden Metallimplantaten ist die Dosis um 30–50 % zu reduzieren!

Kontraindikationen:
- Keine Beschallung innerer (parenchymatöser) Organe oder des (graviden) Uterus,
- lokalisierte Infektionen und Thrombophlebitiden,
- hohe generelle Entzündungsbereitschaft,
- dekompensierte arterielle Durchblutungsstörungen; Phlebothrombosen,
- Gerinnungsstörungen.

Sonderform Ultraphonophorese

Abkürzung: Uph.
Technik/Anwendung: Kombination der Ultraschallanwendung mit antiphlogistischen Salben (NSAR) oder Gelen, mit denen die Hautoberfläche zuvor eingerieben wurde (Iontophorese, S. 132).
Dosis: Bis zu 0,5 Watt/cm^2 Hautoberfläche.

Sonderform Phonoiontophorese

Abkürzung: Pph.
Technik: Simultane, synchrone Kombination einer meist kontinuierlichen Ultraschallanwendung mit unterschiedlichen (Reiz-)Strömen (S. 136): Hier fungiert der Schallkopf als differente Elektrode, die Plattenelektrode in der Nähe des Beschallungsortes als Bezugselektrode.

Verwendete Ströme:
- Diadynamische Ströme (nach Bernard [S. 139]),
- neofaradischer Strom (S. 136): 50 HZ; Impulsdauer 1 ms; Rechteckform,
- geschwellter neofaradischer Strom mit an- und absteigender Amplitudenmodulation (sog. „Schwellstrom" [S. 141]),

- mittelfrequente Ströme (S. 145): amplitudenmoduliert (sog. „Amplipulsverfahren),
- Hochvoltreizströme (S. 144): sog. High Voltage Stimulation (HVS).

Effekt: Lokale Analgesie, Hyperämie, muskuläre Relaxation.
Dosis: Bis zu 0,5 Watt/cm^2 Hautoberfläche möglich; Applikation des Ultraschalls meist kontinuierlich (800–1000 KHz).

Indikationen:
- Feststellung hyperalgetischer Triggerpunkte (Schmerzpunktsuche),
- ischialgieforme Schmerzbilder,
- muskuläre Wirbelsäulensyndrome,
- schmerzhafte Schultersteife,
- Hüftbeugekontraktur u. a. m.

10 Magnetfeldtherapie

Nachdem in den 80er-Jahren des 20. Jahrhunderts unter experimentellen Bedingungen in vitro ein stimulierender Effekt elektromagnetischer Felder auf die Aktivität von Osteoblasten und Chondroblasten belegt wurde, hat auch diese Technik Einzug gefunden in die konservative Behandlungspalette von Erkrankungen der Haltungs- und Bewegungsorgane. Ihre Effizienz wird – auch nach einigen durchaus positiv verlaufenen prospektiv angelegten Studien – immer noch sehr kontrovers diskutiert und bleibt umstritten. Daher ist eine Übernahme der Behandlungskosten durch die gesetzliche Krankenversicherung bisher nicht gegeben.

Einsatz pulsierender elektromagnetischer Felder

Abkürzung: PEMF.
Definition: Therapeutischer Einsatz extrem niederfrequenter, niederenergetischer, gepulster Magnetfelder (Einsatz von Wechselströmen).
Technik: *Impulsfrequenz:* 5–100 Hz; *Feldstärke:* 1–600 G (👁 10.1).
Effekt: Gewebewirkung mit Erhöhung der Kristallisationsgeschwindigkeit, Anregung mesenchymaler Zellen, Verstärkung der Vernetzung von Kollagenfasern.
Dosierung/Behandlungsdauer: Einzelbehandlungsdauer 10–30 Minuten; tägliche Anwendungen (insgesamt 10–20 Einzelsitzungen).
Vorgeschlagene Indikationen (teilweise umstritten):
- Algodystrophie/arterielle Durchblutungsstörungen,
- verzögerte Knochenbruchheilung/Pseudarthrosen,
- frisch implantierte zementfreie Hüftendoprothesen,
- zervikales/lumbales Wurzelreizsyndrom,
- akutes HWS-Syndrom, HWS-Distorsion.

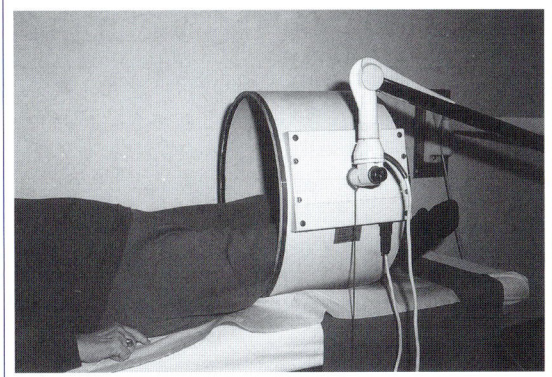

👁 **10.1** Magnetfeldbehandlung des Unterschenkels (im Falle einer verzögert heilenden Tibiaschaftfraktur)

Kontraindikationen:
- Fieberhafte Allgemeinerkrankungen,
- Hyperthyreose,
- Magen-/Darmblutungen,
- koronare Herzerkrankungen/einliegender Herzschrittmacher,
- Epilepsie,
- Gravidität.

Pulsierende Signaltherapie

Abkürzungen: PST, PSTTM.
Definition: Gezielter lokaler therapeutischer Einsatz elektromagnetischer Felder eines pulsierenden Gleichstroms.
Technik: Weiterentwicklung des PEMF-Verfahrens (s. o.): Im Gegensatz dazu wird kein gleichmäßiger elektrischer Impuls eingesetzt, sondern ein speziell angepasstes Spulensystem benutzt, über das ein pulsierender Gleichstrom bei einer Feldstärke von 12,5 Gauß in einem Bereich von 1–30 Hz moduliert wird (Erzeugung annähernd homogener Magnetfelder). Das exponierte Körperareal wird also mit wechselnden Rechteckimpulsen verschiedener Intensität und Dauer bestrahlt.

Eine weitere ähnliche Alternative ist die sog. ***Multi-BioSignal-Therapie (MBST)***, auch als ***Kernspinresonanztherapie*** bezeichnet.

Effekt: So genannte mechano-elektro-chemische Reizumwandlung mit Stimulation von Fibrochondrozyten und Chondrozyten degenerativ veränderten Gelenkknorpels durch ein imitiertes biologisches Signal, da die Zellaktivität durch das Fehlen natürlicher elektromagnetischer Impulse reduziert und so vom Absterben bedroht sind: Es resultiert eine vermehrte Bildung von Proteoglykanen, v.a. von Hydroxyprolin (Kollagenmarker) mit dann verbesserter Wasserbindungsfähigkeit des Knorpels und damit eine verbesserte Elastizität; Beschleunigung der Regeneration der Knorpelmatrix.

Der Patient selbst spürt die Behandlung nicht; die Schmerzlinderung stellt sich gemäß Mitteilungen in neueren Publikationen meist erst Wochen nach Behandlungsende ein.

Dosierung/Behandlungsdauer: Tägliche Anwendungen (insgesamt etwa 9–12 Einzelsitzungen). Einzelanwendung über 10–30 Minuten (im Einzelfall auch bis zu 1 Stunde).

Vorgeschlagene Indikationen (teilweise umstritten):
- Binnenreizzustände bei degenerativen Gelenkveränderungen im Stadium 2 und 3 (v.a. Hüft- und Kniegelenk),
- Fingerpolyarthrose, Fußwurzelarthrose,
- zervikogene und lumbalgieforme Beschwerdebilder aufgrund einer Spondylarthrose (sog. Facettensyndrome),
- Weichteilverletzungen,
- Überlastungsschäden und/oder Insertionstendopathien (u.a. beim Hochleistungssportler).

Kontraindikationen:
- Einliegender Herzschrittmacher,
- fieberhafte (bakterielle) Allgemeinerkrankungen,
- Gravidität (dann keine Behandlung von LWS und Becken),
- Hyperthyreose,
- Magen-/Darmblutungen,
- Tumorerkrankungen vor der 5-Jahres-Heilung (wenn Behandlung im Ausbreitungsgebiet).

Sonderform HIVAMAT-Anwendung

Hersteller: Fa. Physiomed. Medizintechnik GmbH.
Technik: Über mobile Elektroden, die in die Vinylhandschuhe des Therapeuten eingearbeitet sind, werden elektrische Signale (*Frequenz:* 5–200 Hz) abgegeben, die ein stark pulsierendes elektrostatisches Feld aufbauen; es resultieren ein Pumpvibrationseffekt sowie eine biphasische elektrostatische Schüttelung im darunterliegenden Gewebe.

Ziele:
- Lösung von Gewebeverklebungen,
- (Re)Mobilisation der Gefäßendstrombahn,
- Steigerung der Phagozytose, Entzündungsabbau u.a.

Indikationen:
- Wundheilungsstörungen, Dekubitalulzera, Gewebeödeme,
- Narben,
- frische Amputation (Unterstützung der Lymphdrainage [S. 100]),
- Morbus Sudeck.

11 Lichttherapie

Synonym: Phototherapie

Im medizinischen Sprachgebrauch versteht man unter der Lichttherapie den Einsatz des von der Sonne ausgestrahlten optischen Strahlenspektrums, das sowohl die niederenergetische Wärmestrahlung, das sichtbare Licht selbst sowie die höherenergetische ultraviolette Strahlung umfasst, wobei unter technischen Gesichtspunkten nahezu ausschließlich künstliche Strahlungsquellen (industriell gefertigte Geräte) zum Einsatz kommen. Therapeutisch von wesentlicher Bedeutung ist die von der Wellenlänge der eingesetzten Strahlung abhängige Eindringtiefe in das exponierte Areal; quantitativ vermag nur der von den einzelnen Gewebeanteilen tatsächlich absorbierte Strahlungsanteil lokal ablaufende biochemische Prozesse anzuregen (sog. Grotthus-Draper-Regel).

Behandlung mit sichtbarem Licht

Abkürzung: RL.
Synonym: Rotlichttherapie.
Definition: Therapeutischer Einsatz der (längerwelligen) Rotanteile des natürlichen sichtbaren Lichtes.
Technik: Industriell gefertigte Glühlichtquelle (Lampenwendel, die auf über 2000 °K erhitzt wurde) mit vorgeschaltetem Rotfilter: Abstrahlung von sichtbarem Licht (*Wellenlänge:* etwa 1 µm; *Strahlungsfrequenz:* 10^{14}).
Effekt: Im Vergleich zum normalen „weißen" Licht geringere lokale Wärmeentwicklung im bestrahlten Hautareal, jedoch größere Eindringtiefe.
Indikationen: s. u.
Kontraindikationen: s. u.

Behandlung mit Infrarotlicht

Abkürzungen: IR, UR.
Synonym: Ultrarottherapie.
Definition: Therapeutischer Einsatz der im elektromagnetischen Spektrum sich dem Rot des sichtbaren Lichtes anschließenden, nicht mehr sichtbaren niederenergetischen (längerwelligen) Wärmestrahlung.
Technik: Industrielle Produkte mit speziellen Lampenstrahlern (*Wellenlänge:* >780 nm; *Strahlungsfrequenz:* 10^{11}–10^{12}; *Photonenenergie:* ca. 10^{-3} eV). Milderung der durch die Thermorezeptoren der oberflächlichen Hautschichten vermittelten Hitzempfindung durch Abfilterung der längerwelligen IR-B- und IR-C-Strahlung (Absorption durch Wasser), um dadurch länger die auch in die tieferen Gewebeschichten eindringende IR-A-Strahlung ausnutzen zu können.
Effekt: Im Zeitverlauf allmählich auftretende Temperaturerhöhung nur der oberflächlichen Hautschichten (im Gegensatz zur Diathermie [S. 149] durch hochfrequente Elektrotherapie). Es resultiert ein Wärmerückstau (v. a. beim IR-B- und IR-C-Anteil) bis in tiefe Gewebeschichten, da der Abtransport der körpereigenen Wärme vermindert wird; sekundär kommt es durch den Wärmetransport zwischen der Haut und dem tiefer liegenden, geringer temperierten Fett-, Muskel- und Sehnengewebe ebenfalls zu einem lokalen Anstieg der Temperatur.

Förderung lokaler metabolischer Prozesse, lokale Steigerung der Durchblutung, Detonisierung der Muskulatur sowie Herabsetzung der Synovialviskosität sind typische klinische Reaktionen.
Behandlungsdauer: Je Einzelanwendung etwa 15 Minuten.
Indikationen:
- Weichteilaffektionen (Myalgien, Myogelosen, Myotendopathien, Fibrositiden),
- Arthralgien bei Arthrosen, Periarthropathien (v. a. Schultergelenk),
- rheumatische Gelenkaffektionen (nicht im entzündlichen Schub),
- schmerzhafte Wirbelsäulenaffektionen bei degenerativen Veränderungen, auch Wurzelreizsyndrome,
- Neuritiden,
- entzündliche Affektionen im HNO-Bereich (z. B. Nasennebenhöhlen),
- Hautaffektionen.

Gefahren: Vorsicht mit einer großflächigen Erwärmung im Falle kardialer Probleme.
Kontraindikationen:
- Akute rheumatoide Arthritiden,
- Infektarthritiden,
- dekompensierte Herzinsuffizienz, schwere Herzrhythmusstörungen, akuter oder erst kürzlich zurückliegender Myokardinfarkt,
- entgleister Diabetes mellitus, Hyperthyreose, Nebennierenrindensuffizienz.

Behandlung mit ultravioletter Strahlung

Abkürzung: UV.
Definition: Therapeutischer Einsatz der im elektromagnetischen Spektrum sich dem Violett des sichtbaren Lichtes anschließenden, nicht mehr sichtbaren, höherenergetischen, nichtionisiernden (kürzerwelligen) sog. ultravioletten Strahlung.
Technik: Bodennahe natürliche Sonnenstrahlung enthält UV-A- (315–400 nm) und UV-B- (sog. DORNO-Strahlung; 280–315 nm) Anteile; die UV-C-Strahlung (100–280 nm) wird in der Erdatmosphäre absorbiert; *Photonenenergie:* ca. 4,1 eV.

Zum medizinischen Einsatz kommen unterschiedliche künstliche Strahlungsquellen (z. B. Gasentladungslampen mit Quarzkolben) mit ähnlicher spektraler Zusammensetzung.
Effekt: Bei der *UV-A-Strahlung* kommt es zu einer Anregung der Fluoreszenz (Fluorchrome, Luminophoren) sowie zu einer Dunkelfärbung UV-B-induzierter Pigmentkörperchen (sog. Bräunungsstrahlung).

UV-B-Strahlung bewirkt ein entzündliches Erythem, eine Stimulation der Melanozyten sowie die Photosynthese des Vitamin D (Beeinflussung des Mineralstoffwechsels durch ergänzende Bildung von Cholecalciferol mit Stimulation der enchondralen Ossifikation).

UV-C-Strahlung führt zu einer Lichtkonjunktivitis, einer Beeinträchtigung der Bakterienflora der Haut und ebenfalls zu einem Erythem.

Mit einer UV-Lichttherapie ist immer auch eine nicht unerhebliche Wärmestrahlung (durch die Verwendung der sog. Hochdruckstrahler) verbunden.
Dosierung/Behandlungsdauer: Möglichst anfängliches individuelles Austesten der voraussichtlichen Therapiereaktionen an einer sog. Lichttreppe mit Überprüfung der Erythmwirkung: Hierzu werden normalerweise lichtgeschützte Hautareale wie die Beugeseite des Unterarmes, der Rücken oder das Gesäß im vorgesehenen Bestrahlungsabstand kleinflächig (nur etwa 1 cm²) unterschiedlich lange probatorisch der Strahlungsquelle ausgesetzt; aus der jeweiligen Haureaktion lässt sich dann 24 Stunden später die sog. minimale Erythemdosis (MED) ablesen.

Cave: Photosensibilisierende Substanzen (z. B. Cyclamat, Östrogene, Sulfonamide), die die individuelle Strahlungsdosis beeinträchtigen können.
Indikationen: Vor allem, wenn bei aufscheinenden Störungen des Kalziumstoffwechsels eine orale Kalzium- und Vitamin-D-Zufuhr beeinträchtigt ist oder die Gefahr einer Hyperkalzämie besteht:
- Rachitis, Osteomalazie,
- generalisierte Tendoperiostosen,
- Vitamin-D-Mangelkrankheiten (Kindesalter, längere Bettlägerigkeit, Senium, auch Immigranten aus dem Süden Europas).

Gefahren, Nebenwirkungen: Mögliche Verbrennungen der Haut durch UV-B- (evtl. auch durch UV-C-)Strahlung; reversible Ophthalmia electrica.

Die auf orthopädischem Gebiet eingesetzten Strahlungsdosen liegen weit unter denen der Dermatologie und sind im Allgemeinen nicht schädlich!
Kontraindikationen:
- Lichtdermatosen,
- Hyperthyreose,
- entgleister Diabetes mellitus,
- akuter Schub einer rheumatoiden Arthritis,
- akute Nierenaffektionen,
- Myokarditis u. a.

Sonderform Photochemotherapie

Hierbei handelt es sich um eine Bestrahlung der Oberhaut mit UV-A-Anteilen (sog. „blacklight") über etwa 2 Stunden nach zuvor erfolgter örtlicher oder systemisch-peroraler Applikation eines Photosensibilisators (z. B. Methoxypsoralen, PUVA); es resultiert eine selektive Hemmung der m-RNA und damit eine Reduktion der Enzymproduktion und einer überschießenden Hautproliferation. *Therapeutischer Einsatz* v. a. im Falle einer Psoriasis vulgaris.

Lasertherapie

Abkürzung: Steht für „**l**ight **a**mplification by **s**timulated **e**mission of **r**adiation", gleichbedeutend mit Lichtverstärkung durch induzierte Strahlungsemission.

Technik: Durch induzierte Emission erzeugte elektromagnetische, zeitliche und räumliche Bündelung eines Lichtstrahles (Monochromasie mit Wellenlänge von 904 nm); beste Tiefenwirkung (Eindringtiefe: 3–10 mm) aller elektrotherapeutischen Verfahren mit guter optischer Fokussierung.

Hauptkontaktschalter an der Therapieelektrode (meist mit zusätzlichem akustischem Signal während der Anwendungszeit).

Effekt: Förderung des Zellwachstums und der Zellregeneration (sog. Biostimulator); Verbesserung der Immunabwehr (antibakterielle Wirkung).

Anwendung: Applikation mittels senkrecht aufgesetzter Punktelektrode (bessere Eindringtiefe), die auf den lokalen Schmerzpunkt aufgesetzt oder im Sinne einer Strichführung über das betroffene Hautareal geführt wird.

Dosierung/Behandlungsdauer: Die Intensität der Strahlung wird vom jeweiligen Gerät standardisiert vorgegeben; Variabilität der *Frequenz:* 500–1400 Hz.

Akute Affektionen: tägliche Anwendung über 10–20 Minuten (1400 Hz).

Chronische Krankheitsbilder: alle 2–3 Tage über 2–10 Minuten (Beginn mit 500 Hz, dann schrittweise Steigerung um 100 Hz pro Sitzung).

Indikationen:
- Proliferative Gelenk- und Sehnenprozesse bei (floriden) Erkrankungen des rheumatischen Formenkreises,
- frische Verletzungen mit Gewebeexsudation,
- Affektionen der Haut wie Ulcera cruris, Herpes zoster, Akne, Verbrennungen,
- Affektionen der Schleimhäute wie Paradentose, Zahnfleischentzündungen u. Ä.

Gefahren: Keine Applikation im Bereich parenchymatöser Organe, kein Kontakt zum Augapfel.

Kontraindikationen:
- Schwere Arteriosklerose/dekompensierte arterielle Durchblutungsstörungen,
- offene Epiphysenfugen (Kinder, Jugendliche),
- frische Thrombose/Thrombophlebitis,
- Herzrhythmusstörungen/implantierter Herzschrittmacher,
- hochakute fieberhafte Krankheitsprozesse,
- metastasierende Tumoren,
- Gerinnungsstörungen/Hämophilie,
- hochdosierte Daueranalgetikatherapie,
- ausgeprägte Beeinträchtigung der Schmerzempfindung,
- einliegendes Osteosynthesematerial im Behandlungsgebiet,
- Gravidität.

12 Klimatherapie

Geschichtliches: Begründet vom deutschen Arzt Dr. Alexander *Spengler* (geb. 1827 in Mannheim, gest. 1901), der 1848 nach den Wirren der Oktoberrevolution als Jurastudent und politischer Flüchtling in die Schweiz emigrierte und dort nach abgeschlossenem Studium die Approbation als Arzt erhielt. Als Landarzt in Davos eröffnete er 1860 eine Fremdenpension für Kurgäste (sog. Davoser Liegekuren); er hatte erkannt, dass das Hochgebirgsklima für das Ausbleiben der Lungentuberkulose verantwortlich war.

Ende der 90er-Jahre des letzten Jahrhunderts wurde von den Krankenkassen und Rentenversicherungen etwa 2–3 % ihres Gesamtbudgets für Heilverfahren (Kuren) aufgewendet mit dem vordringlichen Ziel des Erhalts der (beruflichen) Leistungsfähigkeit („Reha vor Rente") bzw. der Eigenständigkeit im Alltag („Reha vor Pflege").

Abkürzung: KT.
Synonyme: Klimakur, Kurortmedizin, Geotherapie, Terraintherapie.
Definition: Langzeitige gezielte Anwendung bestimmter klimatischer Eigenschaften in Heilbädern und Kurorten sowie ortsgebundener natürlicher Heilmittel. Entfernung aus der heimatlichen Umgebung zur temporären Vermeidung schädigender äußerer Einflüsse wie Luftverschmutzung, Wärmestau, Allergene u. a.

Eine *Kur* stellt in erster Linie eine kombinierte Reaktions- und Regulationsbehandlung mit adaptivem Charakter dar mit dem übergeordneten Ziel der bestmöglichen Entfaltung und Stärkung aller verfügbaren köpereigenen Ordnungskräfte; zusätzliche Integration von medizinischen Schulungsprogrammen (Prävention mit Langzeiteffekt).

Unterschieden werden *Freiluft-(liege-)kuren*, *Bewegungs-* und *Terrainkuren*.
Kurorte: Landschaftliche Gebiete mit speziellen natürlichen Gegebenheiten (Heilmittel des Bodens, des Meeres und/oder des Klimas; T 12.1):
- *Heilbad:* Vorhandensein natürlicher Heilmittel des Bodens (z. B. Sole, Moor u. a.) mit nachgewiesener medizinischer Effizienz; geeignetes Bioklima mit guter Luftqualität. Artgemäße Kureinrichtungen müssen vorhanden sein.

T 12.1 Klimatherapie in Deutschland

Kurorte	Anzahl
Mineral- und Moorheilbäder	etwa 160
See- und Soleheilbäder	>60
heilklimatische Kurorte (v. a. Mittelgebirge)	>60
Kneipp-Heilbäder/Kneipp-Kurorte	>60

- *Seeheilbad:* Meeresküste in unmittelbarer Nähe (Ortsmitte mit maximaler Entfernung zum Strand von 2 km); Meerwasser mit adäquaten hygienischen und mikrobiologischen Anforderungen, das zu therapeutischen Zwecken (z. B. Bäder, Inhalation) genutzt werden kann.
- *Kneipp-Heilbad:* Therapeutisch anwendbares Klima mit entsprechender Luftqualität. Artgemäße Kureinrichtungen müssen geschaffen werden.
- *Heilklimatischer Kurort:* Therapeutisch anwendbares Klima (laufende Überwachung durch Klimastationen erforderlich), adäquate Luftqualität (Kennzeichnung durch Luftgütegrade). Artgemäße Kureinrichtungen müssen vorhanden sein.

Klimatische Besonderheiten: Wichtige Faktoren sind z. B. die Höhenlage, die Intensität und Dauer der Sonneneinstrahlung, die Windstärke und die Windrichtung, Art und Ausmaß der Niederschläge, die Höhe des Luftdruckes und der Luftfeuchtigkeit, evtl. die Entfernung zum Meer.

- *Höhenklima* (1500–2000 ü. M.): Erniedrigung des Luftdruckes, Abnahme der durchschnittlichen Luftfeuchtigkeit und der Lufttemperatur. Vermehrte Sonneneinstrahlung (insbesondere der blauen und ultravioletten Strahlung; Heliotherapie [S. 165]), im Winter um das 1- bis 2fache, im Sommer sogar um das 3- bis 4fache gesteigert im Vergleich zum Flachland; Staub- bzw. Allergenfreiheit der Luft.
Der herabgesetzte Sauerstoffpartialdruck führt zu einer Erhöhung der Atemfrequenz und des Atemvolumens (sympathikoton); bei längerem Aufenthalt Anpassung an die veränderten Umweltbedingungen mit Vermehrung der Erythrozyten im Blut (Höhentraining von Leistungssportlern).
- *Mittelgebirgsklima (Waldhügelklima;* 1000–1500 ü. M.): Schonklima, allenfalls leichtes Reizklima. Der Waldreichtum wirkt einerseits als Staubfilter, andererseits werden einfallende Winde gebrochen, Schlechtwetterlagen abgemildert, Kühlung an heißen Sommertagen.
- *See- bzw. Meeresküstenklima:* Thermische Ausgeglichenheit (kühlere Sommer, mildere Winter), lebhafte Luftbewegungen mit hohem Feuchtigkeitsgehalt; stärkere Strahlungswirkung (geringere Bewölkung mit längerer Sonnenscheindauer, Reflexion der Wasseroberfläche); größere Reinheit der Luft mit nur geringem Anteil an Aeroallergenen. Das Reizklima der Nordsee ist ausgeprägter als

das der Ostsee (größerer Salzgehalt der Luft, fehlende Luft-abschirmende Wälder); Thalassotherapie (s. u.).

Natürliche Heilmittel: Ortsgebundene *Heilwässer* (aus Quellen) zum Baden und/oder Trinken mit geeigneter chemischer Zusammensetzung, die für therapeutische Zwecke geeignet sind (erfüllen den Begriff des Arzneimittels) mit einem Mindestgehalt von 1 g/l gelösten Mineralstoffen und weiteren Einzelbestandteilen (T 12.2).

Wasser mit einer Temperatur von >20 °C dürfen als *Thermen* oder *Thermalquellen* bezeichnet werden; als *Sole* gilt Wasser mit einem Mindestgehalt an Natriumionen von 5,5 g/l und an Chloridionen von 8,5 g/l.

Natürliche Peloide: Wasserhaltige oder trockene anorganische oder organische Gemische aus geologischen und/oder biologischen Vorgängen; entweder primär feinkörnig vorhanden oder durch einfache Aufbereitung entsprechend produzierbar; mit jeweils krankheitsheilenden, -lindernden oder -verhütenden Eigenschaften.

Balneologisch eingesetzte Peloide: Torf, Schlick, schlammartige Quellsedimente, Lehm, Ton, Mergel, Kreide und die als Fango bezeichneten Tuffite, Tonstein und Tuff (jeweils vulkanischen Ursprungs; Kap. 5).

Effekte: Allgemeine Verbesserung der körperlichen Ausdauer, v. a. des aeroben Stoffwechsels, psychische Stabilisierung, Normalisierung und Ökonomisierung der Herz-/Kreislauffunktionen u. a.

Ausgestaltung: Neben der therapeutischen Integration der landschaftlich und klimatisch im Vergleich zur gewohnten häuslichen Umgebung veränderten Umweltbedingungen (sog. Basisprogramm) werden in das Behandlungskonzept zusätzliche, v. a. physikalische Maßnahmen (Thermotherapie [Kap. 5], Hydrotherapie [Kap. 5], Massagen [Kap. 6] u. a.), auch Heliotherapie (s. u.) durchgeführt. Weiterhin integrierte krankengymnastische Bewegungsprogramme in der Gruppe (aerobes Ausdauertraining durch regelmäßige, zumindest leichte körperliche Betätigung), Wanderungen und Spaziergänge, Entspannungstraining; spezielle diätetische Programme.

T 12.2 Wertbestimmende Einzelbestandteile eines Heilwassers (Mindestgehalt)

Art des Heilwassers	Mindestgehalt
eisenhaltig	20 mg zweiwertiges Fe/l
fluorhaltig	1 mg Fluorid/l
jodhaltig	1 mg Jodid/l
radonhaltig	666 Bq Radon/l (entspricht 18 nCurie/l)
Säuerlinge	1000 mg freies gelöstes CO_2/l
schwefelhaltig	1 mg Sulfidschwefel/l

Ziele:
- Förderung der Rekonvaleszenz in der Umgebung des Schonklimas zur Abhärtung,
- Verbesserung der psychischen Stimmungslage,
- Stoffwechselökonomisierung mit Anstreben des Normal- bzw. Idealgewichtes.

Indikationen:
- Chronische degenerative Erkrankungen der Haltungs- und Bewegungsorgane,
- Erkrankungen des rheumatischen Formenkreises (bevorzugt Thermalquellen),
- allgemeine (vegetative) Erschöpfung, Fibromyalgiesyndrom,
- chronische Affektionen des Bronchialsystems,
- chronische Hauterkrankungen (z. B. Psoriasis).

Kontraindikation: Mangelnde Compliance.

Sonderform Thalassotherapie

Synonym: Meeresheilkunde (thalatta: griech. für am Meer).
Definition: Medizinische Behandlung mit Produkten des Meeres.
Anwendungen: Bäder im Meer, Wannenbäder mit Seewasser, Schlickbäder bzw. -packungen, Sandbäder am Strand, Meerwasseraerosole.
Indikationen:
- Multilokuläre degenerative Veränderungen der Bewegungsorgane,
- chronische Affektionen der Atemwege.

Sonderform Heliotherapie

Synonym: Heliotropische Behandlung (helios: griech. für Sonne).
Definition: Dosierte Anwendung des Sonnenlichtes zu Heilzwecken im Rahmen einer Liegekur.
Anwendung: Vor allem in Hochgebirgsheilstätten.
Effekt: Wirksam sind in erster Linie der UV-B-Anteil des Sonnenlichtes (Steigerung der körpereigenen Vitamin-D3-Produktion; Kap. 11), die Dichte und Feuchte der Erdatmosphäre und auch indirekte Strahleneinflüsse.
Dosierung: Beachtung der Erythemschwelle; Rollier*-Schema (schrittweise gesteigerte Sonneneinwirkungsdauer und -ausdehnung, beginnend an den Füßen bis hin zum gesamten Körper).
Indikationen:
- Osteoporose (Primär- sowie Sekundärprävention),
- Gelenk- und Knochenmarkstuberkulose,
- Hauterkrankungen,
- allgemeine (vegetative) Erschöpfung.

---
* Auguste *Rollier* (1874–1954); Schweizer Arzt aus Leysin.

13 Extrakorporale Stoßwellentherapie

Abkürzung: ESWT.
Synonym: Radiale Stoßwellentherapie (Abk.: RSWT)
Definition: Therapeutischer perkutaner Einsatz niedrig-, mittel- oder hochenergetischer Ultraschall-(stoß-)wellen (T 13.1).
Technik: Stoßwellen entstehen durch im Wasser erzeugte kurze Druckpulse mit extrem hohen Druckanstieg und hohem Druckmaximum (◉ 13.1).

Unterschieden werden drei unterschiedliche *physikalische Prinzipien* an Generatorsystemen:
- Elektrohydraulisch (Funkenentladung nach dem Zündkerzenprinzip),
- piezoelektrisch (Schwingungen von Quarzkristallen in einem elektrischen Wechselfeld),
- elektromagnetisch (Auslenkung einer Metallmembran durch ein impulsartig erzeugtes Magnetfeld).

Drei Hauptkomponenten:
- Akustische Quelle mit Hochspannungsentladekreis,
- Fokussierelement aus ellipsoiden akustischen Spiegeln bzw. durch kugelförmige Anordnung von Piezokristallen oder mit Parabolreflektoren,
- Übertragungsmedium zwischen Quelle und Linse sowie zwischen Linse und Ankopplung.

Die akustische Welle besitzt im Fokusbereich ihre größte Wirkung (50 % der Maximalenergie). Länge des Fokusbereiches in Richtung der Stoßwellenachse von 50 mm, Radius von 3,5 mm (in der Richtung senkrecht zur Stoßwellenachse).

Vorteile der Fokussierung der Energie auf ein nur kleines Volumen; leichte Steuerbarkeit.
Effekt: An der Grenzfläche zweier Medien mit deutlich unterschiedlich ausgeprägten Schallleitungseigenschaften (Sehne/Knochen; Flüssigkeit/Konkrement) wird die akustische Energie in lokale Zug- und Dehnungskräfte umgewandelt. Der exakte feingewebliche Effekt ist letztendlich in allen Einzelheiten noch nicht geklärt.

Im Falle einer *niedrigenergetischen* Anwendung Schmerzbeeinflussung über Gegenirritation oder Hyperstimulationsanalgesie (Gate control-theory) wahrscheinlich, induktiver Resorptionseffekt auf Kalkdepots vermutet.

Bei suffizienter Energiedichte (*mittelenergetischer* Bereich) Entstehung von Rissen in den Kalkkonkrementen vermutet mit Ruptur der Pseudokapsel, was zum Abtransport bzw. körpereigenem Abbau Anlass geben mag.

Bei *hochenergetischer* Anwendung werden im Bereich des Knochengewebes dosisabhängige aseptische Nekrosen, Schädigungen der Osteozyten und Hämatome beobachtet; Induktion der Osteogenese durch Mikrofissurierung mit Schädigung der Fibroblasten und konsekutiver Transformation in Osteoblasten vermutet (Anregung der Kallusformation und damit Beschleunigung der Knochenheilung).

Anwendung: Bereitstellung spezieller Geräte durch die Industrie mit Zulassung für die Anwendung im Bereich der Haltungs- und Bewegungsorgane: Dornier (Epos), HMT, Philips, Storz, Siemens (Sonocur Plus), Wolf u. a. mit meist einfacher Handhabung. Ankopplung an das Zielgebiet rechtwinklig oder tangential.

Im *niedrigenergetischen* Bereich erfolgt die Applikation direkt über dem Hauptschmerzpunkt; eine Lokalanästhesie ist nicht erforderlich. Im *mittel-* und *hochenergetischen* Bereich wird meist eine vorausgehende Lokal- oder Regionalanästhesie empfohlen (dann auch Behandlung unter kurzfristig stationären Bedingungen).

Dosierung/Behandlungsdauer: 1–3 Einzelanwendungen (bis zu insgesamt etwa 3000 Einzelimpulse); 2–4 Hz.

T 13.1 Physikalische Einteilung der Stoßwellen (Energiedichte) (nach Rompe et al. 1997)

Klassifikation der Stoßwelle	Energiedichte im Fokus (Angabe in mJ/mm²)
niedrigenergetisch	0,08
mittelenergetisch	0,28
hochenergetisch	0,60

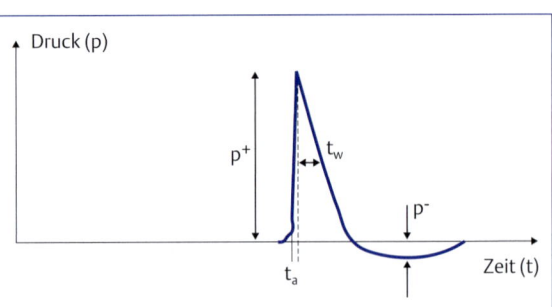

◉ 13.1 Diagramm des Stoßwellenverlaufes: *p* Druck, p^+ Druckamplitude, p^- Zugamplitude, t_a Anstiegszeit, t_w Impulslänge

Komplikationen: Nebenwirkungsarm; seltene passagere Hautrötungen, temporäre lokale Beschwerden, petechiale Hautblutungen oder kleinere Hämatome (v. a. bei hochenergetischer Stoßwelle).

Indikationen: Alternative Behandlung bei chronischen, sonstig therapierefraktären Weichteilirritationen wie:
- Symptomatischer plantarer Fersensporn (niedrigenergetisch),
- Epicondylitis humeri radialis (niedrigenergetisch),
- Tendinosis calcarea der Rotatorenmanschette (mittelenergetisch),
- außerdem im Falle einer verzögerten Knochenbruchheilung oder einer bereits eingetretenen Pseudarthrose (auch nach Umstellungsosteotomie; hochenergetisch).

Seit dem Entscheid des Bundesausschusses der Ärzte und Krankenkassen vom 25.07.1998 dürfen gesetzliche Krankenkassen wegen des aus Sicht der Krankenkassen ausstehenden Wirksamkeitsnachweises für die ESWT am Bewegungsapparat keine Kosten mehr übernehmen. In Einzelfällen werden die finanziellen Aufwendungen jedoch zwischenzeitlich in allerdings nur geringem Umfang erstattet.

14 Strahlentherapie

Hier werden die seltener indizierten Behandlungsstrategien mit Einsatz ionisierender Strahlen zusammengefasst.

Röntgenreizbestrahlung

Definition: Einsatz von Röntgenstrahlen mit Spannungen von <200 kV zur Behandlung lokaler, sonstig therapierefraktärer Beschwerdebilder.
Effekt: Im Falle einer lokalen Gewebeentzündung führt deren veränderte Stoffwechsellage (Alkalose) zu einer Erhöhung der Strahlenempfindlichkeit.
Anwendung: Einsatz konventioneller Röntgenröhren üblich (Quellendurchmesser: 1–2 cm); auch teure, ferngesteuerte Geräte möglich.
Sorgfältige Einzeichnung des Bestrahlungsfeldes auf der Haut mit nicht abwischbarem Markierungsstift; örtliche Begrenzung der Strahlungsexposition durch Verwendung entsprechender Blenden. Stehfeldbestrahlung (d. h. die Strahlenquelle wird relativ zum Patienten während der Behandlung nicht bewegt).
Dosierung/Behandlungsdauer: Einzelenergiedosen von etwa 0,5 Gy (50 rd). 6–10 Applikationen (fraktioniert) in 2- bis 3-tägigen Abständen.

Indikationen: Behandlungsmethode der 2. Wahl, wenn sonstige Alternativen nicht zum ausreichenden Erfolg führen:
- Persistierende arthritische Reizzustände v. a. degenerativer Genese (Koxarthrose, Gonarthrose),
- chronische Bursitiden, Tendinosen, Tendopathien (plantarer Fersenbereich), Epikondylopathien, Periarthropathien (v. a. Schultergelenk),
- Osteochondrose der Halswirbelsäule mit hartnäckigen Zervikalsyndromen,
- Spondylosis deformans mit ausgeprägten lumbalen Schmerzbildern, Spondylitis ankylosans.

Gefahren: Nebenwirkungen auf das hämatopoetische System sowie auf die Keimzellen; evtl. Auftreten einer neuroregulatorischen Reaktionsstarre des behandelten Gewebes.
Kontraindikationen: Zurückhaltung bzgl. der Anwendung im Bereich der Gonaden sowie bei Frauen im gebärfähigen Alter.

Radiosynoviorthese

Definition: Intraartikuläre Applikation eines radioaktiven β-Strahlers mit relativ kurzer Halbwertzeit.
Effekt: Die an Kolloidteilchen gekoppelten Radiopharmaka müssen eine Größe von etwa 2–5 μm aufweisen, um phagozytiert werden zu können, bevor sie das Gelenk wieder verlassen haben (ein Abtransport über das Gefäß- bzw. Lymphsystem muss vermieden werden!). Es resultiert eine Nekrose der hypertrophierten Synovialmembran, ohne dass der Gelenkknorpel zusätzlich geschädigt wird.
Anwendung: Beachtung einer strengen Asepsis, exakte intraartikuläre Applikation, völliges Abpunktieren des Ergusses.
Reihenfolge: Lokalanästhetikum → Radioisotop → Glukokortikoid → Lokalanästhetikum (v. a. zur Vermeidung von Strahlennekrosen im Bereich des Stichkanals).
Anschließende kurzfristige Gelenkruhigstellung und Immobilisation für 2–3 Tage, axiale Gelenkentlastung für 2–3 Wochen; nach 6 Monaten wiederholbar.
Verwendete Substanzen/Dosis: T 14.1.
Indikationen:
- (Seltenere) Alternative zur operativen Synovektomie im Frühstadium der rheumatoiden Arthritis (Stadium I–II nach Larsen), v. a. bei ausgeprägter exsudativer Synovialproliferation (bei sonstiger Therapieresistenz über mindestens sechs Monate),
- Synovialitisrezidiv nach Synovektomie,
- hartnäckige chronische glukokortikoidrefraktäre monartikuläre Synovialitiden mit Ergussbildung (auch degenerativer Genese).

14.1 Radiopharmaka zur Radiosynoviorthese

Radionuklid	Halbwertzeit (h)	Reichweite (mm)	Aktivität (Dosis) (MBq)	Körpergelenk	Maximale Energie (MeV)
90-Yttrium	64	3,6–11,0	222	Kniegelenk	2,28
186-Rhenium (Sulfid)	91	1,2–3,6	91	Humeroglenoidalgelenk	1,07
			74	Ellenbogengelenk	
			55	Handgelenk	
			185	Hüftgelenk	
			74	oberes Sprunggelenk	
			37	unteres Sprunggelenk	
169-Erbium (Citrat)	226	0,3–1,0	bis zu 35	Finger- und Zehengelenke (oberes Sprunggelenk)	0,34

Nebenwirkungen: Strahlensynovitis (adäquate analgetische und antiphlogistische Abdeckung erforderlich), seltener Fieber mit Verschlechterung des Allgemeinzustandes (sog. Strahlenkater), evtl. Induktion einer Arthrose; genetische Spätschäden nicht ausgeschlossen.

Kontraindikationen:
- Septische Arthritis,
- Lebensalter unter 40 Jahre (*Ausnahmen*: Blutergelenk, villonoduläre Synovitis),
- rheumatoide Arthritis im Stadium II und IV nach Larsen,
- ausgeprägtes Kniekehlenganglion,
- gekammerte bzw. instabile Gelenke,
- Gravidität, Laktationsphase.

15 Ergotherapie

Abkürzung: ET, Ergo.
Synonyme: Beschäftigungstherapie, Therapieform der Handlungsorientierung (eigenaktive Handlung).

Neben der funktionellen krankengymnastischen Bewegungstherapie sowie den eher passiv ausgerichteten Strategien der physikalischen und Elektrotherapie bildet die Ergotherapie eine weitere unverzichtbare Säule in der orthopädischen Rehabilitation.

Ethymologisch leitet sich der Begriff vom griechischen Wort „ergon" ab, was soviel bedeutet wie Verrichtung, Tätigkeit, Beschäftigung, Ausführung.

Grundlagen

Definition: Funktionelle und ablenkende Selbstbeschäftigung mit integrierter aktiver Bewegungstherapie durch immer wiederkehrendes Üben von Gelenk- und Muskelfunktionen im Rahmen alltäglicher Handlungsweisen, aber auch handwerklicher Tätigkeiten zur Wiedergewinnung komplexer Handlungskompetenzen im Hinblick auf eine selbstständige und sinnvolle Lebensführung. Die einzelnen Behandlungsstrategien, aber auch die benutzten Geräte, Werkzeuge und Apparaturen sind jeweils individuell auf vorliegende Beeinträchtigungen und Behinderungen angepasst.

Behandlungsplan:
- Befunderhebung mit Erfassung der funktionellen Defizite durch Beobachtung, Tests und Assessments (motorisch, psychomentale Belastbarkeit, soziale Situation, Selbstständigkeit bei den ADL wie An- und Ausziehen, Körperhygiene, Essenaufnahme u. a.) (T 15.1).
- Gemäß detaillierter und ärztlicher Verordnung gezielter Einsatz individuell abgestimmter Methoden und Konzepte (Art, Anzahl, Dauer, Therapieziele festlegen); am wichtigsten sind motorisch-funktionelle Strategien, weiterhin neurophysiologische, adaptive, arbeitstherapeutische sowie psychosoziale Maßnahmen.
  Beginn i. A. mit Lagerungstechniken (z. B. in der frühen postoperativen Phase), dann Übergang zu mobilisierendem und kräftigendem Funktionstraining sowie Selbsthilfetraining.
- Vergleich und Überprüfung der Auswirkungen der Behandlungsmaßnahmen im Hinblick auf den Ausgangsbefund mit evtl. anschließender Intensivierung oder Modifikation des therapeutischen Vorgehens bis zum Erreichen des funktionellen Behandlungszieles.

Ziele:
- Wiedererlangung bzw. Erhalt der Gelenkfunktionen,
- Kräftigung bzw. Erhalt der muskulären Kraftentfaltung,
- prophylaktischer Gelenkschutz (S. 171 f; T 15.2),
- berufliche und soziale (häusliche) Reintegration,
- nutzvolles Handwerken durch beschäftigende Bewegung (T 15.3),

T 15.1 Ergotherapeutische körperliche Befunderhebung

Inspektion	Fehlstellungen, lokale Reizzustände, Schwellungen u. a. m.
Palpation	Erfassung von Schmerzpunkten, Gelenkreiben, Umfangsmessung, Möglichkeit der muskulären Kraftentfaltung u. a.
Funktion	Gang- und Standsicherheit, Bewegungsspiel und Stabilität der Gelenke, Kraftmessung, Muskelfunktionsprüfung, Erfassung komplexer Bewegungsfunktionen (z. B. Greifbewegung der Hand) v. a. im Hinblick auf den ADL-Status, Sensibilitätsprüfung; funktionaler Selbstständigkeitsindex (FIM)

T 15.2 Spezielle Maßnahmen des Gelenkschutzes

- Achten auf achsengerechte Gelenkstellungen und korrekte Körperhaltung
- körpernahes Tragen von Lastgewichten
- Vermeidung isolierter Gelenkbelastungen (sinnvolle gleichmäßige Lastverteilung), v. a. beim Tragen
- Vermeidung von unnötigem Bücken und Strecken
- Ausnutzung der Hebelgesetze (evtl. mit Funktionshilfen)
- Einsatz individuell abgestimmter Greif- und Funktionshilfen

T 15.3 Sinnvolle handwerkliche Tätigkeiten im Rahmen der Ergotherapie
▪ Weben, Teppichknüpfen ▪ Flechten ▪ Schreiben, Zeichnen ▪ (Laub-)Sägen, Hobeln ▪ Töpfern, Kneten ▪ (Linol-)Drucken

T 15.5 Spezielle Materialien und Werkstoffe im Rahmen der Ergotherapie (möglichst weich, nachgiebig und ohne großen Kraftaufwand verformbar)
▪ Knet ▪ Wolle ▪ Bast ▪ Textilien ▪ Ton, Keramik

T 15.4 Maßnahmen des Selbsthilfetrainings
▪ An- und Auskleiden ▪ Körperhygiene (Waschen, Duschen, Rasieren, Zähneputzen, Analhygiene) ▪ Zubereiten von Mahlzeiten ▪ Esstraining ▪ Haushaltstraining (Betten machen, Spülen, Waschen u. a.)

- psychologische emotionale Ablenkung von Krankheit und Behinderung (Bedeutungsreduktion),
- Unabhängigkeit von fremder Hilfe und damit Wiederherstellung bzw. Erhalt der Selbstständigkeit und Lebensqualität zur eigenständigen Bewältigung der Anforderungen des Alltags (T 15.4),
- Erlernen und Trainieren einer Bewegungsökonomie (Hebelgesetze) sowie sinnvoller Alternativ- bzw. Kompensationsbewegungen (v. a. bei Erkrankungen des rheumatischen Formenkreises),
- Verwendung spezieller geeigneter Materialien und Werkstoffe (T 15.5),
- Versorgung mit speziellen Hilfsmitteln (S. 179 ff) und Schienen bzw. Orthesen (S. 181 ff).

Indikationen:
- Gelenkdestruktionen im Bereich der oberen Extremitäten (v. a. der Hand- und Fingergelenke), z. B. im Falle einer rheumatoiden Arthritis, schwerste Rotatorenmanschettendefekte, schwere funktionsbeeinträchtigende Arthrosen,
- Gliedmaßenamputationen (v. a. Einhandtraining nach (Teil-)Verlust einer oberen Extremität bzw. Gangschulung nach Ober- bzw. Unterschenkelamputation), Prothesengebrauchsschulung,
- Gelenkeinsteifungen (spontan oder nach Arthrodese),
- temporäre oder persistierende motorische Defizite (nach peripherer Nervenlähmung, zerebralem Insult, infantiler Zerebralparese u. a. m.).

Kontraindikationen: Eigentlich keine; allenfalls bei schwersten globalen Beeinträchtigungen des Gesamtzustandes des Patienten (kardiopulmonales Defizit), bei völlig fehlender Compliance oder bei fortgeschrittener Demenz ist Zurückhaltung geboten.

Einzeltherapie

Vor allem zu Beginn der Frührehabilitation in der frühen Phase nach traumatischer Schädigung und auch nach erfolgtem operativem Eingriff ebenso wie bei drohendem zunehmendem Funktionsverlust durch eine progredient verlaufenden Erkrankung aus dem rheumatischen Formenkreis steht die Einzelbehandlung durch den Ergotherapeuten im Vordergrund. Im direkten Gegenüber ist die anfängliche intensive individuelle Betreuung für die Überwindung der aktuell bestehenden Behinderung unverzichtbar. Unterschiedliche Strategien zielen jeweils auf Art, Lokalisation, Ausprägungsgrad sowie Prognose der jeweiligen Fähigkeitsstörung ab.
Dosierung/Behandlungsdauer: Möglichst täglich zumindest einmal für 20–30 Minuten, angepasst an die augenblickliche Belastbarkeit des betroffenen Patienten.

Gelenkschutz

Hier steht das Erlernen modifizierter Verhaltensweisen und neuer Bewegungsabläufe (Ausweichbewegungen, kompensatorische Bewegungen mit achsgerechten Gelenkaktionen) temporär oder bleibend gestörter Gelenke oder sogar ganzer Gliederketten v. a. der oberen Extremitäten im Mittelpunkt (T 15.6): gezieltes Training aller für die ADL wichtigen Bewegungsabläufe, Erlernen eines bewussten Handelns (Neuordnung der Umgebung, z. B. gut erreichbare Hilfsmittel in der Küche, Regalfächer in Greifnähe).

Eventuell gleichzeitige Versorgung mit gelenkstabilisierenden und damit funktionsverbessernden Schienen; Versorgung mit Lagerungsschienen zur Nacht (zum Erhalt der Gebrauchsstellung der betroffenen Gelenke).

T 15.6 Spezielle ergotherapeutische Maßnahmen bei Gelenkaffektionen

Betroffenes Gelenk	Typische ergotherapeutische Maßnahmen
Schultergelenk	Weben (am Bett- oder Flachwebstuhl); Linoldruck, Flechten; Holzarbeiten (Sägen, Hobeln)
Ellenbogengelenk	Weben, Teppichknüpfen, Flechten; leichtere Holzarbeiten (Sägen); Schraubeneindrehen
Hand- und Fingergelenke	Weben, Linoldruck, Teppichknüpfen; Holz-, Leder-, Papier-, Ton- und Metallarbeiten (👁 15.2); Steckspiele (👁 15.4); Schreiben und Zeichnen; Formen und Kneten
Hüftgelenk	Weben; Holzarbeiten (Sägen, Hobeln)
Kniegelenk	Weben am Kufenwebstuhl (👁 15.1); Holzarbeiten (Sägen); Töpferarbeiten
Fuß- und Zehengelenke	Weben

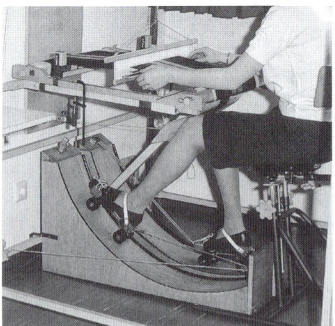

👁 **15.1** Arbeiten am Kufenwebstuhl im Rahmen der Ergotherapie bei Affektionen im Bereich der Hüft- und/oder Kniegelenke

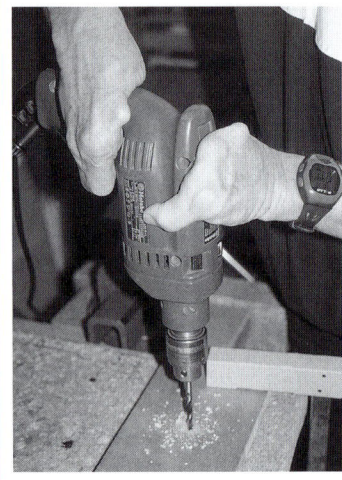

👁 **15.2** Handwerken mit Holz im Rahmen der Ergotherapie

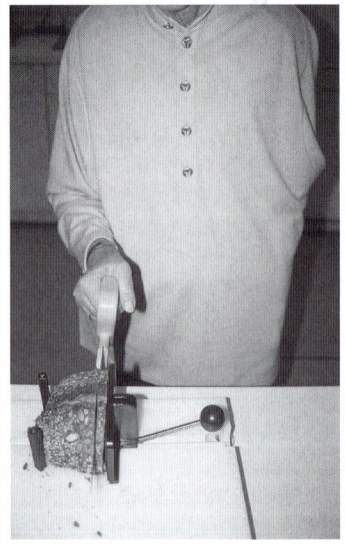

👁 **15.3** Einhandtraining mit speziellen Hilfsmitteln

Ziele:
- Vermeidung muskulärer Atrophien,
- Verhinderung einer Gelenkeinsteifung (Kontraktur),
- Verhinderung einer Achsdeviation (z. B. der Langfinger in den Grundgelenken),
- Vermeidung einer funktionellen Gelenküberlastung durch konsequentes Erarbeiten achsgerechter Gelenkaktionen.

Hauptindikationen:
- Entzündliche Veränderungen v. a. der oberen Extremität in erster Linie bei Erkrankungen des rheumatischen Formenkreises (möglichst früher Einsatz vor dem Auftreten irreversibler Störungen),
- degenerative Veränderungen mit rezidivierenden (Belastungs-)Arthralgien (v. a. Gelenke der oberen Extremität),
- frühe postoperative Phase nach endoprothetischem Gelenkersatz (Schulter, Ellenbogen, Hand, Hüfte, Knie).

Spezielles Funktionstraining

Hier handelt es sich im Wesentlichen um ein zielgerichtetes repetitives Üben einzelner Bewegungsabläufe speziell im Hinblick auf gegebene Funktions- bzw. Fähigkeitsstörungen; Alltagstraining mit besonderen (handwerklichen) Hilfsmitteln (👁 15.1 bis 👁 15.3), Spiele und Geschicklichkeitsübungen mit besonderen Anforderungen an den Greifakt der Hand (👁 15.4 bis 👁 15.6).

Einzeltherapie 173

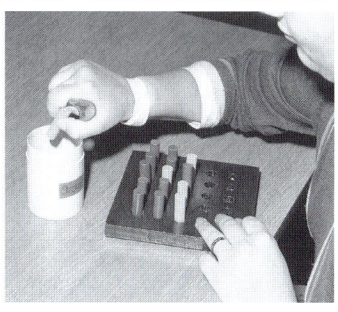

◉ **15.4** Ergonomisches Steckspiel aus Holz zum funktionellen Hand- und Fingertraining

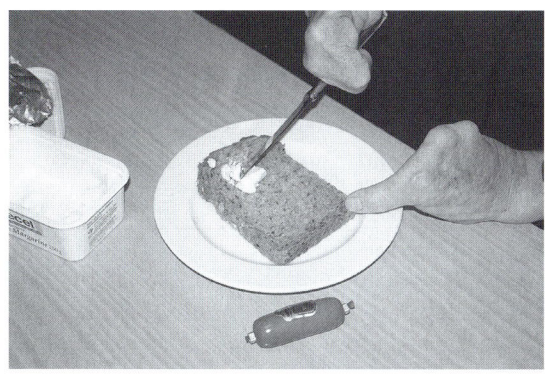

◉ **15.5** „Frühstückstraining" im Rahmen der Ergotherapie

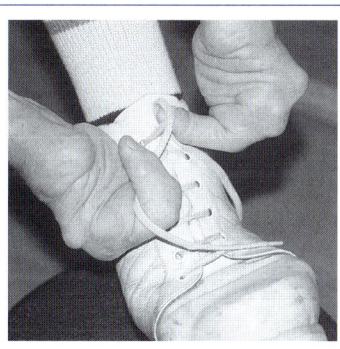

◉ **15.6** Training feinmanueller Funktionen (Binden von Schnürsenkeln) im Rahmen der Ergotherapie

Ziele:
- Verbesserung der Funktionalität des betroffenen Gelenkes, speziell im Hinblick auf alltagsübliche Bewegungsabläufe,
- Verbesserung der Bewegungskoordination,
- Kräftigung der gelenkbewegenden Muskulatur.

Hauptindikationen:
- Degenerative oder entzündlich-rheumatische Gelenkaffektionen mit Funktionsdefizit,
- (kürzlich) zurückliegender operativer Eingriff (Sehnenrekonstruktion, alloplastischer Gelenkersatz u. a.).

Selbsthilfetraining (ADL)

Zunächst erfolgt eine Überprüfung, ob die körperlichen, geistigen und psychischen Voraussetzungen bestehen, um das angestrebte Behandlungsziel auch erreichen zu können; anschließendes konsequentes repetitives Üben von Bewegungsabläufen, die v. a. im Alltag zur Erhalt der Eigenständigkeit unverzichtbar sind: Nahrungsaufnahme (Essen, Trinken), Körperhygiene (Waschen, Haare kämmen, Rasieren, Toilettengang), An- und Auskleiden (Einsatz von Hilfsmitteln wie Knöpfhilfen bzw. Reißverschluss mit Schlüsselringen bei manueller Beeinträchtigung; Strumpf- und/oder Schuhanziehhilfen, Schuhe mit Klettverschluss bzw. mit elastischen Schuhbändern u. a.; ◉ **15.7**), Haushaltsführung (Zubereitung von Mahlzeiten, Spülen, Staubsaugen, Bügeln, Betten machen u. v. a.), Einkaufen, Fortbewegung (Hilfsmittel?), Kommunikation.

Ziele:
- Wiederherstellung der Selbstständigkeit im Hinblick auf ein eigenständiges selbstbestimmtes Handeln, v. a. im häuslichen Alltag, auch am Arbeitsplatz,
- psychische Stabilisierung bei temporärem oder irreversiblem Funktionsverlust.

Hauptindikationen:
- Temporäre oder bleibende funktionelle Defizite v. a. im Bereich der oberen Extremität, z. B. nach Implantation einer Schulter-TEP, nach Apoplex, nach Gliedmaßenverlust u. Ä.
- reduzierter Allgemeinzustand mit körperlicher Schwäche.

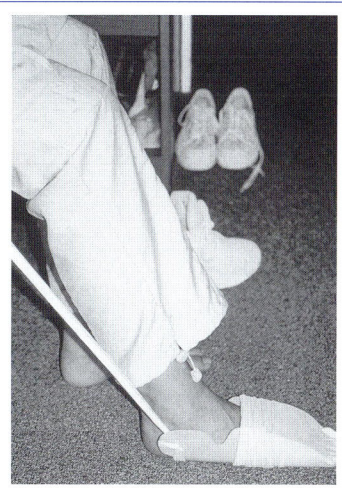

◉ **15.7** Ergonomische Strumpfanziehhilfe

Kompensationstraining

Bei dieser Behandlungsmethode stehen das besondere Erlernen und dann das stetige Üben von Ausweich- bzw. Ersatzbewegungen zum temporären oder permanenten Ausgleich verloren gegangener wichtiger Funktionsabläufe (v. a. der großen und kleinen Gelenke der oberen Extremität) im Mittelpunkt. Meist handelt es sich hier um bereits primär längerfristig angelegte Maßnahmen in einem über einen größeren Zeitraum geplanten Rehabilitationsprozess; auch die Anpassung der häuslichen Umgebung und evtl. des Arbeitsplatzes sind bereits frühzeitig in das Konzept zu integrieren.

Ziele: Erhalt der Eigenständigkeit und damit Vermeidung einer Abhängigkeit von einer Hilfsperson.

Hauptindikationen:
- Schreibtraining mit der subdominanten Hand,
- Üben der manuellen Bedienung einer Tastatur,
- Esstraining, auch im Sinne eines Einhandtrainings (evtl. unter Einsatz spezieller Hilfsmittel).

Ergotherapie bei rheumatoider Arthritis

Die *Prävalenz* der meist schubweise verlaufenden rheumatoiden Arthritis in Mitteleuropa liegt bei etwa 1,5–2,5 %. Sie stellt damit die häufigste entzündliche Gelenkerkrankung überhaupt dar. Die jährliche *Inzidenz* liegt bei 2–3 %, bei älteren Menschen kontinuierlich ansteigend; Frauen sind 2- bis 3-mal häufiger betroffen als Männer, die bevorzugte Manifestation liegt zwischen dem 30. und 50. Lebensjahr (75 %). Häufigste *Erstlokalisation* sind die Langfingergrund- und -mittelgelenke (35–40 %); bei etablierter Erkrankung (nach zumindest 10 Jahren) sind die Fingergrundgelenke (mit dann meist bestehender Ulnardeviation) sowie die Handgelenke in 80–85 % der Fälle mit betroffen (● 15.8).

In Abhängigkeit vom Ausmaß der knöchernen Destruktionen resultiert nicht selten eine erhebliche Gebrauchsbeeinträchtigung der betroffenen Hand sowohl im Hinblick auf die Kraftentfaltung als auch auf die Durchführung feinmanueller Bewegungsmuster. Eine adäquate medikamentöse Abdeckung sowie gelenkerhaltende operative Weichteileingriffe in der frühen Phase der Erkrankung zielen auf eine Abbremsung der entzündlichen Aktivität und Verhinderung der gefürchteten Gelenkzerstörungen ab. In der schubfreien Phase, aber auch in der postoperativen Rehabilitation spielen ergotherapeutische Strategien v. a. zum Erhalt der wichtigen Hand- und Fingerfunktionen eine elementare Rolle. Maßnahmen des Gelenkschutzes zur Verhinderung einer Überlastung der betroffenen Strukturen im täglichen Leben, weiterhin eine adäquate Schienen- bzw. Hilfsmittelversorgung gehören hier ebenso zum Standardprogramm wie das Selbsthilfe- und Kompensationstraining.

Ziele: Vor allem Funktionserhalt der Gelenke der oberen Extremität.

Hauptindikationen:
- In erster Linie bei drohendem oder bereits eingetretenem Funktionsverlust der Hand- und Fingergelenke (Beeinträchtigung des Greifaktes, der Haltefunktion, des Schreibens u. a.),
- entzündlich-destruktive Veränderungen des Schulter- und/oder Ellenbogengelenkes mit Beeinträchtigung des Arbeitsraumes der oberen Extremität.

Ergotherapie nach Gliedmaßenamputation

Der irreversible Verlust einer Gliedmaße (obere oder untere Extremität) bedeutet für den betroffenen Patienten einen physisch und psychisch einschneidenden Wendepunkt im Leben, die bleibende Behinderung ist augenscheinlich und anfänglich in hohem Maße beeinträchtigend. Früh einsetzende ergotherapeutische Maßnahmen sind im Rahmen der postakzidentellen oder postoperativen Rehabilitation unverzichtbare Elemente sowohl für den jungen Menschen, mehr aber noch für den älteren Betroffenen mit evtl. bereits zusätzlich bestehenden internistischen Begleiterkrankungen und geriatrisch definierten Fähigkeitsstörungen.

Nach *Oberarm-* oder *Unterarmamputation* (● 15.9) mit Verlust sensorischen Handfunktion und Beeinträchtigung des Greifaktes stehen – neben der Prothesengebrauchsschulung – in erster Linie das Einhändertraining (ADL; s. ● 15.3) sowie Schreibübungen mit der subdominanten Hand im Vordergrund.

Ein Beinverlust im *Ober-* oder *Unterschenkel* bringt vor allem einen erheblichen (Teil-)Verlust an Mobilität mit sich. Der Rehabilitationsplan in der frühen Phase

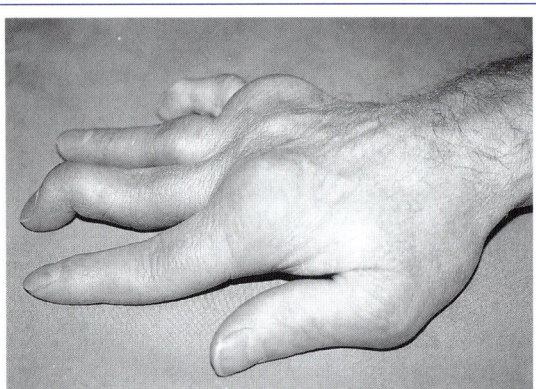

● 15.8 Rheumatische Affektionen im Bereich der rechten Hand mit Ulnardeviationen der Langfinger in den Grundgelenken, Schwanenhalsdeformierungen sowie beginnender Entenschnabeldeformität des Daumens

ist zwischenzeitlich meist standardisiert (S. 203 ff): Wesentliche Elemente sind sog. stumpfvorbereitende Maßnahmen für eine sichere spätere Prothesenführung (Erlernen spezieller Wickeltechniken, Abhärten des Beinstumpfes durch Bürsten), Gleichgewichts- und Koordinationstraining im Sitzen, Üben des Transfers, das Erlernen des sicheren Umganges mit dem Kunstglied (sog. Prothesenhandling mit An- und Ausziehen u. a.) sowie letztendlich ein konsequent durchgeführtes Gangtraining, anfänglich unter Einsatz unterschiedlicher Gehhilfen ebenerdig auf festem Grund, dann aber zunehmend gesteigert bzw. erschwert in einem besonderen Gangparcours mit unterschiedlicher Bodenbeschaffenheit und Hindernissen mit schrittweiser Abschulung vom Rollator oder den Gehstützen. Selbstverständlich ist auch die individuelle Versorgung des betroffenen Patienten mit Hilfsmitteln (z. B. Greifzangen, Wasch- und Anziehhilfen, Toilettenzurichtungen mit besonderen Haltegriffen, Bade- und Duschhilfen u. a. m.) erforderlich.

Ist eine prothetische Versorgung im Bereich der unteren Extremitäten nicht möglich (z. B. bei extremen Stumpfverhältnissen, im Falle einer persistierenden lokalen Infektion) oder nicht sinnvoll (z. B. bei mangelnder Compliance, schweren kognitiven Defiziten, körperlicher Hinfälligkeit oder beiderseitiger, einzeitig erfolgter Oberschenkelamputation) zielen die ergotherapeutischen Maßnahmen auf einen stabilen eigenständigen Transfer sowie eine sichere Rollstuhlbedienung ab.

Die konsequente Betreuung des Patienten im Rahmen einer wöchentlich stattfindenden *Prothesensprechstunde* innerhalb der nachsorgenden klinischen Abteilung, an der neben dem Rehabilitationsmediziner und dem Ergotherapeuten auch der Orthopädietechniker teilnehmen sollte (Überprüfung der Stumpfsituation, des Prothesensitzes, der Sicherheit beim Protheseneinsatz sowie der Koordination bei der Gangabwicklung), hat sich in hohem Maße bewährt.

Ziele:
- Wiederherstellung einer bestmöglichen Eigenständigkeit im Alltag,
- Wiederherstellung einer sicheren eigenständigen Mobilität.

Hauptindikation: In erster Linie im Rahmen der stationären Frührehabilitation nach Verlegung des Patienten aus dem Akuthaus (abgeschlossene Stumpfheilung).

Ergotherapie bei Querschnittslähmung

In Deutschland kommen pro Kalenderjahr etwa 1500 Patienten mit frischer (meist traumatischer) Querschnittslähmung zur stationären Versorgung, in 40 % handelt es sich hierbei um Tetraplegiker, in 60 % um Paraplegiker; das Verhältnis Männer zu Frauen beträgt etwa 7:3. 40 % der Lähmungen sind primär komplett ohne jede Aussicht auf Restitution. Die Frührehabilitation obliegt aufgrund des personellen und technischen Aufwandes in erster Linie speziellen *Querschnittszentren*; neben medizinischen Maßnahmen haben hier v. a. die berufliche Rehabilitation und Reintegration einen hohen Stellenwert. In Deutschland standen im Jahr 2002 insgesamt 1200 Behandlungsplätze zur Verfügung.

In Abhängigkeit von der Höhe der Läsion und den hiervon abhängigen sensiblen und vor allem motorischen Ausfällen stehen unter ergotherapeutischen Gesichtspunkten in der Frühphase der Rehabilitation unterschiedliche Behandlungsschwerpunkte im Vordergrund:
- **Tetraplegie-Frühphase:** Funktionshandlagerung (leichte Dorsalextension im Handgelenk, Verhinderung des passiven Faustschlusses), evtl. unter Einsatz eines Funktionshandschuhs; Schulung des Handeinsatzes durch funktionelle Spiele mit großen Rundhölzern, Arbeiten mit einem Montessori-Rahmen; Unterstützung bzw. Erleichterung der Arm-(rest-)motorik sowie Koordinationsschulung und Muskelkräftigung durch Aufhängung am Helparm, Atemtraining.

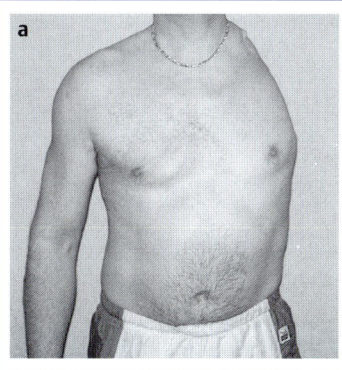
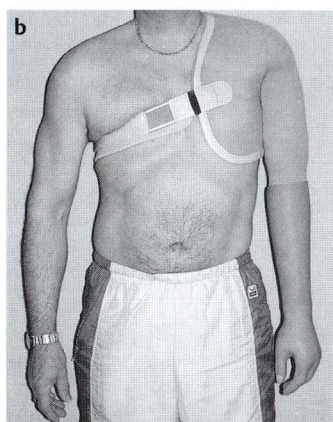

15.9a,b Individuelle Spezialprothese bei Verlust des linken Armes im Schultergürtel: **a** klinische Situation, **b** angelegte Schmuckprothese mit Thoraxgurt

- **Tetraplegie-Spätphase:** Transfertraining, Rollstuhlgebrauchsschulung, Esstraining (evtl. unter Einsatz speziellen Essbesteckes mit Griffverdickung oder einer Handgelenksmanschette mit besonderer Aufnahmemöglichkeit für das Besteck; Becherhalterung); Stabilisierungstraining für den Ober- und Unterkörper; ADL-Training, evt. unter Einsatz von Spezial-Hilfsmitteln (s.o.), Haushaltstraining; Schreibtraining (evtl. Einsatz einer Handgelenksmanschette mit Stifthalterung; Griffverdickung aus Moosgummi, Spezialschiene; im Extremfall Kopfzeiger mit Stiftaufnahme und/oder Mundstab); Erlernen des selbstständigen Katheterisierens. Überlegungen bzgl. beruflicher Reintegration, z. B. Bürotätigkeiten (Bedienen eines PC, eines Diktiergerätes, eines Telefons u. a. m., Briefe öffnen).
- **Paraplegie-Frühphase:** Funktionsgerechte Lagerung der unteren Extremität (Vermeidung von Beugekontrakturen); Kreislauftraining durch Vertikalisierung auf dem Tilt table.
- **Paraplegie-Spätphase:** ADL-Training (unter Einsatz von Spezial-Hilfsmitteln; s.o.), Transfer- und Rollstuhltraining, Mattenübungen zur Gleichgewichtsschulung; Kathetertraining; evtl. Mobilisation an Spezialgehhilfen (Achselgehstützen, Schienen-Schellenapparat).

Sozialtraining: Schaffung behindertengerechter baulicher Voraussetzungen (Planung und Überprüfung zusammen mit dem Ergotherapeuten), evtl. Übergang durch Eingewöhnung in rollstuhlgerechter „Übungswohnung"; Kontakte mit Behinderten-Sportgruppen; Kontakte mit Sozialarbeiter/Berufsberater.

Ziele:
- Bestmöglicher Einsatz der motorischen Restfunktion (v. a. Arme, Hände),
- sicherer Transfer,
- Rollstuhlhandling,
- soziale Rehabilitation,
- berufliche Rehabilitation.

Hauptindikation: Frühe Phase einer Tetra- bzw. Paraplegie.

Gruppentherapie

Gruppentherapeutische Maßnahmen der Ergotherapie dienen im Wesentlichen der Intensivierung und Vertiefung der Behandlungsinhalte, die zuvor im Rahmen des Einzeltrainings erarbeitet und erlernt wurden. Gerade bei erheblichen bleibenden Beeinträchtigungen wichtiger Körperfunktionen und Behinderungen ist ein konsequentes wiederholtes Üben wichtiger alltäglicher Abläufe zur Wiedergewinnung bzw. zum Erhalt von Eigenständigkeit und Unabhängigkeit vordringlich; das psychologische Gruppenerlebnis dient der Bedeutungsreduktion der Fähigkeitsstörungen und fördert die Motivation des betroffenen Patienten.

Von grundlegender Bedeutung ist eine sinnvolle Zusammenstellung der einzelnen Gruppen, wobei einerseits die führende Diagnose mit entsprechendem funktionellem Defizit, andererseits aber auch der zu

T 15.7 Gruppenbehandlungen im Rahmen der Ergotherapie

Zusammenstellung unter besonderer Berücksichtigung der Fähigkeitsstörung:
Frühstücksgruppe, Haushaltstraining, Schreibtraining, Hilfsmittelhandling, Bastelgruppen, handwerkliches Arbeiten, u.a.

Zusammenstellung unter Berücksichtigung der aktuell symptomführenden Diagnose:
Rheumagruppe, Querschnittsgruppe, Amputationsgruppe (obere/untere Extremität), Schultergruppe, Handgruppe, u.a.

T 15.8 Typische Schienen und Orthesen

Gelenke und Körperabschnitte	Eingesetzte Schienen und Orthesen
Schultergelenk	Abduktionsschiene, Briefträgerkissen (👁 **15.10**); teilimmobilisierende Schulterkappenorthese (👁 **15.11**)
Ellenbogengelenk	gewalkte Leder-(teil-)hülsen; evtl. Gummikappen mit seitlicher Verstärkung
Handgelenk/Hand	statische und dynamische Retentionsschienen
Finger	dynamische Flexions- oder Extensionsschienen; Plexidurspange für das Daumensattelgelenk (in Opponensstellung), Einzelschiene für Langfinger (in Streckstellung)
Halswirbelsäule	elastische Schaumstoffstütze (Halskrawatte; 👁 **15.12a**), starre fixierende Kunststoffstütze (Philadelphia-Kragen; 👁 **15.12b**)
Rumpfwirbelsäule	elastische Leibbinden und Bandagen (aus Drellstoffen, evtl. mit Metallstäben; verstärkt zur Teilentlastung ohne wesentlichen Korrektureffekt; s. 👁 **15.13**); Überbrückungsmieder und Kreuzstützen (zur Entlastung und Stellungskorrektur), evtl. mit spezieller Pelottenverstärkung; 3-Punkt-abstützende Kunststofforthesen mit Limitierung der Ante- und Reklination

Gruppentherapie

T 15.8 (Fortsetzung)	
	(z. B. im Falle einer Wirbelfraktur 👁 **15.28**); völlig rumpfimmobilisierende Thorakolumbalorthesen aus Kunststoff (im Falle eines Haltungsverfalls; s. 👁 **15.29**, 👁 **15.30**)
Hüftgelenk	Antiluxationsbandage (z. B. bei temporärer postoperativer Instabilität; 👁 **15.14**); Rotationsbandage nach Hohmann; Hüftbandage nach Thom; gelenkentlastende Apparate (mit Abstützung am Tuber ossis ischii; 👁 **15.17a,b**)
Kniegelenk	Gummikappen oder Textilorthese, evtl. mit seitlicher Verstärkung (👁 **15.16**); band- bzw. frakturstabilisierende Braces; Tutoren, Walklederhülsen; Schienenhülsen- bzw. Schienen-Schellenapparate (👁 **15.17a,b**); Gelenkentlastung durch Allgöwer-Apparat
Sprunggelenke	Knöchelbandage bzw. -socke; weiche Kunststoffschienen (temporär bei lateraler Kapsel-/Bandinstabilität; 👁 **15.18**); gepolsterte Unterschenkellagerungsschiene; Peronäusfeder bzw. Heidelberger Winkel (bei Fußheberschwäche bzw. -lähmung); Spezialbraces (👁 **15.15**)

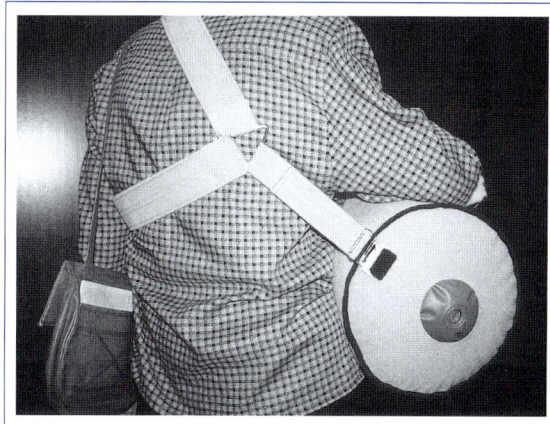

👁 **15.10** So genanntes Briefträgerkissen zur Teilfixation des rechten Armes in leichter Abduktions- und Anteversionsstellung im Schultergelenk zur Verhinderung einer Einsteifung (vor allem in der frühen postoperativen Phase)

vermittelnde Lerninhalt maßgeblich sein sollten (**T 15.7**).

Dosierung/Behandlungsdauer:
3- bis 5-mal/Woche, 30–45 Minuten.

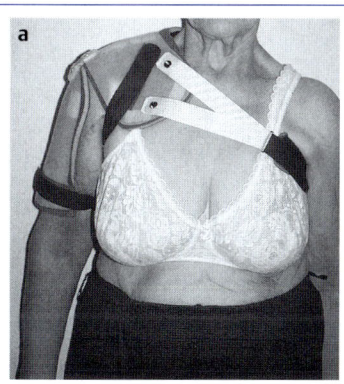
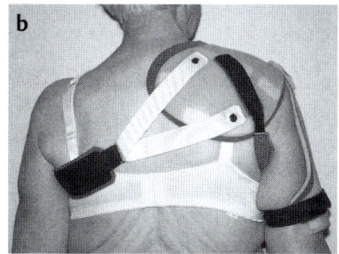

👁 **15.11a,b** Schulterstabilisierende Orthese: **a** Ansicht von vorne, **b** Ansicht von hinten

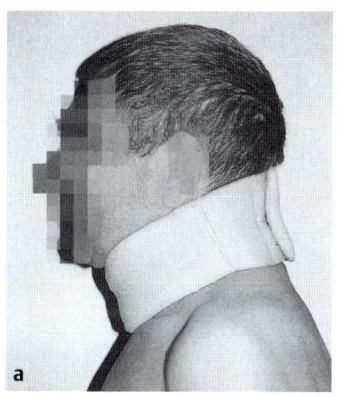
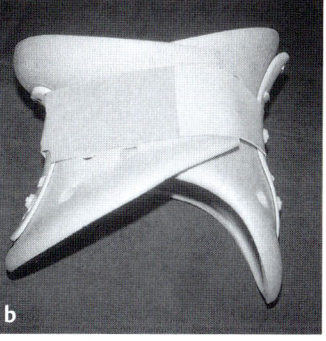

👁 **15.12a,b** Externe Immobilisation der Halswirbelsäule: **a** Halskrawatte aus Schaumstoff (Teilimmobilisierung), **b** Philadelphia-Kragen (starre Fixation)

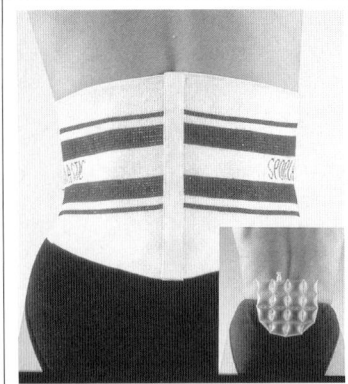

15.13 Lumbalorthese aus elastischem Drellstoff mit individuell applizierbarer Lumbalpelotte

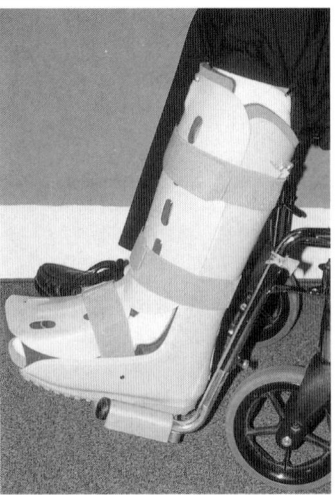

15.15 Unterschenkel-Brace zur axialen Mobilisation in der frühen postakzidentellen bzw. postoperativen Phase nach distaler Unterschenkel- bzw. Sprunggelenksfraktur

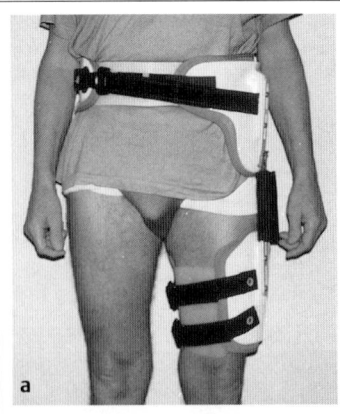
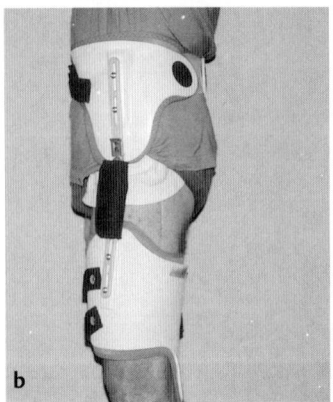

15.14a,b Hüftstabilisierende Orthese bei postoperativer Luxationsneigung (Zustand nach Implantation einer TEP links): **a** Ansicht von vorn, **b** Seitansicht

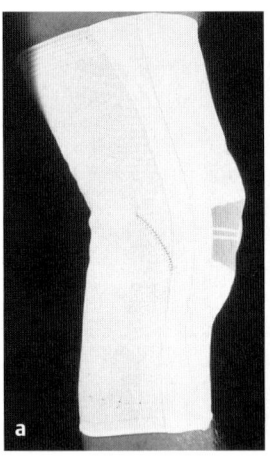
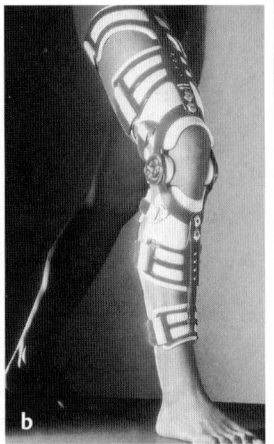

15.16a,b Unterschiedliche Knieorthesen. **a** Kniekappe aus elastischem Gestrick ohne wesentlichen stabilisierenden Effekt, **b** aus starrem Kunststoff mit seitlich einstellbarem Gelenk mit guter seitlicher Stabilisierung (z. B. in der frühen Phase der postoperativen Rehabilitation nach Kreuzbandersatzplastik)

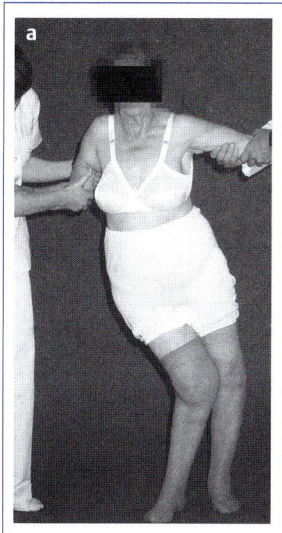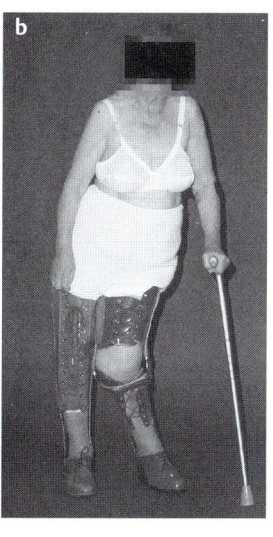

◉ **15.17a,b** Orthopädischer Apparat im Bereich der Beine zur bilateralen Kniestabilisierung: **a** steh- und gehunfähige Patientin (rheumatoide Arthritis); **b** nach adäquater orthetischer Versorgung wird die Patientin unter Einsatz einer Unterarmgehstütze wieder begrenzt gehfähig

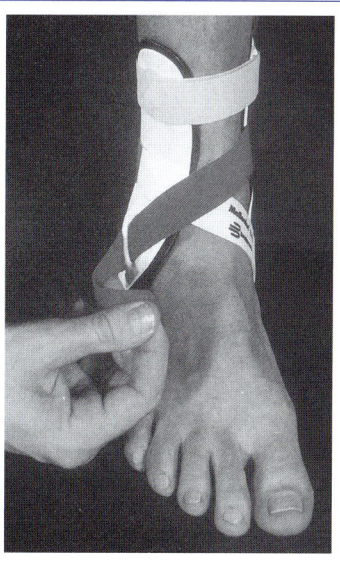

◉ **15.18** Immobilisierende Sprunggelenksorthese bei lateraler Kapsel-/Bandinstabilität im OSG

Hilfsmittelversorgung

Wichtig ist in jedem Einzelfall die individuelle Überprüfung, ob eine temporäre oder gar dauerhafte Versorgung mit Hilfsmitteln erforderlich ist; anschließend probatorischer Einsatz dieser Hilfsmittel (heutzutage meist industriell gefertigt) unter Anleitung durch den Therapeuten; abschließendes eigenständiges (repetitives) Üben im Rahmen einer Einzel- oder Gruppenbehandlung.

Wichtig ist die Grundregel: *So viele Hilfsmittel wie eben nötig, so wenige wie möglich!*

Gehhilfen: Handstock, Fritzstock, Fischer-Gehstock (anatomischer Griff), Unterarmgehstütze (UAG), Unterarmgehstütze mit Unterarmauflage und spezieller Griffadaptation (bei nicht belastbarem Handgelenk), Vierfüßlergehstütze, Achselgehstütze, Rollator, Deltarad, Achselgehwagen (Gangschule, S. 20 ff)

Weitere Mobilitätshilfen: Rollstuhl (mit entsprechenden Auflagen), Transferhilfen (Rutschbrett, Drehscheibe, Gleittuch, Lifter u. a.)

Ergonomie in der häuslichen Umgebung (Funktionshilfen für ADL und Haushalt): Kraftsparende Öffner für Flaschen und Dosen, Aufdrehhilfen für Wasserhähne, Greifzangen (◉ **15.19**), Griffadaptationen (Essbesteck, Schreibhilfen, Trinkbecher), Rasierhilfen (◉ **15.20**), Spezialbürsten mit verlängertem Griff, ergonomischer Fön (◉ **15.21**), Ankleidehilfen (langstieliger Schuh-löffel, Strumpfanziehhilfe; s. ◉ **15.7**), Badewannenlifter, Duschhocker, erhöhter Toilettensitz (◉ **15.22**), Keilkissen (◉ **15.23**), ergonomische Stuhlauflage (◉ **15.24**).

Ergonomische Umrüstung des Kraftfahrzeuges: Schalt- und Lenkhilfen, Spezialpedale u. v. a.

Ergonomische Einrichtung des Arbeitsplatzes: Optimal angepasste Sitz-, Tisch- und Bildschirmhöhe; Sitzschale nach Maß; Stehpult (◉ **15.25**), spezielle Arbeitsplatten, Zeichengeräte, Spezialtastaturen für Schreibmaschine und Computer.

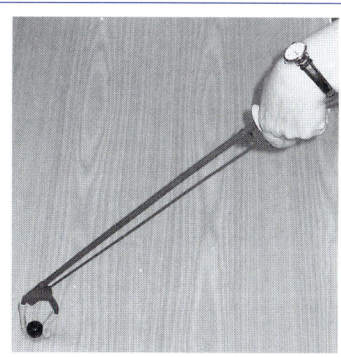

◉ **15.19** Greifzange als ergotherapeutisches Hilfsmittel

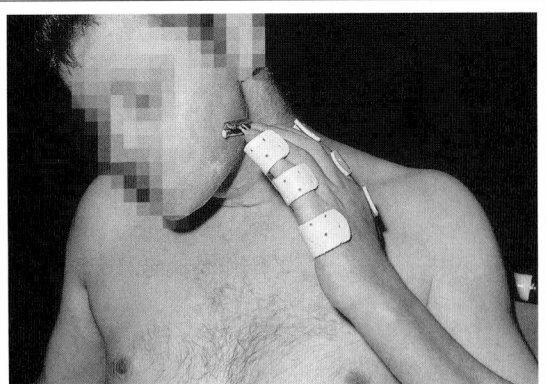

◉ **15.20** Volare Handschiene mit Rasieraufsatz im Falle einer Handgelenks- und Fingergelenksaffektion bei rheumatoider Arthritis

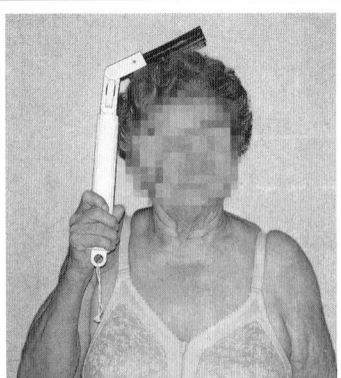

◉ **15.21** Ergonomischer Fön bei schmerzhafter Schultersteife rechts

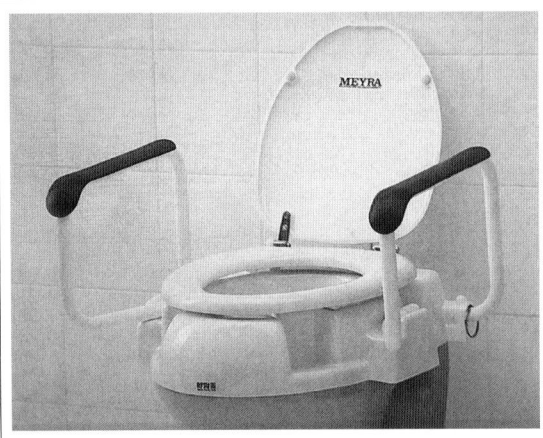

◉ **15.22** Ergonomische Toilettensitzerhöhung mit seitlichen Handgriffen

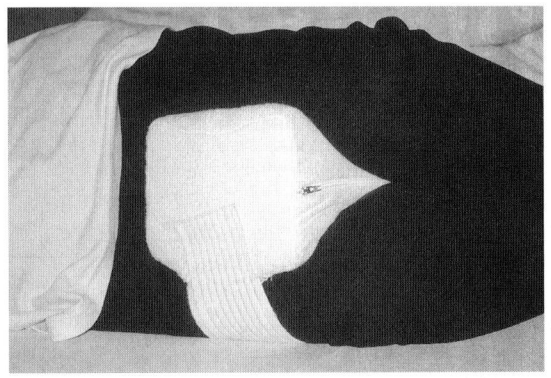

◉ **15.23** Keilkissen zur Verhinderung einer Adduktion der operierten Hüfte in Seitlagerung (z. B. in der frühen postoperativen Phase nach Implantation einer Hüft-TEP)

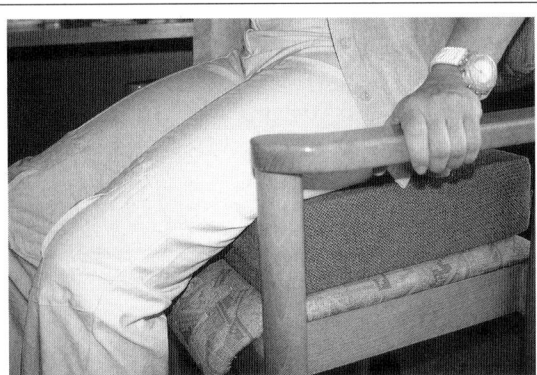

◉ **15.24** Ergonomische Stuhlauflage zur Verhinderung eines tiefen Sitzes (z. B. in der frühen Rehabilitationsphase nach Hüft-TEP)

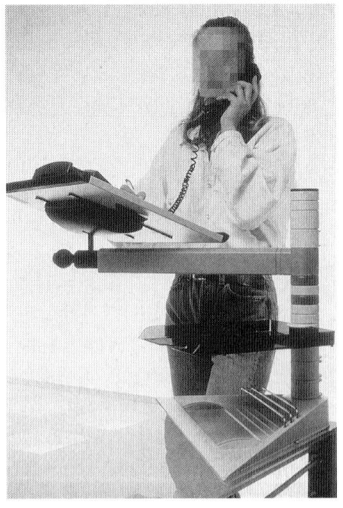

◉ **15.25** Ergonomisches Stehpult für Patienten mit chronischer Rückenschmerzproblematik bzw. in der postoperativen Rehabilitationsphase nach lumbaler Bandscheibenoperation

Schienen und Orthesen

Zur Optimierung einer konsequenten Handhabung Fertigung aus thermoplastischen Leichtwerkstoffen (z. B. Polyurethan) bzw. aus glas- oder karbonfaserverstärkten Gießharzen (Schienen, Hülsen, Tutoren).

Individuelle *statische Schienenanpassung* (Lagerungsschienen zum Gelenkschutz, Nachtschienen) zur Fixation bei temporärer Immobilisation, zum Erhalt einer funktionellen und stabilen Gelenkstellung und zur Kontrakturprophylaxe. Spezielle *dynamische Schienen* (mit Gummizügen o. Ä.; 👁 15.27) zur Funktionsverbesserung bewegungsgestörter und kontrakturgefährdeter Körpergelenke, z. B. zur Redression, Quengelung, zur Erleichterung einer aktiven Übungsbehandlung (s. T 15.8). Spezielle Beinorthesen zur Gelenkstabilisation und Verbesserung eines selbstständigen Gehens im Falle einer inkompletten Querschnittslähmung (👁 15.26).

Ziele:
- *Entlastung* eines betroffenen Gelenkes z. B. durch gezielte Krafteinleitung auf unempfindliche Körperstrukturen (bei Schädigung des Handgelenkes über den Unterarm),
- *Führung* und *Stabilisierung* eines instabilen oder muskulär nur ungenügend geführten Gelenkes (z. B. im Falle einer rheumatoiden Arthritis) durch externe Scharniere aus Metall oder Kunststoff,
- *Korrektur* von Fehlstellungen (z. B. der Hand- und Fingergelenke im Falle einer rheumatischen Affektion; s. 👁 15.8),
- *3-Punkt-Abstützung* (z. B. thorakolumbale oder lumbale Orthesen im Falle einer Wirbelfraktur oder einer generalisierten Osteoporose; 👁 15.28 und 👁 15.30), in leichten Fällen oder in der Phase der Abschulung Übergang auf ein Drellmieder (Bandage; s. 👁 15.13) möglich,
- komplette Rumpfstabilisierung bei schwerem Haltungsverfall (👁 15.29a,b).

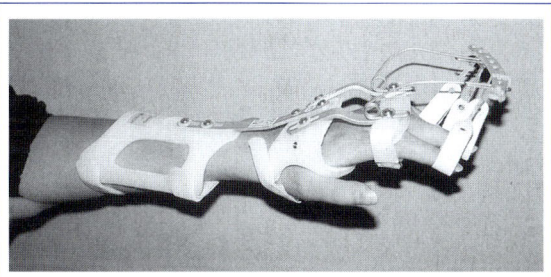

👁 15.26 Individuell gefertigte Beinorthese zur Unterstützung eines selbstständigen Gehens im Falle einer inkompletten Paraplegie

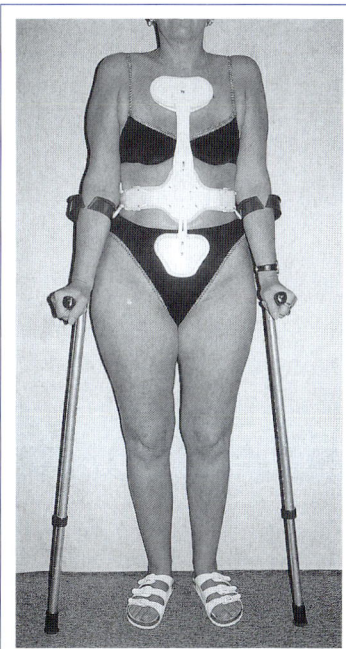

👁 15.28 Drei-Punkt-abstützende Rumpforthese zur Beschränkung der Inklination (Ansicht von ventral)

👁 15.27 Quengelschiene zur Verbesserung der Handgelenks- und Langfingerextension (v. a. im Falle einer rheumatoiden Arthritis)

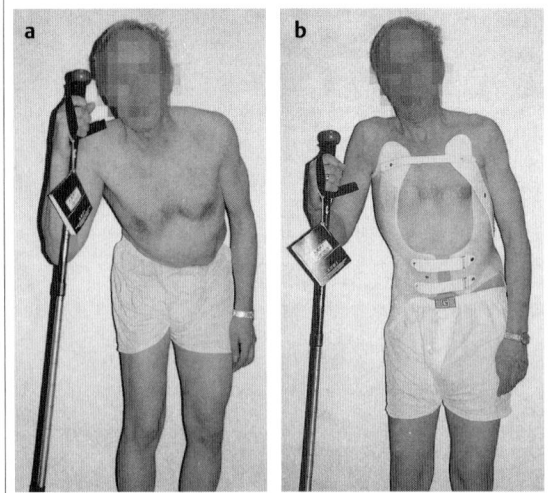

👁 **15.29a,b** Individuell gefertigte starre Thorakolumbalorthese: **a** klinische Ausgangssituation mit schwerem Haltungsverfall, **b** gute Rumpfaufrichtung bei angelegter starrer Kunststofforthese

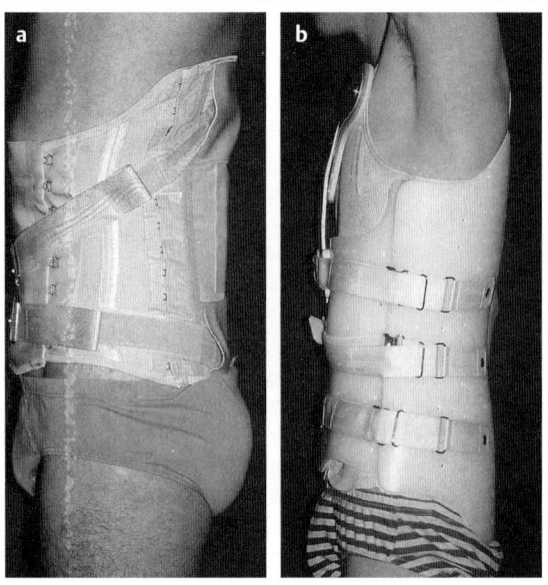

👁 **15.30a,b** Weitgehend immobilisierende Rumpforthesen (jeweils in der Seitansicht): **a** aus Drellstoffen mit Metallverstärkung, **b** aus individuell angeformten Kunststoffschalen

16 Schuhzurichtungen/ Orthopädische Schuhversorgung

Einlagenfertigung nach Maß: Diese durchaus häufige ärztliche Verordnung dient der individuellen, möglichst form- und funktionsgerechten Versorgung des Fußes bei gleichzeitig optimaler Bequemlichkeit im Falle leichter Fehlstellungen mit typischen Belastungsbeschwerden. Im jüngeren Lebensalter mit meist noch wenig rigiden Strukturen werden in erster Linie härtere, formkorrigierende Materialien gewählt, bei älteren Menschen mit dann oft teilkontrakten Fehlstellungen eher weiche Werkstoffe (◉ 16.1 und ◉ 16.2; T 16.1) Zur Optimierung des Passsitzes wird vor Abschluss der Fertigung (Bezug) eine Anprobe des Rohlings am Fuß, in Einzelfällen auch ein „Probelauf" empfohlen.

Schuhzurichtungen: Neben im konventionellen Konfektionsschuh liegenden oder eingearbeiteten und damit fest installierten Einlagen zur schmerzentlastenden Fußbettung und damit verbesserten Lastübertragung auf das Fußbett besteht gleichzeitig auch die Möglichkeit der Applikation verschiedener spezieller *Sohlenzurichtung*en am Schuhwerk durch den orthopädischen Schuhmacher (◉ 16.3; T 16.2 und T 16.3).

Orthopädisches Maßschuhwerk: In Fällen schwerer komplexer Deformierungen und Fußfehlformen sowie Gelenkdestruktionen mit deutlicher Beeinträchtigung des Gehvermögens kommt letztendlich nur eine individuelle Schuhfertigung durch den orthopädischen Schumacher in Frage.

Maßgefertigte (kostengünstigere) *Innenschuhe* können in verschiedenen Konfektionsschuhen getragen werden; hier ist die Einarbeitung z. B. von Abrollhilfen möglich. Orthopädische *Halbschuhe* sind bei den Patienten indiziert, die mit Einlagen und/oder individuellen technischen Zurichtungen am Konfektionsschuhwerk nicht (mehr) zurechtkommen (◉ 16.4). Orthopädisches *Stiefelschuhwerk* oder *Innenschuhe mit hohem Schaft* werden nach individuellen Formen ebenfalls als vollständige Schuhe gefertigt; sie sind indi-

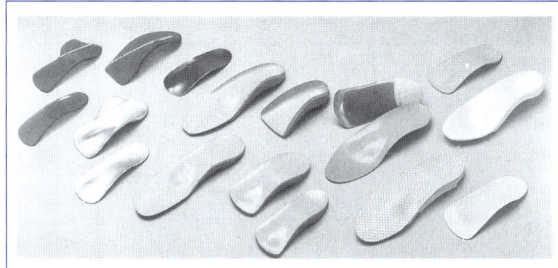

◉ 16.1 Sortiment unterschiedlicher Einlagen aus verschiedenen Materialien

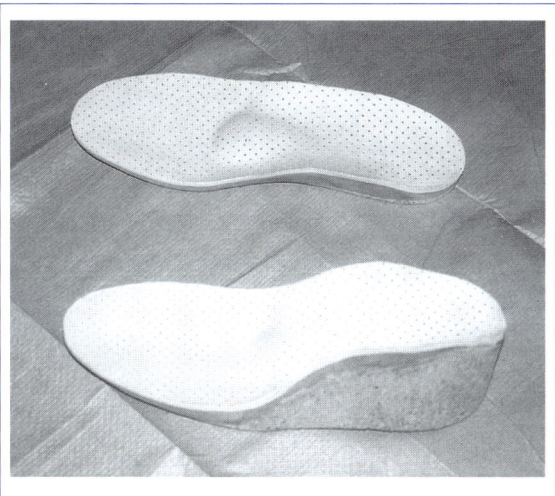

◉ 16.2 Spezialeinlage aus Korkleder im Maßschuhwerk zur Kompensation einer Beinverkürzung links

T 16.1 Materialien zur Einlagenfertigung

Verwendetes Material	Qualität der Fußbettung
Metall (Aluminium)	unelastisch, starr, hart
thermoplastische Kunststoffe	hart, elastisch
Holz/Leder	halbstarr
Kork/Leder	weich, elastisch

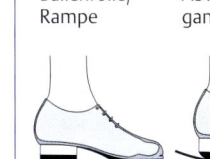 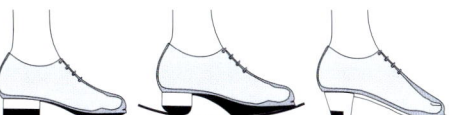 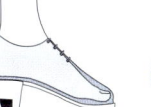 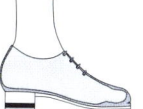 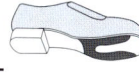

Ballenrolle/Rampe Abwicklungsrolle ganzer Schuh Pufferabsatz Absatzerhöhung Schmetterlingsrolle

◉ 16.3 Individuelle orthopädische Zurichtungen am Konfektionsschuh (Auswahl)

ziert bei schweren Arthrosen im OSG (meist posttraumatisch), bei ausgeprägten fixierten Fußfehlformen (z. B. schwerer Klumpfuß), auch bei Verkrüppelungen einhergehend mit einer deutlichen Beinverkürzung (👁 **16.5**) bzw. hochgradigen Kapsel/Bandinstabilitäten im OSG (z. B. im Gefolge einer Arthrogryposis multiplex congenita). Der Übergang zu einem orthopädischen Apparat mit Innenschuh ist teilweise fließend.

Vorab ist durch den behandelnden Arzt ein Kostenvoranschlag einzuholen, der dann bei der jeweiligen Krankenkasse des Patienten eingereicht wird.

Beinlängenausgleich: Leichte Beinverkürzungen bis zu 1,0 cm betreffen meist global sowohl den Ober- als auch den Unterschenkel; sie sind häufig idiopathischer Natur, unter 0,75 cm erfordern sie in aller Regel keine Kompensation. Posttraumatische Längendifferenzen im Bereich der unteren Extremitäten liegen immer im anatomischen Bereich des geschädigten langen Röhrenknochens (Verkürzung bei Zusammensinterung einer Fraktur oder, im Wachstumsalter, Folge einer Epiphysenfugenschädigung; Beinverlängerung bei wachstumsfugennaher Fraktur oder Osteosynthese). Außerdem wird nach einem endoprothetischen Hüftgelenksersatz nicht selten (oft aufgrund besonderer anatomischer Verhältnisse, teilweise aber auch aufgrund operationstechnischer Fehler) eine postoperative Beinverlängerung (0,5–2,0 cm) verzeichnet. Das jeweilige individuelle Ausmaß des Beinlängenunterschiedes bedarf im Hinblick auf eine adäquate technische Kompensation differenzierter Überlegungen. Die Möglichkeiten der technischen Versorgung reichen von einfachen Ferseneinlagen (Visco-Heel-Fersenkissen; 👁 **16.6**) bis hin zu aufwändigen orthopädischen Apparaten (**T 16.4**).

T 16.2 Orthopädische Schuhzurichtungen – Effizienz und Indikationen	
Art der technischen Zurichtung am Konfektionsschuh	Wirkung und Einsatzmöglichkeit
Im Bereich des Absatzes	
Absatzerhöhung	*einseitig* zum Ausgleich einer Beinlängendifferenz (bis 4 cm möglich; bei mehr als 1 cm gleichzeitige Sohlenerhöhung erforderlich) *bilateral* zur Entlastung des Achillessehnenansatzes am Kalkaneus; führt zur Schrittverkürzung bei Hüftbeschwerden, fördert die Kniegelenksflexion
Negativabsatz	Entlastung der Kniegelenke, v. a. Reduktion des Quadrizeps-Anpressdruckes der Kniescheibe im femoralen Gleitlager; fördert die Kniegelenksextension; Einsatz v. a. bei Femoropatellarthrose
Pufferabsatz (im hinteren Drittes des Absatzes)	elastische Stoßdämpfung von Hüft-, Knie- und Fußgelenken; z. B. bei Kox- und Gonarthrosen, Arthrosen im OSG, USG; Z. n. TEP (Hüfte, Knie, OSG); Fersenschmerz (plantarer Sporn)
Keilabsatz	Vergrößerung der Auftrittsfläche; wenn ohne Steg durchgehend auf der ganzen Sohle, erfolgt eine gleichmäßige Verteilung des Körpergewichtes, z. B. bei adipositasbedingter Beeinträchtigung des Gehvermögens, rheumatischen Fußbeschwerden, schweren Fußdeformitäten (v. a. Plattfuß und Fußwurzelarthrose)
Flügelabsatz (nach außen oder innen vorgezogener Absatz, evt. kombiniert mit Absatzausstellung)	Vergrößerung der Auftrittsfläche des Rückfußes; hierdurch bessere Stand- und Trittsicherheit; z. B. beim Klumpfuß (nach außen gezogen), beim Knick-Platt-Fuß (nach innen vorgezogen)
Absatzausstellung	Verbreiterung der Auftrittsfläche nach außen oder innen, schräg von der Ferse zur Absatz-Auftrittsfläche; Einsatz v. a. bei Fußdeformitäten mit gestörtem Auftritt, bei lateraler Kapsel-/Bandinstabilität des OSG, bei posttraumatischen Störungen, auch bei Fuß-(teil-)-lähmungen
Abrollabsatz	Aufsetzen der Ferse bei der Gangabwicklung erleichtert, verkürzt das Abrollen des Rückfußes; z. B. bei OSG/USG-Arthrose (mit Mittelfußrolle), Achillodynie, rheumatischer Fußaffektion, Stoßdämpfung bei Osteoporose u. a.
Im Bereich der Sohle des Mittel- und Vorfußes	
Mittelfußrolle (meist kombiniert mit einer Absatzerhöhung)	Entlastung des OSG/USG sowie des Knie- und Hüftgelenkes, auch des Achillessehnenansatzes sowie der Wadenmuskulatur; die lange Rolle verbessert den Abrollvorgang; z. B. bei OSG/USG-Arthrose, Achillessehnenansatztendopathie, Wadenmuskelatrophie nach lumbalem Bandscheibenvorfall
Ballenrolle (gleichzeitig ausreichend steife Sohle und Absatzerhöhung erforderlich)	Verminderung der Abrollbewegung in den Zehengrundgelenken; z. B. beim Hallux rigidus (dann evtl. in Kombination mit Aussparung unter dem 1. Zeh), Osteonekrosen der Mittelfußköpfchen (v. a. II)

→

Schuhzurichtungen/Orthopädische Schuhversorgung

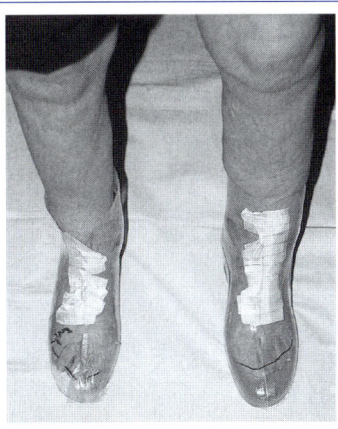

◉ **16.4** Individuell gefertigte Rohlinge aus stabilem durchsichtigem Kunststoff für orthopädisches Schuhwerk (zur Anprobe)

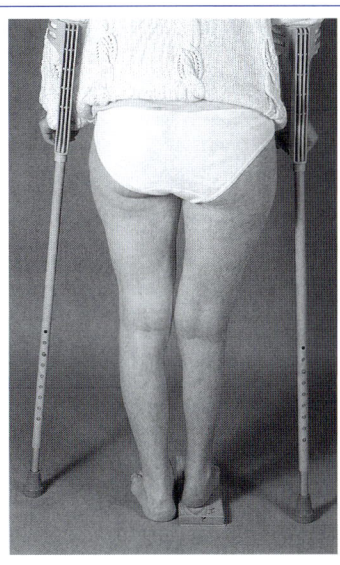

◉ **16.5** Ausschließlich unterschenkelbedingte Beinverkürzung rechts (Stand der Kniebeugefalten!); klinische Kompensation des Beckentiefstandes durch Unterlegen von Holzbrettchen

T 16.2 (Fortsetzung)

Art der technischen Zurichtung am Konfektionsschuh	Wirkung und Einsatzmöglichkeit
Zehenrolle (meist kombiniert mit steifer Sohle und Absatzausgleich)	Vergrößerung der Auftrittsfläche des Fußes, Verbesserung der Standsicherheit, erschwert den Abrollvorgang; Einsatz v. a. bei Instabilitäten des Kniebandapparates, auch bei Schwäche des M. quadriceps femoris
kurze Rolle (Kombination mit Absatzausgleich erforderlich)	hebelt und wirkt als „Wippe"; Einsatz bei Schwäche der Wadenmuskulatur (z. B. als Residuum eines Bandscheibenvorfalls), bei Kniebeugekontraktur (Beeinträchtigung des Abdrückens in voller Streckung)
Abrollsohle (mit Korrektur der Richtung; zur Verhinderung einer Asymmetrie immer bilateral!)	durch Veränderung des Scheitelpunktes der Rolle lässt sich der Abrollvorgang in eine andere Richtung lenken; z. B. bei beeinträchtigter Rotation im Hüftgelenk (Koxarthrose), bei Fußwurzelarthrose, lateraler Kapsel-/Bandinstabilität des OSG
Schmetterlingsrolle (gleichzeitige Absatzerhöhung)	Entlastung der Mittelfußköpfchen, gleichzeitige Anhebung des Fußquergewölbes; z. B. bei chronischer Metatarsalgie, (teil-)kontraktem Senk-Spreiz-Fuß, Osteonekrosen der MFK-Köpfchen (v. a. II)
Querbrücke	Abstützung und Aufrichtung des Fußquergewölbes, Anhebung der MFK-Köpfchen II–IV; z. B. bei chronischer Metatarsalgie, (teil-)kontraktem Senk-Spreiz-Fuß, plantaren Hornschwielen
Längsgewölbestütze (Metastütze in schmalen Konfektionsschuhen oder Sandalen ohne Möglichkeit der Einlagenversorgung)	optimale Fußbettung ohne wesentliche Korrektur; Belastung der gesamten Fußsohle und Entlastung der Fußwurzel; z. B. bei Knick-Senk-Fuß, Hohlfuß, auch bei Fußwurzelarthrose
Im Bereich des Oberschuhes	
Polsterungen, Schaftveränderungen	Veränderungen am Oberleder oder am Schaft zur Druckentlastung oder aber zur lokalen Verstärkung bestimmter Zonen z. B. bei Haglund-Exostose des Tuber calcanei, Fußrückenexostose bei Chopart-Gelenksarthrose, Hallux valgus/rigidus/flexus; zur Ausstattung eines Innenschuhs

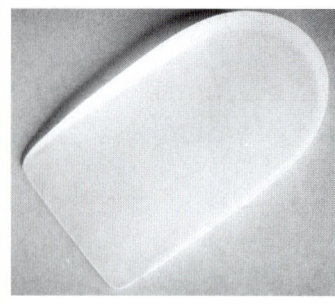

👁 **16.6** In das Konfektionsschuhwerk einlegbares Fersenkissen aus weichem viskösem Material (Visco-Heel) zur Kompensation einer Beinverkürzung von 0,5 cm

T 16.3 Orthopädische Krankheitsbilder und Möglichkeiten der (Teil-)Kompensation durch spezielle Zurichtungen am Konfektionsschuh

Vorliegende Störung	Spezielle Maßnahmen
Beinverkürzung	Absatzhöhenausgleich (bis 1,0 cm) Sohlenhöhenausgleich (über 1,0 cm)
X-Bein	Schuhinnenranderhöhung (0,5–0,75 cm)
O-Bein	Schuhaußenranderhöhung (0,5–0,75 cm)
Hüft-/Knie-/Sprunggelenksarthrose	stoßdämpfende Pufferabsätze
Fußwurzelarthrose/-arthritis	Steg-/Keilabsätze
Fersensporn/Plantarfasziitis	Fersenweichbettung (evtl. mit Aussparung)
Einsteifung im oberen und/oder unteren Sprunggelenk	Abrollhilfe im Mittelfußbereich
Großzehengrundgelenksarthrose/rheumatische Vorfußdestruktion	Abrollhilfe im Vorfußbereich
Abflachung bzw. (Teil-)Kontraktur des Fußquergewölbes	Spreizfußpelotte
Überlastungsproblematik der Zehengrundgelenke II–IV (z. B. im Falle einer rheumatoiden Arthritis)	Schmetterlingsrolle

T 16.4 Therapierichtlinien bei Beinverkürzung

Ausmaß der Beinverkürzung	Therapeutische Maßnahmen
0,5–0,75 cm	keine
0,75–1,0 cm	Absatzerhöhung oder Einlage
bis 1,5 cm	Absatzerhöhung und Einlage
1,5–4,0 cm	Sohlenerhöhung (Zwischensohle), Ballenrolle, evtl. kontralaterale Absatzminderung am Konfektionsschuhwerk
4,0–7,0 cm	orthopädisches Maßschuhwerk mit eingearbeitetem Längenausgleich
7,0–12,0 cm	orthopädisches Maßschuhwerk mit Innenschuh
12,0 cm und mehr	orthopädischer Etagenschuh (Spezialorthese) mit Fuß in maximaler Equinusstellung
ab 3,0 cm	relative Operationsindikation zur Längenkorrektur

17 Kombinierte standardisierte Nachbehandlungsprogramme für die postoperative/postakzidentelle Rehabilitation

Die Rehabilitation als großes Teilgebiet der konservativen Orthopädie umfasst unter sozialmedizinischen Gesichtspunkten die Gesamtheit aller ärztlichen und nichtärztlichen Maßnahmen, um einen Patienten mit krankhafter akuter oder chronischer Affektion im Bereich der Haltungs- und Bewegungsorgane sowie nach kürzlich erfolgten operativen Eingriffen wieder in sein früheres häuslich-familiäres Umfeld zurückzuführen, des Weiteren seine bestmögliche berufliche Wiedereingliederung. Die Rehabilitation schließt alle Maßnahmen ein, die darauf abzielen, dass sich aus einer Fähigkeitsstörung (disability) keine dauerhafte Beeinträchtigung (handicap) entwickelt, oder die das Ausmaß einer bereits bestehenden Beeinträchtigung vermindert.

In Deutschland wurden im Kalenderjahr 2003 insgesamt über 15 Millionen operative Eingriffe durchgeführt, 10% davon betrafen die Haltungs- und Bewegungsorgane. In einer nicht unerheblichen Zahl wurden direkt anschließende rehabilitative Maßnahmen unter ambulanten oder auch stationären Bedingungen in die Wege geleitet. Die Koordination für eine sinnvolle konservative (Nach-)Behandlung bzgl. der erforderlichen Einzelmaßnahmen obliegt in aller Regel dem Rehabilitationsmediziner, meist einem konservativ tätigen Orthopäden: In enger Teamarbeit mit regelmäßiger engmaschiger Rückkopplung mit dem Operator, den betreuenden Physiotherapeuten (Krankengymnast, Masseur) und Pflegekräften, dem Ergotherapeuten, dem Orthopädiemechaniker, dem Orthopädieschuhmacher, dem Psychologen und schließlich dem Sozialarbeiter werden sinnvolle Rehabilitationsprogramme zusammengestellt und – immer im Hinblick auf erzielte Fortschritte oder evtl. aufscheinende Probleme – neu strukturiert, modifiziert oder erweitert.

Rehabilitative Maßnahmen gehen meist deutlich über die sog. allgemeinen medizinischen Leistungen der Krankenkassen hinaus. Klassische Vorgehensweisen sind hier das **stationäre Heilverfahren (HV)** bzw. die **Anschlussheilbehandlung (AHB)** in speziellen orthopädisch ausgerichteten Rehabilitationskliniken, außerdem die **teilstationäre Rehabilitation (TSR)** in zugelassenen ambulanten Reha-Zentren; Kostenträger sind hier vor allem die Rentenversicherungsträger (BfA, LVA), bei Patienten, die nicht mehr im Erwerbsleben stehen, auch die gesetzlichen Krankenkassen. Für jüngere, mobile Patienten ohne wesentliche komplizierende Begleiterkrankungen stand noch vor einigen Jahren als reine Kassenleistung die sog. **erweiterte ambulante Physiotherapie (EAP)** zur Verfügung, eine ähnliche Verordnungsmöglichkeit existiert heutzutage noch bei den Privatkassen.

In Abgrenzung zur **Pflegebedürftigkeit** des betroffenen Patienten muss vor Einleitung rehabilitativer Maßnahmen zunächst die individuelle **Rehabilitationsfähigkeit** ärztlich überprüft und bestätigt werden. Hierzu zählen im Falle einer postoperativen AHB:

- Reizfreie Wundverhältnisse ohne Anhalt für eine lokale Infektion,
- weitgehende Eigenständigkeit für die wichtigsten ADL (Barthel-Index von zumindest 35 Punkten),
- ausreichende und sichere Mobilität zumindest für kurze Wegstrecken auf Stationsebene (evtl. unter Zuhilfenahme von Gehstützen),
- ausreichende persönliche Motivation zur Rehabilitation,
- ausreichendes kognitives Zustandsbild u. a. m.

Hauptindikationen für die Einleitung von Maßnahmen der medizinischen Rehabilitation sind (T 17.1):

- Degenerativer Gelenkaufbrauch (Arthrose) v. a. im frühen und mittleren Stadium mit rezidivierenden/persistierenden Beschwerdebildern, Funktionseinschränkung, Beeinträchtigung der Mobilität und Belastbarkeit (meist als Heilverfahren),
- entzündlich-rheumatische Gelenkaffektionen, Zustand nach (evtl. arthroskopisch erfolgter) Synovektomie (HV, AHB),
- posttraumatische Zustandsbilder, z. B. konservativ oder operativ behandelte subkapitale Humerusfrakturen, Azetabulum-, Schenkelhals- bzw. proximale Oberschenkelfrakturen, kniegelenksnahe Frakturen (perkondylär, Schienbeinkopf) (meist als AHB),
- Zustandsbilder nach gelenkerhaltender Korrekturosteotomie in der frühen postoperativen Phase z. B. im Beckenbereich, intertrochanter, kniegelenksnah supra- oder infrakondylär) mit temporär limitierter Belastbarkeit und Funktionsbeeinträchtigung (als AHB),
- Zustandsbilder nach operativen gelenkerhaltenden knorpelsanierenden Verfahren in der frühen postoperativen Phase (z. B. nach Ausräumung einer Hüftkopfnekrose, nach Knorpel-/Knochentransplantation am Kniegelenk u. a.) mit temporär limitierter Belastbarkeit (als AHB),

17.1 Klassische Diagnosen für eine Anschlussheilbehandlung zu Lasten des Rentenversicherungsträgers

Diagnosen	durchschnittliche Dauer
unter stationären Bedingungen	
TEP-Hüftgelenk	3–5 Wochen (bis über die 6. Woche postoperativ)
TEP Kniegelenk	3–5 Wochen (bis über die 6. Woche postoperativ)
TEP Schultergelenk	4–5 Wochen
Lumbale Bandscheibenoperation	3–4 Wochen
Lumbale Fusionsoperation	3–5 Wochen
Zervikale Bandscheibenoperation	3–4 Wochen
Zervikale Fusionsoperation	3–4 Wochen
Osteosynthese Oberschenkel	3–4 Wochen (wenn weitere Begleitverletzungen)
Beckenosteotomie	4–6 Wochen
Polytraumata (multiple Beteiligung der Haltungs- und Bewegungsorgane)	4–6 Wochen
Unterschenkelamputation	5–6 Wochen (Prothesenanpassung und -gebrauchsschulung)
Oberschenkelamputation	6–7 Wochen (Prothesenanpassung und -gebrauchsschulung)
lumbaler Bandscheibenvorfall	3–5 Wochen (konservative Behandlung)
unter teilstationären Bedingungen	
vordere Kreuzbandplastik	4–5 Wochen
alle obigen Diagnosen (nur bei guter Mobilität ohne sonstige Begleitstörung)	

- nach operativer Rekonstruktion der Rotatorenmanschette des Schultergelenkes (als AHB),
- nach erfolgter operativer Bandrekonstruktion am Kniegelenk (v. a. des vorderen Kreuzbandes; meist als TSR oder EAP),
- nach endoprothetischem Ersatz des Schulter-, Hüft-, Knie- bzw. Sprunggelenkes mit zementfreier/zementierter Alloplastik in der frühen postoperativen Phase mit noch bestehenden lokalen Reizzuständen, muskulären und/oder funktionellen Defiziten, temporär limitierter Belastbarkeit u. a. (meist als AHB),
- chronisch rezidivierende Zervikal- und Rumpfwirbelsäulensyndrome infolge degenerativer Aufbrauchserscheinungen der Bandscheiben (Zervikobrachialgien, Lumboischialgien, Spinalkanalstenosen u. Ä.; meist als HV),
- nach zervikaler oder lumbaler Bandscheibenoperation (als AHB),
- nach zervikaler oder lumbaler Fusionsoperation, auch knöcherner Dekompression (meist als AHB, evtl. auch als zeitversetztes HV),
- nach Ober- oder Unterschenkelamputation zur Prothesenanpassung und -gebrauchsschulung (als AHB).

Ziele: Vor Beginn spezieller Behandlungsmaßnahmen ist mit dem betroffenen Patienten das jeweilige *Rehabilitationsziel* individuell und auch möglichst detailliert abzusprechen und abzustimmen, wobei realitätsbezogen erläutert werden muss, was im geplanten mehrwöchigen Zeitraum bei entsprechender aktiver Mitarbeit des Betroffenen erreicht werden kann und was nicht. Mit entscheidend sind hier zunächst die Informationen der vorbehandelnden Ärzte zum Verlauf des Krankheitsprozesses, des Weiteren das aktuelle klinische Bild sowie, vor allem nach gerade zurückliegendem operativen Eingriff, auch die radiologische Situation (Übungsstabilität? Belastungsstabilität?). In diesen Zusammenhang gelten als wesentliche Behandlungsziele:

- Reduktion des Schmerzbildes bis zur Schmerzfreiheit (auch unter Belastung)
- Rückgang des (entzündlichen) Gelenkbinnenreizzustandes
- Verbesserung der Gelenkfunktion
- Verbesserung der Kraftentfaltung der gelenkumspannenden Muskulatur
- Verbesserung der (Gesamt)Mobilität, (weitgehende) Unabhängigkeit von Gehhilfen
- Verbesserung der Belastbarkeit der betroffenen unteren Extremität im Alltag, Beruf und/oder Sport
- (weitgehende) Selbstständigkeit im täglichen Leben, (weitgehende) Unabhängigkeit von Hilfspersonen und/oder Hilfsmitteln.

Unter dem Aspekt der Effektivität, auch unter ökonomischen Gesichtspunkten, kommen für die ambulante und auch stationäre Rehabilitation meist sog. *Behandlungsmodule* zum Einsatz, die sowohl ausgewogen und auch sinnvoll über den Behandlungstag verteilt sein sollten und die einzelnen erforderlichen Behandlungsmaßnahmen im Sinne eines *Therapieplanes* beinhalten; selbstverständlich sind in jedem einzelnen Fall individuelle Besonderheiten zu berücksichtigen und in das Gesamtkonzept mit einzubinden.

Subakromiale Dekompression bei degenerativem Impingement-Syndrom

Degenerative Veränderungen im subakromialen Raum mit der dort liegenden wichtigen anatomischen Struktur der bradytrophen Rotatorenmanschette (Tendinitis calcarea bzw. calcificans, Bursitis subacromialis u. a. m.) sind Folgen typischer Alterungsprozesse v. a. im mittleren Lebensalter; das *klinische Bild* ist meist geprägt durch ein sog. funktionelles Impingement mit teilweise erheblichen, oft belastungsabhängigen Beschwerdebildern. Bei Fehlschlagen konservativer Behandlungsmaßnahmen ist die in aller Regel arthroskopisch durchgeführte subakromiale Dekompression (Debridement, Akromioplastik, Resektion des Lig. coracoacromiale, Teilresektion des Schultereckgelenkes, Verkalkungsentfernung v. a. aus der Supraspinatussehne u. a.) die operative Behandlungsmethode der Wahl.

Die *anschließende Nachsorge* erfolgt im Allgemeinen ambulant, evtl. im Rahmen einer EAP-Maßnahme oder einer TSR, nur in Ausnahmefällen (z. B. bei schwerwiegenden Begleiterkrankungen) auch stationär als AHB. Im Vordergrund stehen hier in der Frühphase meist individuell dosierte krankengymnastische Einzelbehandlungen kombiniert mit passiven physikalischen Anwendungen (im Trockenen und im Wasser), ab der 4. Woche auch eine schrittweise gesteigerte medizinische Trainingstherapie. Nicht selten ist der zeitliche Aufwand bis zum Erreichen eines zumindest befriedigenden klinischen Bildes langwierig.

Spezielle Reha-Ziele:
- Wiedergewinn einer guten und schmerzfreien Schulterfunktion,
- Belastbarkeit im Sport (z. B. Tennis, Badminton, Leichtathletik-Wurfdisziplinen u. a.).

Rekonstruktion der Rotatorenmanschette

Inkomplette oder vollständige Rupturen der Rotatorenmanschette des Schultergelenkes beruhen in den meisten Fällen auf erheblichen degenerativen Schädigungen, die klinisch oft stumm sind und funktionell nicht selten erstaunlich gut kompensiert werden können; eine sog. Pseudoparalyse im Falle einer Sehnenglatze ist Ausdruck einer erheblichen, allenfalls noch durch Ausweichbewegungen ausgleichbaren, subjektiv doch erheblich beeinträchtigenden Bewegungsstörung. Die Indikation zur offenen plastischen Rekonstruktion wird auch bei älteren (aktiven) Patienten zunehmend großzügiger gestellt; entscheidend sind der Ausprägungsgrad der Schädigung und das subjektive Beschwerdebild.

Die primär unter stationären oder ambulanten Bedingungen durchgeführte *Nachbehandlung* dauert meist über mehrere Wochen an und ist geprägt durch intensive krankengymnastische und trainingstherapeutische Maßnahmen (zumindest in den ersten 6 Wochen ausschließlich in Einzeltherapie); diese erfolgen in den ersten 3–4 Wochen überwiegend passiv (u. a. tgl. CPM-Schiene), dann bis zur 6. Woche passiv unterstützt und werden anschließend schrittweise auch aktiv gesteigert. Vor allem der Behandlung im wohl temperierten Wasser unter Ausnutzung des Auftriebprinzips kommt eine wesentliche Bedeutung zu. Nicht selten verbleiben bzgl. der aktiven Abduktion und Hochrotation dauerhafte funktionelle Defizite, was subjektiv jedoch meist gut toleriert wird.

Spezielle REHA-Ziele:
- Wiedergewinn einer zumindest ausreichenden und schmerzfreien Schulterfunktion,
- im optimalen Fall Wiederherstellung einer (teilweisen) sportlichen Belastbarkeit.

Endoprothetischer Schultergelenksersatz

Mit Verbesserung des Implantatdesigns und v. a. der Verankerungstechnik im Glenoidbereich hat der alloplastische Ersatz des Schulterhauptgelenkes in der letzten Dekade einen deutlichen Aufwind erfahren; so wurden im Jahre 2003 in Deutschland etwa 3500 derartiger Eingriffe durchgeführt (👁 17.1). Hauptindikationen waren in erster Linie die Mehrsegmentfraktur des Humeruskopfes sowie die primäre bzw. sekundäre Omarthrose; entscheidendes Kriterium für den Erfolg einer postoperativen Rehabilitation ist der morphologische Zustand der Rotatorenmanschette; eine exakte sonographische Abklärung ist hier sehr hilfreich.

Da es sich einerseits meist um ältere und betagte Patienten handelt, auf der anderen Seite die *Nachbehandlung* immer einen mehrmonatigen Zeitraum erfordert, wird von vielen Operateuren eine 3- bis 5-wöchige AHB favorisiert. Hier stehen v. a. tägliche CPM-Schienenanwendungen und funktionelle Einzelbehandlungsmaßnahmen (im Trockenen und im Wasser) im Vordergrund. Aufgrund der klinisch oft erheblichen interindividuellen Unterschiede bzgl. Funktion und Kraftentfaltung sind Gruppentherapien kaum indiziert (Heisel u. Jerosch 2003) (T 17.2).

Spezielle REHA-Ziele:
- Wiederherstellung einer zumindest ausreichenden aktiven Schultergelenksfunktion bei Schmerzfreiheit,
- Unabhängigkeit von aufwändigen Hilfsmitteln,
- Endoprothesenschule (Leben mit einem künstlichen Gelenk – Theorie und Praxis, S. 43 f).

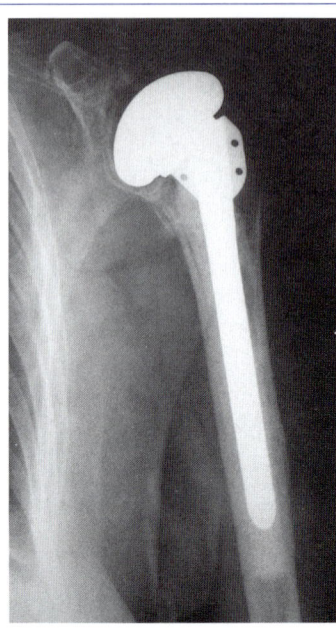

👁 **17.1** Röntgenbild der linken Schulter nach endoprothetischem Ersatz mit Teilprothese (nach Humeruskopfmehrfragmentfraktur)

T 17.2 Nachbehandlungsprogramm nach Schulter-TEP

Behandlungsstrategie	Wochen postoperativ											
	1	2	3	4	5	6	7	8	9	10	11	12
	Akuthaus		Rehaklinik (evtl. EAP)				ambulant					
CMP-Schiene/Motomed	1- bis 2-mal tgl. CPM, 15 Min.		1-mal tgl. CPM, 15–20 Min.				Motomed tgl.					
KG-Einzelbehandlung	1- bis 2-mal tgl.		tgl. 20–30 Min.				2- bis 3-mal/Woche		1- bis 2-mal/Woche			
MTT					tgl. 20–30 Min.		2- bis 3-mal/Woche		1- bis 2-mal/Woche			
Bewegungsbad Einzel		tgl.		3- bis 5-mal/Woche		2- bis 3-mal/Woche + Eigenregie	tgl. in Eigenregie					
Lymphdrainage Arm	bei Bedarf 3- bis 5-mal/Woche											
Wickel lokal	tgl.	tgl.	tgl.	tgl.	2- bis 3-mal/Woche							
Endoprothesenschule				↔								
Ergotherapie	Hilfsmittelversorgung		3- bis 5-mal/Woche		2- bis 3-mal/Woche		bei Bedarf					

Beckenosteotomie, hüftgelenksnahe Femurosteotomie

Osteotomien in azetabulären Becken- oder hüftgelenksnahen Femurbereich werden in erster Linie zur biomechanischen Korrektur und Verbesserung der Gelenkkongruenz im Falle einer kongenitalen Hüftpfannendysplasie indiziert, die ja nicht selten auch mit einer proximalen Valgus- und Antertorsionsfehlstellung des Oberschenkels kombiniert auftritt. Das Operationsalter der betroffenen Patienten liegt heutzutage meist im 2.–3. Lebensjahrzehnt. Das technische Vorgehen im Beckenbereich ist aufwändig und anspruchsvoll (● 17.2), die knöcherne Ausheilung der Osteotomien bis zur voll belastungsfähigen Konsolidierung dauert im Allgemeinen 12 Wochen mit entsprechenden vorübergehenden subjektiven Beeinträchtigungen. Demgegenüber besteht nach einer intertrochanteren Femurosteomie (meist varisierend, seltener valgisierend) immer eine gute Übungsstabilität mit voller Belastbarkeit im Wasser, ab der 4.–6. postoperativen Woche kann im Regelfall. mit einer schrittweisen Aufbelastung begonnen werden.

Die *Rehabilitation* nach dem operativen Eingriff erfolgt unter Berücksichtigung des Lebensalters meist ambulant, nur ausnahmsweise als stationäre AHB. Hier stehen vor allem krankengymnastische und trainingstherapeutische Strategien im Vordergrund zur gezielten Aufschulung der pelvitrochanteren Muskulatur, die durch die knöcherne Korrektur und der damit verbundenen biomechanisch veränderten Zugwirkung eine neue Kraftrichtung erfährt.

Spezielle REHA-Ziele:
- Verbesserung der muskulären Kraftentfaltung und Koordination der hüftgelenksumspannenden Muskulatur,
- Arthroseprophylaxe (Gelenkschule; S. 42 f).

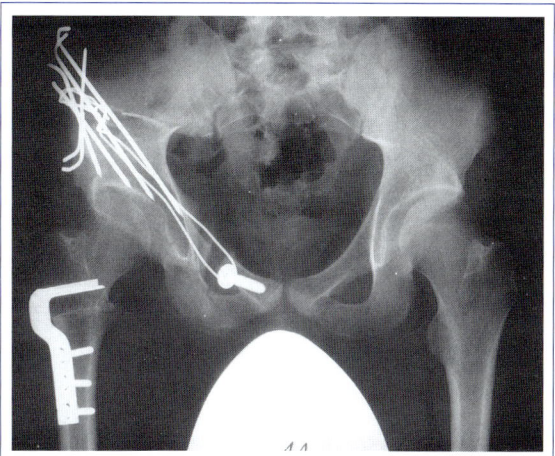

● 17.2 Röntgenbild nach Triple-Beckenschwenkosteotomie nach Tönnis sowie intratrochanter varisierender Umstellungsosteotomie rechts bei Hüftpfannendysplasie

Endoprothetischer Hüftgelenksersatz/Austauschoperation

Mit Standardisierung und Optimierung der Operationstechnik, Verbesserung der Implantatverankerung und der Dauerhaftigkeit sowie Verschleißfestigkeit der Biowerkstoffe in den 70er-Jahren des letzten Jahrhunderts hat der alloplastische Hüftgelenksersatz einen Siegeszug um die ganze Welt angetreten; alleine in Deutschland wurden im Kalenderjahr 2003 etwa 160 000 Endoprothesen (zementfreie oder zementierte Verankerung, Duokopf, Kurzschaft u. a.) eingesetzt (● 17.3 und ● 17.4). Die Charnley-Altersindikation mit äußerst restriktiver Indikationsstellung bei Patienten unter 60 Jahren ist „out", das durchschnittliche Operationsalter liegt aktuell bei etwa 64 Jahren.

Sowohl von den gesetzlichen und privaten Krankenkassen als auch von den Rentenversicherungsträgern wird in der frühen postoperativen Phase in aller Regel eine stationäre AHB von 3- bis 4-wöchiger Dauer gewährt. Mit abgeschlossener Wundheilung ist bei den meisten Patienten eine volle axiale Belastbarkeit des betroffenen Beines im 4-Punkte-Gang gegeben (Ausnahmen: Fraktur oder Osteotomie des Trochanter major, Pfannendach- oder Pfannenbodenplastik, aufwändige Austauschoperation bei schlechtem Knochenlager; ▼ 17.3; Heisel et al. 1998). Eine systemische medikamentöse Thromboseprophylaxe über zumindest 4 Wochen wird empfohlen, bei eingeschränkter Mobilisation und bei Höchstrisikopatienten auch länger.

Im Hinblick auf das *Nachbehandlungsprogramm* stehen kombinierte bewegungstherapeutische Maßnahmen (CPM-Schiene, Einzel- und Gruppentherapien u. a.), physikalische (temporäre Kryotherapie, Lymphdrainage, Wickel u. a.) und balneologische Strategien (Bewegungsbad) im Vordergrund (Heisel 2003). Da bei längeren Krankheitsverläufen einer Koxarthrose mit Hüftbeugekontraktur nicht selten über Jahre auch eine kompensatorische Überforderung der Lendenwirbelsäule (Hyperlordose, reaktive muskuläre Dysfunktionen der Rückenstrecker) gegeben war, sollte diese zusätzlich mittherapiert werden (z. B. durch Interferenzstrom-Applikation, Fango- oder

Heißluftanwendung, Massage der Rumpfmuskulatur u. Ä.) (T 17.3).

Besonderheiten in der frühen Phase der Rehabilitation: T 17.4, 👁 17.5.

Spezielle REHA-Ziele:
- Sichere Gangabwicklung unter axialer Vollbelastung des betroffenen Beines,
- Endoprothesenschule (Leben mit einem künstlichen Gelenk – Theorie und Praxis; S. 43 f).

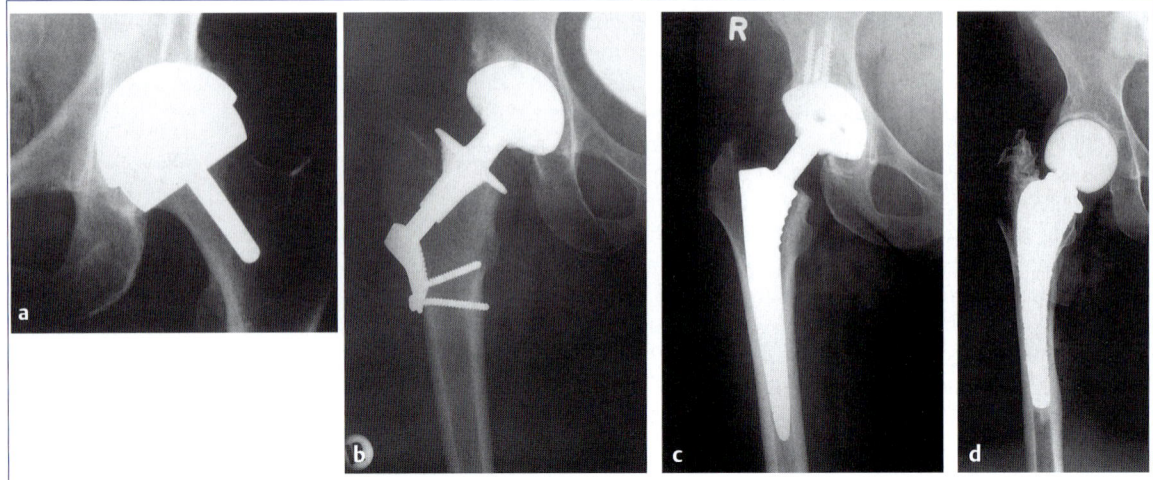

👁 **17.3a–d** Röntgenbild von Hüftgelenken im a.-p.-Strahlengang nach endoprothetischem Ersatz: **a** mit zementierter Hüftkopfschale nach McMinn (linke Hüfte), **b** mit Druckscheibenendoprothese (rechte Hüfte), **c** mit konfektionierter zementfreier Totalendoprothese (rechte Hüfte), **d** mit zementierter Femurteilendoprothese

T 17.3 Nachbehandlungsprogramm nach Hüft-TEP

Behandlungsstrategie	Wochen postoperativ											
	1	2	3	4	5	6	7	8	9	10	11	12
	Akuthaus		Rehaklinik		ambulant							
Hilfsmittel beim Gehen	2 UAG 3-Punkte-Gang		2 UAG 4-Punkte-Gang				1 UAG kontralateral					
CMP-Schiene/Motomed	CMP 1- bis 2-mal tgl.		CMP 1-mal tgl.		Motomed 1- bis 2-mal tgl.		Ergometer tgl.					
KG-Einzelbehandlung	1- bis 2-mal tgl., 15 Min.		tgl. 1-mal 20–30 Min.			3-mal/ Woche	2-mal/ Woche	bei Bedarf 1-mal/Woche				
KG-Gruppenbehandlung (Voll- oder Teilbelastung)						3- bis 5-mal/Woche		bei Bedarf 1- bis 2-mal/Woche				
MTT					3- bis 5-mal/Woche			bei Bedarf 1- bis 2-mal/Woche				
Bewegungsbad (Gruppe)			3- bis 5-mal/Woche			tgl. in Eigenregie						
Lymphdrainage		je nach Befund 2- bis 5-mal/Woche					je nach Befund 1-mal/Woche					
Wickel lokal					tgl. (bei Bedarf)							
Endoprothesenschule					⟷							
Ergotherapie				Hilfsmittelversorgung; bei Bedarf 2- bis 5-mal/Woche								
Elektrotherapie LWS					2- bis 3-mal/Woche							
Heißluft/Massage LWS					1- bis 2-mal/Woche							

UAG Unterarmgehstütze

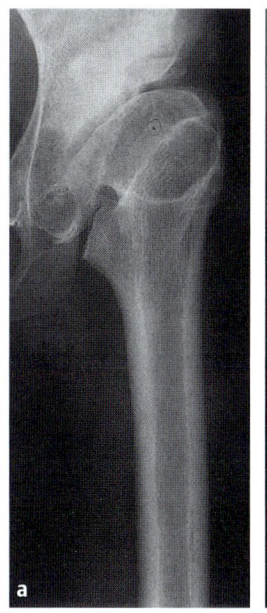 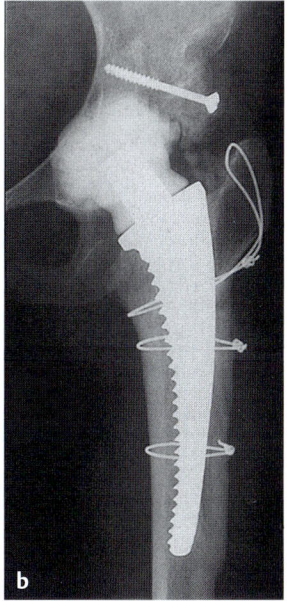

👁 **17.4a,b** Röntgenfallbeispiel einer aufwändigen operativen endoprothetischen Versorgung der linken Hüfte bei Dysplasiekoxarthrose mit temporär limitierter axialer Belastbarkeit während der frühen Rehabilitationsphase: **a** präoperative Ausgangssituation, **b** postoperative Situation nach erfolgter knöcherner Appositionspfannendachplastik (Schraubenfixation) sowie Zerklagenosteosynthese des Trochanter major und des Femurschaftes

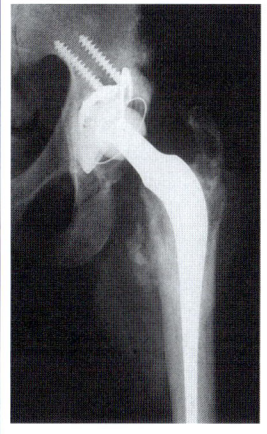 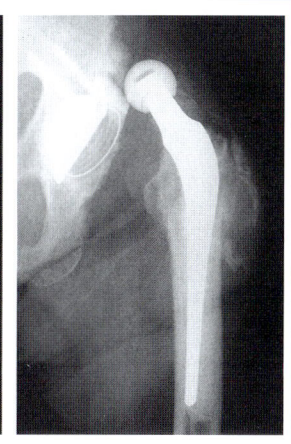

👁 **17.5** Prothesenluxation nach alloplastischer Versorgung der rechten Hüfte als nicht seltene Komplikation in der frühen postoperativen Phase der Rehabilitation

T 17.4 Besonderheiten in der frühen Rehabilitation nach Hüft-TEP

Liegen auf der nicht operierten Seite (mit einem Kissen zwischen den Beinen)	2.–4. Woche
Liegen auf der operierten Seite	5.–6. Woche
Übereinanderschlagen der Beine	ab 6. Woche
tiefes Bücken, Extrembewegungen (z. B. Kürzen der Zehennägel)	ab 12. Woche
freies Gehen	8.–12. Woche
Auto fahren	8.–12. Woche
Sexualität abhängig von Mann/Frau abhängig von der Körperstellung	4.–12. Woche

Diagnostische und therapeutische Arthroskopie des Kniegelenkes

Die relativ risikoarme, technisch einfache und hinsichtlich der bildgebenden Aussagekraft brillante Methode der Arthroskopie ist als eine der revolutionären medizinischen Neuerungen der letzten drei Dekaden des 20. Jahrhundert zu werten, Die Operationszahlen allein für das Kniegelenk beliefen sich im Kalenderjahr 2003 in Deutschland auf über 550 000, was nach Osteosynthesen knöcherner Verletzungen, Tonsillektomien, gynäkologischen und augenärztlichen Eingriffen den insgesamt fünfthäufigsten invasiven Eingriff überhaupt darstellte, zunehmend großzügiger auch unter ambulanten Bedingungen.

In Abhängigkeit von der Art der durchgeführten gelenksanierenden Maßnahme besteht nicht selten ein temporärer Binnenreizzustand, ein entlastendes Gehen an Gehstützen für zumindest 10–14 Tage wird empfohlen. Die ärztliche und physiotherapeutische *Nachbehandlung* erfolgt fast immer ambulant, nur bei multimorbiden geriatrischen Patienten oder bei seltenem komplikationsträchtigem Verlauf auch im Rahmen einer stationären AHB. Hier stehen – neben einer temporären adäquaten medikamentösantiphlogistischen Abdeckung – die üblichen physikalischen und bewegungstherapeutischen Maßnahmen im Vordergrund (T 17.5). Mit einer weitgehenden postoperativen Belastbarkeit ist ab 4–6 Wochen zu rechnen, im Falle durchgeführter knorpelsanierender Techniken evtl. auch länger.

Spezielle REHA-Ziele:
- Möglichst frühzeitige Wiederherstellung einer schmerzfreien Belastbarkeit und unbeeinträchtigten Funktionalität des betroffenen Kniegelenkes,
- Arthroseprophylaxe (Gelenkschule; S. 42 f).

T 17.5 Nachbehandlungsprogramm nach Kniegelenksarthroskopie

Behandlungsstrategie	Wochen postoperativ											
	1	2	3	4	5	6	7	8	9	10	11	12
	AH	teilstationärer EAP, ambulant			ambulant							
Hilfsmittel beim Gehen	2 UAG, 3-Punkte-Gang		2 UAG 4-Punkte-Gang		1 UAG kontralateral							
CMP-Schiene/Motomed	tgl. CMP	Motomed tgl.			Ergometer bei Bedarf							
KG-Einzelbehandlung	tgl.	2- bis 3-mal/Woche			1- bis 2-mal/Woche		1-mal/Woche					
KG-Gruppenbehandlung (Vollbelastung)					bei Bedarf 1- bis 2-mal/Woche							
MTT					bei Bedarf 3- bis 5-mal/Woche							
Bewegungsbad (Gruppe)		3- bis 5-mal/Woche			tgl. in Eigenregie							
Lymphdrainage	bei Bedarf 2- bis 5-mal/Woche											
Wickel lokal	bei Bedarf 2- bis 5-mal/Woche											
Gelenkschule				⟷								
Ergotherapie	bei Bedarf Hilfsmittelversorgung											

AH Akuthaus, *UAG* Unterarmgehstütze

Vordere Kreuzbandersatzplastik des Kniegelenkes

In den letzten 20 Jahren wird die Indikation zum plastischen Ersatz des vorderen Kreuzbandes nach traumatischer Schädigung mit nachfolgender muskulär nicht ausreichend kompensierbarer Rotationsinstabilität auch bei älteren (aktiven) Patienten zur Verhinderung einer Arthroseentwicklung bzw. -progredienz zunehmend großzügiger gestellt. Im Hinblick auf das technische Vorgehen ist der autologe Ersatz durch das mittlere Patellasehnendrittel (nach Brückner) oder die Quadrupelplastik unter Verwendung der Semitendinosussehne (nach Rosenberg) – jeweils unter arthroskopischen Bedingungen – der operative Goldstandard (👁 **17.6**). Die postoperative Rehabilitation erfolgt ganz überwiegend unter teilstationären (TSR) oder ambulanten (EAP) Bedingungen (Frosch et al. 2001).

Die Empfehlungen der Operateure bzgl. des *Nachbehandlungsplanes* mit schrittweiser Aufbelastung des betroffenen Beines, zur Steigerung des Bewegungsumfanges des Kniegelenkes, auch zur Notwendigkeit einer temporären orthetischen Versorgung differieren meist nicht unerheblich (Engelhardt et al. 2002; Hoffmann u. Heisel 2002; Hildebrandt u. Henche 2003 u. a.). In der frühen Rehabilitationsphase stehen lokale physikalische und individuelle bewegungstherapeu-

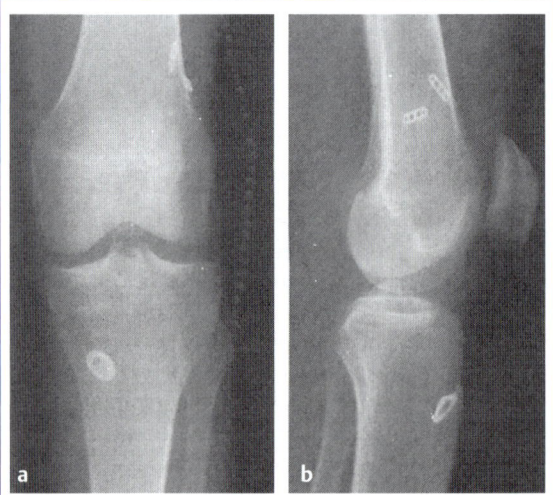

👁 **17.6a,b** Röntgenbild des linken Kniegelenkes nach vorderer Kreuzbandplastik (Transplantatfixation proximal mit zwei Metallplättchen, distal mit Interferenzschraube): **a** a.-p.-Strahlengang, **b** seitlicher Strahlengang

T 17.6 Nachbehandlungsprogramm nach vorderer Kreuzbandplastik (Kniegelenk)

Behandlungsstrategie	Wochen postoperativ											
	1	2	3	4	5	6	7	8	9	10	11	12
	AH	AHB/EAP/ambulant					ambulant					
Hilfsmittel beim Gehen	2 UAG 3-Punkte-Gang	2 UAG 4-Punkte-Gang					1 UAG kontrolateal					
CMP-Schiene/Motomed	CPM 0–10–70			CPM 0–0–90			Motomed/Ergometer					
KG-Einzelbehandlung	tgl.				2- bis 3-mal/Woche			1- bis 2-mal/Woche		1-mal/Woche		
MTT				tgl., schrittweise gesteigert								
Bewegungsbad – Knie		3- bis 5-mal/Woche			tgl. in Eigenregie							
Lymphdrainage	tgl.	3- bis 5-mal/Woche			2- bis 3-mal/Woche		bei Bedarf 1- bis 2-mal/Woche					
Wickel lokal	tgl.	tgl.	tgl.	bei Bedarf 2- bis 3-mal/Woche								
Gelenkschule					⟷							
Ergotherapie	bei Bedarf Hilfsmittelversorgung											

AH Akuthaus, *UAG* Unterarmgehstütze

tische Einzelstrategien im Vordergrund (early protected motion), eine freie Kniestreckung und -beugung wird spätestens nach 6 Wochen gestattet; quadrizepsdominierte Übungen in oder nahe der Kniestreckstellung sind VKB-belastend (ACL Straining), ein (isometrisches) Beüben der ischiokruralen Muskulatur in Kniebeugestellung von 30°, 60° oder 90° beinhaltet jedoch keinen Zug auf das VKB. In der zweiten Rehabilitationsphase werden dann überwiegend trainingstherapeutische Kraftprogramme zur gezielten muskulären Aufschulung sowie Maßnahmen zur Optimierung der Propriozeption empfohlen (T 17.6). Ein unterstützungsfreies Gehen ist normalerweise erst nach 12 Wochen möglich, eine Sportfähigkeit frühestens nach 6 Monaten zu erwarten.

Spezielle REHA-Ziele:
- Sicheres Gehen mit axialer Vollbelastung,
- evtl. Entwöhnung von einer temporär getragenen Orthese,
- Arthroseprophylaxe (Gelenkschule; S. 42 f).

Kniegelenksnahe Umstellungsosteotomie

Achskorrigierende Eingriffe im kniegelenksnahen Bereich werden in erster Linie zur Verlagerung der Belastungs- bzw. Tragerichtung mit dem Ziel einer gleichmäßigen Druckverteilung auf die artikulierenden Gelenkflächen indiziert, um einer progredient verlaufenden (hemilateralen) Arthroseentwicklung entgegenzusteuern, nur in Ausnahmefällen unter rein kosmetischen Gesichtspunkten. Unterschieden werden suprakondyläre (meist varisierend) von den sog. Schienbeinkopfosteotomien (infrakondylär, meist valgisierend) (👁 17.7).

In aller Regel ist der postoperative Einsatz zweier Unterarmgehstützen für 12 Wochen geboten, die Aufbelastung des betroffenen Beines im Falle einer subtraktiven Technik im Vergleich zum additiven Vorgehen (meist mit autologem Beckenkammspan) zügiger möglich. *Rehabilitative* physikalische (z. B. manuelle Lymphdrainage), krankengymnastische und auch trainingstherapeutische *Maßnahmen* erfolgen meist unter ambulanten Bedingungen mit anfänglich engmaschiger fachärztlicher Kontrolle; eine mehrwöchige medikamentöse Thromboseprophylaxe bei temporär noch eingeschränkter Mobilisation wird empfohlen.

Spezielle REHA-Ziele:
- Sichere Gangabwicklung unter axialer Teil- bzw. Vollbelastung des betroffenen Beines,
- Gelenkschule (Arthroseprävention; S. 42 f).

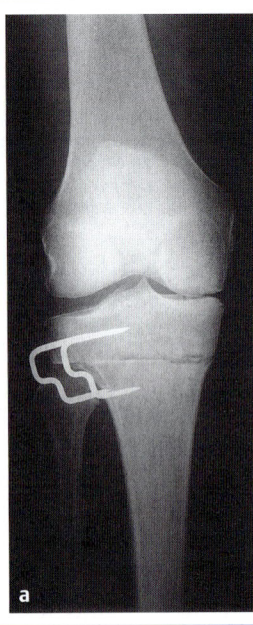 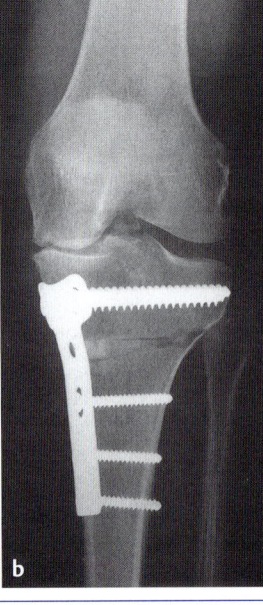

17.7a,b Röntgenfallbeispiele nach valgisierender Schienbeinkopfosteotomie (jeweils im a.-p.-Strahlengang): **a** laterale Osteosynthese mit zwei Coventry-Klammern bei *subtraktiver* Osteotomie rechts, **b** mediale Plattenosteosynthese sowie Interposition eines autologen Beckenkammspanes bei *additiver* Osteotomie links

Endoprothetischer Kniegelenksersatz/Austauschoperation

Mit den deutlichen biomechanischen Fortschritten und der damit verbundenen verbesserten Haltbarkeit der Implantate hat der alloplastische Kniegelenksersatz seit etwa Mitte der 80er-Jahre des letzten Jahrhunderts einen breiten Einzug in das operative Spektrum vieler orthopädischer und unfallchirurgischer Kliniken erfahren; so wurden im Jahr 2003 in Deutschland etwa 70 000 dieser Eingriffe durchgeführt. Goldstandard ist der zementierte Oberflächenersatz von Femurrolle und Tibiaplateau mit ungekoppelten achsfreien („non-constrained") Implantaten (Gelenkkombination: Metall/Polyethylen; ◉ 17.8), der Patellarückflächenersatz mit einer meist ebenfalls zementiert eingebrachten Polyethylenscheibe ist fakultativ. Bei isolierten medialen Aufbrauchserscheinungen des Femorotibialgelenkes wird in Einzelfällen eine Schlittenendoprothese indiziert, im Falle einer erheblichen Kapsel-/Bandinstabilität und/oder eines ausgeprägten Beinachsenfehlers auch ein teilgekoppelter („semiconstrained") Oberflächenersatz oder eine vollständig gekoppelte („constrained") Scharnierendoprothese.

Da das durchschnittliche Operationsalter aktuell bei etwa 74 Lebensjahren liegt und nicht selten weitere altersbedingte Begleiterkrankungen vorliegen, erfolgt in den meisten Fällen nach der Entlassung aus dem Akuthaus eine stationäre AHB über 3–4 Wochen in einer Rehabilitationsklinik. Das *Nachbehandlungsprogramm* ist weitgehend standardisiert (Heisel 2002; ▼ 17.7). Infolge der oft schlechten Weichteildeckung des Kniegelenkes einerseits sowie des aufgrund des meist vorliegenden Achsfehlers intraoperativ mit durchgeführten Weichteilalignments sind teilweise nicht unerhebliche Wundheilungsstörungen in der frühen postoperativen Phase keine Seltenheit, deutliche Blutumlaufstörungen die Regel. Unter diesen Gesichtspunkten sind eine sorgfältige Weichteilpflege sowie tägliche manuelle oder auch apparativ durchgeführte Lymphdrainagen bis etwa zur 4. Woche nach dem operativen Eingriff durchaus sinnvoll. Bei nicht seltenem Streckdefizit gilt der Lagerung des betroffenen Beines ein besonderes Augenmerk. Tägliche passive und teilaktive Maßnahmen (CPM, Motomed) sowie krankengymnastische Bewegungsübungen (oft geschwächte mediale Vastusmuskulatur!) sind unverzichtbare Elemente des Rehabilitationsprogrammes (▼ 17.7). Gruppenprogramme sowie Übungselemente aus der medizinischen Trainingstherapie (MTT) beginnen in den meisten Fällen in der 4.–5. postoperativen Woche. Eine konsequente medikamentöse Thromboseprophylaxe bis zum Ablauf der 4. postoperativen Woche wird empfohlen.

Besonderheiten in der frühen Phase der Rehabilitation: ▼ 17.8.

Spezielle REHA-Ziele:
- Sichere Gangabwicklung unter axialer Vollbelastung des betroffenen Beines,
- Endoprothesenschule (Leben mit einem künstlichen Gelenk – Theorie und Praxis; S. 43 f).

Endoprothetischer Kniegelenksersatz/Austauschoperation 197

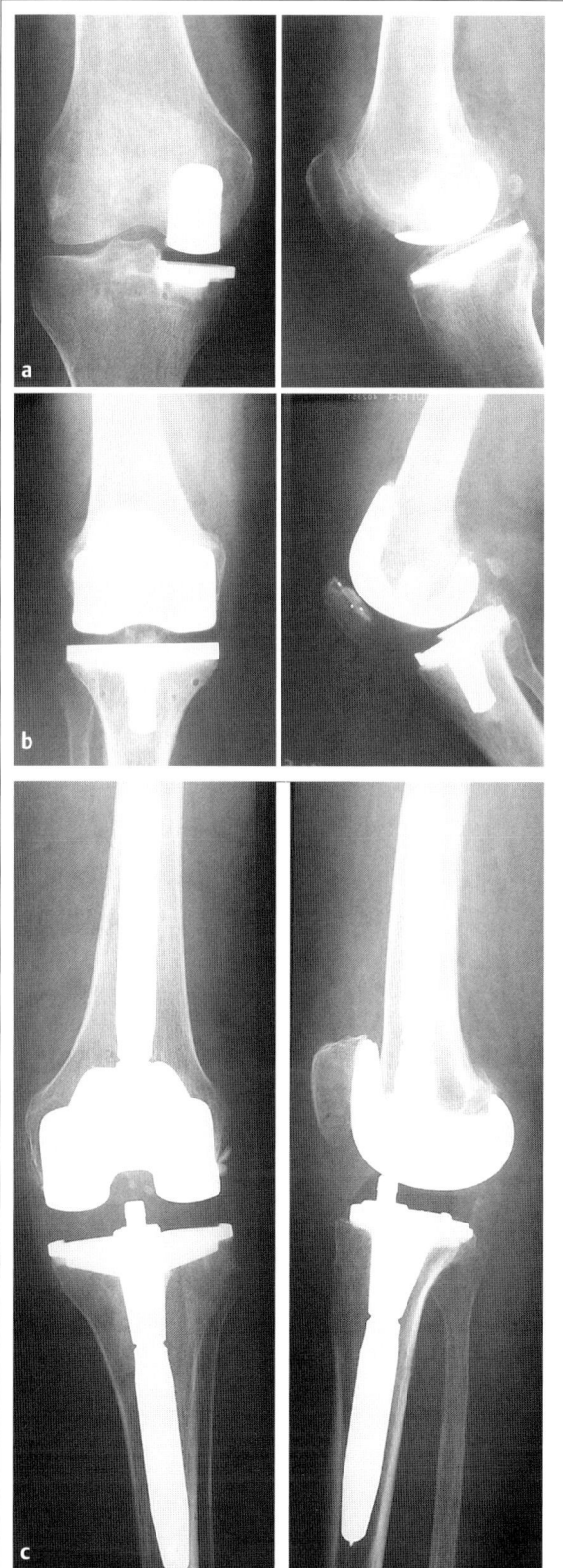
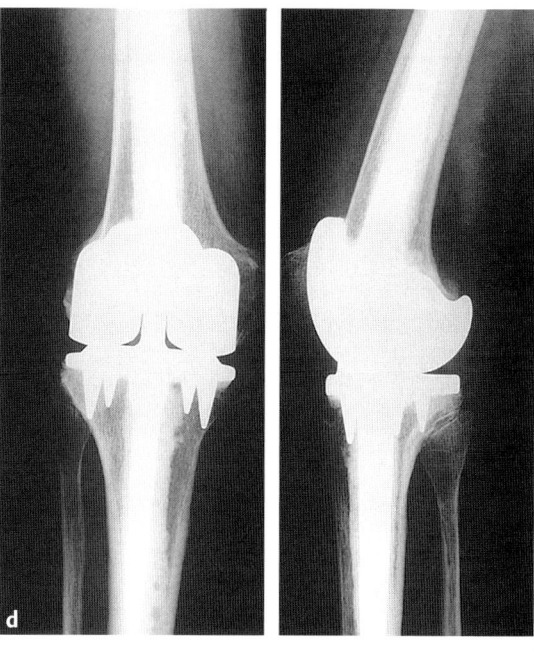

◉ **17.8a–d** Röntgenbilder von Kniegelenken nach endoprothetischem Ersatz: **a** mediale Schlittenprothese rechts (links: a.-p.-Strahlengang; rechts: seitlicher Strahlengang), **b** ungekoppeltes, zementiertes Oberflächenimplantat rechts (links: a.-p.-Strahlengang; rechts: seitlicher Strahlengang), **c** teilgekoppeltes, zementiertes Implantat rechts (links: a.-p.-Strahlengang; rechts: seitlicher Strahlengang), **d** vollgekoppelte zementierte Achsprothese (Typ Blauth) rechts (links: a.-p.-Strahlengang; rechts: seitlicher Strahlengang)

T 17.7 Nachbehandlungsprogramm nach Knie-TEP

Behandlungsstrategie	Wochen postoperativ											
	1	2	3	4	5	6	7	8	9	10	11	12
	Akuthaus		Rehaklinik (evtl. EAP)				ambulant					
Hilfsmittel beim Gehen	2 UAG 3-Punkte-Gang		2 UAG 4-Punkte-Gang				1 UAG kontralateral					
CMP-Schiene/Motomed	CMP 1- bis 2-mal tgl. 15 Min.		CPM 1-mal tgl. 20–30 Min.		Motomed 1- bis 2-mal tgl.		Ergometer tgl.					
KG-Einzelbehandlung	1- bis 2-mal tgl. 15 Min.		1-mal tgl. 20–30 Min.		3-mal/Woche	2-mal/Woche	bei Bedarf 1- bis 2-mal/Woche					
KG-Gruppenbehandlung (Voll- oder Teilbelastung)					3- bis 5-mal/Woche		bei Bedarf 1- bis 2-mal/Woche					
MTT				3- bis 5-mal/Woche			bei Bedarf 1- bis 2-mal/Woche					
Bewegungsbad (Gruppe)		3- bis 5-mal/Woche			tgl. in Eigenregie							
Lymphdrainage	tgl.	3- bis 5-mal/Woche		2- bis 3-mal/Woche			1- bis 2-mal/Woche					
Wickel lokal	tgl.	tgl.	tgl.		2- bis 3-mal/Woche							
Endoprothesenschule					⟷							
Ergotherapie	Hilfsmittelversorgung		bei Bedarf 2- bis 5-mal/Woche									

UAG Unterarmgehstütze

T 17.8 Besonderheiten in der frühen Rehabilitation nach Knie-TEP

- Trotz gehäuft vorliegendem Resterguss i. A. Zurückhaltung bzgl. Punktion des Kniegelenkes
- keine provozierte mechanische Ablösung von Hautkrusten bzw. trockenen Oberflächennekrosen (Infektionsgefahr, da oft schlechte Weichteildeckung!)
- postoperative Rückenlagerung (keine Knierolle) für etwa 2 Wochen
- keine Widerstandsextension am langen Hebel (nach erfolgter Osteosynthese der Tuberositas tibiae) für 6–8 Wochen
- freies Gehen ab 8.–12. Woche
- Auto fahren ab 8.–12. Woche
- Sexualität (abhängig von Mann/Frau, abhängig von der Körperstellung) ab 4.–12. Woche

Endoprothetischer Sprunggelenksersatz

Aufgrund häufig mitgeteilter, nicht selten unbefriedigender Ergebnisse in den 80er-Jahren und der unter globalen funktionellen Gesichtspunkten durchaus konkurrenzfähigen Alternative einer stabilen Arthrodese wird der alloplastische Ersatz des oberen Sprunggelenks auch heutzutage nur sehr zurückhaltend indiziert (im Kalenderjahr 2003 in Deutschland nur knapp 1000 Fälle; ◉ 17.9). Es handelt sich hier v. a. um Patienten, bei denen mehrere Gelenke der homolateralen Extremität ebenfalls deutlicher bewegungsgestört sind, so dass der zusätzliche Funktionsverlust im OSG beim längeren Gehen subjektiv weniger gut toleriert würde.

Die *postoperative Rehabilitation* erfolgt in aller Regel stationär (AHB) über 3–4 Wochen; meist ist nach 4 Wochen eine axiale Vollbelastung des betroffenen Beines im 4-Punkte-Gang möglich. Im Vordergrund des Behandlungsplanes stehen bewegungsfördernde Strategien (CPM-Schiene, Motomed), tägliche krankengymnastische Einzelbehandlung im Trockenen, Gehübungen im warmen Wasser. Infolge der anatomisch schlechten Weichteildeckung bestehen in der frühen postoperativen Phase nicht selten erhebliche Umlaufstörungen, tägliche manuelle Lymphdrainagen (bis etwa zur 4. Woche nach dem Eingriff), lokale Wickel u. Ä. sind daher ebenfalls wichtige Begleitmaßnahmen (T 17.9). Gruppentherapien kommen aufgrund der relativen Seltenheit der Operation kaum in Betracht (Heisel u. Jerosch 2004). Eine medikamentöse Thromboseprophylaxe bis zum Ablauf der 4. postoperativen Woche wird empfohlen.

Spezielle REHA-Ziele:
- Sichere Gangabwicklung unter axialer Vollbelastung des betroffenen Beines,
- Endoprothesenschule (Leben mit einem künstlichen Gelenk – Theorie und Praxis (S. 43 f).

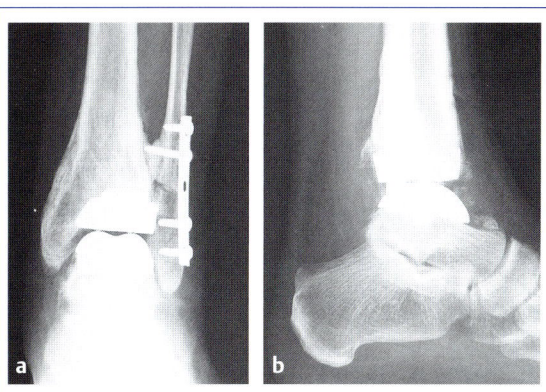

◉ **17.9a,b** Röntgenfallbeispiel nach Implantation einer zementierten Sprunggelenksendoprothese (gleichzeitig erfolgte zur besseren Darstellung des OP-Situs eine Wadenbeinosteotomie mit anschließender Plattenosteosynthese): **a** a.-p.-Strahlengang, **b** seitlicher Strahlengang

T 17.9 Nachbehandlungsprogramm nach OSG-TEP

Behandlungsstrategie	Wochen postoperativ											
	1	2	3	4	5	6	7	8	9	10	11	12
	Akuthaus		Rehaklinik (evtl. EAP)			ambulant						
Hilfsmittel beim Gehen	2 UAG 3-Punkte-Gang			2 UAG 4-Punkte-Gang			1 UAG kontralateral					
CMP-Schiene/Motomed	CPM tgl. 1- bis 2-mal 15 Min.		CPM 1-mal tgl. 20–30 Min.		Motomed tgl.		Ergometer tgl.					
KG-Einzelbehandlung	1- bis 2-mal tgl. 15 Min.		1-mal tgl. 20–30 Min.		3-mal/ Woche	2-mal/ Woche	bei Bedarf 1- bis 2-mal/Woche					
MTT					3- bis 5-mal/Woche		1- bis 2-mal/Woche					
Bewegungsbad (Gruppe)			3- bis 5-mal/Woche			tgl. in Eigenregie						
Lymphdrainage	tgl.		3- bis 5-mal/ Woche		2- bis 3-mal/ Woche		1- bis 2-mal/Woche					
Wickel lokal	tgl.		tgl.	tgl.	2- bis 3-mal/Woche							
Endoprothesenschule						⟷						
Ergotherapie	Hilfsmittelversorgung		bei Bedarf 2- bis 3-mal/ Woche									

UAG Unterarmgehstütze

Zervikale Bandscheibenoperation/zervikale Fusion

Dekompressionen und Fusionen im Halswirbelsäulenbereich aufgrund von Bandscheibenvorfällen mit nachfolgenden peripheren neurologischen Störungen oder auch Instabilitäten werden wesentlich seltener indiziert als in den lumbalen Bewegungssegmenten. Goldstandard ist die interkorporale Spondylodese mit autologem Beckenkammspan (evtl. mit zusätzlicher ventraler Plattenosteosynthese) oder mit einem (Titan-)Cage. Postoperativ besteht in nahezu allen Fällen eine sichere Übungsstabilität (👁 **17.10**), das vorübergehende Tragen einer teilimmobilisierenden Zervikalorthese (s. 👁 **15.12**) ist nur bei persistierenden Beschwerdebildern, dann vor allem zur Nacht erforderlich.

Die nachfolgende *Rehabilitation* unter meist ambulanten Bedingungen dauert etwa 6–10 Wochen und beinhaltet vor allem krankengymnastische muskulär detonisierende und stabilisierende Übungen.

Spezielle REHA-Ziele:
- Schmerzfreie Beweglichkeit der Halswirbelsäule,
- Rückenschule (rückengerechte Belastung in Alltag und Beruf; S. 41 f).

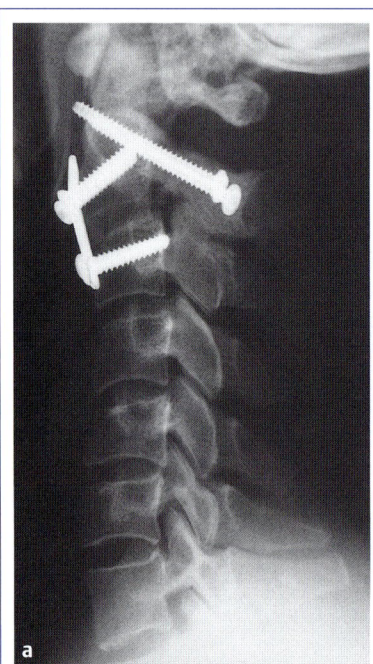
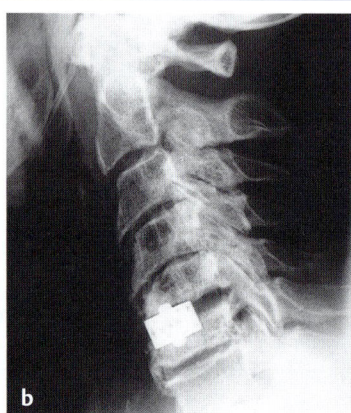
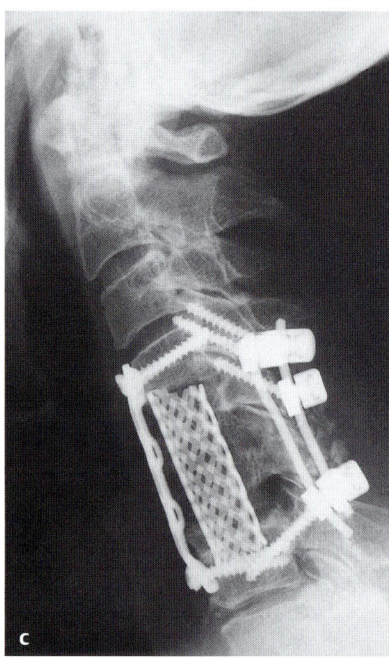

👁 **17.10a–c** Röntgenfallbeispiele nach zervikalen Fusionsoperationen (jeweils im seitlichen Strahlengang): **a** obere HWS mit dorsaler Verschraubung C2 sowie ventraler Plattenstabilisierung C2/3, **b** ventrale Fusion C5/6 mit Titan-Cage, **c** langstreckige, kombinierte dorsale/ventrale Fusion C4-C7 bei tumoröser Destruktion

Lumbale Bandscheibenoperation/lumbale Fusion

Der degenerative Aufbrauchsprozess der axial im täglichen Leben erheblich belasteten lumbalen Bandscheibenetagen stellt eine physiologische Situation dar, die nicht zwingend mit einer klinisch krankhaften Bedeutung verbunden sein muss. Eine ärztliche Behandlungsbedürftigkeit besteht dann, wenn im Gefolge einer dorsalen Protrusion des Anulus fibrosus bzw. eines Prolapses des Nucleus pulposus nerval leitende Strukturen unter Kompression kommen; typische Spätfolgen sind überlastungsbedingte Arthrosen der kleinen Wirbelgelenke (Spondylarthrose mit klinischem Facettensyndrom), Instabilitäten (z. B. Rotationslisthesen) und im hohen Lebensalter Spinalkanalstenosen (👁 **17.11**).

In Deutschland wurden in der letzten Dekade pro Jahr jeweils über 30 000 *lumbale Bandscheibenoperationen* durchgeführt (👁 **17.12** bis 👁 **17.14**); die Literatur berichtet einheitlich in etwa 10–20% über ungünstige postoperative Verläufe mit der Ausbildung eines subjektiv teilweise erheblich beeinträchtigenden Postdiskotomiesyndroms.

Die jährliche Operationsrate der zuletzt meist ausschließlich von dorsal durchgeführten *lumbalen Fusionen* ist immer noch im Ansteigen begriffen; degenerativ bedingte Instabilitäten und frische traumatische Wirbelkörperdestruktionen sind hier die Hauptindikationen (⚫ **17.15**).

Nach einer **lumbalen Nukleotomie** ist in den meisten Fällen mit einer 10- bis 12-wöchigen *postoperativen Rehabilitation* zu rechnen, eine oft stationär durchgeführte AHB von 3–4 Wochen in der Frühphase ist Standard. Neben der gesamten Palette der physikalischen und bewegungstherapeutischen Maßnahmen einschließlich einer gezielten abschließenden trainingstherapeutischen Schulung stehen hier auch Informationen über ein „rückengerechtes" Verhalten im Alltags- und Berufsleben (Rückenschule; S. 41 f) im Mittelpunkt (T **17.10**). Nach in Einzelfällen durchgeführter Hemilaminektomie (⚫ **17.16**) sollten forcierte Rotationsbewegungen des Rumpfes für mehrere Monate unterbleiben (Gefahr einer Instabilität im Sinne einer Rotationslisthese!).

Nach einer **lumbalen Fusion** besteht in aller Regel eine gute axiale Belastbarkeit der Rumpfwirbelsäule,

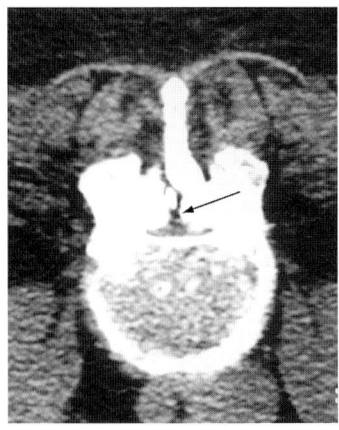

⚫ **17.11** Horizontales Computertomogramm in Höhe L4 bei ausgeprägter knöcherner Spinalkanalstenose (→)

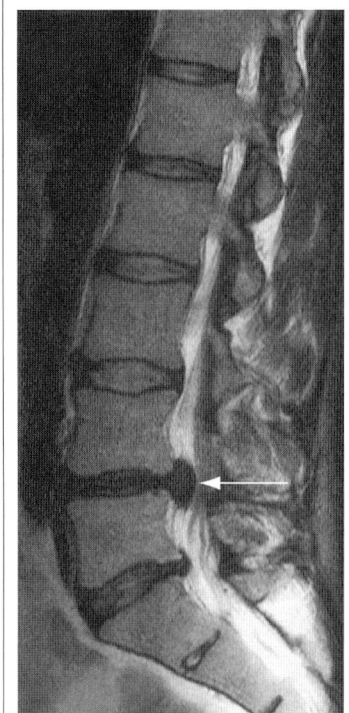

⚫ **17.12** Seitliches Kernspintomogramm der LWS mit hochgradiger Bandscheibendegeneration L4/L5 (so genannte black disc) mit Höhenminderung des Zwischenwirbelraumes sowie Bandscheibenvorfall auf diskaler Ebene (→)

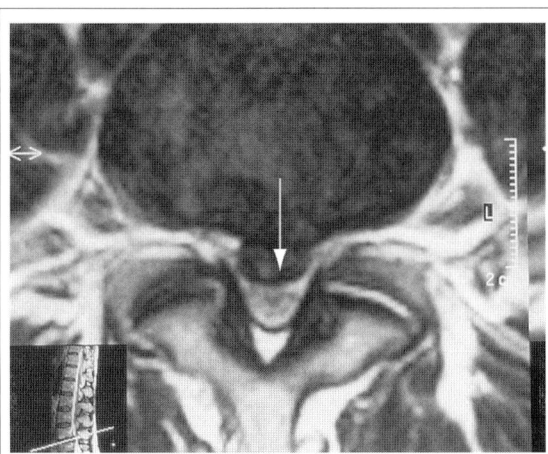

⚫ **17.13** Medialer lumbaler Bandscheibenvorfall L4/L5 (→) im horizontalen Kernspintomogramm

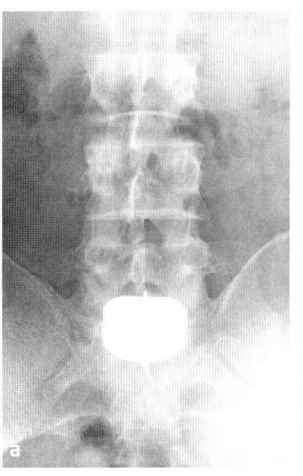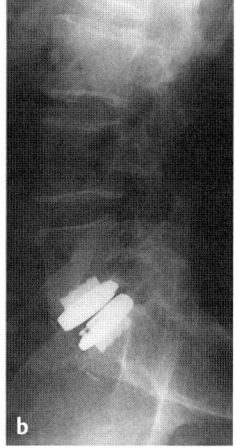

⚫ **17.14a,b** Röntgenfallbeispiel nach endoprothetischem Bandscheibenersatz L5/S1: **a** a.-p.-Strahlengang, **b** seitlicher Strahlengang

einige Operateure empfehlen die temporäre Versorgung mit einer teilfixierenden Lumbalorthese für 6–12 Wochen. Die Nachbehandlungsstrategien in der postoperativen *Rehabilitation* sind ähnlich wie nach einer Nukleotomie. Eine eingeschränkte Arbeitsfähigkeit ist nach etwa 3–4 Monaten, eine weitgehende Belastbarkeit des Achsenorgans nicht vor 6–8 Monaten zu erwarten.

Spezielle REHA-Ziele:
- Erlernen muskulärer Kompensationsmechanismen (gezieltes Krafttraining der Rückenstreck- und Bauchmuskulatur),
- Rückenschule (rückengerechte Belastung in Alltag und Beruf; S. 41 f),
- evtl. temporäre Versorgung mit einem lumbalen Drellmieder,
- evtl. berufliche Um- oder Neuorientierung, temporärer Schonarbeitsplatz (bis Ablauf 6. postoperativer Monat).

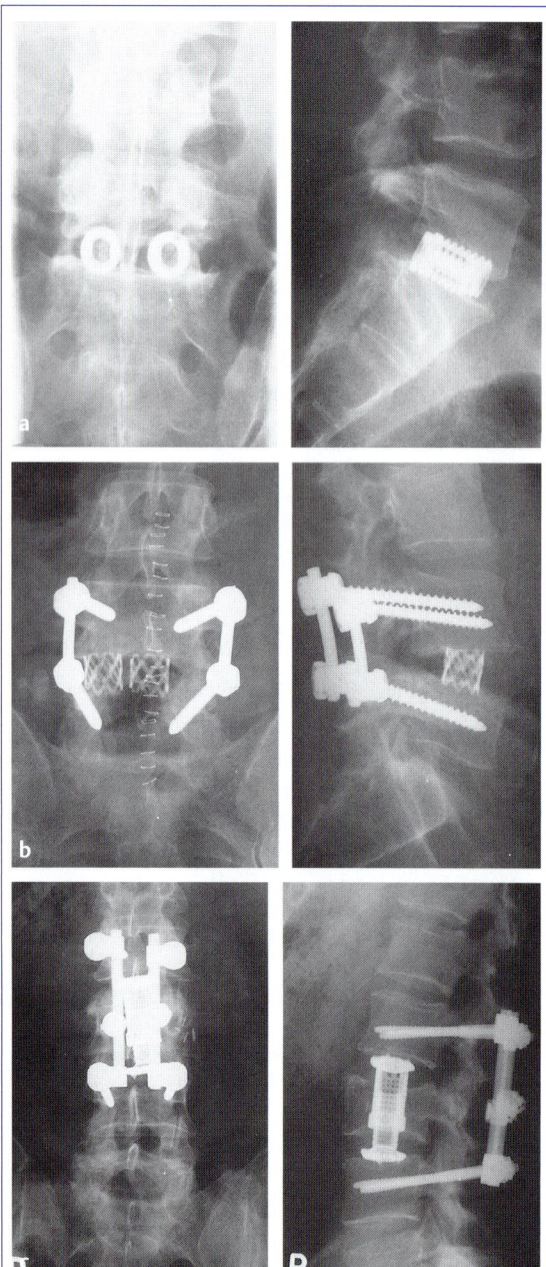

17.15a–c Röntgenfallbeispiele nach lumbaler Fusion: **a** L5/S1 mit 2 von dorsal her eingesetzten Titandübeln (PLIF), **b** L4/L5 mit transpedikulär eingebrachtem bilateralen Fixateur interne sowie ventral eingebrachtem Titan-Cage, **c** L2/L4 mit transpedikulär eingebrachtem bilateralen Fixateur interne sowie ventralem Wirbelkörperteilersatz mit distrahierbarem Platzhalter aus Titan bei Trümmerfraktur L3

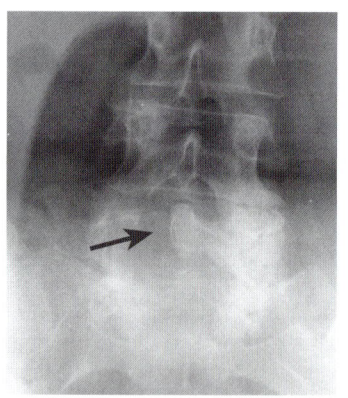

17.16 a.-p.-Röntgenbild der LWS mit kompletter Hemilaminektomie L5 nach Nukleotomie (drohende Rotationsinstabilität!)

17.10 Nachbehandlungsprogramm nach lumbaler Bandscheibenoperation

Behandlungsstrategie	Wochen postoperativ											
	1	2	3	4	5	6	7	8	9	10	11	12
	Akuthaus			Rehaklinik (evtl. EAP)			ambulant					
KG-Einzelbehandlung	tgl.				2- bis 3-mal/Woche			1-mal/Woche				
KG-Gruppentheorie (leicht – schwer)					3- bis 5-mal/Woche							
MTT					tgl.	tgl.		2- bis 3-mal/Woche		1- bis 2-mal/Woche		
Elektrotherapie (außerhalb OP-Gebiet)		2- bis 3-mal/Woche										
Heißluft/Massage (außerhalb OP-Gebiet)		1- bis 2-mal/Woche										
Bewegungsbad (Gruppe)			3- bis 5-mal/Woche			tgl. in Eigenregie						
Wickel lokal		bei Bedarf 2- bis 5-mal/Woche										
Rückenschule				⟷								
Ergotherapie	bei Bedarf Hilfsmittelversorgung											

Frische thorakale oder lumbale Wirbelfraktur

Pro Jahr werden alleine in Deutschland über 180 000 Wirbelfrakturen verzeichnet, in 41 000 Fällen ist stationäre Behandlung im Akuthaus erforderlich. Im jüngeren und mittleren Lebensalter sind knöcherne Verletzungen der Wirbelsäule meist Folge von Unfällen im Straßenverkehr oder im (Extrem-)Sport (👁 **17.17a,b**), bei betagten Patienten in erster Linie von Bagatellstürzen bei osteoporotischer Knochenstruktur. In Abhängigkeit von der Lokalisation, dem Ausmaß des Achsenfehlers und des Stabilitätsverlustes, aber auch vom Lebensalter des betroffenen Patienten besteht die Möglichkeit der operativen Versorgung (meist mit einem axial belastungsstabilen Fixateur interne; s. 👁 **17.15c**), im Falle einer Osteoporose, aber auch des überwiegend konservativen Vorgehens (👁 **17.18**), obwohl hier in den letzten Jahren zunehmend auch gedeckte stabilisierende Verfahren (Vertebroplastik, Kyphoplastik) an Bedeutung gewinnen. Bei drohendem progredientem Zusammensintern des/der betroffenen Wirbelkörper(s) wird meist eine temporäre Versorgung mit einer die Rumpfkyphosierung limitierenden Orthese (für etwa 3 postakzidentelle Monate) empfohlen (s. 👁 **15.28**).

Nach Erstbehandlung im Akuthaus über 8–14 Tage erfolgt die anschließende *Rehabilitation* in Abhängigkeit vom Gesamtzustand des Patienten entweder ambulant oder im Rahmen einer stationären AHB. Die (schrittweise) Mobilisation wird dem Ausmaß der knöchernen Verletzung und der aktuell gegebenen Belastungsstabilität angepasst. Von krankengymnastischer Seite stehen Rumpfmuskulatur-stabilisierende Übungsprogramme sowie ein entlastendes funktionelles Training im warmen Wasser unter Vermeidung kyphosierender Bewegungsmuster im Vordergrund, unterstützt durch muskulär detonisierende physikalische Einzelstrategien (Fango-Anwendungen, Massagen, Wickel u. a.). Ergänzt wird der Rehabilitationsplan durch individuell abgestimmte Gruppenprogramme (S. 39 ff und 205) und auch Maßnahmen der Ergotherapie einschließlich einer adäquaten Hilfsmittelversorgung (S. 179 f).

Spezielle REHA-Ziele:
- Rückenschule (rückengerechte Belastung in Alltag und Beruf; S. 41 f),
- theoretische und praktische Information zur Osteoporose, evtl. adäquate medikamentöse Einstellung.

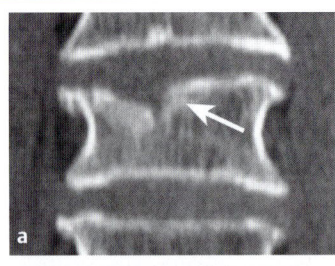
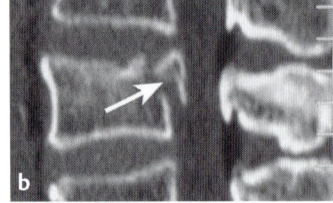

◉ **17.17a,b** Frische LWK-Fraktur (→) im Computertomogramm: **a** a.-p.-Strahlengang, **b** seitlicher Strahlengang

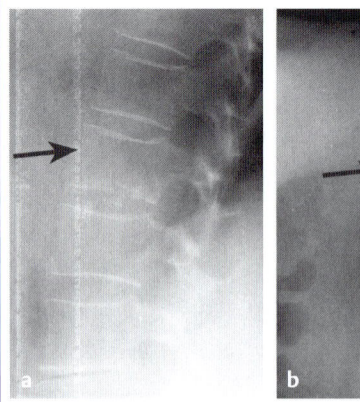
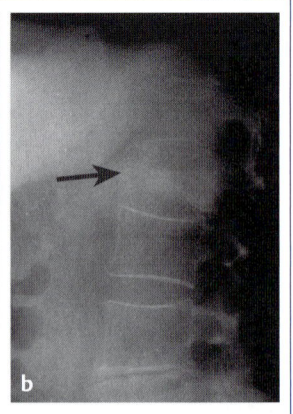

◉ **17.18a,b** Osteoporotische Wirbelkörperfraktur L1 im seitlichen Röntgenbild der LWS: **a** Erstbefund mit nachweisbarer Verwerfung der Vorderkante (→); **b** Befund vier Wochen später mit erheblicher Zusammensinterung und Keildeformierung des 1. LWK (→)

Frische Oberschenkel- und Unterschenkelamputation

Die Gesamtzahl an Amputationen im Bereich der unteren Extremität beläuft sich in Deutschland auf etwa 50 000/Jahr. Im Hinblick auf die kausale Genese handelt es sich in 85 % der Fälle um Patienten mittleren und höheren Lebensalters mit klassischen vaskulären Erkrankungen (pAVK, Diabetes mellitus), in 10 % um Folgen von Kollagenosen und Arteritiden. Nur noch selten zeichnen sich ein Trauma oder ein bösartiger Tumor (Osteosarkom des Jugendlichen) verantwortlich; diese rückläufigen Zahlen spiegeln die verbesserten Möglichkeiten der chirurgischen Rekonstruktionsmedizin und Gliedmaßenerhaltung wider.

Im Allgemeinen wird der Frischamputierte nach abgeschlossener Stumpfheilung (12.–14. postoperativer Tag) zur stationären AHB in der *Reha-Klinik* aufgenommen, die Verweildauer nach Absetzen des Beines im Unterschenkel liegt dort im Schnitt bei 5 Wochen, nach Absetzen im Oberschenkel bei 6 Wochen (Pfeil et al. 2002). Im Vordergrund steht die möglichst frühe Versorgung mit einer den individuellen Fähigkeiten angepasste prothetische Versorgung; hier bewährt sich eine enge Zusammenarbeit mit dem Orthopädiemechaniker im Rahmen einer wöchentlich stattfindenden Prothesensprechstunde. Wesentliche Bausteine der Rehabilitation sind darüber hinaus die tägliche Prothesengebrauchsschulung in der Ergotherapie (S. 174 f, ◉ **17.19**), ein konsequentes und vom Therapeuten gesteuertes Gangtraining (zunächst am Rollator, anschließend bei ausreichendem Körpergefühl auch an zwei und dann an einer Gehstütze (◉ **17.20** bis ◉ **17.22**), die Koordinationsschulung mit Sturzprävention (Gangparcours), ein besonders Stumpftraining mit (Eichenrinden-)Bädern, lokaler Bürstenmassage zum Abhärten der Haut, ein konsequentes Wickeln zur funktionell optimalen Formgebung u. a. m.

Ist eine Prothesenfähigkeit des Beines nicht gegeben oder zu erwarten (z. B. im Falle extrem schlechter Weichteilverhältnisse) oder ein sinnvoller Einsatz der Beinprothese nicht zu erwarten (z. B. bei körperlicher Hinfälligkeit oder Doppelamputation im Oberschenkel; ◉ **17.23**), so zielt das Rehabilitationsprogramm mehr auf den selbstständigen Transfer sowie auf das Erlernen eines sicheren Rollstuhleinsatzes ab.

Über die ergotherapeutische Abteilung ist weiterhin die Hilfsmittelabklärung, auch für die spätere

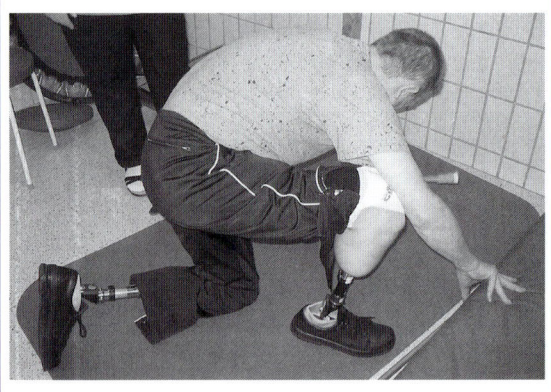

◉ **17.19** Prothesengebrauchsschulung bei bilateraler Unterschenkelamputation (Aufstehtraining in der Ergotherapie)

Frische Oberschenkel- und Unterschenkelamputation

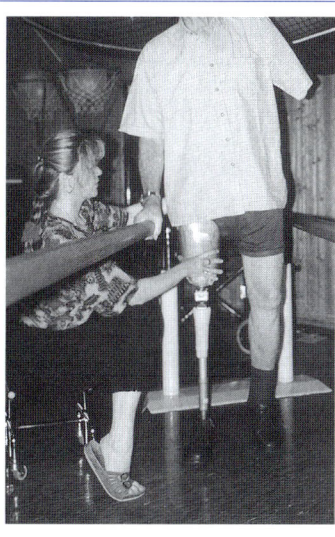

👁 **17.20** Gangtraining im Gehbarren mit vorläufiger Prothese in der frühen Phase nach Oberschenkelamputation rechts

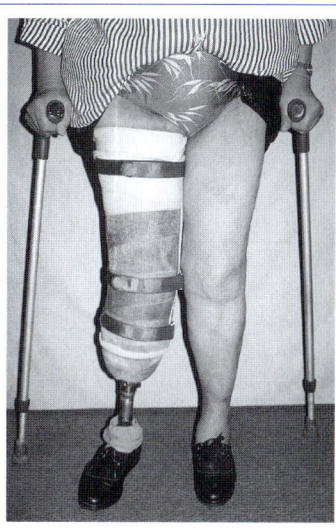

👁 **17.21** Vorläufige Prothese zur Frühmobilisation nach Unterschenkelamputation rechts

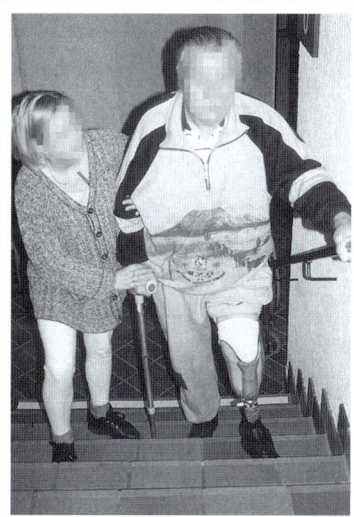

👁 **17.22** Gangtraining auf der Treppe mit angelegter Prothese nach Unterschenkelamputation links

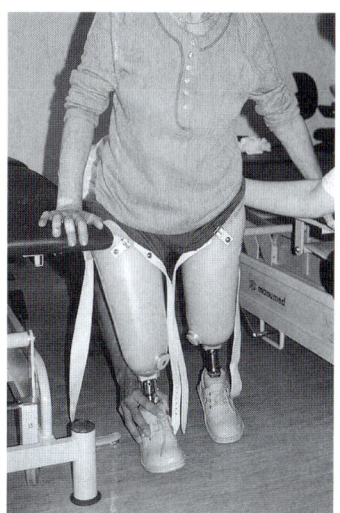

👁 **17.23** Kurze Oberschenkelprothesen beidseits (so genannte Stuppis) zur selbstständigen Mobilisation nach bilateraler Oberschenkelamputation

Zeit in der häuslichen Umgebung (evtl. erforderliche Umbaumaßnahmen) durchzuführen. Der Sozialerbeiter steht für Fragen einer optimalen beruflichen Wiedereingliederung bzw. Umschulung, aber auch bei Fragen zur Schwerbehinderung und einer vorzeitigen Berentung zur Verfügung.

Spezielle REHA-Ziele:
- Abhärtung des Beinstumpfes für eine gute Belastbarkeit in der Prothese,
- sicheres Prothesenhandling,
- sicheres, möglichst unterstützungsfreies Gehen.

Geriatrie

Unter dem Leitmotto „Reha vor Pflege" werden über die gesetzlichen Krankenkassen seit Ende der 90er-Jahre des letzten Jahrhunderts für betagte multimorbide Patienten mit typischen Fähigkeitsstörungen (kardiopulmonale Erkrankungen, Stoffwechselstörungen, Beeinträchtigung der Mobilität mit Sturzneigung, kognitive Defizite u. a. m.) und dadurch drohender Pflegebedürftigkeit stationäre Heilverfahren in speziellen, personell und apparativ adäquat ausgestatteten Rehabilitationskliniken bewilligt. Auf orthopädischem Fachgebiet besteht darüber hinaus die Möglichkeit einer geriatrischen AHB (meist über 3–5 Wochen), z. B. nach osteoporotischer Wirbelfraktur, nach subkapitalen Humerus- oder hüftgelenksnahen Femurfrakturen u. a.; bei Letzteren wird seitens des Operateurs zur möglichst zügigen Remobilisation des Patienten eine primär belastungsstabile Versorgung (zementierte Endoprothese, Gamma-Nagel-, PFN-Nagel- oder DHS-Osteosynthese; ● **17.24**) angestrebt.

Die Gesamtheit der ärztlichen und individuellen therapeutischen *Behandlungseinheiten* ist umfangreich, neben den auf die jeweils führende AHB-Diagnose abgestimmten üblichen physikalischen und krankengymnastischen Anwendungen stehen hier weitere wichtige Maßnahmen im Vordergrund (Drabiniok et al. 2001):

- Optimale medikamentöse Einstellung (Hypertonie, Diabetes mellitus, Osteoporose),
- Fortführung der Thromboembolieprophylaxe während der Phase der eingeschränkten Mobilisation (insgesamt bis etwa 4 Wochen nach dem operativen Eingriff),
- Versorgung mit adäquaten Gehhilfen (Rollator, Deltarad),
- Gangtraining im Gehparcours,
- Sturzprävention durch gezielte Koordinationsschulung,
- MTT (sog. Gesamtkörperprogramm) zur muskulären Aufschulung (● **17.25**),
- konsequente Ergotherapie mit tgl. ADL-Training,
- evtl. neuropsychologische Mitbetreuung bei kognitiven Störungen u. a.,
- Gruppentraining, evtl. bevorzugt im Sitzen, zur Kreislaufaktivierung u. a.

In Abhängigkeit von der jeweiligen körperlichen Belastbarkeit sind zusätzliche Gruppenprogramme in das Gesamtkonzept zu integrieren, so z. B. allgemeines körperliches Bewegungs- und Belastungstraining in einer Osteoporose-, Hocker- oder Hantelgruppe (S. 39 ff).

Spezielle REHA-Ziele:
- Sicherheit bei den ADL, evtl. adäquate Hilfsmittelversorgung,

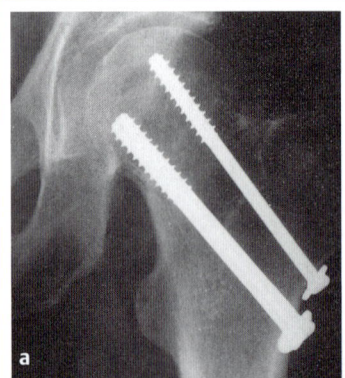
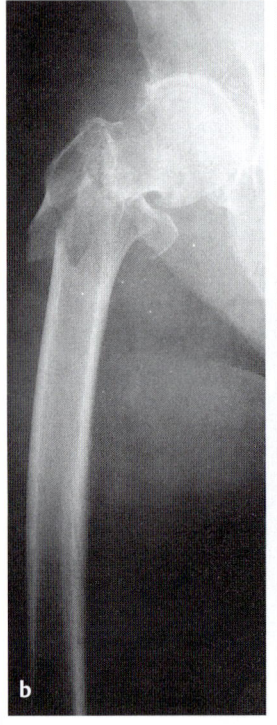
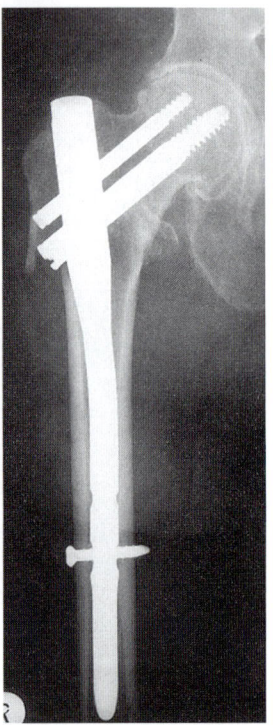

● **17.24a,b** Röntgenfallbeispiele osteosynthetischer Versorgungen bei hüftgelenksnahen Frakturen (jeweils im a.-p.-Strahlengang): **a** direkte Verschraubung bei medialer Schenkelhalsfraktur links (statische Versorgung, daher primär nicht voll belastungsstabil!); **b** (primär belastungsstabile) dynamische Versorgung mit einem PNF-Nagel bei instabiler per- und subtrochantärer Fraktur (links: Ausgangssituation; rechts: postoperative Situation)

- Sturzprävention durch spezielles Koordinationstraining,
- Verbesserung der muskulären Stabilität und Ausdauer,
- Einleitung bzw. Überprüfung der sozialen Sicherung (häusliche Umgebung, Mittagstisch, Heimunterbringung, Kurzzeitpflege u. a.).

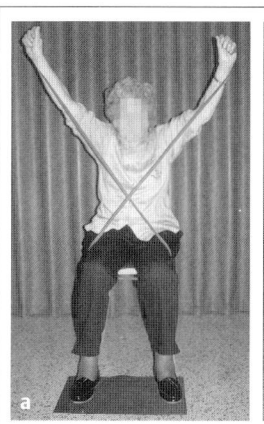
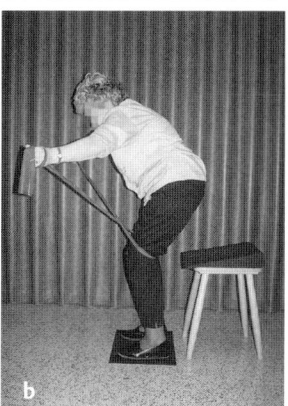
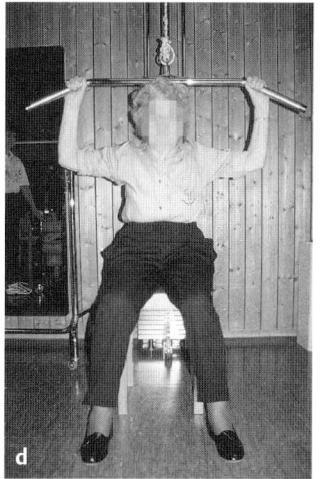
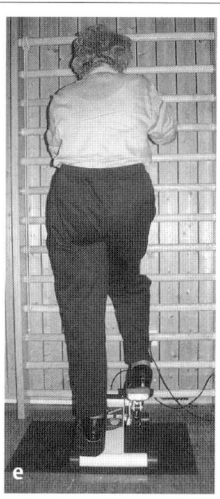
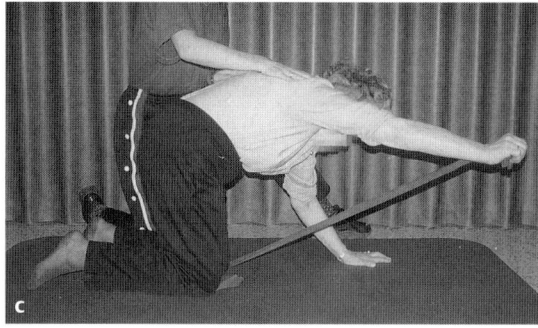

17.25a–e Orthopädisch geriatrische Rehabilitation bei Rumpfwirbelsäulenaffektion: **a** Übungen im Sitzen mit dem Theraband, **b** Aufrichten aus dem Sitzen (mit Theraband), **c** kniende Körperhaltung (mit Theraband), **d** Krafttraining im Rahmen der medizinischen Trainingstherapie (individuell dosierbares Gewicht), **e** Training von Kraft, Beweglichkeit und Koordination der unteren Extremitäten auf dem Stepper

18 Literatur

Lehrbücher, Monographien, Standardwerke

Abele, J.: Das Schröpfen. 4. Aufl. Urban & Fischer, München, Jena (2000).
Alexander, F.M.: Der Gebrauch des Selbst. Goldmann, München (1993).
Alexander, G.: Eutonie – Ein Weg der körperlichen Selbsterfahrung. Kösel, München (1992).
Alm, H.: Einführung in die Mikrowellentherapie. Berliner Medizinische Verlagsanstalt, Berlin (1958).
Amelung, W.; G. Hildebrandt: Balneologie und medizinische Klimatologie. Band I–III. Springer, Berlin (1985).
Aschner, B.: Lehrbuch der Konstitutionstherapie. 8. Aufl. Hippokrates, Stuttgart (1986)
Baral, J.P.: Visceral Manipulation. Eastland Press, Seattle (1988).
Barczewski, B.: Hand- und Lehrbuch meiner Reflexmassage für den praktischen Arzt. Goldschmidt, Berlin (1911).
Barlow, W.: Die Alexander-Technik. Goldmann, München (1993).
Baumgartner, R.; T. Botta: Amputation und Prothesenversorgung der unteren Extremität. Enke, Stuttgart (1995).
Baumgartner, R.; H. Stinus: Die orthopädietechnische Schuhversorgung des Fußes. 3. Aufl. Thieme, Stuttgart, New York (2001).
Beard, G.; E.C. Wood: Massage. Principles and Techniques. Saunders, Philadelphia (1964).
Beckers, B.: PNF in der Praxis. Springer, Berlin, Heidelberg (1996).
Beier, W.; E. Dörner: Der Ultraschall in der Biologie und Medizin. VEB Thieme, Leipzig (1954).
Benade, W.: Moore, Schlamme, Erden (Peloide). Steinkopff, Dresden (1938).
Bergmann, L.: Der Ultraschall und seine Anwendung in Wissenschaft und Technik. Hirzel, Stuttgart (1949).
Bernard, P.D.: La Thérapie Diadynamique. Naim, Paris (1949).
Bernbeck, R.; J. Pramschiefer; H.D. Stolle: Technische Kinderorthopädie. Thieme, Stuttgart, New York (1982).
Bernstein, D.; T. Berkovec: Entspannungstraining. Handbuch der progressiven Muskelrelaxation. Pfeiffer, München (1990).
Blair, E.: Clinical Hypothermia. McGraw-Hill, New York (1964).
Bobath, B.: Die Hemiplegie Erwachsener. 6. Aufl. Thieme, Stuttgart (1998).
Böger, G.W.; K. Hoppe; F.W. Möller: Physiotherapie in der Orthopädie und Rheumatologie. 2. Aufl. Hippokrates, Stuttgart (1995).
Bold, R.M.; A. Grossmann; R. Block (Hrsg.): Stemmführung nach R. Brunkow. 5. Aufl. Enke, Stuttgart (1989).
Brauch, F.: Die Behandlung mit ansteigenden Teilbädern. Steinkopff, Dresden (1941).
Brenner, H.: Das große Buch der Entspannungstechniken. Humboldt, München (1989).
Bringzu, G.; O. Schreiner: Die Therapieform Manuelle Lymphdrainage. Ebert, Lübeck (1997).
Brüggemann, W.: Kneipp-Therapie. 2. Aufl. Springer, Berlin (1986).
Brügger, A.: Die Erkrankungen des Bewegungsapparates und seines Nervensystems. Fischer, Stuttgart, New York (1980).
Brunnstrom, S.: Movement therapy in hemiplegia. A neurophysiological approach. Harper & Row, Hagerstown (1970).
Buck, M.; D. Beckers; S.S. Adler: PNF in der Praxis – Eine Anleitung in Bildern. 4. Aufl. Springer, Berlin, Heidelberg, New York (2001).
Butler, D.S.: Mobilisation des Nervensystems. Springer, Berlin (1995).
Cloet, E.; T. Colot; T. Ranson; F. Schallier; M. Verheyen: Praxis der Osteopathie. Hippokrates, Stuttgart (1995).
Conradi, E. (Hrsg.): Schmerz und Physiotherapie. Volk und Gesundheit, Berlin (1990).
Conradi, E.; R. Brenke (Hrsg.): Bewegungstherapie. Ullstein & Mosby, Berlin (1993).
Cordes, C.; B. Zeisig: Physiotherapie – Grundlagen und Techniken der Hydro-, Elektrotherapie und Massage. Volk und Gesundheit, Berlin (1989).
Cordes, C.; W. Arnold; B. Zeisig: Physiotherapie – Grundlagen und Techniken der Bewegungstherapie. 3. Aufl. Gesundheit, Berlin (1990).
Cotta, H.; W. Heipertz; A. Hüter-Becker; G. Rompe (Hrsg.): Krankengymnastik. Band 3. Thieme, Stuttgart (1986).
Davies, P.M.: Die Hemiplegie Erwachsener. Thieme, Stuttgart (1993).
De Coster, M.; A. Polaris: Viszerale Osteopathie. Hippokrates, Stuttgart (1995).
Delbrück, H.; E. Haupt (Hrsg.): Rehabilitationsmedizin – Ambulant – Teilstationär – Stationär. 2. Aufl. Urban & Schwarzenberg, München, Wien, Baltimore (1998).
Denner, A.: Analyse und Training der wirbelsäulenstabilisierenden Muskulatur. Springer, Berlin, Heidelberg, New York (1998).
Devrient, W.: Überwärmungsbäder. 4. Aufl. Marcus & Webers, Berlin (1950).
Dicke, E.: Meine Bindegewebsmassage. 2. Aufl. Hippokrates, Stuttgart (1954).
Dicke, E.; H. Schliack; A. Wolff: Bindegewebsmassage. Hippokrates, Stuttgart (1982).
Dirschauer, A.; U. Dirschauer; J. Hohenhöfel: Physikalische Therapie in Klinik und Praxis. 4. Aufl. Kohlhammer, Stuttgart (1986).
Dosch, P.: Lehrbuch der Neuraltherapie nach Huneke. 13. Aufl. Haug, Heidelberg (1989).
Drexel, H., R. Becker-Casademont; N. Seichert: Elektro- und Lichttherapie. Hippokrates, Stuttgart (1988).
Drexel, H.; G. Hildebrandt; K.F. Schlegel; G. Weimann: Physikalische Medizin Bd. 4, 2. Aufl. Hippokrates, Stuttgart (1993).
Dvorak, J.; V. Dvorak: Manuelle Medizin – Diagnostik. 4. Aufl. Thieme, Stuttgart (1991).
Edel, H.: Fibel der Elektrodiagnostik und Elektrotherapie. 6. Aufl. Gesundheit, Berlin (1991).
Eder, M.; H. Tilscher: Infiltrationstherapie. 2. Aufl. Hippokrates, Stuttgart (1991).
Eder, M.; H. Tilscher: Schmerzsyndrome der Wirbelsäule. 5. Aufl. Hippokrates, Stuttgart (1991).
Eder, M.; H. Tilscher: Reflextherapie. 3. Aufl. Hippokrates, Stuttgart (1996).
Egger, K.; A. Pirlet; H. Probst: Trainingstherapie. Thieme, Stuttgart, New York (1997).

Lehrbücher, Monographien, Standardwerke

Eriksson, M. B. E.; B. A. Sjölund: Transkutane Nervenstimulation. 3. Aufl. Fischer, Heidelberg (1989).

Feldenkrais, M.: Die Entdeckung des Selbstverständlichen. Suhrkamp, Frankfurt/Main (1987).

Feldenkrais, M.: Das starke Selbst. Insel, Frankfurt/Main (1989).

Feldkamp, M.; D. von Aufschneider; J. U. Baumann; I. Danielcik; M. Goyke: Krankengymnastische Behandlung der infantilen Zerebralparese. Pflaum, München (1989).

Fey, C.: Hydrotherapie, dargestellt mit besonderer Berücksichtigung des Kneippschen Heilverfahrens. Haug, Stuttgart (1950).

Fleischmauer, M.; D. Hermann; U. Hinkelmann: Leitfaden Physiotherapie in der Orthopädie und Traumatologie. Urban & Fischer, München, Jena (2002).

Földi, M., J. R. Casley-Smith: Lymphangiology. Schattauer, Stuttgart (1983).

Földi, M.; S. Kubik: Lehrbuch der Lymphologie für Mediziner und Physiotherapeuten. 4. Aufl. Fischer, Stuttgart (1999).

Forster A.; N. Palastanga: Claytons Electrotherapy. 8th edn. Bailliere Tindall, London (1981).

Frisch, H.: Programmierte Therapie am Bewegungsapparat. Springer, Berlin, Heidelberg (1996).

Frisch, H.: Programmierte Untersuchung des Bewegungsapparates. 5. Aufl. Springer, Berlin, Heidelberg (1998).

Fritzsche, I.; W. Fritzsche: Die wissenschaftlichen Grundlagen des Saunabadens. 3. Aufl. Janßen, Steinhagen (1980).

Fuchs, G.: Ultraschalltherapie. Hollinek, Wien (1954).

Geissler, T.: Halbseitenlähmung. Springer, Berlin, Heidelberg (1997).

Gercke, W.: Prävention und Rehabilitation. Banaschewski, München (1958).

Gersh, M. R. (ed.): Electrotherapy in Rehabilitation. Davies, Philadelphia (1992).

Gillert, O.; W. Rulffs: Hydrotherapie und Balneotherapie. 12. Aufl. Pflaum, München (1995).

Gillert, O.; W. Rulffs; K. Boegelein: Elektrotherapie. 3. Aufl. Pflaum, München (1995).

Gillmann, H.: Physikalische Therapie. 5. Aufl. Thieme, Stuttgart (1981).

Gläser, D.; W. A. Dalicho: Segmentmassage. 4. Aufl. Thieme, Leipzig (1972).

Gray, J.: Die Alexander-Technik. Bastei-Lübbe, Bergisch-Gladbach (1992).

Greenman, P. E.: Lehrbuch der Osteopathischen Medizin. 2. Aufl. Haug, Heidelberg (2000).

Grifka, J.: Naturheilverfahren. Urban & Schwarzenberg, München (1995).

Grifka, J.: Einlagen, Schuhzurichtungen, orthopädische Schuhe. Bücherei des Orthopäden Bd. 55. 3. Aufl. Enke, Stuttgart (1997).

Grober, J.; F.-E. Stieve (Hrsg.): Handbuch der Physikalischen Therapie. Band I–IV. Fischer, Jena (1966–1968).

Gröninger, S.; J. Stade-Gröninger: Progressive Relaxation. Pfeiffer, München (1996).

Grotkasten, S.; H. Kienzerle; Wirbelsäulengymnastik. Heyne, München (1994).

Günther, R.; H. Jantsch: Physikalische Medizin. 2. Aufl. Springer, Berlin (1986).

Gutenbrunner, C.; G. Hildebrandt (Hrsg.): Handbuch der Balneologie und medizinischen Klimatologie. Springer, Berlin, Heidelberg, New York (1998).

Haarer-Becker, R.; D. Schoer: Physiotherapie in Orthopädie und Traumatologie. 2. Aufl. Thieme, Stuttgart (1998).

Haase, H.: Lösungstherapie in der Physiotherapie. Pflaum, München (1985).

Hamann, A.: Massage in Wort und Bild. 5. Aufl. Volk und Gesundheit, Berlin (1987).

Hasselblatt, A.: Ergotherapie in der Orthopädie. 2. Aufl. Stam, Köln (1994).

Hauffe, G.: Physiologische Grundlagen der Hydrotherapie. Fischers Medizinische Buchhandlung H. Kornfeld, Berlin (1924).

Head, H.: Die Sensibilitätsstörungen der Haut bei Visceralerkrankungen. Hirschwald, Berlin (1898).

Hedin-Anden, S.: PNF, Grundverfahren und funktionelles Training. G. Fischer, Stuttgart (1994).

Hefti, F.: Kinderorthopädie in der Praxis. Springer, Berlin, Heidelberg, New York, Tokio (1997).

Heipertz-Hengst, C.; A. Kröger; W. Kuprian; U. Zinke: Therapeutisches Reiten – Medizin, Pädagogik, Sport. Frankh'sche Verlagsbuchhandlung, Stuttgart (1977).

Heipertz, U.: Ödeme und Lymphdrainage. Schattauer, Stuttgart (2003).

Heisel, J.: Entzündliche Gelenkerkrankungen. Bücherei des Orthopäden Band 58. Enke, Stuttgart (1992).

Heisel, J.: Manual Wirbelsäule. Die Orthopädie der Wirbelsäule von A–Z. Ecomed, Landsberg/Lech (2003).

Heiss, F.: Praktische Sportmedizin. Enke, Stuttgart (1964).

Henke, G.: Elektrotherapie in der Praxis. Kirchheim, Mainz (1991).

Henssge, E.: Selektive niederfrequente Reizstromtherapie und Elektromyographie. VEB Thieme, Leipzig (1952).

Herget, H.; W. Vogelsberger: Schmerztherapie und Naturheilverfahren. Hippokrates, Stuttgart (1986).

Hermann, D.: Leitfaden Manuelle Therapie. 2. Aufl. Urban & Fischer, München, Jena (2001).

Hinkeltheim, E.; C. Zalpour: Diagnose- und Therapiekonzepte in der Osteopathie. Springer, Berlin, Heidelberg, New York (2004).

Hoffa, A.; H. Gocht; H. Stork; H. J. Lüdke; U. Storck: Technik der Massage. 15. Aufl. Enke, Stuttgart (1985).

Hofmann, E.: Progressive Muskelentspannung. Hogrefe, Göttingen, Bern, Toronto, Seattle (1999).

Hohmann, D.; R. Uhlig: Orthopädische Technik. 8. Aufl. Enke, Stuttgart (1989).

Hollmann, W.; T. Hettinger: Sportmedizin, Arbeits- und Trainingsgrundlagen. Schattauer, Stuttgart (1980).

Holzer, W.: Physikalische Medizin in Diagnostik und Therapie. 6. Aufl. Maudrich, Wien (1947).

Horstmann, T.; G. Haupt: Hüftschule – Sport mit einem kranken Gelenk. Hofmann, Schorndorf (2001).

Hüter-Becker, A.; H. Schewe; W. Heipertz (Hrsg.): Physiotherapie. Bd. 5 – Praxis der physikalischen Therapie. Thieme, Stuttgart, New York (1997).

Hutzschenreuter, P.: Lymphologie für die Praxis. Hippokrates, Stuttgart (1991).

Jacobson, E.: Progressive relaxation. Chicago, IL: University of Chicago Press (1929, 1938).

Jacobson, E.: Modern treatment of tense patients. Springfield, IL. Charles C. Thomas Publisher (1970).

Jacobson, E.: Entspannung als Therapie. Progressive Relaxation in Theorie und Praxis. Pfeiffer, München (1990).

Jantsch, H.; F. Schufried: Niederfrequente Ströme zur Diagnostik und Therapie. Maudrich, Wien (1974).

Jeiter, W.: Das neue Gerätesicherheitsgesetz. Beck, München (1980).

Jenrich, W.: Grundlagen der Elektrotherapie. Urban & Fischer, München, Jena (2000).

Jerosch, J.; J. Heisel: Endoprothesenschule. Rehabilitations- und Betreuungskonzepte für die ärztliche Praxis. Deutscher Ärzte-Verlag Köln (1996).

Jerosch, J.; J. Heisel: Knieendoprothetik. Indikationen, Operationstechnik, Nachbehandlung, Begutachtung. Springer, Berlin, Heidelberg, New York (1999).

Jerosch, J.; J. Heisel: Künstlicher Gelenkersatz Hüfte – Knie – Schulter. Pflaum, München (2001).

Jerosch, J.; J. Heisel: Schulterendoprothetik – Indikation, Implantate, OP-Technik, Nachbehandlung, Begutachtung. Steinkopff, Darmstadt (2002).

Jerosch, J.; J. Heisel: Rehabilitation nach Knieverletzungen. Pflaum, München (2004).

Jordan, H.: Grundriß der Balneologie und Balneo-Bioklimatologie. Thieme, Leipzig (1964).

Jung, K.: Bewegungstherapie – Prinzipien therapeutischen Sports. Hippokrates, Stuttgart (1992).
Jungmann, H.: Naturgemäße Heilmethoden. Steinkopff, Darmstadt (1985).
Kaiser, J. H.: Kneippsche Hydrotherapie. Kneipp-Verlag, Bad Wörishofen (1983).
Kiernander, B.: Physical Medicine and Rehabilitation. Thomas, Springfield, Ill. (1953).
Klapp, R.: Funktionelle Behandlung der Skoliose. Fischer, Jena (1905).
Klare, V.; H. Scholz: Die physikalische Medizin in der täglichen Praxis. Urban & Schwarzenberg, Wien (1949).
Klein, E.; E. O. Seitz; A. E. H. Meyer: Ergebnisse und Fortschritte auf dem Gebiet der Anwendung der ultravioletten und infraroten Strahlung in der Medizin. Steinkopff, Dresden (1955).
Klein-Vogelbach, S.: Ballgymnastik zur funktionellen Bewegungslehre. Springer, Berlin, Heidelberg, New York (1990).
Klein-Vogelbach, S.: Therapeutische Übungen zur funktionellen Bewegungslehre. Springer, Berlin, Heidelberg, New York (1993).
Klein-Vogelbach, S.: Gangschulung zur Funktionellen Bewegungslehre. Springer, Berlin, Heidelberg, New York (1995).
Klein-Vogelbach, S.: Funktionelle Bewegungslehre. Bewegung lehren und lernen. 5. Aufl. Rehabilitation und Prävention 1. Springer, Berlin, Heidelberg, New York (2000).
Knaut, K.; B. Reiners; R. Huhn: Physiotherapeutisches Rezeptierbuch. 4. Aufl. Steinkopff, Darmstadt (1986).
Knoch, H. G.; K. Huhn: Therapie mit Ultraschall. 4. Aufl. Fischer, Jena (1991).
Knott, M.; D. E. Voss: Komplexbewegungen. Fischer, Stuttgart (1962).
Koeppen, S.: Die Anwendung des Ultraschalls in der Medizin. Hippokrates, Stuttgart (1951).
Kohlrausch, A.; K. Widmer; W. Rullfs; G. Rompe: Indikations- und Verordnungshinweise für die Physikalische Therapie. 3. Aufl. Deutscher Ärzte-Verlag, Köln (1983).
Kohlrausch, W.: Reflexzonenmassage in Muskulatur und Bindegewebe. Hippokrates, Stuttgart (1984).
Koolmuß, S.; S. Stotz: Rückenschule für Kinder – ein Kinderspiel. Pflaum, München (1995).
Kolster, B.; G. Ebelt-Paprotny (Hrsg.): Leitfaden Physiotherapie. 3. Aufl. Fischer, Lübeck, Stuttgart, Jena, Ulm (1998).
Kolster, B. C.: Massage. Springer, Berlin, Heidelberg, New York (2003).
Kottke, F. J.; J. F. Lehmann (eds.): Krusens Handbook of Physical Medicine and Rehabilitation. 4th. edn. Saunders, Philadelphia (1990).
Kovács, R.: Electrotherapy and Light Therapy. 6th edn. Lea & Febiger, Philadelphia (1949).
Kowarschik, J.: Physikalische Therapie. 2. Aufl. Springer, Wien (1958).
Krämer, J.: Bandscheibenbedingte Erkrankungen. 4. Aufl. Thieme, Stuttgart (1997).
Krahmann, H.; G. Haag: Die Progressive Relaxation in der Physiotherapie. Pflaum, München (1987).
Krauss, H.: Periostbehandlung und Kolonbehandlung. Enke, Stuttgart (1986).
Krauss, H.: Hydrotherapie. Fischer, Stuttgart (1990).
Krauss, H.: Die Sauna. Gesundheit, Berlin (1991).
Kukowa, A.: Abhandlungen aus dem Gebiet der physikalischen Therapie. Bd. I–III. VEB Thieme, Leipzig (1954–1957).
Kuprian, W. (Hrsg.): Sportphysiotherapie. Fischer, Stuttgart (1990).
Lampert, H.: Überwärmung als Heilmittel. Hippokrates, Stuttgart (1948).
Lampert, H.: Physikalische Therapie. 3. Aufl. Steinkopff, Dresden (1955).
Lange, A.: Physikalische Medizin. Springer Berlin, Heidelberg, New York (2003).
Lange, M.: Die Muskelhärten (Myogelosen). Ihre Entstehung und Heilung. Lehmanns, München (1931).
Lehnert-Schroth, C.: Dreidimensionale Skoliosenbehandlung. 6. Aufl. Urban & Fischer, Stuttgart (2000).
Leibowitz, J.; B. Connington: Die Alexander-Technik. Rowohlt, Reinbek (1993).
Leube, H.; E. Dicke: Massage reflektorischer Zonen im Bindegewebe bei rheumatischen und inneren Erkrankungen. 4. Aufl. Fischer, Jena (1950).
Lewitt, K.: Manuelle Medizin im Rahmen der medizinischen Rehabilitation. 3. Aufl. Barth, Leipzig (1976).
Licht, S. H. (ed.): Therapeutic Heat and Cold. 2nd edn. New Haven (1965).
List, M.: Physiotherapeutische Behandlungen in der Traumatologie. 3. Aufl. Springer, Berlin, Heidelberg, New York, Tokio (1996).
Maigne, R.: Wirbelsäulenbedingte Schmerzen und ihre Behandlung durch Manipulationen. Hippokrates, Stuttgart (1970).
Maitland, G. D.: Manipulation der Wirbelsäule. Springer, Berlin (1994).
Maitland, G. D.: Manipulation der peripheren Gelenke. Springer, Berlin (1996).
Marquardt, H.: Lehrbuch der Reflexzonentherapie am Fuß. Hippokrates, Stuttgart (1994).
Matthes, K.; W. Rech: Der Ultraschall in der Medizin. Hirzel, Stuttgart (1949).
Meinel, K.; G. Schnabel: Bewegungslehre – Sportmotorik. 9. Aufl. Sportverlag, Berlin (1998).
Miehle, W.: Rheumatoide Arthritis. Klinik-Diagnostik-Therapie. 2. Aufl. Thieme, Stuttgart-New York (1999).
Miehle, W.; K. Fehr; M. Schattenkirchner; K. Tillmann: Rheumatologie in Praxis und Klinik. 2. Aufl. Thieme, Stuttgart, New York (1999).
Milz, F.; A. Pollmann; K.-P. Schirmer; M. Wiesenauer: Naturheilverfahren bei orthopädischen Erkrankungen. Hippokrates, Stuttgart (1998).
Müller, O.; E. Schliephake: Einführung in die Elektromedizin. Fischer, Stuttgart (1960).
Muschinsky, B.: Massagelehre in Theorie und Praxis. Klassische Massage – Bindegewebsmassage – Unterwasserdruckstrahlmassage. Fischer, Stuttgart (1992).
Nelson, R. M.; P. D. Currier (eds.): Clinical electrotherapy. Appleton & Lange, Norwalk (1991).
Nemec, H.: Die Elektrogymnastik. Springer, Wien (1941).
Neumann, H.-D.: Manuelle Medizin. Springer, Heidelberg (1989).
Niethard, F. U.: Kinderorthopädie. Thieme, Stuttgart, New York (1997).
Nikolowa-Troeva, L.: Physiotherapie der chirurgischen Erkrankungen. Urban & Schwarzenberg, München (1970).
Noelle, B.-M.: Kälte im Therapieverbund. Jahn & Ernst, Hamburg (1985).
Ohm, D.: Progressive Relaxation. TRIAS, Stuttgart (1992).
Olschewski, A.: Progressive Muskelentspannung. Haug, Heidelberg (1996).
Ott, V. R.: Die Sauna. Schwabe, Basel (1948).
Ow, D.: Muskuläre Rehabilitation. Perimed, Stuttgart (1986).
Peithner, G.: Kältetherapie aus interdisziplinärer Sicht. Uhlen, Wien (1991).
Pohlmann, R.: Die Ultraschalltherapie. Huber, Bern (1951).
Pothmann, R. (Hrsg.): TENS – Transcutane elektrische Nervenstimulation. Hippokrates, Stuttgart (1991).
Quilitzsch, G. (Hrsg.): Taschenbuch für Massage. Haug, Heidelberg (1967).
Quilitzsch, G.: Manuelle Segmenttherapie. Müller & Steinicke, München (1986).
Rabl, C. R.; W. Nyga: Orthopädie des Fußes. 7. Aufl. Enke, Stuttgart (1994).

Rang, N. G.; S. Höppner: CSO CranioSacral Osteopathie. Hippokrates, Stuttgart (1996).
Reichelt, A.: Therapie orthopädischer Erkrankungen. Enke, Stuttgart (1989).
Reinhardt, B.: Die große Rückenschule. Perimed-Spitta, Nürnberg (1992).
Rentsch, W.: Kurzwellen- und Mikrowellentherapie. Fischer, Jena (1985).
Richardson, C. A.; G. A. Jull; P. Hodges; J. A. Hides: Therapeutic exercise for spinal segmental stabilization in low back pain. Churchill Livingstone, London (1999).
Rieder, H.: Rückenschule interdisziplinär. Thieme, Stuttgart (1993).
Robinson, A. J.; L. Snyder-Mackler: Clinical Electrophysiology. Electrotherapy and Electrophysiologic Testing. 2nd edn. Williams & Wilkins, Baltimore (1995).
Rogoff, J. B. (ed.): Manipulation, Traction and Massage. 2nd edn. Williams & Wilkins, Baltimore (1980).
Rollier, A.: Die Heliotherapie. Urban & Schwarzenberg, München (1951).
Ruhmann, W.: Die Tastmassage, ihre Anwendung und Wirkungsweise bei den Weichteilrheumatismen. Thieme, Leipzig (1934).
Sachse, J.: Massage. Ullstein und Mosby, Berlin (1992).
Sachse, J.; K. Schildt-Rudolff: Wirbelsäule – manuelle Untersuchung und Mobilisationsbehandlung. 3. Aufl. Ullstein & Mosby, Berlin (1997).
Schaarschuch, A.: Der atmende Mensch. Lorber & Turm, Bietigheim (1995).
Scheepers, C.; U. Steding-Albrecht; P. Jehn: Ergotherapie – vom Behandeln zum Handeln. Thieme, Stuttgart (1999).
Schleinkofer, G.: Gußfibel für Schule und Praxis. Kneipp, Bad Wörishofen (1982).
Schliack, H.; E. Harms (Hrsg.): Bindegewebsmassage nach Dicke. 12. Aufl. Hippokrates, Stuttgart (1996).
Schliephake, E.; H. Lampert; H. Pfleiderer: Physikalische Therapie, Balneotherapie, Klimatherapie. Huber, Bern (1958).
Schliephake, E.: Kurzwellentherapie. 6. Aufl. Fischer, Stuttgart (1960).
Schmidt, K. L.; H. Drexel; K. A. Jochheim (Hrsg.): Lehrbuch der Physikalischen Medizin und Rehabilitation. Fischer, Stuttgart (1995).
Schönle, C.: Rehabilitation. Praxiswissen Halte- und Bewegungsorgane. Thieme, Stuttgart, New York (2004).
Scholtz, H. G.: Physikalisch-diätetische Therapie. 5. Aufl. de Gruyter, Berlin (1963).
Schröder, D.; M. Anderson: Kryo- und Thermotherapie. Fischer, Stuttgart, Jena (1995).
Schroth, K.: Die Atmungskur. Zimmermann, Chemnitz (1924).
Schüle, K.; G. Huber: Grundlagen der Sporttherapie. Urban & Fischer, München, Jena (2000).
Schuh, I.: Bindegewebsmassage. Fischer, Stuttgart (1992).
Senn, E.: Elektrotherapie. Thieme, Stuttgart (1990).
Streeck, U.: Funktionelles Untersuchen und Behandeln der Extremitäten. Springer, Berlin, Heidelberg (1997).
Stolze, Z.: Die konzentrative Bewegungstherapie. Grundlagen und Erfahrungen. 2. Aufl. Springer, Berlin, Heidelberg, New York (1989).
Stotz, S.: Therapie der infantilen Cerebralparese. Pflaum, München (2000).
Strauss, J.: Hippotherapie. 2. Aufl. Hippokrates, Stuttgart (1995).
Sullivan, E. P.: PNF – ein Weg zum therapeutischen Üben. Fischer, Stuttgart (1985).
Teirich-Leube, H.: Grundriß der Bindegewebsmassage. 4. Aufl. Fischer, Jena (1968).
Tempelhof, S.: Osteopathie – Schmerzfrei durch sanfte Berührungen. Gräfe und Unzer, München (2001).
Thom, H.: Einführung in die Kurzwellen- und Mikrowellentherapie. 3. Aufl. Urban & Schwarzenberg, München (1963).
Thom, H.: Die infantile Zerebralparese. Thieme, Stuttgart (1982).
Tilscher, H.; M. Eder: Die Rehabilitation von Wirbelsäulengestörten. Springer, Berlin (1983).
Tilscher, H.; M. Eder: Reflextherapie. 2. Aufl. Hippokrates, Stuttgart (1989).
Travell, J. G.; D. G. Simonds: Myofascial Pain and Dysfunction. The Trigger Point Manual. Williams & Wilkins, Baltimore (1983).
Travell, J. G.; D. G. Simonds: Handbuch der Muskeltriggerpunkte – Untere Extremitäten. Urban & Fischer München-Jena (2000).
Trnavsky, G.: Kryotherapie. 2. Aufl. Pflaum, München (1985).
Upledger, J. E.: CranioSacral Therapy II, beyond the dura. Eastland Press, Seattle (1987).
Upledger, J. E.; J. D. Vredevoogd: Lehrbuch der Kraniosakral-Therapie. Haug, Heidelberg (1994).
Vogler, P.; H. Krauss: Periostbehandlung Kolonbehandlung. Zwei reflextherapeutische Methoden. 4. Aufl. Thieme, Leipzig (1975).
Vogler, P.: Physiotherapie. 3. Aufl. Thieme, Stuttgart (1983).
Vojta, V.: Die zerebralen Bewegungsstörungen im Säuglingsalter. 5. Aufl. Enke, Stuttgart (1988).
Vojta, V; A. Peters: Das Vojta-Prinzip. 2. Aufl. Springer, Berlin, Heidelberg, New York (1997).
Walach, H.; D. Klöpfer; D. König; E. Ludwig: Wirkung und Wirksamkeit der Massage. Haug, Heidelberg (1995).
Waldner-Nilsson, B. (Hrsg.): Ergotherapie in der Handrehabilitation. Springer, Berlin, Heidelberg, New York, Tokio (1997).
Walsh, D. M. (ed.): TENS. Clinical Applications and Related Theory. Churchill Livingstone, New York (1997).
Weber-Witt, H.: Erlebnis Wasser. Therapeutische Übungen und Schwimmen. Springer, Berlin, Heidelberg (1994).
Weiß, H.-R.: Skolioserehabilitation. Qualitätssicherung und Patientenmanagement. Thieme, Stuttgart, New York (2000).
Weiß, H.-R.; M. Rigo: Befundgerechte Physiotherapie der Skoliose. Pflaum, München (2001).
Wenk, W.: Der Schlingentisch in Praxis und Unterricht. Pflaum, München (1989).
Wentzensen, A.; A. Schmelz (Hrsg.): Elektromyostimulation in der Traumatologie. Thieme, Stuttgart (1992).
Werner, G. T.; K. Klimczyk; J. Rude: Checkliste Physikalische und Rehabilitative Medizin. Thieme, Stuttgart (1997).
Wirth, C. F.; H. P. Bischoff: Praxis der Orthopädie. 3. Aufl. Thieme, Stuttgart (2000).
Wittlinger, H.; G. Wittlinger: Lehrbuch der manuellen Lymphdrainage nach Dr. Vodder. Bd. I–III (Grundkurs – Therapie – Krankheitslehre). Haug, Heidelberg (1994, 1995, 1996).

Ausgewählte Originalarbeiten

Adams, K. M.; S. T. Thompson: Continuous passive motion use in hand therapy. Hand Clin. 12 (1996) 109.

Ajemian, S.; D. Thon; L. Kaul; P. Clare; G. Hughes; R. Zernicke: Gait changes following total hip replacement. Gait Posture 5 (1997) 146.

Aker, P. D.; A. R. Gross; C. H. Goldsmith; P. Peloso: Conservative management of mechanical neck pain: systematic overview and meta-analysis. Br. Med. J. 313 (1996) 1291.

Appell, H. J.: Über den Einsatz der Elektrostimulation zur Muskelkräftigung in Therapie und Rehabilitation. Phys. Ther. 8 (1987) 474.

Appell, H. J.: Der Muskel in der Rehabilitation. Orthopäde 26 (1997) 930.

Arnold, W.; G. Schliebe: Ganganalysen an Patienten mit Hüfttotalendoprothese. Z. Ges. Inn. Med. 47 (1992) 15.

Aubin, M.; R. Marks: The efficacy of short-term treatment with electrical nerve stimulation for osteoarthritic knee pain. Physiotherapy 81 (1995) 669.

Augat, P.; L. Claes; G. Suger: In vivo effects of shock waves on the healing of fractured bone. Clin. Biomech. 10 (1995) 374.

Axelgaard, J.; J. Brown: Scoliosis correction. Rehabilitation Engineering Center at Rancho Los Amigos Hospital. Ann. Rep. 7 (1978) 13.

Baier, H.; C. Rompel-Pürckhauer: Die langzeitige physiologische Adaptation durch Kurbehandlung. Z. Angew. Bäder-Klimaheilk. 7 (1980) 43.

Baker, K.; T. McAlindon: Exercise for knee osteoarthritis. Current Opinion in Rheumatology 12 (2000) 456.

Bankov, S.: Ein neuer niederfrequenter Impulsstrom in der Rehabilitation von Schädigungen des Bewegungsapparates. Beitr. Orthop. 19 (1972) 458.

Basche, S.: Ergebnisse der Röntgenstrahlentherapie beim Fersensporn. Radiobiol. Radiother. 21 (1980) 233.

Basford, J. R.; G. A. Malanga; D. A. Krause; W. S. Harmsen: A randomized controlled evaluation of low-intensity laser therapy: plantar fasciitis. Arch. Phys. Med. Rehabil. 79 (1998) 249.

Bassett, C. A. L.: Electrical effects in bone. Sci. Amer. 213 (1965) 18.

Bassett, C. A. L.; A. A. Pilla; R. J. Pawluk: A non-operative salvage of surgically-resistant pseudarthrosis and non-unions by pulsing electromagnetic fields. Clin. Orthop. 124 (1977) 128.

Bassett, C. A. L.; S. N. Mitchell; S. R. Gastron: Treatment of ununited tibial diaphyseal fractures with pulsing electromagnetic fields. J. Bone Jt. Surg. 63-A (1981) 511.

Bassett, C. A. L.; S. N. Mitchell; S. R. Gastron: Pulsing electromagnetic field treatment in ununited fractures and failed arthrodesis. JAMA 247 (1982) 623.

Bassett, C. A. L.; S. N. Mitchell; M. M. Schink: Treatment of therapeutic non-unions with bone grafts and pulsing electromagnetic fields. J. Bone Jt. Surg. 64-A (1982) 1214.

Bassett, C. A. L.; M. Schink-Ascani; S. M. Lewis: Effects of pulsed electromagnetic fields on steinberg ratings of femoral head osteonecrosis. Clin. Orthop. 246 (1989) 172.

Beard, D. J.; C. A. Dodd: Home or supervised rehabilitation following anterior cruciate ligament reconstruction: a randomized controlled trial. J. Orthop. Sports Phys. Ther. 27 (1998) 134.

Becker, H.; F. Orak; E. Duponselle: Early active motion following a bevelled technique of flexor tendon repair. J. Hand Surg. 4 (1979) 454.

Benson, T. B.; E. P. Copp: The effects of therapeutic forms of heat and ice on the pain threshold of the normal shoulder. Rheumatol. Rehabil. 13 (1974) 101.

Berman, B. M.; B. B. Singh; L. Lao; P. Langenberger; H. Li; V. Hadhazy: A randomised clinical trial of acupuncture as an adjunctive therapy in osteoarthritis of the knee. Rheumatology 38 (1999) 346.

Beynnon, B. D.; B. C. Fleming; R. J. Johnson: Anterior cruciate ligament strain behaviour during rehabilitation exercises in vivo. Am. J. Sports Med. 23 (1995) 24.

Biermann, W.: Therapeutic Use of cold. J. Amer. Med. Ass. 157 (1955) 1189.

Binder, A.; G. Hodge; A. M. Greenwood; B. L. Hazleman; D. P. P. Thomas: Is therapeutic ultrasound effective in treating soft tissue lesions? Br. Med. J. 290 (1985) 512.

Birkner, H. A.; D. Hackfort: Aquajogging. Physische und psychische Effekte einer Bewegungsform für gelenkgeschädigte Patienten. Sportorth. – Sporttraumatol. 11 (1995) 268.

Bizzini, M.; J. Boldt; U. Munzinger; T. Drobny: Rehabilitationsrichtlinien nach Knieendoprothesen. Orthopäde 32 (2003) 527.

Bobechko, W. P.: Scoliosis spinal pacemakers. J. Bone Jt. Surg. 56-A (1974) 442.

Boccardo, F.; C. Campisi; M. Taccella: Our experience in the thermotherapy of lymph edemas. Lymphology 20 (1996) 203.

Bock, P.; K. Schatz; C. Wurnig: Körperliche Aktivität nach Knietotalprothesenimplantation. Z. Orthop. 141 (2003) 272.

Böddeker, W.; M. Haake: Die extrakorporale Stoßwellentherapie (ESWT) zur Behandlung der Epicondylitis humeri radialis – ein aktueller Überblick. Orthopäde 29 (2000) 463.

Böing, T.; K. Klimczyk: Zur Wirkungsweise der Sporttherapie bei orthopädischen Schadensbildern. Orth. Prax. 39 (2003) 632.

Boxberg, W.; L. Perlick; G. Giebel: Stoßwellenbehandlung bei therapieresistenten Weichteilschmerzen. Chirurg 67 (1996) 1174.

Borjesson, M.; E. Robertson; L. Weidenheim; E. Mattson; E. Olsson: Physiotherapy in knee osteoarthrosis: effect on pain and walking. Physiother. Res. Int. 1 (1996) 89.

Bradbury, N.; D. Borton; G. Spoo; M. J. Cross: Participation in sports after total knee replacement. Am. J. Sports Med. 26 (1998) 530.

Brand, R. A.; R. D. Crowninshield: The effect of cane use on hip contact force. Clin. Orthop. 147 (1990) 181.

Brandt, K. D.: Nonsurgical management of osteoarthritis with an emphasis on nonpharmacologic measures. Arch. Fam. Med. 4 (1995) 1057.

Brandt, K. D.: The importance of nonpharmacologic approaches in management of osteoarthritis. Am. J. Med. 105 (1998) 39.

Breitenfelder, J.; K. Atwan: Untersuchungen zur Frage der Effektivität von Anschlußheilverfahren aus orthopädischer Sicht. Z. Orthop. 121 (1983) 646.

Brighton, C. T.: Bioelectrical Effects on Bone and Cartilage. Clin. Orthop. 124 (1977) 2.

Buch, M.; U. Knorr; L. Fleming; G. Theodore; A. Amendola; C. Bachmann; C. Zingas; W. E. Siebert: Extrakorporale Stoßwellentherapie beim symptomatischen Fersensporn – eine Übersicht. Orthopäde 31 (2002) 637.

Bühring, M.: Theoretische Grundlagen der Bindegewebsmassage. Z. Phys. Ther. 35 (1983) 263.

Bührlein, B.; W. H. Jäckel: Teilstationäre orthopädische Rehabilitation: Therapeutische Leistungen, Behandlungsergebnis und Kosten im Vergleich zur stationären Rehabilitation. Die Rehabilitation 41 (2002) 148.

Bulow, P. M.; H. Jensen; B. Danneskold Samsoe: Low power Ga-Al-As laser treatment of painful osteoarthritis of the knee. A double-blind placebo-controlled study. Scan. J. Rehabil. Med. 26 (1994) 155.

Casser, H. R.; T. Riedel; C. Schrems; A. Ingenhorst; D. Kühnau: Das multimodale interdisziplinäre Therapieprogramm beim chronifizierenden Rückenschmerz. Orthopäde 28 (1999) 946.

Chamberlain, M. A.; G. Care; B. Harfield: Physiotherapy in osteoarthrosis of the knees. A controlled trial of hospital versus home exercises. Int. Rehabil. Med. 4 (1982) 101.

Chen, B.; J. R. Zimmerman; L. Soulen; J. A. DeLisa: Continuous passive motion after total knee arthroplasty: a prospective study. Am. J. Phys. Med. Rehab. 79 (2000) 421.

Chen, H. S.; L. M. Chen; T. W. Huang: Treatment of painful heel syndrome with shock waves. Clin. Orthop. 387 (2001) 41.

Chiarello, C. M.; L. Gundersen; T. O'Halloran: The effects of continuous passive motion in total knee arthroplasty patients. J. Orthop. Sports. Phys. Ther. 25 (1997) 119.

Christensen, B. V.; I. U. Iuhl; H. Vilbek; H. H. Bülow; N. C. Dreijer; H. F. Rasmussen: Acupuncture treatment of severe knee osteoarthrosis. A long term study. Acta Anaesthesiol. Scand. 36 (1992) 519.

Clarke, A. K.: Effectivness of rehabilitation in arthritis. Clin. Rehabil. 13, Suppl. 1 (1999) 51.

Conradi, E.: Krankengymnastische Behandlung in der Gruppe – ein Fortschritt? Arch. Phys. Ther. 22 (1970) 59.

Cordes, J. C.: Die thermische Hautreaktion in der Hydrotherapie für die Praxis. Z. Physiother. 24 (1972) 241.

Creamer, P.; R. Flores; M. C. Hochberg: Management of osteoarthritis in older adults. Clin. Geriatr. Med. 14 (1998) 435.

Daecke, W.; D. Kusnierczak; M. Loew: Extrakorporale Stoßwellentherapie (ESWT) bei der Tendinosis calcarea der Rotatorenmanschette. Langzeitergebnisse und Stellenwert. Orthopäde 31 (2002) 645.

DeCarlo, M. S.; K. E. Sell: The effects of the number and frequency of physical therapy treatments on selected outcomes of treatment in patients with anterior cruciate ligament reconstruction. J. Orthop. Sports Phys. Ther. 26 (1997) 332.

DeCarlo, M. S.; S. Hamersly: Decelerated rehabilitation after ACL reconstruction revisited. J. Orthop. Sports Phys. Ther. 27 (1998) 238.

Dellon, A. L.; R. M. Curtis; M. T. Edgerton: Reeducation of sensation in the hand following nerve injury. J. Bone Jt. Surg 53-A (1971) 813.

Dévény, A.: Kryotherapie spastischer Kinder. Z. Krankengymnastik 34 (1982) 362.

Deyle, G. D.; N. E. Henderson; R. L. Matekel; M. G. Ryder; M. B. Garber; S. C. Allison: Effectiveness of manual physical therapy and exercise in osteoarthritis of the knee. Ann. Intern. Med. 132 (2000) 173.

Dickson, R. A.: Spinal deformity adolescent idiopathic scoliosis. Nonoperative treatment. Spine 24 (1999) 2601.

Diederichs, S.; M. Harndorf; J. Stempfle: Physiotherapeutische Nachbehandlung nach arthroskopischer Wiederherstellung bei SLAP-Läsionen. Orthopäde 32 (2003) 647.

DiFabio, R. F.: Manipulation of the cervical spine: risks and benefits. Phys. Ther. 79 (1999) 50.

Doll, B.: Die spastische Hand. Grundlagen der postoperativen Rehabilitation. Orthopäde 32 (2003) 402.

Drabiniok, T.; H. Bork; J. Theil; J. Heisel: Möglichkeiten und Grenzen der ambulanten Rehabilitation – Erste klinische Ergebnisse. Orth. Prax. 33 (1997) 718.

Drabiniok, T.; U. Sonnekalb; J. Heisel: Stationäre Anschlussheilbehandlung nach alloarthroplastischem Hüftgelenksersatz bei älteren Menschen. Orth. Prax 37 (2001) 794.

Dubs, L.; N. Gschwend; U. Munzinger: Sport after total hip arthroplasty. Arch. Orthop. Trauma Surg. 101 (1983) 161.

Ebenbichler, G. R.; C. B. Erdogmus; K. L. Resch et al.: Ultrasound therapy for calcific tendinitis of the shoulder. N. Engl. J. Med. 340 (1999) 1533.

Edel, H.; A. Lange: Schmerzmodulation durch elektrische Reize (nieder- und mittelfrequenter Impulsfolgen) und Ultraschall. Z. Physiother. 31 (1979) 241.

Edel, H.; S. Sterneck: Untersuchungen zur analgetischen Wirksamkeit stochastischer Impulsfolgen. Z. Physiother. 31 (1979) 249.

Eichler, J.; A. Zawatzky: Einstieg- und Ausstieghilfen an Kraftfahrzeugen. Med. Orth. Tech. 122 (2002) 166.

Ekblom, B.; O. Lövgren; M. Alderin; M. Fridström; G. Sätterström: Effect of short-term physical training on patients with rheumatoid arthritis. Scan. J. Rheumatol. 4 (1975) 80.

Engelhardt, M.; J. Freiwald; I. Reuter; J. Mortier; D. Huth: Beeinflussung der Sportfähigkeit durch neuromuskuläre Veränderungen nach Trauma und Operation am Kniegelenk. Arthroskopie 13 (2000) 302.

Engelhardt, M.; J. Freiwald; M. Rittmeister: Rehabilitation nach vordere Kreuzbandplastik. Orthopäde 31 (2002) 791.

Enzler, M. A.; G. Summer-Smith; C. Waelchli-Suter; S. M. Perren: Treatment of nonuniting osteotomies with pulsing electromagnetic fields. Clin. Orthop. 187 (1984) 272.

Ernst, E.; M. H. Pittler: Wie effektiv ist die Kur? Eine systematische Übersicht randomisierter Studien. Dtsch. Med. Wschr. 123 (1998) 273.

Ernst, H.: Krankengymnastik und physikalische Therapiemaßnahmen zur konservativen Behandlung der Arthrose. Dt. Zschr. Sportmed. 54 (2003) 191.

Ettinger, W. H.; R. Burns; S. P. Messier; W. Applegate; J. Rejeski; T. Morgan; S. Shumaker; M. J. Berry; M. O'Toole; H. Monu; T. Craven: A randomized trial comparing aerobic exercise and resistance exercise with a health education program in older adults with knee osteoarthritis. J. Am. Med. Ass. 277 (1997) 25.

Faensen, M.; R. Breul: Prospektive multizentrische Studie zur Behandlung von Gonarthrose (Kellgren II und III) mit der Pulsierenden Signal Therapie (PST). Orth. Prax. 37 (2000) 701.

Faensen, M.; I. Krüger: Grundlagen und Ergebnisse der Pulsierenden-Signal-Therapie in der Knorpeltherapie. In: Jerosch, J.; J. Heisel; A. Imhoff (Hrsgb.): Fortbildung Orthopädie – Traumatologie 7. Die ASG-Kurse der DGOOC. Steinkopff, Darmstadt (2003) 114.

Falconer, J.; K. W. Hayes; R. W. Chang: Effect of ultrasound on mobility in osteoarthritis of the knee. Arthritis Care Res. 5 (1992) 29.

Fass, V.; W. Müller: Postoperative Rehabilitation und Physiotherapie des älteren Patienten nach totalendoprothetischer Versorgung. Orth. Prax. 30 (1994) 211.

Fast, A.: Low back disorders: Conservative management: Arch. Phys. Med. Rehabil. 69 (1988) 880.

Findeklee, R.; K. Büttner: Knieendoprothetik – Ergebnisse der stationären Rehabilitation (AHB) bei 1111 Patienten nach Knie-TEP-Implantation. Orth. Prax. 36 (2000) 280.

Fink, M. G.; H. W. Kunsebeck; B. Wippermann: Einfluß der Nadelakupunktur auf Schmerzwahrnehmung und Funktionseinschränkung bei Patienten mit Koxarthrose. Z. Rheumatol. 59 (2000) 191.

Finkbeiner, G. F.: Rehabilitation von Erkrankungen und Behinderungen der Haltungs- und Bewegungsorgane. BV Orthopädie (1992) 23.

Finkbeiner, G. F.: Orthopädie und Rehabilitation – Konzeptentwicklungen und Erfahrungen. Orth. Prax. 35 (1999) 796.

Fischer, D. A.; D. P. Tewes; J. L. Boyd; J. P. Smith; D. C. Quick: Home based rehabilitation for anterior cruciate ligament reconstruction. Clin. Orthop. 347 (1998) 194.

Fisher, N. M.; D. R. Pendergast; G. E. Gresham; E. Calkins: Muscle rehabilitation: its effect on muscular and functional performance of patients with knee osteoarthritis. Arch. Phys. Med. Rehabil 72 (1991) 367.

Fisher, N. M.; G. E. Gresham; M. Abrams; J. Hicks; D. Horrigan; D. R. Pendergast: Quantitative effects of physical therapy on muscular and functional performance in subjects with osteoarthritis of the knees. Arch. Phys. Med. Rehabil. 74 (1993) 840.

Fisher, N.M.; G.E. Gresham; D.R. Pendergast: Effects of a quantitative progressive rehabilitation program applied unilaterally to the osteoarthritic knee. Arch. Phys. Med. Rehabil. 74 (1993) 1319.

Fisher, N.M.; V.D. jr. Kane; L. Rouse; D.R. Pendergast: Quantitative evaluation of a home exercise program on muscle and functional capacity of patients with osteoarthritis. Am. J. Physical Med. Rehabil. 73 (1994) 413.

Fisher, N.M.; D.R. Pendergast: Application of quantitative and progressive exercise rehabilitation to patients with osteoarthritis of the knee. J. Back Musculoskel. Rehabil. 5 (1995) 33.

Fisher, N.M.; S.C. White; H.J. Yack; S.R. Smolinski; D.R. Pendergast: Muscle function and gait in patients with knee osteoarthritis before and after muscle rehabilitation. Disabil. Rehabil. 19 (1997) 47.

Földi, E.; R.G.H. Baumeister; P. Bräutigam; K.U. Tiedjen: Zur Diagnostik und Therapie des Lymphödems. Dt. Ärztebl. 95 (1998) 740.

Foley, A.; J. Halbert; T. Hewitt; M. Crotty: Does hydrotherapy improve strength and physical function in patients with osteoarthritis – a randomised controlled trial comparing a gym based and a hydrotherapy based strengthening programme. Ann. Rheum. Dis. 62 (2003) 1162.

Forrest, G.P.; J.M. Roque; S.T. Dawodu: Deceasing length of stay after total joint arthroplasty: effect on referrals to rehabilitation units. Arch. Phys. Med. Rehabil. 80 (1999) 192.

Freimark, C.; H. Klauser; I. Flatau; U. Weber: Rehabilitation nach Verletzungen an Mittelhand- und Fingergelenken. Orthopäde 32 (2003) 374.

Freiwald, J.; M. Engelhardt; A. Gnewuch; I. Reuter; P. Konrad: Trainingstherapeutische Behandlung nach Knietraumen. WMW 23 (1997) 556.

Fricke, R.: Kryotherapie bei Gelenkerkrankungen. Therapiewoche 37 (1987) 3453.

Fricke, R.: Lokale Kryotherapie bei chronisch entzündlichen Gelenkerkrankungen 3–4 mal täglich. Z. Phys. Med. Baln. Med. Klim. 17 (1988) 196.

Fritz, J.M.; O. Delitto; R.E. Erhard: Lumbar spinal stenosis: a review of current concepts in evaluation, management and outcome measurements. Arch. Phys. Med. Rehabil. 79 (1998) 700.

Fritze, J.: Extrakorporale Stoßwellentherapie (ESWT) in orthopädischer Indikation: Eine ausgewählte Übersicht. Versicherungsmedizin 50 (1998) 180.

Fröhlich, D.; R. Fröhlich: Das Piriformissyndrom: eine häufige Differentialdiagnose des lumboglutäalen Schmerzes. Man. Med. 33 (1995) 7.

Frosch, K.-H.; F. Habermann; M. Fuchs; A. Michel; R. Junge; U. Schmidtmann; K.M. Stürmer: Ist die erweiterte ambulante Physiotherapie (EAP) nach vorderer Kreuzbandplastik indiziert? Unfallchirurg 104 (2001) 513.

Gabel, M.; H.W. Springorum; H.J. Kupfer: Sofortbelastung nach zementfreiem Kniegelenkersatz. Orth. Prax. 31 (1995) 668.

Gallacchi, G.; W. Muller; G.R. Plattner; C.C. Schnorrenberger: Acupuncture and laser treatment in cervical and lumbar syndrome. Schweiz. Med. Wschr. 111 (1081) 1360.

Gam, A.N.; F. Johannsen: Ultrasound therapy in musculoskeletal disorders: a meta-analysis. Pain 63 (1995) 85.

Gaw, A.C.; L.W. Chang; L.-C. Shaw: Efficacy of acupuncture on osteoarthritic pain. A controlled, double-blind study. N. Engl. J. Med. 293 (1975) 375.

Genth, E.: Aufgaben und Ziele einer REHA-Klinik in Gegenwart und Zukunft. Z. Rheumatol. 54 (1995) 202.

Gerdesmeyer, L.; M. Maier; M. Haake; C. Schmitz: Physikalisch-technische Grundlagen der extrakorporalen Stoßwellentherapie (ESWT). Orthopäde 31 (2002) 610.

Gierse, H.: Aktueller Stand der Pulsierenden Signal-Therapie zur Behandlung der Arthrose. Dt. Zschr. Sportmed. 54 (2003) 212.

Gildemeister, M.: Untersuchungen über die Wirkungen der Mittelfrequenzströme auf den Menschen. Pflügers Arch. 247 (1944) 366.

Gill, L.H.: Plantar fasciitis: Diagnosis and conservative management. J. Am. Acad. Orthop. Surg. 5 (1997) 109.

Gmünder, R.; R. Kissling: Die Wirkung von klassischer Homöopathie im Vergleich mit standardisierter Physiotherapie bei der Behandlung chronischer Kreuzschmerzen. Z. Orthop. 140 (2002) 503.

Grambauer, A.; I. Patotschka: Neuromuskuläre Rehabilitation von Schulterverletzungen bei Athleten in Spielsportarten. Sportorth. – Sporttraumatol. 18 (2002) 251.

Grifka, J.: Injektionstherapie bei Zervikalsyndromen. Orthopäde 25 (1996) 524.

Grifka, J.; E. Broll-Zeitvogel; S. Anders: Injektionstherapie bei Lumbalsyndromen. Orthopäde 28 (1999) 922.

Grimmig, H.; C. Melzer; F.-J. Ludwig; H.H. Daalmann: Der routinemäßige Einsatz des Lequesne-Index zur Ergebnismessung in der orthopädischen Rehabilitation bei Hüft- und Knieerkrankungen. Z. Orthop. 140 (2002) 452.

Gschwend, N.; T. Frei; E. Morscher; B. Nigg; J. Loehr: Alpine and cross-country skiing after total hip replacement. Acta Orthop. Scan. 71 (2000) 243.

Gür, H.; N. Cakin; B. Akova; E. Okay; S. Kücükoglu: Concentric versus combined concentric-eccentric isokinetic training: effects on functional capacity and symptoms in patients with osteoarthritis of the knee. Arch. Phys. Rehab. 83 (2002) 308.

Haaf, H.G.: Medizinische Rehabilitation bei chronischen Rückenschmerzen. Dt. Rentenvers. 4 (1999) 235.

Haake, M.; M. Hünerkopf; L. Gerdesmeyer; I.R. König: Extrakorporale Stoßwellentherapie (ESWT) bei Epicondylitis humeri radialis. Eine Literaturübersicht. Orthopäde 31 (2002) 623.

Haake, M.; B. Deike; A. Thon; J. Schmitt: Exact focusing of the extracorporeal shock wave therapy for calcifying tendinopathy. Clin. Orthop. 397 (2002) 323.

Haase, I.; C. Albrecht; B. Swoboda; B. Kladny: Nachhaltigkeit des Rehabilitationserfolges bei Patienten mit alloplastischem Hüftgelenksersatz. Phys. Rehab. Kur Med. 10 (2000) 94.

Hahn, P.; C. Jacobs; A. Müller-Zimmermann: Rehabilitation nach Beugesehnenverletzungen. Orthopäde 32 (2003) 365.

Hahn, P.; S. König; N. Weihs: Rehabilitation nach Strecksehnenverletzungen. Orthopäde 32 (2003) 370.

Hanne-Behnke, G.: Physiotherapeutische Behandlung bei Perzeptionsstörungen bei Kindern. Krankengymnastik 51 (1999) 23.

Healy, W.L.; R. Iorio; M.J. Lemos: Athletic Activity after joint arthroplasty. Clin. Orthop. 380 (2000) 65.

Healy, W.L.; R. Iorio; M.J. Lemos: Athletic Activity after Joint Replacement. Am. J. Sports Med. 29 (2001) 377.

Heger, R.; J. Theil; J. Heisel: Differenzierte Behandlungsstrategien im Rahmen der stationären Anschlussheilbehandlung nach Schultereingriffen. Orth. Prax. 37 (2001) 777.

Heisel, J.; A. Schwerdtfeger: Effizienz einer Anschlußheilbehandlung bei Patienten mit primärer lumbaler Bandscheibenoperation. Orth. Prax 31 (1995) 809.

Heisel, J.; M. Böker: Adäquate medizinische Trainingstherapie bei Nukleotomiepatienten. Orth. Prax. 31 (1995) 813.

Heisel, J.; J. Jerosch: Rehabilitationsmaßnahmen nach künstlichem Hüftgelenksersatz – eine notwendige Maßnahme? Orth. Prax. 32 (1996) 683.

Heisel, J.; T. Drabiniok; H. Bork: Postoperative Belastungsstrategie nach alloarthroplastischem Hüftgelenksersatz. Med. Orth. Techn. 118 (1998) 170.

Heisel, J.: Rehabilitationsergebnisse und berufliche Reintegration nach orthopädischer Rehabilitation. Rehabilitation 1998. BfA Berlin (1998) 46.

Heisel, J.: Sinnvoller Einsatz lumbaler Orthesen in der Rehabilitation. Orth. Prax. 35 (1999) 89.

Heisel, J.: Rehabilitation und Belastbarkeit von Hüftendoprothesenpatienten mit Gelenkgleitpaarung Keramik/Keramik: Was gilt zu beachten? In: Toni, A.; G. Willmann (Hrsg.): Bioceramics in joint arthroplasty. Thieme, Stuttgart (2001) 45.

Heisel, J.: Konservative Behandlungsstrategien bei Gelenkknorpelschäden. In: Erggelet, C.; M. Steinwachs (Hrsg.): Gelenkknorpeldefekte. Steinkopff, Darmstadt (2001) 189.

Heisel, J.: Rehabilitation des Hüftgelenkes. In: Stahl, Ch.; H. Zeidler, J. Koebke, R. Lorenz (Hrsg.): Klinische Arthrologie. Ecomed, Landsberg/Lech IV –9.1 (2002).

Heisel, J.: Rehabilitation nach endoprothetischem Kniegelenkersatz. Orth. Prax. 38 (2002) 434.

Heisel, J.: Rehabilitation nach operativen knorpelsanierenden Maßnahmen. In.: Jerosch, J.; J. Heisel; A. Imhoff (Hrsg.): Fortbildung Orthopädie – Traumatologie 7. Die ASG-Kurse Der DGOOC. Steinkopff, Darmstadt (2003) 119.

Heisel, J; J. Jerosch.: Richtlinien für die Nachbehandlung nach endoprothetischem Schultergelenkersatz. In.: Jerosch, J.; J. Heisel; A. Imhoff (Hrsgb.): Fortbildung Orthopädie – Traumatologie 8. Die ASG-Kurse Der DGOOC. Steinkopff, Darmstadt (2003) 108.

Heisel, J.: Richtlinien für die Nachbehandlung nach endoprothetischem Hüftgelenksersatz. Orth. Prax. 39 (2003) 436.

Heisel, J.; J. Jerosch: Leitlinien der orthopädischen Rehabilitation. Endoprothetische Versorgung des Schultergelenkes (2004) (im Druck).

Heisel, J.; J. Jerosch: Leitlinien der orthopädischen Rehabilitation. Endoprothetische Versorgung des Hüftgelenkes (2004) (im Druck).

Heisel, J.; J. Jerosch: Leitlinien der orthopädischen Rehabilitation. Endoprothetische Versorgung des Kniegelenkes (2004) (im Druck).

Heller, K. D.; F. U. Niethard: Der Einsatz der extrakorporalen Stoßwellentherapie in der Orthopädie – eine Metaanalyse. Z. Orthop. 136 (1998) 390.

Hentschel, H. D.: Wirkung und Anwendung pflanzlicher Badeextrakte. Fortschr. Med. 75 (1957) 75.

Hertz, H.; A. Meng; V. Rabl; H. Kern: Treatment of whiplash injuries of the cervical spine with acupuncture. Akt. Traumatol. 13 (1983) 151.

Hien, N. M.: Einlagen- und Schuhversorgung bei Fußdeformitäten. Orthopäde 32 (2003) 119.

Hildebrand, S.; H. R. Henche: Rehabilitation nach vorderer Kreuzbandplastik – das „Rheinfelder" Nachbehandlungskonzept. Orth. Prax. 39 (2003) 488.

Hille, H.: Das elektrische Bad. Therapiewoche 15 (1975) 171.

Hoffmann, J.; J. Heisel: Effizienz einer stationären Anschlußheilbehandlung nach primärem endoprothetischem Kniegelenkersatz. Orth. Prax. 33 (1997) 173.

Hoffmann, J.; J. Heisel: Rehabilitationsergebnisse nach primärem endoprothetischem Kniegelenksersatz unter Einbeziehung poststationärer Ergebnisse ein Jahr nach Beendigung der AHB: Orth. Prax. 33 (1997) 764.

Hoffmann, J.; J. Heisel: Indikation zur orthetischen Versorgung nach knieendoprothetischer Versorgung. Phys. Rehab. Kur Med. 8 (1998) 135.

Hoffmann, J.; J. Heisel: Die Medizinische Trainingstherapie als Baustein der Endoprothesenschule. Orth. Prax. 37 (2001) 243.

Hoffmann, J.; J. Heisel: Anschlussheilbehandlung nach vorderer Kreuzbandplastik. Orth. Prax. 38 (2002) 168.

Hoffmann, J.; U. Pfeil; J. Heisel: Amputation im Bereich der unteren Extremitäten – was bleibt ein Jahr nach der AHB? Orth. Prax. 40 (2004) 144

Hopf, C.; P. Edelmann; P. Eysel: Die konservative Orthesenbehandlung bei idiopathischen Skoliosen. Dt. Ärztebl. 93 (1996) 1904.

Horstmann, T.; F. Martini; F. Mayer; S. Sell; J. Knak; J. Zacher: Kraftverhalten der hüftumgreifenden Muskulatur und Gehfähigkeit bei Patienten nach Implantation einer zementfreien Hüftendoprothese. Z. Orthop. 133 (1995) 562.

Horstmann, T.; G. Haupt; P. Koch; F. Mayer; G. Jörger; H. C. Heitkamp: Sporttherapeutisches Konzept für Patienten mit Koxarthrose oder Hüftendoprothese – Die Tübinger Hüftsportgruppen. Krankengymnastik 51 (1999) 1870.

Horstmann, T.: Sportfähigkeit bei Arthrose und nach endoprothetischer Versorgung. Sportorthop. – Sportverl. 16 (2000) 26.

Horstmann, T.; F. Mayer; H. C. Heitkamp; J. Merk; D. Axmann; H. Bork; H.-H. Dickhuth: Individuelles isokinetisches Krafttraining bei Patienten mit Gonarthrose. Z. Rheumatol. 59 (2000) 93.

Howell, S. M.; M. L. Hull: Aggressive rehabilitation using hamstring tendons. Am. J. Knee Surg. 11 (1998) 120.

Hummelsheim, H.; S. Amberger; K.-H. Mauritz: The influence of EMG-initiated electrical muscle stimulation on motor recovery of the centrally paretic hand. Europ. J. Neurol. 3 (1996) 245.

Hurley, M.; D. L. Scott; J. Rees; D. J. Newham: Sensimotor changes and functional performance in patients with knee osteoarthritis. Ann. Rheum. Dis. 56 (1997) 641.

Hurley, M.; N. Walsh: Physical, functional and other non-pharmacological interventions for osteoarthritis. Best Practise Res. Clin. Rheumatol. 15 (2001) 569.

Hurwitz, E. L.; P. D. Aker; A. H. Adams; W. C. Meeker; P. G. Shekelle: Manipulation and mobilization of the cervical spine. A systematic review of the literature. Spine 21 (1996) 1746.

Irlacher, W.; R. Haizmann; W. Schnizer: Rehabilitationserfolg nach Totalendoprothese der Hüfte. Z. Phys. Med. Baln. Med. Klim. 15 (1986) 123.

Irnich, D.: Akupunktur bei Beschwerden des Bewegungssystems am Beispiel des HWS-Syndroms. Dtsch. Z. Akupunkt. 42 (1999) 81.

Ishaque, B.; E. Ziring; U. Happel; J. Petermann; L. Gotzen: Zum Stellenwert der erweiterten ambulanten Physiotherapie (EAP) bei Patienten mit isoliertem, augmentiertem VKB-Ersatz – eine prospektive Studie. H. Unfallchir. 272 (1998) 331.

Ivanic, G. M.; H.-J. Trnka; N. C. Homann; A. Stelzl; P. Farkas: Orthopädietechnische Versorgungsmöglichkeiten des oberen Sprunggelenkes – Systematische Gliederung und Kommentar. Med. Orth. Techn. 119 (1999) 84.

Jacobi, E.; J. Wolf; W Jäckel; H. L. Krüskemper: Untersuchungen zur physikalischen Therapie der Coxarthrose. Akt. Rheumatol. 7 (1982) 14.

Jacobson, E.: Cultivated relaxation in „essential" hypertension. Arch. Phys. Ther. 21 (1940) 645.

Jäckel, W. H.; E. Farin: Wirksamkeit der Rehabilitation bei muskuloskelettalen Krankheiten. Z. Rheumatol. 61 Suppl. II (2002) 26.

Jahnke, K. H.: Wärmeapplikationen und ihr Wirkungsmechanismus. Ther. Umsch. 10 (1953) 1.

Jantsch, H.: Mittelfrequente Reizströme. Z. Phys. Med. 9 (1980) 137.

Jerosch, J.; J. Heisel; S. Fuchs: Sport mit Endoprothese. Was wird empfohlen, was wird erlaubt, was ist verboten? Dtsch. Z. Sportmed. 46 (1995) 305.

Johnson, D. P.: The effects of continuous passive motion on wound healing and joint mobility after knee arthroplasty. J. Bone Jt. Surg. 72-A (1990) 421.

Jordan, K. M.; N. K. Arden; M. Doherty et al.: EULAR Recommendations 2003: an evidence based approach to the management of knee osteoarthritis: report of a Task Force of the Standing Committee for International Clinical Studies Including Therapeutic Trials (ESCISIT). Ann. Rheum. Dis. 62 (2003) 1145.

Kabat, H.: Studies on neuromuscular dysfunction: The role of central facilitation in restoration of motor function in paralysis. Arch. Phys. Med. 33 (1952) 521.

Kane, R.L.; M. Maciejewski; M. Finch: The relationship of patient satisfaction with care and clinical outcome. Med. Care 35 (1997) 714.

Keating, E.M.; P.M. Faris; M.A. Ritter; J. Kane: Use of lateral heel and sole wedges in the treatment of medial osteoarthritis of the knee. Orthop. Rev. 22 (1993) 921.

Kilgus, D.J.; F.J. Dorey; G.A.M. Finerman; H.C. Amstutz: Patient activity, sports participation and impact loading on the durability of cemented total hip replacements. Clin. Orthop. 269 (1991) 25.

Kladny, B.; C. Albrecht; I. Haase; B. Swoboda: Stationäre Rehabilitation nach Hüftendoprothetik – eine Verlaufsbeobachtung mit dem Harris-Hip-Score. Z. Orthop. 139 (2001) 536.

Kladny, B.; W.F. Beyer: Nichtmedikamentöse konservative Therapie der Arthrose. Orthopäde 30 (2001) 848.

Kladny, B.; C. Albrecht; I. Haase; B. Swoboda: Ergebnisevaluation der stationären Rehabilitation nach Knieendoprothetik mit dem HSS-Score. Z. Orthop. 140 (2002) 37.

Kladny, B.; F.C. Fischer; I. Haase: Wertigkeit der muskulären segmentalen Stabilisierung zur Behandlung von Rückenschmerz und Bandscheibenerkrankungen im Rahmen der ambulanten Rehabilitation. Z. Orthop. 141 (2003) 401.

Klare, V.: Zur physikalischen Therapie des Weichteilrheumatismus. Z. Rheumaforschg. 32 (1973) 193.

Klauser, H.; S. Stein; C. Freimark; I. Flatau; S. Brunnermann; U. Weber: Rehabilitation nach Replantation. Orthopäde 32 (2003) 386.

Ko, J.Y.; H.S. Chen; L.M. Chen: Treatment of lateral epicondylitis of the elbow with shock waves. Clin. Orthop. 387 (2001) 60.

Kober, L.; P. Krölling; M. Grüninger: Einfluß von Kaltluft und Kältepackung auf die Schmerzschwelle und Mobilität bei der KG-Kontrakturbehandlung des Kniegelenkes. Phys. Rehab. Kur Med. 5 (1995) 125.

König, A.; S. Radke; H. Molzen; M. Haase; C. Müller; D. Drexler; M. Natalis; M. Krauss; N. Behrens; D. Irnich: Randomisierte Studie zur Akupunktur im Vergleich mit konventioneller Massage und Schein-Laserakupunktur in der Behandlung chronischer HWS-Beschwerden – Bewegungsanalyse. Z. Orthop. 141 (2003) 395.

Kolarz, G.; M. Maager; O. Scherak; M. El Shohoumi; A. Wottawa: Rehabilitation after total hip replacement. Int. J. Rehabil. Res. 18 (1995) 266.

Kovar, P.A.; J.P. Allegrante; C.R. MacKenzie; M.P. Peterson; B. Gutin; M.E. Charlson: Supervised fitness walking in patients with osteoarthritis of the knee: randomized controlled trial. Ann. Intern. Med. 116 (1992) 529.

Krämer, J.: Mieder- und Korsettversorgung unter Berücksichtigung der lumbalen Entlastungshaltung. Med. Orth. Techn. 101 (1981) 22.

Krämer, J.: Flexionsorthesen an der Halswirbelsäule. Med. Orth. Techn. 109 (1989) 127.

Krämer, J.: Besonderheiten der orthopädischen Schmerztherapie bei Erkrankungen der Wirbelsäule. Der Schmerz 10 (1996) 269.

Krämer, J.; U. Bickert; R. Haaker; H. Witte: Die paravertebrale lumbale Spinalnervennanalgesie zur orthopädischen Schmerztherapie. Standards – Leitlinien – neue Techniken. Z. Orthop. 135 (1997) 9.

Krämer, J.; J. Ludwig; U. Bickert; V. Owczarek; M. Traupe: Lumbal epidural perineural injection: a new technique. Eur. Spine J. 6 (1997) 357.

Krebs, D.E.; L. Elbaum; P.O. Riley; W.A. Hodge; R.W. Mann: Exercise and gait effects on in vivo hip contact pressures. Phys. Ther. 71 (1991) 301.

Kritschek, O.; J.-D. Rompe; J. Zöllner: Extrakorporale Stoßwellentherapie bei der Tendinosis calcarea der Schulter – eine kritische Bestandsaufnahme nach einem Jahr. Phys. Rehab. Kur Med. 7 (1997) 272.

Krölling, P.; M. Mühlbauer: Einfluß von Eis und N_2-Kaltluft auf die gelenknahe elektrische Schmerzschwelle. Phys. Rehab. Kur Med. 2 (1992) 1.

Krölling, P.; S. Gottschild: TENS hebt die Druckschmerzschwelle in Abhängigkeit von elektrischen und topischen Parametern. Phys. Rehab. Kur Med. 9 (1999) 48.

Krölling, P.; S. Gottschild; L. Kober; G. Wimmer: Ultraschalltherapie der Epikondylopathia humeri. Phys. Rehab. Kur Med. 10 (2000) 1.

Küntscher, M.; J. Blazek; S. Brüner; M. Wittemann; G. Germann: Frühfunktionelle Nachbehandlung operativ versorgter Mittelhandfrakturen. Unfallchirurg 105 (2002) 1109.

Küsswetter, W.: Endoprothetik und körperliche Belastung. Dtsch. Z. Sportmed. 49 (1998) 249.

Kuster, M.S.; E. Spalinger; B.A. Blanksby; A. Gächter: Endurance sports after total knee replacement: a biomechanical investigation. Med. Sci. Sports Exerc. 32 (2000) 721.

Lachiewicz, P.F.: The role of continuous passive motion after total knee arthroplasty. Clin. Orthop. 380 (2000) 144.

Lang, W.T.; L.D. Dorr; B. Healy; J. Perry: Functional recovery of noncemented total hip arthroplasty. Clin Orth. Rel. Res. 288 (1992) 73.

Lange, A.: Die Bedeutung der Mittelfrequenz-Stromreizung in der Elektrotherapie. Z. Physiother. 40 (1988) 377.

Lange, A.: Reizstromtherapie bei spastischer Hemiparese. ZEE 1 (1999) 42.

Lehmaan, J.F.; G.D. Brunner; R.W. Stow: Pain threshold measurement after therapeutic application of ultrasound, microwaves, and infrared. Arch. Phys. Med. Rehabil. 51 (1958) 560.

Letsche, M.; S. Oberer: Krankengymnastische Behandlung bei Patienten mit einer Acetabulumfraktur. Krankengymnastik 44 (1992) 134.

Levine, W.R.: Rehabilitation techniques for ligament injuries of the wrist. Hand Clin. 8 (1992) 669.

Levy, A.S.; E. Marmar: The role of cold compression dressings in the postoperative treatment of total knee arthroplasty. Clin. Orthop. 297 (1993) 174.

Liu, H.; J. Abbott; J.A. Bee: Pulsed electromagnetic fields influence hyaline cartilage extracellular matrix composition without affecting molecular structure. Osteoarthr. Cart. 4 (1996) 63.

Loew, M.; W. Daecke; D. Kusnierczak; M. Rahmanzadeh; V. Ewerbeck: Shock-wave therapy is effective for chronic calcifying tendinitis of the shoulder. J. Bone Jt. Surg. 81-B (1999) 863.

Loy, T.T.: Treatment of cervical spondylosis. Electroacupuncture versus physiotherapy. Med. J. Austr. 2 (1983) 32.

Magosch, P.; S. Lichtenberg; P. Habermeyer: Radiale Stoßwellentherapie der Tendinosis calcarea der Rotatorenmanschette – Eine prospektive Studie. Z. Orthop. 141 (2003) 629.

Maier, M.; H.R. Dürr; S. Köhler; D. Staupendahl; M. Pfahler; H.J. Refior: Analgetische Wirkung niederenergetischer extrakorporaler Stoßwellen bei Tendinosis calcarea, Epikondylitis humeri radialis und Plantarfasziitis. Z. Orthop. 138 (2000) 34.

Maier, M.; A. Stäbler; S. Lienemann; S. Köhler; A. Feitenhansl; H.R. Dürr; M. Pfahler; H.J. Refior: Shockwave application in calcifying tendinitis of the shoulder – Prediction of outcome by imaging. Arch. Orthop. Trauma Surg 120 (2000) 493.

Maier, M.; S. Milz; D.C. Wirtz; J.D. Rompe; C. Schmitz: Grundlagenforschung zur Applikation extrakorporaler Stoßwellen am Stütz- und Bewegungsapparat. Orthopäde 31 (2002) 667.

Mallon, W.J.; R.A. Liebelt; J.B. Mason: Total joint replacement and golf. Clin. Sports Med. 15 (1996) 179.

Maloney, W.J.; D.J. Schurman; D. Hangen; S.B. Goodman; S. Edworthy; D.A. Bloch: The influence of continuous passive motion on outcome in total knee arthroplasty. Clin. Orth. 256 (1990) 162.

Mangione, K. K.; K. McCully; A. Gloviak; I. Lefebvre; M. Hofman; R. Craik: The effect of high-intensity cycle ergometry in older adults with knee osteoarthritis. J. Gerontol. Med. Sci. 54 (1999) 184.

Margles, D. S.: Early motion in the treatment of fractures and dislocations in the hand and wrist. Hand Clin. 12 (1996) 65.

Mark, G.: Ergotherapie als Therapie durch Arbeit in der Rehabilitation handverletzter Patienten. Ergother. Rehabil. 5 (1997) 419.

Marks, R.; F. DePalma: Clinical efficacy of knee power laser therapy in osteoarthritis. Physiother. Res. Int. 4 (1999) 141.

Martini, F.; T. Horstmann; J. Knak; F. Mayer; J. Zacher: Die Bedeutung der präoperativen Physiotherapie vor einer Hüfttotalendoprothesenversorgung bei Coxarthrose. Z. Rheumatol. 22 (1997) 69.

Maurer, B. T.; A. G. Stern; B. Kinossian; K. D. Cook; H. R. Schuhmacher jr.: Osteoarthritis of the knee: isokinetic quadriceps exercise versus an educational intervention. Arch. Phys. Med. Rehabil. 80 (1999) 1293.

Maurer, F.; B. Mutter, K. Weise; H. Belzl: Rehabilitation nach Hüftgelenkfrakturen. Orthopäde 26 (1997) 368.

McGinty, G.; J. J. Irrgang; D. Pezzullo: Biomechanical considerations for rehabilitation of the knee. A review paper. Clin. Biomech. 15 (2000) 160.

McGrory, B. J.; M. J. Stuart; F. H. Sim: Participation in sports after hip and knee arthroplasty: Review of literature and survey of surgeon preferences. Mayo Clin. Proc. 70 (1995) 342.

Menkes, C. J.; S. Perrot: Étude de Vérification de l'Efficacité Antalgique des Champs Électroniques Pulses (PST) dans la Gonarthrose. Arthr. Rheum. 9 (1998) 357.

Meyer, S.; R. M. Biedert: Rehabilitationsprinzipien nach VKB-Rekonstruktion für Breiten- und Spitzensportler. Arthroskopie 13 (2000) 307.

Middeldorf, S.; H.-R. Casser: Verlaufs- und Ergebnisevaluation stationärer Rehabilitationsmaßnahmen nach alloarthroplastischem Hüft- und Kniegelenkersatz mit dem Staffelstein-Score. Orth. Prax. 36 (2000) 230.

Minnich, S.; F. Bauchspieß; G. Mayer: Orthesenversorgung von Gonarthrosepatienten. Phys. Rehab. Kur Med. 9 (1999) 122.

Minor, M. A.; J. E. Hewett; R. R. Webel; S. K. Anderson; D. R. Kay: Efficacy of physical conditioning exercise in patients with rheumatoid arthritis and osteoarthritis. Arthr. Rheum. 32 (1989) 1396.

Minor, M. A.: Exercise in the management of osteoarthritis of the knee and hip. Arthritis Care Res. 7 (1994) 198.

Mokrusch, T.: Langzeiterfahrungen mit der Elektrotherapie peripherer Nervenläsionen. Krankengymnastik 48 (1996) 996.

Molberg, G.; G. F. Finkbeiner; H. Mittelmeier: Orthopädische Rehabilitation – Analyse eines Wandels und zukünftige Aufgaben. Orth. Prax. 39 (2003) 244.

Molsberger, A. F.; J. Mau; D. B. Pawelec; J. Winkler: Does acupuncture improve low back pain – a randomized, blinded, controlled trial with 3 months follow up. Pain 99 (2002) 69.

Mont, M. A.; M. A.; D. M. LaPorte; T. Mullick; C. E. Silberstein; D. S. Hungerford: Tennis after total hip arthroplasty. Am. J. Sports Med. 27 (1999) 60.

Montgomery, F.; M. Eliasson: Continuous passive motion compared to active therapy after knee arthroplasty. Acta Orthop. Scand. 67 (1996) 7.

Moore, S. R.; J. Shurman: Combined neuromuscular electrical stimulation and transcutaneous electrical nerve stimulation for treatment of chronic back pain: a double-blind, repeated measures comparison. Arch. Phys. Med. Rehabil. 78 (1997) 55.

Mouret, P.; L. Zichner: Postoperative Behandlung, Rehabilitation und gutachterliche Beurteilung von Endoprothesenträgern des Hüftgelenks. Versicherungsmed. 44 (1992) 7.

Mucha, C.; E. Mucha; K. Rauscher: Zur differenzierten Übungsbehandlung bei Sudeck-Syndrom der Hand. Krankengymn. 36 (1984) 767.

Mucha, C.: Einfluß motorisch erregender Stromformen auf die Unterarmdurchblutung. Z. Phys. Med. Baln. Med. Klim. 13 (1984) 220.

Mucha, C.; B. Wieland; E. A. Zysno: Veränderungen der peripheren Durchblutung unter Immobilisation und funktioneller Frührehabilitation. Z. Phys. Med. Baln. Med. Klim. 16 (1987) 183.

Mucha, C.: Einfluß von CO_2-Bädern im früh-funktionellen Therapiekonzept der Algodystrophie. Phys. Rehab. Kur Med. 2 (1992) 173.

Mucha, C.: Physikalische Therapie bei rheumatoider Arthritis und ankylosierender Spondylitis. Phys. Ther. 15 (1994) 2.

Mucha, C.; A. Schulz: Ergebnisse einer prospektiv kontrollierten Verlaufsstudie zum Effizienzvergleich einer physikalischen Kombinationstherapie gegen die übungstherapeutische Monotherapie bei Atrophie der Oberschenkelmuskulatur. Phys. Ther. 16 (1995) 168.

Mucha, C.; M. Fenzl: Eine vergleichende Untersuchung zum Nachbehandlungsverfahren beim vorderen Kreuzbandriß. Phys. Ther. 21 (2000) 17.

Mucha, C.: Zur physikalischen Therapie der Algodystrophie (Sudeck-Syndrom). Phys. Ther. 22 (2001) 142.

Mucha, C.: Ambulante orthopädisch-traumatologische Rehabilitation/erweiterte ambulante Physiotherapie – Versuch einer systemischen Literaturanalyse zur Effektivität. Phys. Ther. 23 (2002) 123.

Mucha, C.: Physikalische Therapie bei Rheumakranken: Therapeutische Fragen unter sozialmedizinischen Gesichtspunkten. Phys. Ther. 23 (2002) 467.

Mucha, C.: Vergleichsstudie zur Physikalischen Therapie der Epicondylopathia humeri. Phys. Ther. 24 (2003) 213.

Mucha, C.: Physikalische Therapie der Arthrose – was ist gesichert? Phys. Ther. 24 (2003) 462.

Mucha, C.: Effekte und Wirkungen der Bewegungstherapie auf die Psyche. Phys. Ther. 24 (2003) 555.

Müller-Wohlfahrt, H.-W.: Diagnostik und Therapie von Muskelzerrungen und Muskelfaserrissen. Sportorth. – Sporttraumatol. 17 (2001) 17.

Nagler, W.; H. S. Hausen: Conservative management of lumbar spinal stenosis. Postgrad. Med. 103 (1998) 69.

Nemec, H.: Reizstromtherapie mit Interferenzströmen. Dtsch. Badebetrieb 51 (1960) 320.

Nemec, H.: Der interfero-dynamische Strom in der komplexen Interferenz-Therapie. Physiotherapy 64 (1973) 581.

Nessler, J.; D. Mass: Direct current electrical stimulation of tendon healing in vitro. Clin. Orthop. Rel. Res. 217 (1987) 303.

Nordemar, R.; B. Ekblom; L. Zachrisson; K. Lundquist: Physical training in rheumatoid arthritis: A controlled long-term study. Scan. J. Rheumatol. 10 (1981) 17.

Nyholm, Gam A.; F. Johannsen: Ultrasound therapy in musculoskeletal disorders: a meta-analysis. Pain 63 (1995) 85.

Ogden, J. A.; R. Alvarez; R. Levitt; G. L. Cross; M. Marlow: Shock wave therapy for chronic proximal plantar fasciitis. Clin. Orthop. 387 (2001) 47.

Oostereveld, F. G. J.; J. J. Rasker: Wärme- und Kältebehandlung in rheumatischen Krankheiten. EULAR Rheumatol. Europa 26 (1997) 56.

Paes, P.: Maßnahmen zur Rehabilitation von Patienten mit Hüftarthroplastiken. BV Orthopädie (1992) 80.

Paes, P.: Maßnahmen zur Rehabilitation von Patienten mit Kniearthroplastiken. BV Orthopädie (1992) 129.

Paessler, H. H.; K. D. Shelbourne: Biologische, biomechanische und klinische Konzepte zur Nachbehandlung nach Bandeingriffen am Knie. Orthopäde 22 (1993) 421.

Penninx, B. W. J. H.; S. P. Messier; J. Rejeski; J. D. Williamson; M. DiBari; C. Cavazzini; W. B. Applegate; M. Pahor: Physical exercise and the prevention of disability in activities of daily living in older persons with osteoarthritis. Arch. Int. Med. 161 (2001) 2309.

Perkins, P. J.; M. Doherty: Nonpharmacologic therapy of osteoarthritis. Curr. Rheumatol. Rep. 1 (1999) 48.

Perrot, S.; M. Maty; A. Kalzan; C.-J. Menkes: Wirkung der PST – Pulsierende Signal Therapie bei schmerzhafter Kniegelenkarthrose. Arthr. Rheum. 22 (2002), 101.

Peterson, M. G.; P. A. Kovar; J. C. Otis; J. P. Allegrante; C. R. MacKenzie; P. Gutin: Effect of walking program on gait characteristics in patients with osteoarthritis. Arthritis Care Res. 6 (1993) 11.

Petrie, J. P.; B. L. Hazleman: A controlled study of acupuncture in neck pain. Br. J. Rheumatol. 25 (1986) 271.

Pirlet, K.: Die Wirkungsprinzipien der Physikalischen Medizin aus pathophysiologischer und therapeutischer Sicht. Arch. Phys. Ther. (Leipzig) 21 (1969) 267.

Pfeil, U.; J. Theil; J. Heisel: Rehabilitationsrelevante Faktoren nach Amputation im Bereich der unteren Extremitäten. Orth. Prax. 38 (2002) 777.

Potisk, K P.; M. Gregoric; L. Vodovnik: Effects of Transcutaneous Electrical Nerve Stimulation (TENS) on spasticity in patients with hemiplegia. Scan. J. Rehab. Med. 27 (1995) 169.

Protz, W.; N. Gerdes; B. Maier-Riehle; W. H. Jäckel: Therapieziele in der medizinischen Rehabilitation. Rehabilitation 37, Suppl. 1 (1998) S24.

Puett, D. W.; M. R. Griffin: Published trials of nonmedicinal and noninvasive therapies for hip and knee osteoarthritis. Ann. Int. Med. 121 (1994) 133.

Puhl, W.; A. Bernau; E. Böhle; K. Brune; P. Gerhardt; B. Greitemann: Ambulante Diagnostik und Therapie der Gonarthrose. Z. Orthop. 138 (2000) 85.

Quittan, M.; O. Schuhfried; G. F. Wiesinger; V. Fialka-Moser: klinische Wirksamkeit der Magnetfeldtherapie – eine Literaturübersicht. Acta Med. Austr. 27 (2000) 61.

Rangger, C.; R. Hrubesch; C. Paul; M. Reichkendler: Sportfähigkeit nach Verletzungen des Schultereckgelenkes. Orthopäde 31 (2002) 587.

Raspe, H.; S. Voigt; K. Herlyn; U. Feldmeier; K. Meier-Rebentisch: Patienten-„Zufriedenheit" in der medizinischen Rehabilitation – ein sinnvoller Outcome-Indikator? Gesundheitswesen 58 (1996) 372.

Rau, M.; U. Lanz: Die nichtoperative Behandlung der ischämischen Muskelkontraktur an Unterarm und Hand. Orthopäde 32 (2003) 397.

Reinhold, M.; C. Knop; U. Lange; L. Bastian; M. Blauth: Nichtoperative Behandlung von Verletzungen der thorakolumbalen Wirbelsäule. Unfallchirurg 106 (2003) 565.

Riede, D.: Chronische Kreuzschmerzen – Diagnostik und Therapie. Phys. Rehab. Kur Med. 5 (1995) 161.

Riepenhausen, U.: Sport nach endoprothetischem Gelenkersatz. Z. Orthop. 135 (1997) 16.

Ritter, M.; J. Mending: Total Hip Arthroplasty. Can the patient play sports again? Orthopedics 10 (1987) 1447.

Rompe, J.-D.; P. Eysel; K. Küllmer; J. Vogel; C. J. Kirkpatrick; R. Bürger; B. Nafe: Extrakorporale Stoßwellentherapie in der Orthopädie – aktueller Stand. Orth. Prax. 32 (1996) 558.

Rompe, J.-D.; K. Küllmer; J. Vogel; A. Eckardt; U. Wahlmann; P. Eysel; C. Hopf; C. J. Kirkpatrick; R. Bürger; B. Nafe: Extrakorporale Stoßwellentherapie. Experimentelle Grundlagen, klinischer Einsatz. Orthopäde 26 (1997) 215.

Rompe, J. D.; R. Bürger; C. Hopf; P. Eysel: Shoulder function after extracorporal shock wave therapy for calcific tendinitis. J. Shoulder Ellbow Surg. 7 (1998) 505.

Rompe, J.-D.; M. Buch; L. Gerdesmeyer; M. Haake; M. Loew; M. Maier; J. Heine: Muskuloskeletale Stoßwellenapplikation – Aktueller Stand der klinischen Forschung zu den Standardindikationen. Z. Orthop. 140 (2002) 267.

Rosemeyer, B.: Sport nach endoprothetischer Versorgung. TW Sport Med. 5 (1993) 123.

Ruetten, M.: Rudern mit einer Hüftendoprothese. Z. Orthop. 117 (1979) 830.

Rulffs, W.: Möglichkeiten der physikalischen Therapie bei Herpes zoster. Z. Phys. Med. 6 (1977) 129.

Rulffs, W.: Kryotherapie – Indikationen und Kontraindikationen. Arch. Badewes. 34 (1982) 51.

Rulffs, W.: Wirkprinzipien der Balneotherapie. Arch. Badewes. 48 (1995) 326.

Salter, R. B.; D. V. Simmonds; B. W. Malcom; D. Macmichael; N. D. Clements: The biological effects of continuous passive motion in the healing of full-thickness defects in articular cartilage. J. Bone Jt. Surg. 62-A (1980) 1232.

Salter, R. B.: The biologic concept of continuous passive motion on synovial joints. Clin. Orth. 242 (1989) 12.

Schäfer, U.: Strahlentherapeutische Behandlung des schmerzhaften Fersenbeinspornes. Strahlenther. Onkol. 171 (1995) 202.

Schenck, R. C. jr.; M. J. Blaschak; E. D. Lance; T. C. Turturro; C. F. Holmes: A prospective outcome study of rehabilitation programs and anterior cruciate ligament reconstruction. Arthroscopy 13 (1997) 285.

Scherak, O.; G. Kolarz; A. Wottawa; M. Maager; M. El Shohoumi: Effekt von stationären Rehabilitationsmaßnahmen bei Patienten mit Hüfttotalendoprothesen – Beurteilung 15 Monate nach der Operation. Acta Med. Austriaca 23 (1996) 142.

Scherak, O.; G. Kolarz; A. Wottawa; M. Maager; M. El Shohoumi: Vergleich zwischen frühen und späten stationären Rehabilitationsmaßnahmen nach Implantation von Hüftendoprothesen. Rehabilitation 37 (1998) 123.

Schleberger, R.; T. Senge: Non invasive treatment of long bone pseudarthrosis by shock waves (ESWL). Arch. Orthop. Trauma Surg. 111 (1992) 224.

Schmidt, K. L.: Physikalische Therapie und Balneotherapie der Arthrosen. Ther. Umsch. 48 (1991) 46.

Schmidt-Kessen, A.; A. Adam: Wirkungsmechanismus der „Heißen Rolle". Z. Krankengymnastik 32 (1980) 648.

Schmidt-Rohlfing, B.; J. Silny; F. U. Niethard: Pulsierende Elektromagnetische Felder in der Behandlung von Verletzungen und Erkrankungen der Bewegungsorgane – eine Übersicht und Metaanalyse. Z. Orthop. 138 (2000) 379.

Schmidt-Rohlfing, B.; U. Schneider; H. Goost; J. Silny: Mechanically induced electrical potentials of articular cartilage. J. Biomech. 35 (2002) 475.

Schmitt, J.; M. Haake; A. Tosch; R. Hildebrand; B. Deike; P. Griss: Low-energy extracorporeal shock-wave treatment (ESWT) for tendinosis of the supraspinatus. J. Bone Jt. Surg. 83-B (2001) 873.

Schneider, M.: Prävention durch Ergotherapie. Trauma Berufskrankh. 4 (Suppl. 2) (2002) S134.

Schöps, P.; E. Senn: Syndromorientierte physikalische Therapie des HWS-Schleudertraumas. Münch. Med. Wschr. 137 (1995) 561.

Scholz, R.; G. Freiherr von Salis-Soglio: Sportfähigkeit nach endoprothetischem Gelenkersatz. Orthopäde 31 (2002) 423.

Schroth, K.: Behandlung der Skoliose (Rückgratverkrümmung) durch Atmungs-Orthopädie. Naturarzt 59 (1931) 11.

Schüle, K.: Sporttherapie und Rehabilitationssport – eine gesundheitspolitische Aufgabe der Rehabilitation. Rehabilitation 35 (1996) 23.

Schuh, A.; E. Senn: Klimatherapie bei Osteoporose. Münch. Med. Wschr. 139 (1997) 334.

Schumpe, G.; H. Meßler: Biomechanischer Vergleich des Bewegungsablaufes zwischen dem gesunden und dem endoprothetisch versorgten Kniegelenk. Orth. Prax. 23 (1987) 290.

Schwarz, B.; S. Kapell; C. Grosse; H. R. Henche: Rheinfelder Rehabilitation nach vorderer Kreuzbandplastik. Krankengymn. 51 (1999) 1878.

Schwerdtfeger, A.; J. Heisel: Zur Wertigkeit einer stationären AHB nach primärer lumbaler Bandscheibenoperation. Abstraktband 7. Reha-wissenschaftliches Kolloquium Hamburg (1997) 301.

Schwerdtfeger, A.; J. Heisel: Langzeiteffizienz einer AHB nach Bandscheibenoperation. Orth. Prax. 33 (1997) 441.

Seil, R.; S. Rupp; D. S. Hammer; S. Ensslin; T. Gebhardt; D. Kohn: Extrakorporale Stoßwellentherapie bei der Tendinosis calcarea der Rotatorenmanschette: Vergleich verschiedener Behandlungsprotokolle. Z. Orthop. 137 (1999) 310.

Seiler, B.; W. Pohl: Hüftoperierte im Heilverfahren. Z. Orthop. 115 (1977) 765.

Shelbourne, D. K.; P. Nitz: Accelerated rehabilitation after anterior cruciate ligament reconstruction. Am. J. Sports Med. 18 (1990) 292.

Speer, K.: The efficacy of cryotherapy in the postoperative shoulder. J. Shoulder Elbow Surg. 5 (1996) 62.

Steeger, D.; H. Blümlein; F. Bodem; W. Menke: Ganganalytische Untersuchungen zur Frage der sportlichen Belastbarkeit endoprothetisch versorgter Patienten mit Hüft- und Kniegelenksarthrosen. Dtsch. Z. Sportmed. 36 (1985) 68.

Steinbach, K.: Arthrose und Sport. Dt. Z. Sportmed. 52 (2001) 109.

Steinbrück, K.; B. M. Gärtner: Totalendoprothese und Sport. Münch. Med. Wschr. 121 (1979) 1247.

Steinfeldt, F.; W. Seifert; K.-P. Günther: Moderne Karbonfaser-Orthetik für Polio-Patienten. Z. Orthop. 141 (2003) 357.

Strobel, E. S.; J. Wild; W. Müller: Interdisziplinäre Gruppentherapie für die Fibromyalgie. Z. Rheumatol. 57 (1998) 89.

Svarcova, J.; K. Trnavsky; J. Zvarova: The influence of ultrasound, galvanic currents and shortwave diathermy on pain intensity in patients with osteoarthritis. Scan. J Rheumatol. 67 (1988) 83.

Taeger, D.; D. Nast-Kolb: Amputation und Patientenversorgung der unteren Extremität. Unfallchirurg 103 (2000) 1097.

Takeda, W.; J. Wessel: Acupuncture for the treatment of osteoarthritic knees. Arthritis Care Res. 7 (1994) 118.

Theil, J.; T. Drabiniok; J. Heisel: Konzeption der orthopädischen Schmerztherapie innerhalb der orthopädischen Rehabilitation. Orth. Prax. 35 (1999) 756.

Thom, H.: Physikalische Therapie von posttraumatischen Gelenksteifen. Unfallchirurgie 8 (1982) 334.

Thomas, M.; J. Grünert; S. Standtke; M. W. Busse: Seilzugisokinetik in der Schulterrehabilitation – erste Ergebnisse. Z. Orthop. 139 (2001) 80.

Thompson, S. T.; M. A. Wehebé: Early motion after wrist surgery. Hand Clin. 12 (1996) 25.

Torbati, T.; G. Schladitz: Verlaufs- und Ergebnisevaluation stationärer Rehabilitationsmaßnahmen nach alloarthroplastischem Hüftgelenkersatz mit dem Staffelstein-Score. Orth. Prax. 37 (2001) 236.

Träbert, H.: „Ultra-Reizstrom", ein neues therapeutisches Phänomen. Elektromedizin 2 (1967) 197.

Trock, D. H.; A. J. Bollet; R. H. Dyer Jr.; L. P. Fielding; W. K. Miner; R. Markoll: A double-blind trial of the clinical effects of pulsed electromagnetic fields in osteoarthritis. J. Rheumatol. 20 (1993) 456.

Trock, D. H.; A. J. Bollet; R Markoll: The effect of PEMF in the treatment of OA of the knee and cervical spine. J. Rheumatol. 21 (1994) 1903.

Ulreich, A.; W. Kullich; C. Klein; W. Ramach: Ergebnisse der stationären postoperativen Rehabilitation nach Hüftgelenksersatz. Rehabilitation 37 (1998) 117.

Valtonen, E. J.; H. G. Lilius: Doppelblindversuch über die Wirkung der diadynamischen (Bernardschen) Ströme bei verschiedenen Schmerzzuständen. Zschr. Physiother. 26 (1974) 133.

van Baar, M. E.; J. Dekker; R. A. Oostendorp; D. Bijl; T. B. Voorn; J. A. Lemmens: The effectiveness of exercise therapy in patients with osteoarthritis of the hip or knee: a randomized clinical trial. J. Rheumatol. 25 (1998) 2432.

van Baar, M. E.; W. J. J. Assendelft; J. Dekker; R. A. B. Oostendorp: J. W. J. Bijlsma: Effectiveness of exercise therapy in patients with osteoarthritis of hip or knee:. Arthr. Rheum. 42 (1999) 1361.

Ververeli, P. A.; D. C. Sutton; S. L. Hearn; R. E. Booth; W. J. Hozack; R. R. Rothman: Continuous passive motion after knee arthroplasty. Clin. Orthop. 321 (1995) 208.

Vince, K. G.; M. A. Kelly; J. Beck; J. N. Insall: Continuous passive motion after total knee arthroplasty. J. Arthroplasty 2 (1987), 281.

Völlinger, M.; B.-D. Partecke: Nachbehandlung nach distalen Unterarmfrakturen und Handwurzelverletzungen. Orthopäde 32 (2003) 380.

Vogt, L.; K. Brettmann; K. Pfeifer; W. Banzer: Gangstörungen – Möglichkeiten bewegungsanalytisch gestützter Diagnostik und Therapie. Z. Orthop. 140 (2002) 561.

Voloshin, A.; J. Wosk: Influence of artificial shock absorbers on human gait. Clin. Orthop. Rel. Res. 160 (1981) 52.

von Strempel, A.; W. Menke; C. J. Wirth: Sportliche Aktivitäten von Patienten mit zementfrei implantiertem Hüftgelenkersatz. Prakt. Sport Traum. Sportmed. 2 (1992) 58.

Vossius, G.: Der Einsatz der funktionellen Elektrostimulation in der klinischen Rehabilitation. Med. Orth. Techn. 110 (1990) 244.

Walsh, D. M.; A. S. Lowe; K. McCormack; J.-C. Willer; G. D. Baxter; J. M. Allen: Transcutaneous electrical nerve stimulation: effect on peripheral nerve conduction, mechanical pain threshold and tactile threshold in humans. Arch. Phys. Med. Rehabil. 79 (1988) 1051.

Walther, H.: Therapie des Herpes zoster mit Ultraschall. Arch. Phys. Ther. 20 (1968) 227.

Ward, A. R.; V. J. Robertson: Dosage factors for the subaqueous application of 1Mhz ultrasound. Arch. Phys. Med. Rehabil. 77 (1996) 1167.

Ward, A. R.; V. J. Robertson: Sensory, motor and pain thresholds for stimulation with medium frequency alternating current. Arch. Phys. Med. Rehabil. 79 (1998) 273.

Weh, L.: Wie steht es um die Rehabilitation? Extr. Orthop. 20 (1997) 13.

Wehebé, T. B.: Early motion after hand and wrist reconstruction. Hand Clin. 12 (1996) 25.

Weiß, H.-R.: Die skoliosespezifische Rückenschule nach Schroth – erste Ergebnisse einer prospektiven Verlaufskontrolle. Z. Orthop. 133 (1995) 114.

Weiß, H.-R.: Die konservative Behandlung der idiopathischen Skoliose durch Krankengymnastik und Orthesen. Orthopäde 32 (2003) 146.

White, A. R.; E. Ernst: A systematic review of randomized controlled trials of acupuncture for neck pain. Rheumatol. 38 (1999) 143.

Widhalm, R.; G. Höfer; J. Krugluger; L. Bartalsky: Ist die Gefahr der Sportverletzung oder die Gefahr der Inaktivitätsosteoporose beim Hüftendoprothesenträger größer? Folgerungen auf die Dauerhaftigkeit von Prothesenverankerungen. Z. Orthop. 128 (1990) 139.

Wild, J.; W. Müller: Behandlungszufriedenheit von Fibromyalgiepatienten nach stationärer Rehabilitation. Z. Rheumatol. 61 (2002) 560.

Wilhelm, B.: Zielvereinbarung, Ergebniskontrolle und Nachsorge – Rehabilitation nach Knieendoprothesen. Orth. Prax. 36 (2000) 277.

Wirth, A.: Kur oder Rehabilitation? Plädoyer für Neustrukturierung. Dt. Ärztebl. 92 (1995) C-365.

Wolf, M.: Ergotherapie bei Hand-Finger-Frakturen. Beschäftigungsther. Rehabil. 5 (1990) 323.

Worland, R. L.; J. Arredondo; F. Angles; F. Lopez-Jiminez; D. E. Jessup: Home continuous passive motion machine versus professional therapy following total knee replacement. J. Arthroplasty 13 (1998) 784.

Wünschmann, B. W.; T. Sigl; T. Ewert; S. R. Schwarzkopf; G. Stucki: Physikalisch-medizinisches Behandlungskonzept beim Syndrom des engen Spinalkanals. Orthopäde 32 (2003) 865.

Yurtkuran, M.; T. Kocagil: TENS, electroacupuncture and ice massage: comparison of treatment for osteoarthritis of the knee. Am J. Acupuncture 27 (1999) 133.

Zeifang, F.; R. Abel; M. Schiltenwolf: Möglichkeiten konservativer Behandlungsmethoden bei Patienten mit Claudicatio spinalis. Orthopäde 32 (2003) 906.

Ziegler, C. K.: Rückenschule. Was leistet die Physiotherapie? Trauma Berufskrankh. 4 (Suppl. 2) (2002) S130.

Zizic, T. M.; K. C. Hoffman; P. A. Holt; D. S. Hungerford; J. R. O'Dell; M. A. Jacobs: The treatment of osteoarthritis of the knee with pulsed electrical stimulation. J. Rheumatol. 22 (1995) 1757.

Namens- und Sachverzeichnis

Namensverzeichnis

Alexander, F. M. 12
Alexander, G. 19
Andry, N. 1
Archimedes 70
Arlen, A. 53
Aschner, B. 114
Asdonk, J. 100, 101
Avicenna 68
Baunscheidt, K. 118
Bernard, P. D. 139
Bier, A. 89
Bobath, B. 13
Bobath, K. 13
Bowers, E. 107
Brügger, A. 16
Brunkow, R. 17
Cyriax, J. H. 46, 95, 97
Dicke, E. 104
Domnik, L. 100
Evjenth, O. 46
Faraday, M. 136
Feldenkrais, M. 20
Fitzgerald, W. H. 107, 114
Földi, M. 100
Galvani, L. 130
Glisson, F. 68
Grifka, J. 42
Haase, H. 37
Hanke, P. 19
Head, Sir H. 92
Heisel, J. 40, 43
Hippokrates 68, 76, 114, 119
Hirschfeld, P. 97
Huneke, Gbrd. 123
Ingham, E. 107
Jacobson, E. 28
Jerosch, J. 40, 43
Kabat, H. 36
Kaltenborn, F. 46
Klapp, R. 29
Klein-Vogelbach, S. 29
Kneipp, S. 76, 79, 81
Knott, M. 36
Kohlrausch, W. 94, 104
Krämer, J. VI, 16, 40, 41, 123
Krauss, H. 111
Lehnert-Schroth, C. 31
Littlejohn, J. M. 50
Maitland, G. D. 49
Marquardt, H. 107
Marwitz, H. 99, 107
McKenzie, R. 33, 114
McMillan, J. 73
Mittelmeier, H. VII
Paracelsus 2
Paré, A. 68
Penzel, W. 110
Pischinger, 114
Prießnitz, V. 76,
Quilitzsch, G. 106
Riley, S. 107
Rollier, A. 165
Salter, R. 63
Schaarschuch, A. 37
Schliephake, E. 150
Schoberth, J. 100
Schroth, J. 76
Schroth, K. 31
Spengler, A. 164
Stanger, H. 134
Stanger, J. 134
Still, A. T. 50
Teirich-Leube, H. 104
Träbert, H. 141
Upledger, J. 52
Vodder, E. 100, 101
Vogler, P. 111
Vojta, V. 38
Weiß, H.-R. 31
Yamamoto, T. 120

Sachverzeichnis

A

Abduktionstraining 57
Abhärtung 79
Abklatschung 81
Abreibung 81
Abrollabsatz 184
Abrollsohle 185
Absatzerhöhung 183 f
Abstandselektrode 151 f
Abwehrspannung 45
Achillessehnenruptur 58
Achillodynie 144, 148, 155
Achselgehwagen 21 f
Achselkrücke 21
activities of daily living (ADL) 14, 17, 41 ff, 170 ff, 187, 206
Aderlass 117 f
Adhärenz 98
Adiadochokinese 6
ADL 170, 173, 176
– Funktionshilfe 179
Adoleszentenkyphose 139
Aero-Allergen 164
Aerodyn-Behandlung 90 f
Afferenz, nozizeptive 119
Agonist 4, 6
AHB s. Anschlussheilbehandlung
Akkomodabilität 127
Akrenschutz 85
Aktionspotenzial 127
Aktionsverstärker 19
Aktivierung, neuromuskuläre 145
Aku-(längs-)meridian 119
Akupressur 120 f
Akupunktmassage 110
Akupunktur 119 ff
Akupunkturpunkt 20, 119
Alarmpunkt 115
Alexander-Technik 12 f
Alignment 14 f
Allgöwer-Apparat 177
Amplipulsverfahren 158
Amputation 174 f, 188, 204 f
Analgesie 85, 129, 139
Anelektrotonus 129
Ankopplungsmedium 156
Ankylose 45
Anode 128 ff, 132
Ansatztendopathie 49
Anschlaggefühl 45
Anschlussheilbehandlung (AHB) 3, 187 f
Anschraubgriff 106
Anstiegssteilheit 127, 138
Antagonist 4, 6, 61
Antiluxationsbandage 177 f

Antiphlogese 85, 87, 131
– Iontophorese 132
Apparat, orthopädischer 164, 179
Appositionspfannendachplastik 193
Approximation 36
Aquajogging 72 f
Arbeitsdiagnose 46
Arbeitsplatz 179
Archimedes-Prinzip 70
Armbad 82 f
Armpendel 17, 20
Armwanne 133 f
Arteria vertebralis, Dissektion 48
Arteria vertebralis-Test 48
Arthralgie 147, 161
Arthritis 86, 168
– rheumatoide 135, 169, 174
– – Hilfsmittelversorgung 179 ff
Arthrose 61 f, 187
– Elektrotherapie 132, 151
– Schuhzurichtung 186
Arthroseprophylaxe 191, 193
Arthroskopie 193 f
Assessment 170
Ataxie 14
Atembewegung, Beeinträchtigung 32
Atemmuster, korrigierendes 33
Atemtherapie, sekretmobilisierende 96
Atemvertiefung 81, 87
Atemvolumen 32 f
Atemwegsinfekt 83
Athetose 14
Atlastherapie 53
Atmung 44
Atrophieprophylaxe 148
Aufbautraining 54 ff, 58 f
Aufdrehhilfe 179
Aufhängung 66 f
Aufheizungsgefahr 151
Auflage 77, 79
Auftreffwinkel 112
Auftrieb 70
Aufwärmphase 55
Ausdauer 6
Ausdauertraining 54
Ausleitungsverfahren 114
Auslösezone nach Vojta 38 f
Außenseitermethode 117 ff
Austauschoperation 191, 196
Azetabulumfraktur 24

B

Bad, hydrogalvanisches 70, 133 ff
Badesalz 82, 84
Badezusatz 77 ff
Bahnung 13, 38
Baldrian-(bad) 77, 79
Ballenrolle 183 f, 186
Ballgymnastik 29 f, 40, 61 f, 70, 72, 74, 76
– Bewegungslehre, funktionelle nach Klein-Vogelbach 29 f
– Gruppentherapie 40, 74
– Kraftübung, erschwerte 70, 72, 76
– Sporttherapie 61 f
Balneotherapie 70 ff
– Gruppentherapie 74
– Hilfsmittel 72
– Nachteil 71
Bandage 176 f, 181
Bänderdehnung 98

Bandscheibe, Verlagerung 33
Bandscheibendegeneration 201
Bandscheibenersatz,
   endoprothetischer 201
Bandscheibenoperation 180, 188, 200 ff
Bandscheibenprolaps 35, 68, 200 f
Bandverletzung 58
Barthel-Index 187
Basis, proximale 19
Basisgriff nach Dr. Vodder 101
Basismuster, motorisches 19
Baunscheidt-Verfahren 118
Beckenosteotomie 24, 191
Beeinträchtigung 187
Behandlungsdauer 3
Behandlungsebene 46
Behandlungserfolg 4
Behandlungsmodul 189
Behandlungsprogramm
   nach McKenzie 33 ff
Behandlungsrichtung 47
– absteigende 128
– ansteigende 128
Beinbelastung, axiale 22
Beinlängenausgleich 184
Beinorthese 181
Beinschmerz 34
Beinstemme 57
Beinstumpf 112
Beinvenenthrombose, tiefe 103
Beinverkürzung 183 ff, 186
Beinwicklung 101
Belastung, axiale 24 ff
Belastungsform 20
Belastungsstabilität 144, 188, 191
Belastungstraining, muskuläres 58 f
Bernard-Ströme 139
Beschäftigungstherapie 170
Bestrahlungsfeld 168
Betaisadona 77
Beweglichkeitstraining 60 f
Bewegung
– aktive 4
– assistierte 13
– kraniosakrale 52
– normaktive 13
– passive 4, 13
– resistive 13
Bewegungsablauf 4
– Ausweichmuster 6
Bewegungsanbahnung 14, 36, 38
Bewegungsapparat, Funktionsstörung 5
Bewegungsausmaß 4
Bewegungsausschlag 50, 63
Bewegungsbad 70 f, 77
Bewegungsbahn 36
Bewegungsdefizit 33
Bewegungsdiagonale 36
Bewegungs-Endgefühl 45
Bewegungserziehung 30
Bewegungsfunktion 4
Bewegungsgefühl 28, 45
Bewegungsharmonisierung 6
Bewegungslehre, funktionelle nach
   Klein-Vogelbach 29 ff
Bewegungsschiene 63
Bewegungsstarter 89
Bewegungsstörung 19
– zerebral bedingte 13, 28
Bewegungstherapie
   (s. auch Krankengymnastik) 3 f
– aktive 6
– passive 6 f, 63
Bewusstheit 20
Bezugselektrode 128 f
Bienengift 132
Bindegewebe 52
Bindegewebsauflockerung 150
Bindegewebsmassage 104 ff
Bindegewebszone 104 f

Biostimulator 163
Blitzguss 81 f
Blockierung 45
Blockierungseffekt, somatomotorischer,
   nozizeptiver 16
Blutdruckerhöhung 70, 85
Blutdrucksenkung 76, 87 f
Blutegeltherapie 117 f
Bobath-Konzept 13 ff
Brace 177 f
Bräunungsstrahlung 162
Brausebad 88
Briefträgerkissen 177
Brisement forcé 11
Brügger-Methode 16 f
Brunkow-Stemmführung 17 ff
Bügelelektrode 128
Bursitis 155, 168
Bürstenmassage 111 f
Bürstung 75 f

C
Carry over 15
Chirotherapie 44
Chloridionen 70
Chronaxie 127
Claudicatio intermittens 27
Cold pressure test 85
Counterstrain-Methode 51
CPM-Schienenbehandlung 63 ff, 190, 198 f
Cybex 59
Cyriax-Methode 95, 97

D
Dampfbad 77
Dampfdusche 77
Daumengelenk, Lagerung 11
Deckenschlingengerät 65 f
Deep friction 97 f
Dehn-(ungs-)lage-(rung) 38, 41, 43
Dehnung 6, 46, 68, 96
Dehnungsprogramm 8
Dehnungsreiz 36
Dekompression, subakromiale
   58, 64, 189
Dekompressionsstab 66 f
Dekubitusprophylaxe 11 f
Deltarad 21
Depressionszone 115
Derangement-Syndrom 33 f
Dermatom 97 f, 114
Dermographismus 105
Detonisierung, muskuläre 7, 10,
   70, 76, 85, 87 f, 112, 129, 132,
   144, 146, 203
Dezimeterwelle 149, 153 f
Dezimeterwelle-(ntherapie) 149, 153 f
Diathermie 89, 149, 151, 156, 161
DIC-Kurve 127
Dilatation, venöse 71
Diplode 153, 155
Disability 187
Distanzstrahler 154
Distraktion 7, 47 ff, 53
Domnik-Massage 100
Doppelimpuls 144
Dorno-Strahlung 162
Drahtschutzbrille 151
Drehgriff 101
Dreh-Winkel-Atmung 32 f
Dreieckimpuls 126 f, 137
Drei-Punkt-Abstützung 181
Drei-Punkte-Gang 23 f
Drei-Punkt-Orthese 181
Drellmieder 181 f
Druck, hydrostatischer 70
Druckscheibenendoprothese 192
Druckstrahl 71
Druckstrahlmassage 71
Drückung 94 f

Druckwellentherapie 104
Durchblutung, Steigerung 70, 76
Durchblutungsstörung 5, 83, 48
– Bindegewebsmassage 106
– Elektrotherapie 132, 139, 141
– Stangerbad 135
– Zellenbad 134
Durchschwunggang 23 f
Duschhilfe 175
Dysbalance, muskuläre 5
Dysfunktion, vegetative 93, 105, 110
Dysfunktionssyndrom 33
Dyskoordination, muskuläre 13

E
EAP s. Physiotherapie, ambulante,
   erweiterte
Eichenrindenbad 77, 82 f, 204
Eingewöhnungsgriff 95
Einhandtraining 172, 174 f
Einheit, motorische 4
Einkanaltechnik 142
Einkaufshilfe 175
Einlage 183
Einmalelektrode 128, 131
Einpunkt-Aufhängung 66 f
Einstemmen 17
Einzelimpuls 126 f
Eisabreibung 81, 100
Eisbeutel 85 f
Eiskompresse 85
Eismassage 85, 100
Eispackung 91
Eistauchbad 85
Eiswasserbad 76
Eiswickel 85
Elektrode
– differente 128
– indifferente 128
Elektrodenart 128, 152 f
Elektrodenfläche 132, 145
Elektrodenpositionierung 131, 154
Elektrodentypen 128
Elektrogymnastik 132, 136, 141
Elektrokauterisierung 119
Elektrostimulation 93
Elektrotherapie 126 ff
– Applikationsform 128 f
– Dosierung 130
– hochfrequente 149 ff
– Indikation 155
– Kontraindikation 130
– Verdeckungseffekt 129, 142
– Wirkeffekt 129
Elephantiasis 102
Ellenbogengelenk
– Lagerung 11
– Mobilisation 64 f
End-of-range-Problem 49
Endgefühl 45, 47, 49
Endoprothesenschule 43 f, 190, 192
Endorphine 93
Energiefülle 110
Energieleere 110
Energiestoffwechsel
– aerober 5
– anaerober 5
Enkephaline 119
Entartungsreaktion (EAR) 127
Entenschnabeldeformität 174
Enthesiopathie 110
Entlastung 21, 24 ff
Entlastungslagerung 67
Entspannung 47, 53, 66 f
– Luftsprudelbad 84
Entstauung, periphere 11
Entstauungstherapie, physikalische,
   komplexe 101
Entwicklungskinesiologie nach Hanke 19
Entwirrbewegung 52
Epicondylitis humeri radialis 157, 167

Namens- und Sachverzeichnis

Epikondylopathie 144
Erbium 169
Erdschluss 131
Ergometer-Behandlung 65
Ergonomie 179
Ergotherapie 170 ff, 204
– Amputation 174 f
– Gruppentherapie 176
– Querschnittslähmung 175 f
Erkrankung
– degenerative 20
– rheumatische 71, 89, 163
Erregbarkeit, elektrische 126 ff
Erythem 162
Erythemdosis 162
Esstraining 176
Eutonie nach Alexander 19 f
Eutonisierung 76, 93
Exponentialstromtherapie 126, 137 f, 155
– galvanische 132
Extension, vertikale, inverse 68
Extensionsbehandlung 68 f
Extensionsmassage, zervikale 100
Externa 95

F

Facettenblockade 123 f
Facetteninfiltration 125
Facettenschmerz 33
Facettensyndrom 200
Fähigkeitsstörung 187, 206
Fango-Packung 88, 90
Faradisation 136 f
Fasziendehngriff 96
Faszientechnik 105
Fazilitation 6, 14 f, 36
– neuromuskuläre, propriozeptive 36 f
Fehlhaltung 5, 17 f, 32, 90
Feld, elektromagnetisches 149, 159
Feldenkrais-Therapie 20
Feldlinienverlauf 152
Femurfraktur 206
Femurosteotomie, hüftgelenksnahe 191
Femurteilendoprothese 192
Ferseneinlage 184
Fersenkissen 186
Fett-(gewebs-)belastung 151
Fett-(gewebs-)entlastung 153 f
Fibromyalgiesyndrom 44, 53, 84
– Bindegewebsmassage 106
– Klimatherapie 165
– Schröpfen 116
Fichtelnadel-(bad) 77 ff
Finger, Ulnardeviation 174
Fingergelenk, Lagerung 11
Flachguss 81
Flexibilität 60
Floaten 71 ff
Flügelabsatz 184
Fokusstrahler 154
Fön, ergonomischer 179 f
Fontanellentherapie 119
Foramen intervertebrale, Erweiterung 68
Förderungstechnik 36
Fraktur, hüftgelenksnahe 206
Freiluftkur 164
Frequenzmodulation 142
Friktion 95, 111
Fritzstock 179
Führungswiderstand 6, 36, 70
Füllgelose 115
Funktionsstörung 5, 16, 19, 44 ff, 92, 122, 155
Funktionstraining 172 f
Funktionsumkehr 19
Fusion
– lumbale 188, 200 ff
– zervikale 188, 200
Fußbad 83
Fußfehlform 1, 183 f

Fußgelenk, Lagerung 11
Fußheberschwäche 177
Fußlängsachse, funktionelle 20
Fußquergewölbe, Abflachung 186
Fußreflexzonenmassage 107 ff
Fußwurzelarthrose 185 f

G

Galvanisation 126, 130 f, 155
Gamaschenextension 69
Gangabwicklung 20 ff, 42 f
Ganganalyse 20
Gangbild 9, 30
Gangform 23 f
Ganglionbehandlung 155
Ganglionblockade 124
Gangparcours 27, 204
Gangschulung 20 ff, 36
– Dosierung 27
– Indikation 28
Gangtempo 20
Gangtraining 205
Gangunsicherheit 21
Ganzaufhängung 66 f
Ganzkörperbad 84, 134
Ganzmassage 96
Ganzpackung 76
Gasentladungslampe 162
Gate-Control-Mechanismus 119, 142
Gebrauchsstellung 10 f
Gegenirritation 118, 142, 166
Gehbarren 21
Gehbock 21
Gehhilfe 20 ff, 179
Gehstütze 21 ff
Gehwagen 21
Gelenk
– Entlastung 7, 181
– Funktionsstörung, hypomobile 48 f
Gelenkaffektion 61
Gelenkalignment 15
Gelenkbewegung, anguläre 44
Gelenkerguss 155
Gelenkerkrankung 98
– degenerative 18, 36, 148
– – Ergotherapie 172
– – Iontophorese 133
– – Periostbehandlung 111
– – Wärmetherapie 89
Gelenkersatz, endoprothetischer 54
Gelenkknorpel, Entlastung 68
Gelenkkontraktur 5
Gelenkmobilität 7, 51 f
Gelenkschule 42
Gelenkschutz 170 ff
Gelenkspiel 44
Gelenkstellung 45
Gelose 115
Gelpackung 85 f
Geotherapie 164
Geräteübung 61
Geräteverordnung 130
Gerbstoff 78 f
Geriatrie 206
Geriatriegruppe 40
Gesundheit, WHO-Definition 3
Gesundheitsbildung 3
Gewebeelastizität 105
Gewebespannung 53
Gewebeturgor, erhöhter 92
Gewebeverschieblichkeit 93
Gewöhnungseffekt 129, 141 f, 144, 146
Gildemeister-Effekt 145
GI-Punkt 127
Gleichgewichtsempfindung 14, 21, 28, 73
Gleichgewichtsschulung 29 f, 73, 175 f
Gleichstromtherapie 126, 128, 130 ff
Gleiten 44 f
Gleitmittel 95
Gleitschall 156

Gleittest 45
Gliedmaßenamputation 174 f
Glisson-Schlinge 68
Glüheisen-Verfahren 119
Glühlicht 89, 161
Gonarthrose 42, 69
Greifhilfe 42 ff
Greifzange 179
Grifftechnik, therapeutische 19
Großfeldstrahler 153
Grotthus-Draper-Regel 161
Gruppentherapie 10, 74, 176
– krankengymnastische 39 ff
Gummielektroden 138
Gummistützstrumpf 103
Gurtaufhängung 21
Guss 81 f
Gussführung 81

H

Hackung 95
Haftpuffer, rutschfeste 21 f
Halbbad, ansteigendes 82
Halbwertschicht 156
Halbwertzeit 169
Halliwick-Methode 73
Halskrawatte 176 f
Halswirbelsäule
– Extensionsbehandlung 68 f
– Funktionsstörung 51, 53
– Immobilisation 177
– Traktionsmassage 99 f
Haltefunktion 4 f
Haltetherapie 7
Haltetonus 13 f
Haltungsfehler 5, 17 f, 32
Haltungsreflexmechanismus, abnormer 13
Haltungsschaden 5 f
Haltungsschulung 42
Haltungsschwäche 17 f, 31
Haltungsstörung 6
Haltungssyndrom 33
Haltungsverfall 6
Hämatom 63, 140
Handgelenk, Lagerung 11
Handgelenksaffektion 90
Handgriff, anatomischer 21 f, 95 ff
Handicap 187
Handlungskompetenz 170
Handschiene 180
Handschuhelektrode 128 f, 146
Handstock 21 f
Hangübung, passive 32
Hantelgruppe 40
Hanteltraining 57
Hauptzone 38
Haushalt, Funktionshilfe 179
Hautfaltengriff 101
Hautreizverfahren 118
Hautturgor 76
Hautulkus 144
Hautverschiebung 96
Head-Zone 104
Heilbad 164
Heilerde 78
Heilgas 70
Heilmittel, natürliches 165
Heilverfahren 3, 187
Heilwasser 70, 165
Heißblitz 82
Heißluft 89
Heißluftbad 88
Heizstrahler 89
Heliotherapie 165
Helparm 65 f, 175
Hemilaminektomie 201 f
Hemiplegie 14 f
Hemmung, tonische, reziproke 13
Herzfrequenz 56, 59, 61, 85

Herz-Kreislauf-Aktivierung 55, 111
Herz-Kreislauf-Arbeit,
 Ökonomisierung 61
Herzschrittmacher 130, 132 f, 135,
 137 f, 141, 143 f, 147, 151, 160, 163
Herzsensation 157
Heublumen-(bad) 78 f
Heublumensack 89
High-Voltage-Stimulation 158
Hilfe, manuelle 19
Hilfsmittel 40
Hilfsmittelversorgung 179 ff
Hinken 22
Hintergrundzone 108
Hippotherapie 28
Hirnblutung 15
Hirnhaut 52
Hirudin 118, 132
Hitzereiztherapie 91
Hitzestau 89
HIVAMT-Anwendung 160
Hochdruckstrahler 162
Hochfrequenztherapie 149 ff
Hochgebirgsheilstätte 165
Hochvolttherapie 144
Hockergruppe 40
Hohlfeld-/Hohlleiterstrahler 153 ff
Homunkulus 119, 122
Horizontalkriechen 29
Hot Jacuzzi 113
Hüftabduktion 57
Hüftbeugekontraktur 191
Hüftextension 7, 9
Hüftflexion 9
Hüftgelenk
– Belastung 24 ff
– Entlastung 24 ff
– Extensionsbehandlung 69
– Lagerung 11
– Mobilisation 7, 9, 64 f
– Reizprojektion 98
– Schlingentisch-Behandlung 68
Hüftgelenksersatz, endoprothetischer
– Belastung 25 f
– Luxationsgefahr 71
– Nachbehandlungsprogramm 191 ff
– Sporttherapie 61 f
Hüftgelenkstotalendoprothese 2, 192
– Anschlussheilbehandlung 188
– Aufbautraining 58
– Mobilisationstherapie 65
– Rehabilitation, frühe 193
Hüftgruppe 40
Hüftkopfnekrose, avaskuläre 25
Hüftkopfschale, zementierte 192
Hüftorthese 177 f
Hüftpfannendysplasie 191
Hydrodynamik 70
Hydrotherapie 76 ff
– Kontraindikation 79
– Wirkungsprinzip 91
Hyperalgesie, muskuläre 92
Hyperämie 85, 93, 111
– Elektrotherapie 131 f, 139
Hyperkyphose 29
Hyperlordose 191
Hypermobilität 45, 48
Hyperreflexie 48
Hyperstimulationsanalgesie 166
Hypertonus
– arterieller 84
– muskulärer 13, 15, 92
– – Luftsprudelbad 84
– – segmentaler 45
– – Stangerbad 135
Hypomobilität 45
Hypothermie 85
Hypotonus, muskulärer 13, 15, 135

I

I/t-Kurve 127 f
Iliosakralgelenk
– Blockierung 109
– Reizprojektion 98
Iliosakralgelenk-Infiltration 125
Impingement-Symptomatik 45
Impingement-Syndrom,
 degeneratives 189
Impulsgalvanisation 132
Impulsschall 156
Impulsserie 127
Impulsstrom, niederfrequenter 130, 139
Impulsstromtherapie 126
Impulszeit 127
Inaktivitätsatrophie 112 f, 139, 141
Indifferenzstrich 110
Induktionskabel 150, 152, 155
Induktothermie 151
Infiltration 123
Infrarotlicht 161 f
Infrarotstrahler 89
Inhalationsbad 84
Inhibition 14 f
Injektion, epidurale 124
Injektionsbehandlung 123, 125
– diagnostische (DLI) 125
– therapeutische (TLI) 125
Innenbandverletzung 58
Innenschuh 183, 185
Innervation, reziproke 13 f
Innervationsschulung 38
Insertionstendopathie 50, 97, 122
– Elektrotherapie 151
Instabilität 45
Interferenz, bipolare 147
Interferenzregulationstherapie 148
Interferenzstrom 145 ff
– Plateaueffekt 129
– stereodynamischer 147 f
Intervalltraining 59
Iontophorese 128, 132 f, 155
Irradation 36
Irritation
– artikuläre 47
– kapsuläre 47
– muskuläre 47
– nervale 47
Irritationspunkt 45
Irritationszone 114
Ischialgie 35, 106, 155
Ischiasskoliose 34

J

Jod 70, 165
Joint play 44 f

K

Kalmuswurzel-(bad) 78 f
Kaltdusche 76
Kältekammer 85
Kältekompresse 86
Kälterezeptor, Dämpfung 84
Kältespray 86
Kältesystem 85
Kältetherapie 75 ff, 84 ff
– Indikation 79
– Wirkung 85, 91
Kaltgase 86
Kaltluft 86
Kaltwasserbad 85
Kamillenblüten-(bad) 78 f
Kantharidenpflaster 118
Kapselzeichen 45
Karpaltunnelsyndrom 90, 133
Kartoffelbrei 89
Kathode 128 f, 131 ff, 141, 143
Kausalgie 155
Keilabsatz 184, 186
Keilkissen 180

Keilwirbelbildung 33, 204
Kernspinresonanztherapie 159
Kibler-Falte 123
Kippbrett 59
Klappdeckelelektrode 153
Klapp-Kriechen 29
Klatschung 95
Klebeelektrode 128
Klimatherapie 164 f
Klopfung 95
Klumpfuß 1, 184
Kneipp-Heilbad 164
Kneipp-Verfahren 75
Knetung 95
Kniefunktionalität 55
Kniegang 29
Kniegelenk
– Arthroskopie 193 f
– Belastung 26
– Extensionsbehandlung 69
– Lagerung 11
– Mobilisation 7, 64 f
– Schlingentisch-Behandlung 68
– Totalendoprothese 2
– – Anschlussheilbehandlung 188
– – Aufbautraining 58
– – Mobilisationstherapie 65
Kniegelenksersatz, endoprothetischer
– Belastung 26
– Nachbehandlungsprogramm 196, 198
– Rehabilitation, frühe 198
– Sporttherapie 61 f
Kniegruppe 40
Kniekappe 178
Kniekehlenganglion 169
Knieorthese 178
Kniescheibe, Mobilisation, manuelle 8
Kniestabilisierung 179
Kniewickel 86
Knöchelbandage 177
Knorpelplastik 26
Koagulationsnekrose 130
Koaxialkabel 154
Kohlensäurebad 84
Kokontraktion 4, 13
Kolliquationsnekrose 131
Kombinationsmassage 100
Kompensationsprogramm 17
Kompensationstraining 174
Kompression 7, 46, 52 f
Kondensatorfeldbehandlung 151 f
Kondensatorfeldelektrode 150
Konditionstraining 59
Konsistenzstörung 92
Konstitution 30
Konstitutionstypus 96
Kontaktgel 136, 156
Kontraktion
– auxotonische 59
– exzentrische 59 f
– konzentrische 59 f
Kontraktionskraft, willkürliche 36
Kontraktionsmaßnahme, agistisch-
 exzentrische (AEK) 17
Kontraktur 4 f, 191
Kontrakturprophylaxe 10 ff
Konvex-Konkav-Regel 46
Koordination 5, 60
Koordinationsschulung 9, 41, 175
Koordinationsstörung 6, 19, 36
Kopfschmerz 106, 110 f
Körperbau, idealer 29 f
Körperbewusstsein 93
Körperhaltung 38, 42
Körperkerntemperatur 75, 88
Körperlängsmeridian 120 f
Körperlängszone 107
Körperwahrnehmung 29, 37 f
Korrekturosteotomie 26, 187
Kostenträger 187

Namens- und Sachverzeichnis

Koxarthrose 42, 69, 113
Kraft 6
Kraftausdauer 60
Kraftentfaltung, muskuläre 12, 37, 59
– Reduktion 76
Krafttraining 59 f
Krankengymnastik 4
– Behandlungsmethode 12 ff
– Dosierung 10
– Einzeltherapie 12 ff
– Grundtechnik 13
– Gruppentherapie 39 ff
– Leistungsanforderung 12
– Ziel 4
Krankheit, WHO-Definition 3
Kreide 89, 165
Kreislaufanregung 79, 93
Kreislaufreaktion, vagotone 76
Kreislaufregulationsstörung, hypotone 112
Kreisung 111
Kreuzbandersatzplastik, vordere 194 f
Kreuzbandrekonstruktion 58
Kreuzbandverletzung 26
Kreuzschmerzen, pseudoradikuläre 6
Kreuzstemme 57
Kriechmuster 19
Kryotherapie 84 ff
– Applikationsform 86
– Indikation 86 f
Kufenwebstuhl 172
Kur 3
Kurort 164
Kurzwellentherapie 149, 151 ff, 155

L

Lagerung
– entlastende 66 f
– funktionsgerechte 11
– Hilfsmittel 10
Lagerungsschiene 171
Lagerungstechnik 10 ff
Lagerungswechsel 15
Lähmung (s. auch Parese) 5, 24, 138
Laktatkonzentration 61
Lampenstrahler 161
Langfeldstrahler 153
Längsdurchströmung 128 ff, 140, 151
Längsgalvanisation 131, 134
Längsmeridian 119 ff
Längssegmentation nach Fitzgerald 114
Längsstrahler 154
Laserstrahler 89
Lasertherapie 163
Läsion, osteopathische 50
Latschenkiefernadel-(bad) 78
Laufen 61
Lavendel(bad) 78 f
Lebenswecker 118
Leergelose 115
Lehm 89, 165
Leistung, medizinische 3
Leistungsfähigkeit, muskuläre 6
Lendenwulst 32
LEOS 138
Lernen, motorisches 4
Lichttherapie 161 ff
Lichttreppe 162
Liegekur 164
Lipödem 103 f
Lokalanästhesie, therapeutische 123
Lokalanästhetika 123, 132
Lösen 46
Lösungstherapie nach Schaarschuch-Haase 37 f
Luftsprudelbad 84
Lumbalorthese 178, 202
Lumbalpelotte 178
Lumbalshift 33 f
Lumbalskoliose 33

Lumboischialgie 35, 69, 134 f
Luxationsprophylaxe 10
Lymphabfluss 108, 111
Lymphdrainage 196, 199
– manuelle 100 ff
Lymphgefäß 101
Lymphmassage 93
Lymphödem 102, 104
Lymphomat 63, 100, 104
Lymphsystem 93

M

Magnetfeldtherapie 159 f
Maisschrot 90
Maitland-Therapie 49 f
Manipulation 46
– chirotherapeutische 47 ff
Manipulationsimpuls 47
Manuelle
– Behandlung nach Cyriax 97 ff
– Medizin 44 ff
Marnitz-Therapie 107
Massage 92 ff
– Dosierung 96
– Indikation 96 f
– Kontraindikation 97
– mobilisierende 29 f
Massagehandgriff 94 ff
Massagehandschuh 111
Massageliege 63, 95
Massageöl 95
Massageroller 94
Massagestäbchen 100, 110
Massenmuster 15
Maßschuhwerk 183, 186
Maximalpunkt 92 f, 95, 111, 114
McKenzie-Technik 33 ff, 114
Mechanorezeptor 36, 47, 111
Mechanotherapie 63 ff
Medikation, Iontophorese 132
Meeresküstenklima 164
Mehrpunkt-Aufhängung 66 f
Meniskusoperation 58
Mergel 165
Meridian 110, 119 ff
Meridianbehandlung 110
Metallelektrode 131
Metallimplantat 130, 132 ff, 144, 147, 151
Metamer-Therapie 53
Metastütze 185
Methode nach Lehnert-Schroth 31 ff
Mikrofontanelle 119
Mikromassage 90
Mikrosystemakupunktur 119
Mikrowellentherapie 149, 154 f
Mineralbad 164
Minifontanelle 119
Minimalimpuls 51
Minode 153, 155
Mittelfrequenz-(therapie) 126, 145 ff
Mittelfrequenzstrom, geschwellter 148
Mittelfußbett 184
Mittelgebirgsklima 164
Mittelstellung 10
Mobilisation
– chirotherapeutische 49
– hubfreie 30
– krankengymnastische 7 ff, 11
– manuelle 46, 51
– postoperative 64
– widerlagernde 30
Mobilitätshilfe 179
Modulationsstrom 139, 147
Momentary-pain-Problem 49
Monode 153, 155
Mooranwendung 87
Motilität 51 f
Motomed-Behandlung 64 f, 190
Motoneuron, spinales 36

Motorik 4
Motorische Einheit 4 f
Moxibustion 119
Muldenstrahler 150
Multi-BioSignal-Therapie 159
Münzmassage 110
Musculus
– erector trunci 5
– gluteus maximus 8 f
– iliopsoas 5
– pectoralis major 5, 8
– quadriceps femoris 59
Musiktherapie 44
Muskel
– Dehnungsprogramm 8
– denervierter 137
– posturaler 5
Muskelanspannung, isometrische 47
Muskelatrophie 5, 137, 155
Muskelaufbautraining 58
Muskelbelastungstraining 58 f
Muskeldehntechnik 51
Muskelenergietechnik 49
Muskelentspannung, progressive nach Jacobson 28 f
Muskelermüdung 93
Muskelfaser 4 f
– phasische 4 f
– tonische 4 f
Muskelfunktionstest 12
Muskelhartspann 87
Muskelkontraktilität 85
Muskelkontraktion 127
Muskelkraft 51 f
Muskellänge 51 f
Muskelpumpe 93
Muskelquerschnitt, Zunahme 60
Muskelreiz-(ung) 38, 128
– direkt 136
– indirekt 137
Muskelstatus, elektrischer 127
Muskelstimulation, elektrische 126
Muskeltonus 14 f, 28 f, 36, 85
Myalgie 97, 104
Myogelose 89, 92, 95
– Elektrotherapie 131, 151, 155
– Infrarotlicht 161

N

Nachbehandlungsprogramm, standardisiertes, kombiniertes 187 ff
Nachdehnen 6
Nackenmuskulatur, Dehnung 99
Nadelimpulsstrom 143, 155
Nadelkollaps 120
Narbengewebe, adhärentes 93, 98
Narbenkontraktur 133
Narbenmassage 98
Narkosemobilisation 11, 63 f
Naturheilverfahren 117 ff
Nebenzone 38
Negativabsatz 184
Neglect 14
Nemectrodyn-Anwendung 145
Nerven-Engpass-Syndrom 133
Nervenfaser 4
– Refraktärzeit 127
Nervenstammapplikation 129, 140
Nervenstimulation, elektrische, transkutane 141 ff, 155
Nervenwurzel, Reizung 46
Neuralgie 116
– Elektrotherapie 131, 144, 147, 155
– Ultraschalltherapie 157
Neuraltherapie 123 ff
Neuritis 141
Neuropathie 135
Neutral-Null-Methode 45
Neutralposition 5

Niederfrequenztherapie 126, 144
Nozizeptor, Reizung 46
NSB (nozizeptiver somatomotorischer Blockierungseffekt) 16
Nukleotomie 201 f
Nullstellung 45
Nutzzeit 127

O

O-Bein 186
Oberflächenrelief 92
Oberflächensensibilität 19
Oberflächenstimulation, elektrische, laterale 138 f
Oberschenkelamputation 204 f
Oberschenkelfraktur
– pertrochantäre 25
– subtrochantäre 25
– suprakondyläre 26
Oberschenkelosteotomie 25
Oberschenkelschmerz 34
Ödem 104
Ödemgriff nach Dr. Asdonk 101
Ödemprophylaxe 11
Ödemresorption 140
Ödemverschiebegriff 101
Ohrakupunktur 119, 122
Ohrtherapie 110
Okzipitalzone 115, 117
Öl, ätherisches 77, 79, 88
O_2-Mangelzustand 15
Ordnungstherapie 107
Orthese 176 ff
– hüftstabilisierende 178
Orthopädenbäumchen 1
Orthopädie 1 f
Osteopathie 50 ff
Osteoporose 71, 146, 165
– Orthese 181
– Wirbelfraktur 203 f
Osteoporosegruppe 40
Oszillation 50
Overflow 36

P

Packegriff 38
Packung 79, 89
Painful Arc 45
Pannikulose 92, 97
Paraffin-Bad 87, 89
Paraplegie 176, 181
Parästhesie 126
Parasympathikus, Aktivierung 143
Paravertebralanästhesie, segmentale 125
Parese (s. auch Lähmung) 14, 137 f
Patellarückflächenersatz 196
Pattern 36
Peitschen 81 f
Peloide 75, 88 f, 164
– kalte 86
Periarthropathie 143, 146, 155
– Ultraschalltherapie 157
Periostirritation 157
Periostmassage 111
Perl-Gerät 68
Permeabilitätssteigerung 95
Pezzi-Ball 7 f
Pfannendachplastik 24
Pfefferminzöl 116, 156
Pflegebedürftigkeit 187
Phantomschmerz 20, 143
Phasenverschiebung 145 ff
Philadelphia-Kragen 176 f
Phlebödem 103 f
Phonoiontophorese 157 f
Photochemotherapie 162
Phototherapie 161
Physiotherapie 3
– ambulante, erweiterte (EAP) 187, 189
Plateaueffekt 129, 148

Plattenelektrode 128, 130
Plexusanästhesie, sakrale 124
PNF 36 f
Polarität 142
Polwechsel 139
Postdiskotomiesyndrom 200
Prävention 1, 7, 54
Präventionstraining 54
Present pain 49
Pressatmung 54
Prießnitz-Wickel 80, 89
Probebehandlung 46
Probezug 46, 48
Propriozeptionsschulung 10
Propriozeptor 94
Proteoglykane 160
Prothesengebrauchsschulung 204
Prothesenhandling 175, 205
Prothesenluxation 193
Provokationstest 45
Pseudoparalyse 189
Pseudoradikuläres Syndrom 46
Pseudospontanität 92
Psychosomatische Störung 84, 97
Psychotherapie 3
Pufferabsatz 183 f
Pulsfrequenz 56, 85
– Ausdauertraining 61
– Belastungsintensität 59
Punktbehandlung 110
Punktelektrode 128, 163
Pustulanzien 118
Puzzlefango 89

Q

Quaddelbehandlung 123
Quaddelpunkt 123
Quadrupelplastik 194
Quark-(wickel) 86
Quellungsgrad 93
Quengelschiene 1, 181
Querdehnung 15, 47 f, 49, 66
Querdurchströmung 128 ff, 140, 147, 151
Quergalvanisation 130 ff
Quermassage 17
Querreibung 97
Querschnittslähmung 175 f
Quersegmentation 114

R

Rachitis 162
Radikuläres Syndrom 46
Radiosynoviorthese 168 f
Radon 70, 165
Ramping, dynamisches 60
Reaktion, assoziierte 15
Reaktionsschnelligkeit 58
Reaktionsstarre, neuroregulatorische 168
Rechteckimpuls 126, 132, 142
Redression, manuelle 1 f, 181
Reflex
– kutisviszeraler 114
– myostatischer 6
Reflexfortbewegung 38
Reflexkriechen 38 f
Reflexlokomotion 38 f
Reflextherapie 114 ff
Reflexumdrehen 38 f
Reflexzone 108 f
Reflexzonenmassage 107
Refraktärzeit 85, 127
Regendusche 77
Regenerationsphase, nervale 137
Regenfächer 81
Regionalanästhesie 166
Rehabilitation 2 f
– geriatrische 206 ff
– Indikation 187 f
– Nachbehandlungsprogramm, standardisiertes, kombiniertes 187 ff

– teilstationäre (TSR) 187, 189
– Trainingstherapie, medizinische 54, 60
– vor Pflege 206
Rehabilitationseinrichtung 3
Rehabilitationsfähigkeit 187
Rehabilitationsziel 188 ff
Reibung 95
Reibungswiderstand 70
Reiten, therapeutisches 28
Reizdauer 129
Reizdosis 96
Reizimpulsform 126 f
Reizschwelle 131
Reizstärke 75, 96, 129
Reizstärke-Reizzeit-Kurve 127 f
Reizstrom 126, 129
– stochastischer 144
Reizsummation 38, 145
Reiztherapie 70, 79
– intrakutane 123
Reizzeit 127 f
Relaxation, postisometrische 47, 49
Repetition 54 ff
Retterspitz 86
Rhenium 169
Rheobase 127, 137
RIC-Kurve 127
Rippenbuckel 32
Ritzen 118
Rivanol 78
Rollator 21 f
Rolle, heiße 76 f, 89
Rollen 44
Rollenelektrode 128 f
Rollenzug 55 ff, 60
Roll-Gleit-Bewegung 46
Rollgriff 106
Rollier-Schema 165
Rollstuhl 175, 179, 204
Rollung 95
Röntgenreizbestrahlung 168 f
Rosmarin-(bad) 77 ff
Rotationskontrolle 73
Rotationslisthese 201
Rotatorenmanschettenrekonstruktion 58, 64, 189
Rotlichttherapie 161
Rückenguss 82
Rückenmassage 63
Rückenschmerzen 35, 42, 82
Rückenschule 41 f
Ruhepunkt-Technik 52
Ruhestellung 45
Rumpfaufrichtung 17, 182
Rumpfkontrolle 28
Rumpforthese 181 f
Rumpfstabilisierung 181
Rumpfwirbelsäule 31 f
– Stabilisation 38
Rumpfwirbelsäulenaffektion 207
Rundstrahler 150

S

Sägegriff 106
Salbe, antiphlogistische 157
Salizylsäure 132
Samtstrich 110
Sanatorium 3
Saug-Druck-Pumpwirkung 93
Saugglocke 114
Saugglocken-Vakuummassage 103 f
Sauna 87 f
Schädelakupressur 120 ff
Schädelakupunktur 119
Schädel-Hirn-Trauma 15
Schalenelektrode 152
Schallkopf 156 ff
Schallzeit 156
Schaukelbrett 9
Schaumbad 84

Scheibenwischergriff 101
Schenkelhalsfraktur 25
Schenkeltrainer 56 f
Schienbeinkopffraktur 26
Schienbeinkopfosteotomie 195 f
Schiene 176
– dynamische 181
Schlamm 88
Schlick(-Bad, -Packung) 89, 165
Schliephake-Elektrode 152
Schlingentisch-Behandlung 65 ff
Schlittenendoprothese 196 f
Schlüsselpunkt 14
Schlüsselzonenmassage 107
Schmerz
– brennender 137
– chronischer 110
– lumbaler 34
– posttraumatischer 144
– Schädelakupunktur 122
– Strom, diadynamischer 139
– TENS 143
Schmerzbahn, absteigende, inhibitorische 119
Schmerzgedächtnis 123
Schmerzhemmung 47
Schmerzlinderung
– Galvanisation 131
– Kältetherapie 85
– Krankengymnastik 7
– Lagerungstechnik 10 f
Schmerzpunktbehandlung 129
Schmerzrezeptor 129
Schmerzschwelle 87
Schmerzsyndrom
– myofasziales 84, 110, 122
– peripatellares 155
Schmerztoleranz 85
Schmerzverarbeitungsstörung 53
Schmerzweiterleitung, Blockierung 85, 119, 129
Schmetterlingsrolle 183, 185 f
Schneidegefühl 105
Schnelligkeit 6
Schonklima 165
Schöpfgriff 101
Schrägbrett 56 f
Schrittlänge 20
Schrittrhythmus 20
Schröpfen 114 ff
– Lokalisation 116 f
Schröpfkopfmassage 116
Schröpfpunkt 115
Schubgriff 106
Schuhversorgung, orthopädische 183 ff
Schuhzurichtung 183 ff
Schulterfunktionalität, Verbesserung 55, 57
Schultergelenk
– Bewegungsschiene 63 f
– Lagerung 11
– Mobilisation 8, 64 f
– Reizprojektion 98
– Schlingentisch-Behandlung 67
Schultergelenksersatz, endoprothetischer
– Anschlussheilbehandlung 188
– Aufbautraining 58
– Nachbehandlungsprogramm 190
– Sporttherapie 62
Schulterkappenorthese 176 f
Schüttelung 17, 95 f
Schutzreaktion 16
Schwanenhalsdeformierung 174
Schwebungsfrequenz 145 f
Schwefelbad 79
Schweizer Schiene 10 f
Schwellendruck 85
Schwellenwert 96, 127
Schwellstrom, neofaradischer 136 f, 155

Schwellstromstimulation 126, 141
Schwerelosigkeit 65
Schwimmen 61
Schwimmtherapie nach McMillan 73 f
Schwingung, elektromagnetische 126, 149, 151
Schwitzbad 84
Schwungbeinphase 73
Sedierungsgriff 109
Seeheilbad 164
Segmentblitz 82
Segmentmassage 106
Segmenttherapie 123
Sehnenaffektion 98, 100
Seidenstrich 110
Seilzug 65
Sekretabfluss 12
Selbsterfahrung 37
Selbstheilungskraft 50
Selbsthilfetraining 170 f, 173
Selbstständigkeit 188
Selbstwahrnehmung 20
Set, posturaler 14
Signaltherapie, pulsierende 159 f
SIN-Problem 49
Sinusstrom 127, 136, 139
Sitzbad 82 f
Sitzhaltung, ungünstige 33
Skapulagriff 106
Skarifikation 115
Skelettmuskulatur 92
Skoliose 29, 82, 138
– Methode nach Lehnert-Schroth 31 ff
Sohlenzurichtung 183
Solebad 77
Somatisierungsstörung 53
Sozialberatung 2
Sozialtraining 176
Spannungskopfschmerz 143
Spastizität 13
Spielbeinphase 20
Spinalkanalstenose 201
Spinalnervenanalgesie, paravertebrale 124
Spondylarthrose 5, 200
Spondylitis ankylosans 90, 135, 155
– Röntgenreizbestrahlung 168
– Ultraschalltherapie 157
Spondylodese, interkorporale 200
Spondylose 157
Sportart 61
Sportler 97
Sporttherapie 61 f
Spreizfußpelotte 186
Spreizhang 32
Spreizsitz 28
Sprunggelenk 58
– Entlastung 184
– Lagerung 11
– Mobilisation 64
Sprunggelenksersatz, endoprothetischer 199
Sprunggelenksfraktur 58
Sprunggelenksorthese 179
Spulenfeldbehandlung 152 f
Spulenfeldelektrode 153
Stäbchenmassage 100, 110
Stabilisierung 47
Standbeinfunktion 36
Standbeinphase 20, 40
Stangerbad 134 f, 155
Status, funktioneller 30
Stegabsatz 186
Stehfeld-(bestrahlung) 168
Stehpult 179 f
Stemmführung nach Brunkow 17 ff
Stepper 207
Sternelektrode 147 f
Stimulation 14 f
Stöckli-Wickel 86

Stoffwechsel, muskulärer 93
Stoffwechseldämpfung 85
Stoffwechselsteigerung 150
Störfeld/-quelle 16, 106, 115, 119, 123
Stoßwellentherapie, extrakorporale 166 f
Straffen 46
Strahldruck 112
Strahldusche 77
Strahlensynovitis 168
Strahlentherapie 168 f
Strahlung, ultraviolette 162
Strahlungsdosis 162
Strahlungswärme 89
Streichung 94 f
– dehnende, tiefe 96
Stretching 56, 61
Stretchreflex 6
Strich 110
Strom
– diadynamischer 139 ff, 155
– galvanischer 133
– hochfrequenter 126
– Mindestanstiegssteilheit 127
– mittelfrequenter 126, 145 ff
– neofaradischer 136
Stromapplikation
– bipolare 136
– statische 129
– transversale 128
– vasotrope 129
Stromart 126
Stromdichte 128, 130
Stromdosisstufen (nach Schliephake) 150
Stromkreis 126, 145, 147 f
Stromkurve 127 f
Stromstärke 130
Stromstärkeschwankung 145
Strukturschaden, geweblicher 97 f
Strumpfanziehhilfe 173
Stufenbettlagerung 68 f
Stufenlagerung 11
Stuhlauflage 179 f
Stumpftraining 204
Stuppi 205
Sturzprävention 204, 206
Sudeck-Syndrom 83, 103, 106
– Elektrotherapie 141, 147, 155
– Periostbehandlung 111
– Zellenbad 134
Sulfationen 70
Sympathikusaktivierung 143
Sympathikusdämpfung 143, 145
Synergist 4
Synovialflüssigkeit, Viskosität 85, 150
Synovialitis 168

T

Tannenbäumchen 82
Tanztherapie 44
Target-Zone 92
Tastkriterien 98
Tauchbad 76, 88, 91
Teamarbeit 2, 187
Teiladerlass 114
Teilaufhängung 66
Teilbad 76 ff, 82 f, 89, 133 f
Teilbelastung 20 ff, 192
Temperaturempfindung 75, 87
Tender Points 129
Tendinose 98, 133, 168
Tendinosis calcarea 167
Tendomyose 96 f
Tendovaginitis 86
TENS 141 ff, 155
Teppichknüpfen 171 f
Terraintherapie 164
Tetraplegie 175 f
Tetrapode 21
Thalassotherapie 165

Theraband 9
Therapie, kraniosakrale 52 f
Therapiestrom 131
Thermalquelle 165
Thermorezeptor 87
Thermotherapie 75 ff, 126
– selektive 149 ff
– Wirkungsprinzip 91
Thorakalshift 34
Thorakolumbalorthese 182
Thorakolumbalskoliose 31 f, 138
Thromboembolieprophylaxe 63
Thrombose 103
Through-range-Problem 49
Thymian-(bad) 79
Thyratron-Strom 136 f
Tiefensensibilität 19
Tiefenthermotherapie 149
Tiefenwirkung 89, 151 ff, 163
Tietze-Syndrom 116, 118
Tilt table 19, 176
Toilettensitzerhöhung 179 f
Tonisierungsgriff 109
Topfelektrode 153
Töpferarbeiten 171 f
Träbert-Reizstrom 141
Trägerfrequenz 145
Training
– funktionelles 9
– isokinetisches 56, 58 f
Trainingstherapie, medizinische 54 ff, 207
– Aquajogging 72 f
– Ausdauertraining 61
– Belastungsintensität 58 f
– Beweglichkeitstraining 60 f
– frühfunktionelle 58 f
– Gruppentraining 56
– Krafttraining
– – dynamisches 59 f
– – isokinetisches 56, 58 ff
– – statisches 59 f
– Regeneration, muskuläre 58
– Übung, repetitive 55
Traktion 36, 44 f, 68 f
– Schlingentisch 66
Traktionsmanschette 65
Traktionsmassage 99 f
Trampolin 9
Transfer 23, 175
Translation 44 f
Trapezimpuls 126
Trauma 140
Treppabwärtsgehen 27
Treppaufwärtsgehen 27
Treppensteigen 24
Triggerpunkt 114, 119, 123
– Feststellung 158
– Inaktivierung 94
– myofaszialer 92
Trockenbürstung 76, 111
Trockenschröpfung 116
Turgor 76, 92 f, 107

U

Überbrückungsmieder 176
Überwärmungsbad 75 ff, 91
Übung
– isometrische 59
– LWS-hyperlordosierende 34 f
– repetitive 55 ff
Übungstherapie s. Krankengymnastik
Ulcus cruris 163
Ultrahochfrequenztherapie 149
Ultrakurzwellentherapie 153
Ultraphonophorese 155, 157
Ultrareizstrom 155
Ultrarot-Therapie 161
Ultraschalltherapie 155 ff

Umkehr, dynamische 36
Umpolung 132
Umschlag 78, 89
Umstellungsosteotomie
– hüftgelenksnahe 58
– kniegelenksnahe 58, 195 f
Unterarmgehstütze 21 ff
Unterhautbindegewebe 92
Unterhautfasziendehngriff 96
Unterschenkelamputation 204 f
Unterschenkelbad 82 f
Unterschenkel-Brace 178
Unterwasser-(druckstrahl-)Massage 112 f
Unterwassermassage 71
UV-Strahlung 162

V

Vakuummassage 100, 103 f
Vasodilatation 93
Vasokonstriktion 79, 84
Verätzung 132, 143
Verdeckung-(seffekt) 126, 128 f, 131, 142
Verdunstungskälte 84, 86
Verfahren, ausleitendes nach Aschner 114
Verordnung 2
Verquellungszone 113
Verriegelungsstellung 45
Verschiebeschicht 105
Verspannung 88, 93, 104
– Unterwasser-Massage 113
Vesikanzien 118
Via Mobilis 21, 24
Vibration 95 f
Vibrationsgerät 94
Vibrationsmassage 156
Vibrationsrezeptor 142
Vierfüßlergang 29
Vierfüßlergehstütze 22, 179
Vierfüßlerstand 29, 32
Vier-Punkte-Gang 23, 191 f
Vier-Punkt-Gehstütze 21 f
Vierzellenbad 133 f
Viskosität 85, 87, 118, 150
Vitamin-D-Mangelkrankheit 162
Vojta-Methode 38 f
Vollbad 82 f
– elektrisches 134
Vollbelastung 20 ff, 192
Volumenwirkung 145
Vorderhornzelle, motorische 4
Vorspannung 47

W

Wadenbeinosteotomie 199
Wahrnehmung, taktil-kinästhetische 30
Walking 95
Wannenbad 77, 84, 165
Wärme 75
– feuchte 88 f
– trockene 88 f
Wärmeanwendung 76 f
– Indikation 79
Wärmeentzug 84
Wärmehaltung 81
Wärmeintensität 150
Wärmeleitung 85, 89
Wärmepflaster 17
Wärmerezeptor, Erregung 84
Wärmestrahlung 85, 161
Wärmeströmung 87
Wärmetherapie 85, 87 ff, 91
– Hochfrequenzstrom 150
Warmlufttraum 88
Waschung 79
Wasserbad 156
Wasserdruckstrahl 112
Wassergymnastik 62

Wassertreten 76, 82
Weben 171 f
Wechselbad 77, 83
Wechselfeld, magnetisches 152
Wechselguss 81
Wechselstrom 126, 128
– hochfrequenter 149 ff
– mittelfrequenter 145
– niederfrequenter 136 ff
– sinusförmiger 145
Weichgummielektrode 152
Weichteildehnung 11
Weichteilgewebe, Stimulation 94
Weichteiltechnik 46
Weichteilverklebung 99
Weichteilverletzung 86
Weizenkleie-(bad) 79
α-Wert 127
Whirl-Pool-Bath 113
Wickel 77, 79 f, 89
– Behandlungsdauer 81
– kalte 86
– Lokalisation 80
Wickelform 79 f
Wickellage 80
Widerstand, elektrischer 126 ff
Winkelgeschwindigkeit 60
Wirbelbad 113
Wirbelfraktur 203 f
Wirbelkörperdestruktion 201
Wirbelsäule
– Abweichung, sekundäre 5
– Entlordosierung, therapeutische 16
– Mobilisieruung 29
– Schlingentisch-Behandlung 67
– Sporttherapie 61
– Stromapplikation 129
– Traktionsbehandlung 68 f
Wirbelsäulenapplikation 129
Wirbelsäulengruppe 40
Wirbelsäulensyndrom, lumbales 146
Wirbelsäulenverkrümmung 1
Wirbelstromtherapie 150, 152
Wirkelektrode 128
Wolframfaden-Lampe 89
Wymoton-Therapie 148
Wyss-Verfahren 148

X

X-Bein 186

Y

Yamamoto-Akupressur 120 ff
Yang-Meridian 110
Yin-Meridian 110
Yttrium 169

Z

Zahnradmodell 16 f
Zehenrolle 185
Zellregeneration 163
Zellulitis 106
Zentralisationsphänomen 33, 35
Zerebralparese, infantile 20, 39, 74
Zervikalgie 100
Zervikalorthese 200
Zervikalsyndrom 120, 146
Zervikobrachialgie 134, 155
Zirkelung 95
Zone, belastete 109
Zug, therapeutischer 49, 105
Zuggriff 106
Zündkerzenprinzip 166
Zweikanaltechnik 142
Zweipunkt-Aufhängung 66
Zwei-Punkte-Gang 23
Zweizellenbad 133 f
Zwischendornfortsatzgriff 106